总主审 王鸿利 沈 霞 洪秀华 熊立凡 吴文俊
总主编 胡翊群 王学锋

临床检验
一万个为什么
血液学检验分册

主 审 王鸿利

主 编 李 莉 王也飞 丁秋兰

副主编 沈 薇 白 萍 庄文芳

人民卫生出版社

图书在版编目（CIP）数据

临床检验一万个为什么. 血液学检验分册/李莉，
王也飞，丁秋兰主编. —北京：人民卫生出版社，2017

ISBN 978-7-117-25817-3

Ⅰ.①临…　Ⅱ.①李…②王…③丁…　Ⅲ.①临床医
学-医学检验②血液检查-医学检验　Ⅳ.①R446.1

中国版本图书馆 CIP 数据核字（2018）第 000585 号

人卫智网　www. ipmph. com	医学教育、学术、考试、健康，	
	购书智慧智能综合服务平台	
人卫官网　www. pmph. com	人卫官方资讯发布平台	

临床检验一万个为什么
血液学检验分册

总　主　编：胡翊群　　王学锋
主　　　编：李　莉　王也飞　丁秋兰
出版发行：人民卫生出版社（中继线 010-59780011）
地　　　址：北京市朝阳区潘家园南里 19 号
邮　　　编：100021
E - mail：pmph @ pmph. com
购书热线：010-59787592　010-59787584　010-65264830
印　　　刷：三河市宏达印刷有限公司（胜利）
经　　　销：新华书店
开　　　本：787×1092　　1/16　　印张：25
字　　　数：608 千字
版　　　次：2018 年 4 月第 1 版　2018 年 11 月第 1 版第 2 次印刷
标准书号：ISBN 978-7-117-25817-3/R·25818
定　　　价：98.00 元

打击盗版举报电话：010-59787491　E-mail：WQ @ pmph. com
（凡属印装质量问题请与本社市场营销中心联系退换）

编者（以姓氏笔画为序）

丁秋兰　上海交通大学医学院附属瑞金医院
王小蕊　上海交通大学附属第一人民医院
王也飞　上海交通大学医学院附属瑞金医院
王均芬　上海交通大学附属第一人民医院
王维维　上海交通大学医学院附属新华医院
白　萍　上海交通大学附属第一人民医院
庄文芳　上海交通大学医学院附属同仁医院
许　雯　上海交通大学附属第一人民医院
孙恒娟　上海交通大学附属儿童医院
李　丹　上海交通大学医学院附属精神卫生中心
李　莉　上海交通大学附属第一人民医院
吴　希　上海交通大学医学院附属瑞金医院
吴　京　上海交通大学附属胸科医院
吴蓓颖　上海交通大学医学院附属瑞金医院
沈　薇　上海交通大学医学院附属仁济医院
宋陆茜　上海交通大学附属第六人民医院
张如霖　上海交通大学附属第一人民医院
陆晔玲　上海交通大学医学院附属瑞金医院
陈　琼　上海交通大学医学院附属第九人民医院
林　琳　上海交通大学医学院附属瑞金医院
金佩佩　上海交通大学医学院附属新华医院
周景艺　上海交通大学医学院附属仁济医院
秦尤文　上海交通大学附属第一人民医院
夏　敏　上海交通大学附属儿童医院
顾　怡　上海交通大学医学院附属仁济医院
常春康　上海交通大学附属第六人民医院
梁　茜　上海交通大学医学院附属瑞金医院
葛雅芳　上海交通大学医学院附属国际和平妇幼保健院
潘晓骅　上海交通大学医学院附属第九人民医院

秘书　许　雯（兼）　　王均芬（兼）

内容简介

　　《血液学检验分册》作为《临床检验一万个为什么》丛书之一，其内容具体包括造血相关检验、红细胞相关检验与疾病、白细胞相关检验与疾病及血栓与止血的检验与疾病共4部分，可供血液学检验专业及相关临床医务人员、研究人员学习和参考。本分册尽可能全面地囊括血液学检验中血液自动化分析技术、免疫学和流式细胞分析技术、荧光原位杂交技术、血细胞形态和染色体检查、骨髓细胞形态和骨髓病理学检查及血栓与止血检验等常用的和新的检测技术，并将血液学检验与相关疾病诊断紧密结合，以问答形式，针对血液学检验及其临床应用中的常见和关键问题答疑释惑。

序言

"科技创新、科学普及是实现创新发展的两翼，要把科学普及放在与科技创新同等重要的位置"。科学普及要求广大科技工作者以提高全民科学素质为己任，把普及科学知识、弘扬科学精神、传播科学思想、倡导科学方法作为义不容辞的责任。在医学发展的当下，普及医学知识，更好地服务人民大众，显得尤为重要。在上海交通大学医学院（原上海第二医科大学）建校 65 周年之际，在我国著名检验医学教育家，也是我的亦师亦友的王鸿利、沈霞、洪秀华、熊立凡和吴文俊教授等指导下，我的同事和挚友胡翊群和王学锋教授领衔组织我院所属 12 所附属医院的三代"检验学人"精诚合作、和衷共济，共同编写了《临床检验一万个为什么》，并将由人民卫生出版社出版。对此，我由衷地感到高兴，并乐意为此写上几句，以表敬意和祝贺。

《临床检验一万个为什么》是一套系列的临床检验科普实用型丛书，由基础检验、血液学检验、输血检验、病原检验、免疫学检验、生物化学检验、分子生物学检验、遗传检验、检验质量管理及特殊检验等 10 个分册组成，是检验医学专业专著的新尝试。全书特点鲜明，既体现了科普理念和服务模式的创新，又增强了医学科普教育的知识性趣味性。我以为，该丛书至少有如下三个特点：其一，内容丰富、全面。丛书以临床检验为主线，串联着体外诊断器材（仪器设备、试剂）、实验室检测（技术和方法，质量管理）和临床应用（诊治、预防）三大板块，贯穿着检验医学的各个方面和各个系统。其二，格式新颖、别致。全书均以"问""答"格式阐述，以提出问题为"锁"，以回答问题为"钥匙"，一问一答专一性和针对性极强，配合十分默契，宛如"一把钥匙开一把锁"。其三，临床解惑、实用。全书 80%以上的内容为科普实用型，10%～20%为基础进展型。因此，"普及"和"实用"是本书的重要特点，适用于广大民众和中、初级检验人员对检验医学知识的渴望和需求。

随着科技的发展，人类已跨入"大健康"和"精准医疗"时代，检验医学也随之进入"大检验"和"精准检验"阶段。我期待《临床检验一万个为什么》系列丛书作为医学知识普及和专业知识更新的读物，能有力地推动我国检验事业的发展和提高，更为普遍提高全民检验医学科学素质做出贡献。

陈国强

中国科学院院士

上海交通大学医学院院长

上海交通大学副校长

2017 年 4 月 15 日

前言

今年是上海交通大学医学院建校 65 周年。为庆祝母校华诞，我们组织了本校从事临床检验诊断的教师、专业技术人员及部分校友，共同编写《临床检验一万个为什么》丛书，作为检验医学专业同仁向母校校庆献礼；也借此机会，为我国的检验医学事业做出一些贡献。

光阴似箭，逝者如斯。丛书编写团队中不论是古稀之年的老教授，还是正当年华、经验丰富的检验工作者，他们都见证了祖国检验医学事业飞速发展并趋于国际先进水平的历程；也见证了我国医学检验教育事业从无到有、从小到大、由弱至强的各个发展阶段。当前，检验医学在疾病诊断、治疗、预防和康复各个方面都发挥着无可替代的作用；尤其随着基因组学、蛋白组学和代谢组学的腾飞，精准检验与个体化治疗得以实施，检验医学各个亚专科正在蓬勃发展。

丛书名为《临床检验一万个为什么》，意指编者以"问""答"显而易见的编写格式向大众、读者介绍临床检验领域内的丰富、普及与实用的医学知识。丛书共有 10 个分册，力求涵盖检验医学的亚专科，分别为《基础检验分册》《血液学检验分册》《免疫学检验分册》《分子生物学检验分册》《病原检验分册》《输血检验分册》《生物化学检验分册》《遗传检验分册》《特殊检验分册》与《检验质量管理分册》。每本分册既独立成书，又与其他分册紧密联系。

期待本书的出版能够为广大中初级医师、临床检验专业人员、患者及家属答疑解惑，成为读者的良师益友。我们将不定期对丛书的内容进行更新，使之与医学事业的发展同步。由于编者人数众多，水平有限，整个丛书难免出现瑕疵，敬请专家和读者不吝指正，在此谨致以衷心的谢忱。

胡翊群　王学锋

2017 年 9 月 1 日于上海

目录

第一章 造血相关检验

第一节 血细胞计数和形态学检验

1. 为什么红细胞计数、血红蛋白定量和血细胞比容是确定贫血的常用指标

答：红细胞计数（red blood cell count，RBC）是检测单位容积血液中红细胞的数量，是血液一般检验的基本项目；血红蛋白定量（hemoglobin，Hb/HGB）是由血红素和珠蛋白组成的球形大分子化合物；血细胞比容（hematocrit，HCT）是指一定体积的全血中红细胞所占体积的相对比例。常以 RBC、Hb 和 HCT 作为诊断贫血的主要指标之一，Hb 测定的临床意义与 RBC 相似，但判断贫血程度优于 RBC，根据血红蛋白浓度可将贫血分为 4 度：①轻度贫血：Hb 为 90g/L 到相应组参考区间下限之间；②中度贫血：Hb：$60 \sim 90$g/L；③重度贫血：Hb：$30 \sim 60$g/L；④极重度贫血：Hb<30g/L。当 RBC<1.5×10^{12}/L，Hb<45g/L 时应考虑输血。根据 RBC、Hb 和 HCT 可计算出红细胞平均体积（mean corpuscular volume，MCV）、红细胞平均血红蛋白量（mean corpuscular hemoglobin，MCH）和红细胞平均血红蛋白浓度（mean corpuscular hemoglobin concentration，MCHC）来确定贫血的类型，传统上贫血可分为大细胞性贫血、正细胞性贫血、单纯小细胞性贫血和小细胞低色素贫血。

2. 为什么根据红细胞直方图可以判断贫血类型

答：正常红细胞直方图，红细胞平均体积（MCV）和红细胞分布宽度（red blood cell distribution width，RDW）均有正常分布，贫血时则发生变化，根据其变化可以判断贫血的类型。MCV 在 $36 \sim 360$fl 范围内分布两个细胞群体：①从 $50 \sim 125$fl 区域有一个几乎两侧对称、较狭窄的正态分布曲线，为正常大小的红细胞（图 1-1）；②从 $125 \sim 200$fl 区域有另一

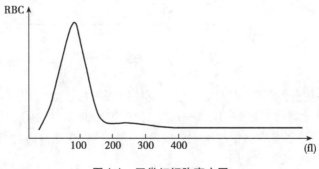

图 1-1　正常红细胞直方图

个低而宽的曲线，为大红细胞和网织红细胞。当红细胞体积大小发生变化，峰可左移或右移，或出现双峰。根据红细胞直方图可以判断贫血类型（表1-1）。

表1-1　不同贫血类型的红细胞直方图特点

贫血类型	波峰	峰底	RDW	可能原因
小细胞均一性	左移	基本不变	正常	地中海贫血等
小细胞非均一性	左移	变宽	增高	缺铁性贫血、慢性失血等
	左移	变宽或双峰	明显增高	缺铁性贫血经治疗后、铁粒幼细胞性贫血
大细胞均一性	右移	基本不变	正常	溶血性贫血、再生障碍性贫血等
大细胞非均一性	右移	变宽	增高	巨幼细胞贫血等
	右移	变宽或双峰	明显增高	巨幼细胞贫血，叶酸、维生素 B_{12} 治疗有效时等
正细胞均一性	不变	基本不变	正常	急性失血、慢性病、骨髓发育不良等
正细胞非均一性	不变	变宽	增高	血红蛋白异常、再生障碍性贫血等
	不变	明显变宽	明显增高	早期或混合性营养不良

（1）小细胞性贫血：①RDW 正常，红细胞曲线峰左移，峰底变窄，为小细胞低色素均一性图形，见于地中海贫血；②RDW 轻度增高，红细胞曲线峰左移，峰底变宽，为小细胞低色素非均一性图形，见于缺铁性贫血（图1-2）；③RDW 明显增高，红细胞显示双峰，小细胞峰明显左移，峰底明显变宽，为小细胞低色素非均一性图形，见于铁粒幼细胞性贫。

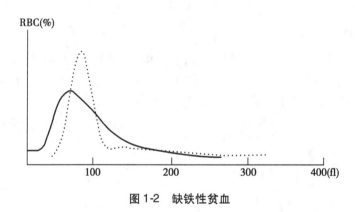

图1-2　缺铁性贫血

（2）大细胞性贫血：①RDW 正常，红细胞曲线峰右移，为大细胞均一性图形，见于再障；②RDW 轻度增高，红细胞曲线峰右移，为大细胞非均一性图形，见于巨幼细胞贫血（图1-3）；③RDW 明显增高，红细胞曲线峰右移，显示双峰，为大细胞非均一性图形，见于巨幼细胞贫血治疗初期（图1-4）。

（3）正细胞性贫血：①RDW 正常，红细胞曲线峰变低，其他特点与正常红细胞图

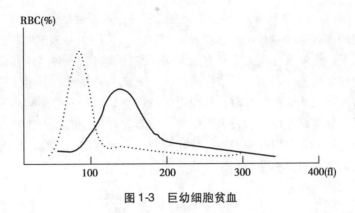

图 1-3 巨幼细胞贫血

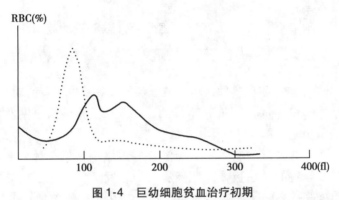

图 1-4 巨幼细胞贫血治疗初期

形一致，见于急性失血性贫血；②RDW 轻度增高，红细胞曲线不变，峰底变宽，为正细胞非均一性图形，见于再生障碍性贫血（aplastic anemia，AA）等；③RDW 明显增高，红细胞曲线不变，峰底明显变宽，为正细胞非均一性图形，见于早期或混合性营养不良。

不同型号血液分析仪的特点及使用稀释液不同，红细胞直方图的形状也有差异，但反映病理变化的基本特征是相同的，在实际工作中应根据自身仪器的特点进行分析。

3. 为什么网织红细胞计数可以评价骨髓增生能力和判断贫血类型

答：网织红细胞（reticulocyte，Ret）是尚未完全成熟的红细胞，细胞质内尚存核糖核酸（ribonucleic acid，RNA），可以被染料着色呈网状，在周围血液中的数值可反映骨髓红细胞的生成功能，与细胞形态结合分析可以帮助鉴别贫血类型：①Ret 增多表示骨髓造血功能旺盛，各种增生性贫血均可增多，溶血性贫血增多尤为显著；②Ret 减少是无效红细胞造血的指征，见于非增生性贫血（如铁、铜、维生素 B_6、维生素 B_{12} 缺乏）、慢性病性贫血（如慢性炎症、恶性肿瘤、慢性肾衰竭、再生障碍性贫血等）。鉴别贫血：①小细胞性贫血：当铁蛋白和转铁蛋白饱和度正常时，Ret 增多常见于血红蛋白病，Ret 正常常见于慢性炎症性疾病；②正细胞性贫血：Ret 增多常见于急性出血和溶血综合征，Ret 正常或降低常见于骨髓衰竭或慢性贫血；③大细胞性贫血：Ret 增多常提示用维生素 B_{12} 或叶酸治疗有效。

4. 为什么白细胞计数时会受到有核红细胞的影响，该如何处理

答：有核红细胞（nucleated red blood cell，NRBC）实际上是未成熟的红细胞即幼红细胞。在正常情况下，正常人外周血中只有成熟的无核红细胞，不会出现有核红细胞，如当外周血中出现有核红细胞，表示红系增生活跃，在未成熟的儿童或新生儿外周血中可见到少量；溶血性贫血、巨幼细胞贫血时，外周血中很容易见到有核红细胞；各种白血病，特别是红白血病时，外周血中可见到较多的有核红细胞。有核红细胞不能被白细胞稀释液破坏，血液分析仪计数时与白细胞一同被计数而使白细胞计数结果偏高。因此，当血液中出现较多 NRBC 时，必须将其扣除。校正公式如下：

$$校正后白细胞数/L = x \cdot \frac{100}{100+y}$$

其中，x 为校正前白细胞数；y 为在白细胞分类计数时，计数 100 个白细胞的同时计数到的 NRBC。

5. 为什么血小板平均体积可鉴别血小板减低病因和评估骨髓造血功能

答：血小板平均体积（mean platelet volume，MPV）是指外周血中血小板体积的平均值。在评估骨髓造血功能中具有以下作用：

（1）用于鉴别血小板减低的病因：①MPV 正常或增高，见于骨髓增生功能良好而外周血血小板破坏过多导致的血小板减低性疾病，如原发免疫性血小板减少症、脾功能亢进、系统性红斑狼疮等；②MPV 正常或减低，见于再生障碍性贫血；③MPV 减低，见于骨髓病变引起的血小板减低如急性白血病、艾滋病等。

（2）用于评估骨髓造血功能恢复情况：败血症时，骨髓造血功能受抑制，MPV 减低；白血病缓解时，MPV 增高；如 MPV 和血小板持续减低，为骨髓造血衰竭的征兆。MPV 越小，骨髓受抑制越严重，骨髓功能恢复时，首先 MPV 增高，然后血小板逐渐增高。MPV 与血小板功能关系：胶原和凝血酶诱导的血小板聚集的速度及程度，随 MPV 增大而增高，有出血倾向者 MPV 显著低于无出血倾向者。

6. 为什么外周血涂片可见到血小板卫星现象

答：血小板是由骨髓内成熟巨核细胞胞质脱落产生的非细胞结构的活性小体。在了解血小板数量的同时，利用血涂片观察血小板形态、聚集状态和分布情况，对判断、分析血小板及出凝血相关疾病具有重要意义。正常血小板呈两面微凸的圆盘状，直径为 $2 \sim 4\mu m$，新生的血小板体积大，成熟者体积小。在血涂片上血小板往往散在或成簇分布，其形态多数为圆形、椭圆形或略欠规则形，胞质呈淡蓝或淡红色，有细小、分布均匀而相聚或分散于胞质中的紫红色颗粒。血小板卫星现象是指血小板黏附、围绕于中性粒细胞周围的现象。血小板卫星现象偶见于乙二胺四乙酸（ethylenediaminetetraacetic acid，EDTA）抗凝血，它是由于白细胞表面的 IgG 或 Fc 段与血小板膜糖蛋白（platelet membrane glycoprotein，GP）Ⅱb/Ⅲa 结合所致，与疾病和药物无关。血小板卫星现象是血液分析仪血小板计数减少的原因之一，即 EDTA 依赖的假性血小板减少，应该受到广泛重视。检验报告这种现象会导致临床增加其他不必要的辅助检查，甚至引起临床误诊、误治。

7. 为什么红细胞内血红蛋白含量异常时会导致红细胞形态改变

答：血红蛋白是红细胞的主要成分，其含量的变化必然影响红细胞的形态：①缺铁性贫血、地中海贫血、铁粒幼细胞性贫血、某些血红蛋白病时血红蛋白含量减少，红细胞生理性淡染区扩大，染色淡，红细胞体积变小，又称为小细胞低色素性改变；②巨幼细胞贫血、溶血性贫血时血红蛋白含量增加，红细胞生理性淡染区消失，整个细胞着色较深，细胞体积变大，又称高色素性改变；③各种增生性贫血，尤其是溶血性贫血，由于骨髓造血功能活跃，红细胞内少量 RNA 和血红蛋白并存，使得红细胞呈淡灰蓝色或灰红色，胞体略大，相当于活体染色的网织红细胞，又称嗜多色性改变；④铁粒幼细胞性贫血时由于血红蛋白充盈度偏离较大，导致同一血涂片红细胞中，色素不一致，即细胞着色不一。

8. 为什么会发生粒细胞核左移

答：外周血中杆状核粒细胞增多并出现晚幼粒、中幼粒甚至早幼粒细胞时称为核左移，反映机体的反应性强，骨髓造血功能旺盛，能释放大量的粒细胞至外周血中。核左移常伴中毒颗粒、空泡、核变性等毒性变化，最常见于急性化脓性感染、急性中毒，急性溶血时也可见到。核左移程度与感染的严重程度和机体的抵抗力密切相关，核左移时白细胞数可增高，也可不增高甚至减低，但以增高者多见：核左移伴白细胞增高称再生性核左移，表示骨髓造血旺盛，机体抵抗力强；核左移伴白细胞总数不增高或减低称退行性核左移，表示骨髓释放受到抑制，机体抵抗力差。核左移根据其程度可分为轻、中、重三级。①轻度核左移：仅见杆状核粒细胞>6%；②中度核左移：杆状核粒细胞>10%并有少数晚幼粒、中幼粒细胞；③重度核左移（类白血病反应）：杆状核粒细胞>25%，出现更幼稚的粒细胞如早幼粒甚至原粒细胞常伴有明显的中毒颗粒、空泡、核变性等质的改变。

9. 为什么外周血中会出现异型淋巴细胞，异型淋巴细胞可分为几型

答：在病毒、原虫感染或过敏原等因素刺激下，外周血淋巴细胞增生并发生形态上的改变，称异型淋巴细胞或反应性淋巴细胞。其形态的变异是因增生亢进、细胞体积增大、嗜碱性增强、甚至发生母细胞化，此种细胞绝大多数属于 T 淋巴细胞。按形态特征将其分为以下 3 型：Ⅰ型（空泡型）：亦称浆细胞型，最为常见，其胞体比正常淋巴细胞稍大，多为圆形，核呈圆形、椭圆形、肾形或不规则形，染色质呈粗网状或不规则聚集呈粗糙的块状，胞质较丰富，深蓝色，一般无颗粒，含空泡或因具有多数小空泡而呈泡沫状；Ⅱ型（不规则型）：亦称单核细胞型，胞体较Ⅰ型细胞明显增大，外形不规则，似单核细胞，核圆形或不规则，染色质不如Ⅰ型致密，胞质丰富，淡蓝或蓝色，有透明感，边缘处蓝色较深，可有少数嗜天青颗粒，一般无空泡；Ⅲ型（幼稚型）：亦称未成熟细胞型，胞体较大，核大呈圆形或椭圆形，染色质呈细致网状，可有 1~2 个核仁，胞质量较少呈深蓝色，多无颗粒，偶有小空泡。

10. 为什么外周血涂片可以见到有核红细胞

答：有核红细胞实际上是未成熟的红细胞即幼红细胞，除一周内婴幼儿外，正常成人血涂片中不会出现有核红细胞，但由于某些疾病的原因，常发生有核红细胞出现在外周血的现象。有核红细胞主要出现在以下血液系统疾病中：①溶血性贫血：红细胞被大量破坏，机体相对缺氧，红细胞生成素水平增高，骨髓红系增生，网织红细胞和部分幼稚红细胞提前释放入血，说明骨髓有良好的调节功能；②造血系统恶性疾病：骨髓充满大量白血病细胞使幼红细胞提前释放，有核红细胞以中幼红、晚幼红为主；③慢性骨髓增生疾病：骨髓纤维化使来自髓外造血和纤维化的骨髓的有核红细胞被释放入血；④脾切除：骨髓中有个别有核红细胞能达到髓窦，当脾被切除后，不能被脾脏扣留从而释放入血。

11. 为什么要进行骨髓细胞涂片检查

答：骨髓涂片检查是一种对骨髓进行细胞学检查的方法，通过细胞学检查诊断造血系统疾病，对白血病、贫血、多发性骨髓瘤、免疫性血小板减少症等的诊断及病情观察有重要意义，此外，某些原发瘤或转移瘤患者可在其骨髓中找到瘤细胞，某些寄生虫病（如疟疾、黑热病）患者可在其骨髓中找到寄生虫，对于诊断有重要意义。具体作法：由骨髓穿刺取得骨髓液，取玻片上骨髓小粒丰富的骨髓液来制备骨髓片，染色并进行显微镜检查。首先在低倍镜下观察采取的骨髓标本是否满意，选择细胞分布均匀部位观察骨髓片有核细胞增生情况，根据骨髓片中有核细胞的密度或有核细胞与成熟红细胞的比例来估计有核细胞的增生程度，正常骨髓象为增生活跃；在涂片体尾交界处或分布均匀处油镜分类计数200～500个有核细胞，计数要有一定顺序，计数的细胞为除巨核细胞、破碎细胞、分裂象以外的其他有核细胞，计算粒、红比值及各种细胞相对比例，观察各系统细胞的形态特点，有无其他异常细胞及寄生虫；涂片中巨核细胞采用单独计数、分类，通常计数全片或1.5cm×3cm血膜上的巨核细胞，并分类一定数量巨核细胞。

12. 为什么骨髓穿刺检查有其特定的适应证与禁忌证

答：骨髓常规检查是诊断血液系统疾病的最重要手段，通过骨髓常规检查可以了解骨髓中各种血细胞数量、细胞形态、有无异常细胞等，从而协助诊断疾病、观察疗效、判断病情及预后。在检查中要掌握骨髓检查的适应证与禁忌证，以保证必要的检查为诊断服务并避免骨穿导致的不良后果或并发症。适应证：①外周血细胞数量及成分异常，如一系、二系或三系细胞的增多和减少，外周血中出现原始、幼稚、异常细胞等；②不明原因发热，肝大、脾大、淋巴结肿大；③骨痛、骨质破坏、肾功能异常、黄疸、紫癜、血沉明显增加等；④血液系统疾病复查及化疗后的疗效观察；⑤其他：骨髓活检、造血祖细胞培养、血细胞染色体核型分析、微生物及寄生虫学检查等。禁忌证：由于凝血因子缺陷而引起的出血性疾病如血友病和晚期妊娠的孕妇进行骨髓穿刺术应慎重。

13. 为什么病态造血会使红细胞、粒细胞和巨核细胞三系均发生变化

答：病态造血是1982年FAB协作组对骨髓增生异常综合征（myelodysplastic syndrome，MDS）这组疾病的异常血细胞作出的具体形态描述，包括粒细胞、红细胞及巨核细胞三系的形态改变。当病态造血时，红细胞、粒细胞和巨核细胞三系发生变化：①红细胞的病态造血：红细胞系统过多或过少，各阶段有核细胞明显大小不均，核的变化除原始红细胞

外，各阶段均有巨幼样改变，但其程度较巨幼红细胞贫血的改变轻，幼红细胞多核，核可畸形、分叶、碎裂，或出现核间桥现象，幼红细胞细胞质的变化、着色不均、可出现点彩、Howell-Jolly 小体或细胞质空泡，成熟红细胞明显大小不均，可见巨大红细胞、有多嗜性、点彩、Howell-Jolly 小体，偶有 Cabot 环，还可见卵圆形、靶形、球形及泪滴样红细胞，也可见红细胞碎片；②粒细胞的病态造血：骨髓象中粒细胞系核分叶过多或过少，可见 Pelger 样核异常、颗粒过多或过少、双核或畸形核、中幼粒细胞、成熟细胞质嗜碱性，外周血中可见幼稚细胞或原始细胞；③巨核细胞的病态造血：骨髓象中巨系可见小巨核细胞、多个圆形巨核和单圆核巨核细胞，外周血中可见巨大血小板和小巨核细胞。

14. 为什么骨髓涂片必须进行油镜观察

答：在低倍镜观察的基础上，选择厚薄合适且均匀、细胞结构清楚、背景干净的体尾交界处进行油镜观察，油镜放大倍数 100 倍，能够帮助我们识别该标本的细胞形态特征、区分不同的细胞类型及其改变。主要观察的内容包括：①有核细胞计数及分类：在有核细胞计数、分类前，应先观察各系增生程度、形态、大致比例等情况，得出初步诊断意见，然后进行细胞分类、计数及形态观察，必要时进行细胞化学染色，细胞计数、分类时按照一定顺序，避免重复，计数除巨核细胞、破碎细胞、分裂象以外的其他有核细胞，至少计数 200 个有核细胞，增生活跃以上者最好计数 500 个，增生极度减低者可计数 100 个，涂片中巨核细胞单独计数、分类；②观察各系统细胞的形态特点：包括粒细胞、红细胞、巨核细胞、淋巴细胞、浆细胞、单核细胞系统及其他细胞等，观察各系增生程度、各阶段细胞比例及细胞形态，观察细胞形态应全面，包括胞体（如大小、形态），胞核（如核形、核位置、染色质、核仁大小、核仁数量等）及胞质（如量、颜色、颗粒、空泡等）的形态特点等，对于有病变的细胞系统更应仔细。细胞计数、分类完成后，还需再一次进行全片观察，注意其他部位是否有异常细胞、非造血细胞等情况，全片细胞分类情况与分类区域是否一致，必要时重新计数或采用单独快速分类法。如果涂片中异常细胞少的话，应观察所有送检的骨髓片。

15. 为什么分析骨髓象需要结合外周血象检测

答：分析骨髓象需要结合外周血象检查是因为不同疾病的骨髓象和血象可有不同的表现：①骨髓象相似而血象有区别的疾病：溶血性贫血和缺铁性贫血、慢性粒细胞白血病和类白血病反应，如类白血病反应，其骨髓象与慢粒相似，但血中的白细胞增多不及慢粒显著；②骨髓象有区别而血象相似的疾病：如传染性淋巴细胞增多症和慢淋血象都有小淋巴细胞增多，但骨髓象显示前者淋巴细胞稍增多而后者显著增多；③骨髓象变化不显著而血象有显著异常的疾病，如传染性淋巴细胞增多症，其骨髓象中的异形淋巴细胞远不及血象中明显；④骨髓象有显著异常而血象变化不显著的疾病：多发性骨髓瘤、戈谢病、尼曼-匹克病等，如多发性骨髓瘤，骨髓中可见特异性骨髓瘤细胞，而血象甚少见到；⑤骨髓象细胞难辨认而血象细胞较易辨认的疾病，如白血病，血象中白血病细胞的分化程度较骨髓象为好，也较骨髓象容易辨认。

16. 为什么巨幼细胞贫血会出现幼红细胞的核质发育不平衡

答：巨幼细胞贫血（megaloblastic anemia，MA）是由于维生素 B_{12} 和（或）叶酸缺乏或其他原因导致脱氧核糖核酸（deoxyribonucleic acid，DNA）合成障碍及 DNA 复制速度减缓，使细胞核发育障碍所致的大细胞性贫血，也称脱氧核苷酸合成障碍性贫血。骨髓增生多为明显活跃，红细胞系、粒细胞系及巨核细胞系出现巨幼变。巨幼红细胞的形态特征表现为：胞体大、胞质丰富、胞核大、染色质排列呈疏松网状或点网状，随着细胞的成熟逐渐密集，但不能形成明显的块状、副染色质明显，核着色较正常幼红细胞浅；胞核与胞质的发育及成熟不同步，细胞质较核成熟，表现为"核幼质老"。胞核的形态和"核幼质老"的改变是识别巨幼变的两大要点。外周血表现为大细胞性贫血、中性粒细胞核右移，可同时出现红细胞、粒细胞和血小板三系细胞减少。

17. 为什么要熟悉红白血病和巨幼细胞贫血的鉴别

答：红白血病和巨幼红细胞性贫血均可见巨幼红细胞，形态学上易于混淆，需要鉴别。红白血病是红系和粒系同时恶性增生性疾病，多以贫血为首发症状，骨髓象红系极度增生，常大于50%，可见类巨幼红细胞性，细胞大小悬殊，胞质发育落后于胞核或胞核落后于胞质，核染色质粗细不均排列紊乱；而巨幼细胞贫血是由于维生素 B_{12} 和（或）叶酸缺乏导致脱氧核糖核酸合成障碍所致的大细胞性贫血，骨髓象中可见典型巨幼红细胞，细胞大且较一致，胞核发育落后于胞质，核染色质细致且排列疏松。红白血病和巨幼细胞贫血两者疾病易混淆，可进行细胞化学染色过碘酸-雪夫反应（PAS 染色），红白血病幼红细胞阳性或强阳性，巨幼细胞贫血幼红细胞为阴性反应。红白血病叶酸、维生素 B_{12} 治疗无效，随着疾病的进展，红白血病期可转为白血病期，叶酸、维生素 B_{12} 治疗巨幼细胞贫血有效。

18. 为什么要掌握骨髓象检查的注意事项

答：由于血液系统疾病复杂，骨髓细胞千变万化，良恶性病变在骨髓象既有特点也存在相似性，掌握注意事项是做好骨髓象检查、正确识别细胞类型及其分化发育不同阶段的前提和必要条件。骨髓象检查必须注意以下各点：

（1）在进行骨髓象检查时确认细胞不能单凭一、两个特点下结论，应综合细胞大小、核质比例、核的形状、染色质结构、核仁、胞质着色和颗粒等条件全面分析判断。

（2）各系统原始细胞虽各有特征，但极相似，很难鉴别，除应做相应的细胞化学染色外，也可根据伴随出现的幼稚细胞或成熟细胞，推测原始细胞的归属。

（3）介于两个阶段之间的细胞，不论其来源如何，应统一按成熟方向的下一阶段计算。

（4）在特殊情况下，光学显微镜下个别介于两个系统之间的细胞很难鉴别，如：①介于浆细胞与幼稚红细胞之间的细胞，可归于红细胞；②介于淋巴细胞与红细胞之间的细胞亦归为红细胞；③若确诊为浆细胞性白血病、淋巴细胞白血病或红白血病时，则应将这些细胞随确诊而划分其归属。

（5）实在难以确定类型的细胞，可列为"分类不明细胞"，应通过细胞化学染色、骨髓病理、电镜或集体读片等方法弄清楚类别，或作形态描述记录等，以待进一步明确。

19. 为什么急性白血病的实验诊断需要 MICM 多方面的联合检查

答：急性白血病（acute leukemia，AL）是多能干细胞或已经轻度分化的前体细胞发生体细胞突变所形成的一类造血系统的克隆性恶性疾病。它的正确分型对白血病的诊断、治疗方案的制定、疗效和预后的判断十分重要。目前国际上采用的是细胞形态学（morphology）即 FAB 分型、免疫学（immunology）即根据白血病细胞表面免疫学标志进行的分型、细胞遗传学（cytogenetics）即白血病常伴有染色体改变、分子生物学（molecular biology）即染色体改变伴有基因特异变化，即我们常说的 MICM 分型。这就使白血病诊断从细胞形态学水平上升到分子生物学水平，不仅对研究白血病发病机制和生物学特征，而且对指导临床治疗和预后判断具有十分重要的意义。规范的治疗是建立在准确的 MICM 分型基础之上的，只有综合 MICM 分型及其他预后因素，准确判断复发危险度，进行不同强度的治疗，才能获得好的疗效。

20. 为什么骨髓细胞涂片检查可以判断骨髓增生程度

答：骨髓增生程度可用于判断骨髓细胞的生成情况和指导诊断原发于造血系统的疾病。骨髓中有核细胞的多少可以反映骨髓增生程度，一般采用五级分类法：①增生极度活跃：有核细胞与红细胞比为 1∶1，一个高倍镜视野大于 100 个有核细胞，一般见于各种白血病；②增生明显活跃：有核细胞与红细胞比为 1∶10，一个高倍镜视野 50 到 100 个有核细胞，一般见于各种白血病和增生性贫血；③增生活跃：有核细胞与红细胞比为 1∶20，一个高倍镜视野 20 到 50 个有核细胞，一般见于正常或贫血；④增生减低：有核细胞与红细胞比为 1∶50，一个高倍镜视野大于 5 到 10 个有核细胞，一般见于造血功能低下或部分稀释；⑤增生极度减低：有核细胞与红细胞比为 1∶200，一个高倍镜视野小于 5 个有核细胞，一般见于再生障碍性贫血或完全稀释。

（潘晓骅）

第二节　血细胞化学染色检查

21. 为什么细胞化学染色在血液病诊断中有重要价值

答：细胞化学染色是细胞学和化学相结合的一种技术。它以细胞形态学为基础，结合运用化学反应的原理对血细胞中的各种化学成分（包括酶类、脂类、糖类、铁等）、含量及分布状况做定性、定位、半定量分析的方法。细胞化学染色又称为组织化学染色，简称组化。

常用细胞化学染色包括：①过氧化物酶染色；②过碘酸-席夫染色，又称糖原染色；③氯乙酸 AS-D 萘酚酯酶染色，又称粒细胞特异性酯酶染色；④非特异性酯酶染色；⑤酸性磷酸酶染色；⑥中性粒细胞碱性磷酸酶染色；⑦铁染色等。

细胞化学染色临床上主要用于：①辅助判断急性白血病的细胞类型。因为不同血细胞系列，其所含的化学物质成分、分布及含量各有不同，且随着细胞的逐渐成熟，化学物质成分、分布及含量等发生相应的变化。因此依据细胞化学染色结果不同，可推断细胞系列，如过氧化物酶染色、非特异性酯酶染色、特异性酯酶染色等；②辅助血液系统等疾病的诊断和鉴别诊断。因为血细胞在病理情况下，其化学物质成分及含量会发生改变，如中

9

性粒细胞碱性磷酸酶染色、铁染色等。所以，细胞化学染色在血液系统等疾病诊断中具有重要价值，并能为临床鉴别细胞类型、疗效判断、预后评估等方面提供重要依据。

22. 为什么要进行过氧化物酶染色

答：过氧化物酶（peroxidase，POX）染色，是最重要的细胞化学染色，是区分急性淋巴细胞白血病（acute lymphocytic leukemia，ALL）和急性髓细胞白血病（acute myeloid leukemia，AML）最常用的方法。POX染色是指粒细胞和一部分单核细胞胞质内的颗粒含有过氧化物酶，此酶能将过氧化氢分解，释放出新生态的氧，后者使联苯胺氧化成氧化联苯胺，再与亚硝基铁氰化钠结合成棕色或棕黑色颗粒，沉淀于细胞内。细胞POX反应程度的划分如下：①（−）无颗粒沉着；②（±）阳性颗粒细小、弥散分布；③（+）少数阳性颗粒、局灶分布；④（++）多数阳性颗粒，占胞质的 $1/2 \sim 2/3$；⑤（+++）布满阳性颗粒，其间尚有空隙；⑥（++++）布满阳性颗粒，其间无空隙。

各系正常血细胞的POX染色反应为：①粒细胞系统：原始粒细胞阴性，早幼粒细胞以下各阶段细胞，胞质内的棕黑色颗粒逐渐增多。嗜酸性粒细胞呈强阳性反应；嗜碱性粒细胞呈阴性反应。②单核细胞系统：原始单核细胞阴性，单核细胞弱阳性反应，其阳性颗粒细小，形不整，且弥散可覆盖核上。③淋巴细胞系统：均呈阴性反应。④红细胞、浆细胞、巨核细胞和血小板均呈阴性反应。⑤颗粒网状细胞呈阳性反应。

23. 为什么过氧化物酶染色可以鉴别急性髓细胞和急性淋巴细胞白血病

答：过氧化物酶（POX）染色是辅助鉴别急性淋巴细胞白血病（ALL）和急性髓细胞白血病（AML）最常用的方法。白血病细胞POX染色阳性率>3%时，可诊断为AML，在AML各型中阳性程度依次为急性粒细胞白血病>急性粒单细胞白血病>急性单核细胞白血病；而白血病细胞POX染色呈阴性或阳性率<3%时（骨髓片中残留的少许原始粒细胞可为阳性反应），可提示ALL。需注意的是，有些分化差的原始粒细胞及原始单核细胞POX染色也呈阴性反应，容易误诊为ALL。

24. 为什么要进行糖原染色

答：过碘酸-席夫（periodic acid-schiff，PAS）染色，又称糖原染色。各种类型白血病细胞的胞质内多糖含量和分布不一，因此糖原反应的程度有助于区别白血病细胞类型。血细胞中的糖原、黏多糖、糖蛋白、糖脂和纤维蛋白等的化学结构中含有乙二醇基，在过碘酸的作用下，使细胞内含有乙二醇的多糖类物质氧化而产生双醛基，醛基与雪夫染液中的无色品红结合产生紫红色化合物。PAS阳性反应物可呈红色颗粒、块状物或弥漫状，定位于细胞胞质内。细胞含糖原量少者，呈粉红色；量多者，呈深紫红色。这种物质可被唾液淀粉酶水解，故可供对照用，经此处理后为阴性者，表明糖原存在；如仍为阳性反应，则表明有其他多糖。糖原是细胞进行生命活动所需能量的主要来源，反映着细胞功能成熟的过程。

各系正常血细胞PAS染色反应为：①粒细胞系统：原粒细胞呈阴性反应，自早幼粒细胞至中性分叶核粒细胞均呈阳性反应，并随细胞的成熟阳性反应的程度逐渐增强，阳性呈弥漫状、细颗粒状；嗜酸性粒细胞中的颗粒不着色，细胞质为阳性；而嗜碱性粒细胞中的颗粒着色，细胞质为阴性。②单核细胞系统：原始单核细胞呈阴性，幼稚单核细胞及单核细胞呈阳性，阳性多数呈细颗粒状，有时在胞质的边缘处阳性颗粒较粗大。③淋巴细胞系统：大多数呈阴性，少数呈阳性，阳性呈粗颗粒状或块状。④红细胞系统：有核红细胞和成熟红细胞均呈阴性。⑤巨核细胞系统：巨核细胞和血小板呈阳性，阳性呈粗大颗粒状或块状。⑥少数浆细胞呈阳性反应，巨噬细胞可呈阳性反应，两者均呈细颗粒状。

25. 为什么糖原染色有助于区别白血病细胞的类型

答：因为各种类型白血病细胞的胞质内多糖含量和分布不一，因此糖原反应的程度也不同，有助于区别白血病细胞类型。①急性粒细胞白血病：原始粒细胞呈阴性或弥散阳性；②急性早幼粒细胞白血病：白血病性早幼粒细胞呈片状或弥散阳性；③急性单核细胞白血病：原始及幼稚单核细胞呈阴性或阳性，阳性为细颗粒状，胞质边缘及伪足处颗粒粗大些；④急性淋巴细胞白血病：原始及幼稚淋巴细胞多数阳性，阳性呈粗颗粒状或块状，围绕核周呈环形排列，胞质底色无红色；⑤红血病及红白血病：幼红细胞可呈阳性或强阳性，成熟红细胞有时亦可为阳性；⑥急性巨核细胞白血病：原始巨核细胞呈阳性或强阳性，阳性呈颗粒状或块状。

26. 为什么糖原染色有助于鉴别红白血病和巨幼细胞贫血

答：正常人有核红细胞和成熟红细胞的糖原染色均为阴性。但在红白血病时，幼红细胞糖原染色多呈阳性或强阳性反应，阳性率高，反应强，成熟红细胞有时亦可为阳性。其他类型急性白血病或慢性白血病的幼红细胞和成熟红细胞的糖原染色均为阴性反应。而在巨幼细胞贫血时，幼红细胞和成熟红细胞的糖原染色均呈阴性反应。所以，幼红细胞糖原染色对红白血病的诊断和巨幼细胞贫血的鉴别颇有价值。

27. 为什么要进行非特异性酯酶染色

答：非特异性酯酶染色，同时做氟化钠抑制试验能较好地区分急性粒细胞白血病与急性单核细胞白血病。血液细胞内的非特异性酯酶及其同工酶种类很多，都是作用于短链脂肪酸、水解醇和酚的羟酸酯，习惯上称非特异性酯酶者，实际上是指中性非特异性酯酶染色法。此法因底物不同，分成 α-醋酸萘酚酶染色法、醋酸萘酚 AS 酯酶染色法和醋酸萘酚 AS-D 酯酶染色法 3 种，以 α-醋酸萘酚酶染色法最为常用。

血细胞内的 α-醋酸萘酚酯酶（α-naphthol acetate esterse，α-NAE）将孵育液中的基质-醋酸萘酚水解，产生-萘酚，萘酚再与重氮盐偶联，生成不溶性灰黑色或棕黑色沉淀，定位于细胞质内酶所在部位。色反应强度可分为：灰黑色（弱阳性）、棕黑色（阳性）和深黑色（强阳性）。氟化钠抑制试验是在非特异性酯酶染色的基础上，再做氟化钠抑制试验时，单核细胞系统的阳性可被氟化钠抑制，而粒细胞则不被抑制。抑制即将原着色之沉淀去掉；不抑制即原着色之沉淀颗粒物未去掉。

各系正常血细胞 α-NAE 染色反应为：①单核细胞系统：原始单核细胞呈阴性或弱阳性反应，幼稚单核及单核细胞呈阳性反应，阳性反应能被氟化钠抑制。所谓抑制是指氟化钠试验的抑制率大于 50%；②粒细胞系统：各期粒细胞呈阴性或弱阳性反应，阳性反应不被氟化钠抑制；③淋巴细胞系统：大多数呈阴性，少数呈阳性，阳性反应不被氟化钠抑制；④巨核细胞和血小板呈阳性反应，阳性反应不被氟化钠抑制；⑤其他血细胞：幼红细胞呈阴性反应，有时少数幼红细胞可呈弱阳性反应，阳性反应不被氟化钠抑制。浆细胞呈阴性反应。

28. 为什么在进行 α-醋酸萘酚酯酶染色的同时需做氟化钠抑制试验

答：在 α-醋酸萘酚酯酶染色基础上同时做氟化钠抑制试验能较好地区分急性单核细胞白血病与急性粒细胞白血病。①急性单核细胞白血病：原始及幼稚单核细胞大多数呈阳性或强阳性，但能被氟化钠抑制；②急性粒细胞白血病：原始粒细胞呈阴性或弱阳性，阳性不被氟化钠抑制；③急性早幼粒细胞白血病：白血病性早幼粒细胞呈阳性或强阳性，阳性不被氟化钠抑制；④急性粒-单核细胞白血病：阳性反应的单核细胞系白血病细胞能被氟化钠抑制，而粒细胞系白血病细胞不被氟化钠抑制；⑤急性淋巴细胞白血病：原始及幼稚淋巴细胞呈阴性或弱阳性，阳性不被氟化钠抑制。

29. 为什么要进行氯乙酸 AS-D 萘酚酯酶染色

答：氯乙酸 AS-D 萘酚酯酶（naphthol AS-D chloroacetate esterase，NAS-DCE）染色，又称粒细胞特异性酯酶染色，其阳性反应几乎仅见于粒系，因此其对诊断粒细胞白血病较过氧化物酶染色更具特异性。血细胞内的 NAS-DCE 将基质液中的氯乙酸 AS-D 萘酚水解，产生萘酚 AS-D，再与稳定的重氮盐偶联，生产不溶性红棕色沉淀，定位于细胞质内酶所在部位。细胞 NAS-DCE 反应程度的划分如下：①（−）胞质无色；②（+）胞质呈淡红色；③（++）鲜红色布满胞质；④（+++）深红色充满胞质。

各系正常血细胞 NAS-DCE 染色反应为：①粒细胞系统：原始粒细胞呈阴性或阳性，自早幼粒细胞至成熟中性粒细胞均呈阳性，酶活性并不随细胞的成熟而增强；②单核细胞系统：仅个别细胞呈弱阳性，其他呈阴性；③淋巴细胞、浆细胞、有核红细胞、巨核细胞和血小板均呈阴性。

NAS-DCE 染色在各种类型白血病中表现为：①急性粒细胞白血病：原始粒细胞多呈阳性反应；②急性早幼粒细胞白血病：白血病性早幼粒细胞多呈强阳性反应；③急性单核细胞白血病：原始和幼稚单核细胞几乎均呈阴性反应；④急性淋巴细胞白血病：原始和幼稚淋巴细胞呈阴性反应。

30. 为什么要进行酸性磷酸酶染色

答：酸性磷酸酶（acid phosphatase，ACP）染色，在诊断和鉴别多毛细胞白血病时最常用。血细胞内的 ACP 在酸性条件下水解基质液中的磷酸萘酚 AS-BI，释放出萘酚 AS-BI，后者与基质液中的重氮盐偶联形成不溶性的红色沉淀，定位于细胞质内酶所在部位。有些细胞中的酸性磷酸酶耐酒石酸，故抗酒石酸酸性磷酸酶染色有助于疾病的诊断及鉴别诊断。细胞 ACP 反应程度的划分如下：①（−）胞质无色；②（+）胞质呈淡红色；③（++）胞质布满鲜红色；④（+++）胞质充满深红色。

正常血细胞 ACP 染色反应为：粒细胞、单核细胞、淋巴细胞、巨核细胞、血小板、浆细胞、巨噬细胞均呈阳性。

ACP 染色主要用于疾病的诊断和鉴别诊断。①诊断多毛细胞白血病：毛细胞 ACP 染色呈阳性或强阳性反应，且阳性不被酒石酸抑制；慢性淋巴细胞白血病和恶性淋巴瘤时也可呈阳性反应，但阳性可被酒石酸抑制；②戈谢细胞和尼曼-匹克细胞的鉴别：戈谢细胞 ACP 染色呈强阳性反应；尼曼-匹克细胞 ACP 染色呈阴性或弱阳性反应。

31. 为什么碱性磷酸酶被称为中性粒细胞的标志酶

答：血细胞含有的磷酸水解酶主要为碱性磷酸酶。碱性磷酸酶由许多同工酶组成，在碱性条件下（最适 pH 为 9.3 ~ 9.6）催化各种醇和酚的单磷酸酯，以磷酸萘酚 AS-MX 为底物，以偶氮盐为偶联剂的 Kaplow 法和 Tomonaga 法。这两种染色显示碱性磷酸酶反应产物清晰、易辨认、不弥散，而且孵育时间短，稳定。

碱性磷酸酶主要分布在中性粒细胞的特殊颗粒内，是中性粒细胞的标志酶，所以又称为中性粒细胞碱性磷酸酶（neutrophilalkalinephosphatase，NAP）。碱性磷酸酶的含量以成熟粒细胞（主要是杆状和分叶核细胞）为最高，原始粒细胞碱性磷酸酶反应阴性。其他血细胞，如嗜酸性粒细胞、嗜碱性粒细胞、淋巴细胞、单核细胞、巨核细胞、浆细胞及红细胞系统细胞都无碱性磷酸酶活性。

32. 为什么要进行中性粒细胞碱性磷酸酶染色

答：中性粒细胞碱性磷酸酶（NAP）主要存在于成熟粒细胞中，NAP 染色测定其活力及积分不但有助于白血病类型的鉴别，还可为判断疗效及预后提供重要依据。NAP 在 pH 9.3 ~ 9.6 的条件下，将基质液中的 α-磷酸萘酚钠水解，产生 α-萘酚，α-萘酚与重氮盐偶联形成不溶性灰黑色或黑色沉淀，定位于酶活性所在之处。NAP 染色及积分参考标准如下：①(–) 阴性反应，为 0 分；②(+) 胞质出现灰褐色沉淀，为 1 分；③(++) 胞质深褐色沉淀，为 2 分；④(+++) 胞质中已基本充满棕黑色颗粒状沉淀，但密度较低，为 3 分；⑤(++++) 胞质全被深黑色团块沉淀所充满，密度高，甚至遮盖胞核，为 4 分。

NAP 存在于成熟粒细胞中，在显微镜油镜（放大 1000 倍）下，计数 100 个成熟中性粒细胞，求得阳性细胞百分数和积分值。100 个细胞中阳性细胞总数即为阳性率，100 个细胞中阳性细胞分数总和即为积分。正常人 NAP 参考积分值为 14 ~ 113 分。有些生理因素可使酶活性发生改变，如应激状态、经前期、妊娠期、新生儿等可使 NAP 活性增加。

33. 为什么在慢性粒细胞白血病中中性粒细胞碱性磷酸酶积分是降低的

答：中性粒细胞碱性磷酸酶（NAP）的活性可反映成熟粒细胞的成熟程度和功能，随着细胞的成熟，酶的活性也逐渐增强。而慢性粒细胞白血病的慢性期，虽然是粒细胞增多，但 NAP 活性是降低甚至消失，故 NAP 积分值减低，甚至为 0 分。但在慢性粒细胞白血病的缓解期，NAP 积分值可恢复至正常范围，到加速期和急变期，NAP 积分值可有不同程度增高。NAP 检测可作为观察慢性粒细胞白血病疗效和预后的一项指标。

34. 为什么中性粒细胞碱性磷酸酶染色有助于多种疾病的鉴别诊断

答：中性粒细胞碱性磷酸酶染色对以下疾病鉴别诊断有一定参考价值：①有助于

细菌性感染与病毒性感染的鉴别：前者显著增高，后者一般无明显变化；②有助于类白血病与慢性粒细胞白血病的鉴别：前者常显著增高，而后者明显减低，常为 0 分；③有助于急性淋巴细胞白血病与急性粒细胞白血病的鉴别：前者常增高，后者常降低；④有助于再生障碍性贫血与阵发性睡眠性血红蛋白尿症的鉴别：前者常增高，后者常降低；⑤有助于真性红细胞增多症与继发性红细胞增多症的鉴别：前者常增高，后者常降低；⑥有助于反应性组织细胞增多与恶性组织细胞病的鉴别：前者常增高，后者常降低。

35. 为什么在进行骨髓铁染色时要观察细胞外铁

答：正常人骨髓中贮有一定量的铁，这种铁以含铁血黄素的形式存于骨髓的网状组织和网状细胞内，以供红细胞合成血红蛋白之用。在光学显微镜下所见之铁即含铁血黄素铁，称之为细胞外铁。细胞外铁是机体中储存铁的主要形式之一。骨髓中所含铁团块之三价铁与蛋白质的结合不牢固，可经稀盐酸处理后游离出来，三价铁在酸性溶液中与亚铁氰化钾作用后，呈现阳性普鲁士蓝色反应。

细胞外铁主要存在于骨髓小粒的巨噬细胞中。先用低倍镜于涂片尾部找到骨髓小粒，然后用油镜（放大 1000 倍）判断铁量多少。标准如下：①（−）无蓝色铁颗粒；②（±）似乎显示蓝色铁颗粒；③（+）少许蓝色铁颗粒或偶见蓝色小珠；④（++）蓝色铁颗粒较多，并杂以蓝色小珠；⑤（+++）蓝色铁颗粒多，其间含有蓝色小珠和少许蓝色小块；⑥（++++）蓝色铁颗粒极多，其间很多蓝色小珠小块。正常人细胞外铁为（+）~（++），约 2/3 的人为（++），约 1/3 的人为（+）。

36. 为什么在进行骨髓铁染色时要观察细胞内铁

答：正常机体中各阶段有核红细胞和无核红细胞中含有铁，这种铁多以铁蛋白或铁粒的形式存于细胞内，用普鲁士染色法可显示出来，只是原始和早幼红细胞含铁量甚微，又不集中，所以用普鲁士染色不能反应出来；而中、晚幼红细胞含铁较多，且集中，此法结果可以看到蓝色的颗粒铁。有核红细胞含铁粒者，称为铁粒幼红细胞；无核红细胞含铁粒者，称为铁粒红细胞。

细胞内铁主要存在于中、晚幼红细胞中。在显微镜油镜（放大 1000 倍）下，计数100 个中、晚幼红细胞，记录细胞质中含有蓝色铁颗粒细胞（即铁粒幼红细胞）的百分数，同时注意细胞内铁颗粒数目、大小、分布排列情况，尤其要注意有无环核铁粒幼红细胞（是指幼红细胞含铁粒>6 绕核径 2/3 以上者）。按细胞阳性程度归为以下 4 型：①Ⅰ型（正常型）：胞质内有 1~2 个铁粒；②Ⅱ型：胞质内有 3~5 个铁粒；③Ⅲ型：胞质内有6~10 个铁粒；④Ⅳ型：胞质内含铁颗粒 11 个以上。正常人铁粒幼红细胞阳性率约为19%~44%，以Ⅰ型为主，少数为Ⅱ型，无环核铁粒幼红细胞。

37. 为什么骨髓铁染色是鉴别缺铁性贫血和其他贫血简便而可靠的方法

答：骨髓铁染色的表现如下，①缺铁性贫血：细胞内铁、细胞外铁都减少，甚至消失，经铁剂治疗有效后，细胞内外铁又恢复正常；②其他非缺铁性贫血，如溶血性贫血、巨幼细胞贫血、再生障碍性贫血等，其细胞内铁和细胞外铁都正常或增加；③铁粒幼红细胞性贫血：细胞内外铁明显增多，环核铁粒幼红细胞增多（如在有核红细胞中环核铁粒幼红细胞>15％，则可有助于骨髓增生异常综合征伴环核铁粒幼红细胞增多的诊断）。因此，骨髓铁染色可作为诊断缺铁性贫血及指导铁剂治疗的重要检查方法，是诊断和鉴别缺铁性贫血和其他贫血的简便而可靠的方法之一。

（陈 琼）

第三节 骨髓病理学检查

38. 为什么需要选择性进行骨髓活体组织检查

答：骨髓活体组织检查（bone marrow biopsy，BMB），简称骨髓活检，就是用一个特制的穿刺粗针取一块大为 0.5～1cm 长的圆柱形骨髓组织来做病理学检查，常作为骨髓穿刺术的一部分，通过观察骨髓组织结构和空间定位，补充骨髓涂片检查诊断的一个有效方法，能提供更为具体的骨髓细胞结构信息以及疾病的程度。骨髓活检的适应证包括：①骨髓穿刺多次失败（怀疑骨髓纤维化、骨髓转移癌、多发性骨髓瘤、毛细胞白血病、某些急、慢性白血病及骨髓硬化症等）；②血象显示全血细胞减少，反复骨髓穿刺均为"血稀"或骨髓增生低下，病态造血，怀疑再生障碍性贫血、骨髓增生异常综合征及低增生性白血病的患者；③某些贫血、原因不明的发热、脾脏或淋巴结肿大，骨髓涂片检查不能确诊者；④对白血病疗效的观察有指导价值。有时骨髓涂片已达到完全缓解，但骨髓活检切片内仍可检出白血病性原始细胞簇，因此，在急性髓细胞白血病的缓解后化疗及长期无病生存期间，应定期做骨髓双标本取材。倘若骨髓涂片未达复发标准，而切片内出现了异常原始细胞簇，提示已进入早期复发，应及时对症治疗。骨髓活检除血友病外目前没有绝对的禁忌证，但是，对于一般情况患者来说有一些相对的禁忌证及一些特殊患者如婴幼儿麻醉或者深部镇静的风险。穿刺活检部位如髂后上棘皮肤的活动性感染，会影响穿刺部位的使用。然而，如果符合骨穿适应证的话，穿刺也可以在其他部位进行。其他被用于做骨穿的部位常常包括髂前上棘、胸骨柄、胫骨（婴儿），及很少使用的椎骨。血小板减少及其他凝血障碍对于一个熟练的骨穿操作者来说并不是骨穿的禁忌证。胸骨不作为骨髓活检的推荐部位。

39. 为什么血液病的诊断需要进行骨髓活检

答：20 世纪 80 年代以前，临床上血液病的骨髓检验一般仅凭骨髓抽吸物涂片细胞形态学分析作为判定的主要依据。应该说这种方法通过油镜下可以清楚地观察细胞形态和结构，但骨髓的分布并不均匀，增生的骨髓细胞浸润较为广泛，发育不全的骨髓变化，则呈散在分布，很不均匀。不能较全面的观察组织结构，无论是骨髓增生度还是对疾病本身的判定都存在明显不足，骨髓活检有利于髓内组织构形的保存，更有助于从造血主质、脂肪细胞、间质和骨小梁结构关系的研究中获取更多的信息（如骨髓增生度、骨髓纤维化、病态造血），能较全面的观察组织结构。近年来结合传统的血涂片、骨髓涂片与骨髓活检切片病理学（形态学、组织化学和特异性免疫标记）的信息，进行综合分析判定可以明显提高诊断的准确性。

40. 为什么骨髓形态学诊断需要骨髓涂片和骨髓活检切片相结合

答：骨髓涂片用于血液疾病诊断开展早，相对简便易行，优点在于可重复及多次穿刺，对单个细胞的形态观察优于骨髓活检。反映的是血细胞数量、形态和比例的改变，但不能有效反映骨髓组织结构及间质成分的变化，而了解骨髓造血组织的结构和细胞之间和组织之间的相互关系对很多血液系统疾病的诊断都具有重要意义，在某些情况下骨髓涂片有明显的局限性：如造血细胞减少不等于增生减低（骨髓纤维化、细胞之间的黏附和塞实导致的肿瘤细胞负荷的估计偏差、造血"热点"的观察）、骨髓外来细胞的浸润、微小残留病灶的观察、幼稚前体细胞异常定位等。骨髓活检能保持造血组织的天然结构，便于判断红髓和脂肪组织的比例，能较全面的了解骨髓真实的增生程度，有核细胞密度及其分布，可以避免血窦血的稀释，特别对骨髓纤维化、毛细胞白血病、再生障碍性贫血、肿瘤的骨髓转移有确诊作用，能提示骨髓增生异常综合征的病态造血，对"干抽"（抽不出骨髓）现象，有鉴别作用，此时做骨髓活检常可获得阳性结果，骨髓涂片及活检同时进行，更全面可靠。

41. 为什么骨髓穿刺和骨髓活检不能互相取代

答：骨髓活检和骨髓穿刺比较各自有优缺点，临床上骨髓穿刺较为常用，两者检查应当是相辅相成的，见表1-2。

表1-2　骨髓穿刺和骨髓活检的特点比较

	骨髓穿刺	骨髓活检
取材方式	用骨髓穿刺针抽取骨髓液后涂片，瑞-姬染色后备检	骨髓活检针获取一条骨髓组织，固定包埋切片后吉姆萨等染色后备检
优点	1. 操作较简便，重复性，即时性好 2. 涂片中细胞分布均匀，胞体舒展，染色良好，较易分辨各系原、幼细胞及其微细结构 3. 易于识别巨型变，巨幼样变和小巨核细胞 4. 细胞化学染色效果好，结果可量化	1. 保持造血组织的天然结构，便于判断红髓和脂肪组织的比例 2. 可全面了解骨髓增生程度，有核细胞密度及其分布 3. 可避免骨髓稀释 4. 对骨髓纤维化，毛细胞白血病有确诊作用，能提示骨髓增生异常综合征向急性髓细胞白血病的转化及发育不良，可鉴别"干抽"
缺点	1. 造血组织的天然结构已遭到破坏，无法判断红髓、黄髓比例 2. 若抽吸过猛，导致骨髓稀释 3. 若遇"干抽"不能分析	1. 有核细胞群集，不易区分原、幼细胞的类型 2. 难以观察细胞内的超微结构 3. 细胞化学染色结果能以量化

42. 为什么骨髓活检有其严格的操作规范

答：骨髓活检必须按规范操作。在获得患者或者监护人的同意后，首先检查患者的标示符，确保患者已做好骨穿准备，确保选择正确骨穿部分进行操作。如果选择髂后上棘进行穿刺活检，患者一般采取侧卧位或者是俯卧位进行骨穿。对骨穿部位进行消毒，铺无菌洞巾；注射局麻药物，使之浸润皮肤，软组织及骨膜。局麻药物起作用后，操作方法与骨髓穿刺术相仿，做一个小切口，使其能插入活检针，随后进行活检，调整针尖以不同的角度刺入骨头。使用顺时针方向，使针刺入骨膜。取出针芯，继续旋转进针约2cm。当遇到阻力时，可通过插入针芯，来估计标本的深度。从针中心到针芯螺旋盖的距离就是针管内活检标本的长度。在成人中，取标本的长度约2cm。为了确保标本不会留在组织中，当退针时顺时针和逆时针旋转穿刺针几次，并朝不同方向来回轻轻摇动，然后缓慢地拔出针头。拔出针头后，用另一根细点的针芯或探针把活检组织从针管里取出，放在无菌纱布上或者是玻片上。随后将活检标本放入贴有标签的含有固定液的无菌容器里。压迫止血数分钟或更长时间（凝血障碍患者），用酒精或其他消毒剂消毒穿刺部位，敷上干净或浸有抗生素的纱布块，并可使用绷带压迫。绷带在24小时后应被取下。一旦纱布移位了，必须监测感染及出血情况。

43. 为什么有些疾病需要进行骨髓活检方可诊断

答：骨髓活检与骨髓涂片是相辅相成的，骨髓活检可有效提高骨髓异常性疾病诊断的准确率，骨髓活检的临床意义在于及有助于诊断的疾病包括：可较全面而准确地了解骨髓增生程度，造血组织、脂肪组织或纤维组织所占的容积比例；了解粒红比值及骨髓内铁储存情况，对于某些疾病（如再生障碍性贫血、缺铁性贫血及骨髓增生异常综合征）及化疗后骨髓抑制程度有明确的诊断价值；可以发现骨髓穿刺涂片检查不易发现的病理变化，当骨髓增生极度活跃或极度低下，纤维组织增多及骨质增生而发生干抽或骨髓稀释时活检显得格外重要，如低增生白血病、毛细胞白血病、骨髓纤维化、骨髓坏死、恶性肿瘤累及骨髓等。对相关疾病的诊断、骨髓造血微环境及骨髓移植的研究有重要意义；活检比涂片能较早的预测疾病的预后，因骨髓活检比涂片能更早、更全面的发现早期的病理改变，对各种急、慢性白血病和骨髓增生异常综合征有确诊和判断预后的意义，对骨髓转移癌、恶性组织细胞病，戈谢病和尼曼-匹克病等诊断的阳性率比骨髓涂片高；活检可协助诊断慢性骨髓增生性疾病，如真性红细胞增多症、原发性血小板增多症、骨髓纤维化等；对骨病本身和某些骨髓疾患，例如囊状纤维性骨炎、骨纤维发育异常症、变应性骨炎（Paget病）、骨软化症、骨质疏松症和骨髓腔真菌感染等的诊断，骨髓活检也能提供有意义的资料；未正确判断骨髓铁贮存，尤其疑为贮铁降低或缺铁时，在骨髓活检切片上作铁染色较涂片为优。

44. 为什么骨髓活检切片需要包埋，常用的包埋方法有哪些及其优缺点

答：由于骨髓与其他生物学标本切片制备有明显不同，存在一些自身的特点如不均质性（坚硬的骨小梁和柔软的髓质和脂肪构成的混合体）、对于细胞形态观察的要求很高等。20世纪九十年代开始，随着骨髓活检技术的广泛开展，活检标本的处理包埋方法不断改进。主要有3种途径：脱钙的石蜡包埋、不脱钙的塑胶包埋（乙二醇-甲基丙烯，GMA）和不脱钙的最适切割温度（optimum cutting temperature，OCT）冰冻切片。①脱钙的石蜡包埋切片：细胞形态皱缩、只能分清晚幼红、晚幼粒和巨核系，脱钙后无法精确观察骨小梁等结构、优点是可进行免疫表型检测；②不脱钙的OCT冰冻切片：细胞形态差、冰冻

切片易致抗原扩散出现人为染色反应；③不脱钙的塑胶（GMA）包埋切片：价格低廉、操作简便，细胞形态清晰、容易分辨各系细胞，适于推广，不脱钙可以精确观察骨小梁等结构、由于聚合过程中的高温热效应所致的酶性破坏或抗原遮蔽无法进行免疫表型检测，其他的改进型可以克服这一缺点（如冷-真空、丙酮和甲基丙烯酸甲酯 MMA 等），但由于操作较繁琐目前应用较少。

45. 为什么骨髓活检塑胶切片的制备较石蜡切片更为繁琐

答：骨髓活检块离体之后需要经过以下几个步骤：固定（Bouin 液 30～60 分钟，不超过 3 小时）、脱水（乙醇梯度 60%→70%→80%→95%→100% 脱水）、塑胶包埋、切片与制片、常规染色、特殊染色等一系列过程。制片需要制成 2～3μm 和 5μm 两种。每份标本常规切片 5～8 张，由于切片制片是连续性的，为了观察不同的细胞和组织学形态特征，减少信息偏移，制片时需要采用顺序轮换的方法安排每一张载玻片上的切片条。常规染色方法包括苏木精-伊红（HE）染色（2～3μm 厚）（仅供记点用），对粒红巨三系形态进行初步观察；苏木精-Giemsa-酸性品红（HGF）染色（2～3μm 厚），对各系形态观察更为清楚，特别是嗜酸粒和巨核系；PAS 染色，在区分原始粒系和淋巴系上有意义，另外纤维组织增生时 PAS 染色也是阳性，在网硬染色不理想时可以做一定参考；网硬蛋白纤维（Gomori）染色（5μm 厚）；铁染色。

46. 为什么骨髓活检切片观察内容有别于骨髓涂片

答：骨髓活检切片常规需观察以下内容：骨膜组织与皮质骨；骨小梁-骨髓造血组织-脂肪组织的结构；骨小梁是骨皮质在松质骨内的延伸部分，在骨髓腔中呈不规则网状立体结构，如丝瓜络样，起支持造血组织的作用，骨小梁形态有无破坏、疏松、溶解、增宽、变细、侵蚀、软化和硬化；骨重建情况判定；骨髓病理检查中首先要观察骨髓细胞增生程度，然后对各系统各阶段造血细胞成分病理变化作细致观察及分析，造血组织与脂肪组织比例（红系、粒系、单核系、巨核系、粒红比）；骨小梁之间充满骨髓组织，包括造血细胞、非造血细胞和血管间质等，此为狭义的骨髓组织。间质构形的评估（脂肪、纤维、血管与静脉窦、网状巨噬细胞、淋巴浆细胞、肥大细胞和间接分裂等）；贫血患者的铁评估；外来恶性细胞；淋巴集簇和淋巴小结；病理结论。

47. 为什么需要进行骨髓增生度的判定

答：可用显微镜目镜网格测微尺测定、电脑自动分析系统测定或根据脂肪细胞与造血组织所占面积或容量（volum）凭经验测定。常用网形测微器计点法计算造血、脂肪组织和骨小梁。造血组织 VOL% =造血组织击中数/（造血组织击中数+脂肪组织击中数+骨小梁击中数）×100%。采用骨髓增生程度四级分法，与骨髓穿刺涂片的增生程度分级一致，例如骨髓脂肪细胞空泡的面积骨髓造血细胞面积各占 50% 即增生程度大致正常，与涂片分级为"增生活跃"为同义词。四级分法如下：①增生极度活跃：记为++++，造血组织面积≥90%；②增生明显活跃：记为+++，造血组织面积 50%～89%；③增生活跃，记为++，造血组织面积 35%～49%；④增生极度低下，记为+，造血组织面积≤34%，增生极度低下常伴有间质水肿，脂肪组织显著增生，更无巨核细胞，不见骨内膜细胞。因为不同的疾病其骨髓增生程度是不一样的，例如慢性粒细胞白血病必须是增生极度活跃的，急性再生障碍性贫血必定是增生极度减低的，否则就不能诊断这两种病。换句话说，增生极度活跃和增生极度减低分别是诊断这两种病的必要条件之一。

48. 为什么要进行骨髓网硬蛋白检测

答：成纤维细胞（fibroblast cell）来自未分化间叶细胞，胞体中等大，梭形，两端尖，核梭形，有核仁。成纤维细胞发育为纤维细胞后胞体细长，胞浆嗜酸性两端有分叉，即形成胶原纤维，胞核细杆状，两端尖，无核仁。在胶原纤维形成之前已有网硬蛋白（reticulin）或网状纤维形成，由纤维细胞、成纤维细胞及胶原纤维构成的组织称纤维组织。骨髓坏死后、骨髓转移瘤、肿瘤或白血病放或化疗后常引起骨髓纤维组织反应性增生。纤维组织增生主要受血小板释放的成纤维细胞刺激因子及其他多种因子的影响。可用Masson三色染色法显示病理切片中的胶原纤维，呈绿色。嗜银染色网状纤维呈粗细均匀的黑色发丝状。在骨髓活检病理诊断中常常根据网状纤维稀疏密度进行分级：一般分为五级或"0~4+"。

49. 为什么通过网硬蛋白染色可以判断骨髓纤维化程度

答：网硬蛋白（Gomori 银浸）染色网状纤维积分的分级标准：①+/-（正常）：偶见纤细或粗大的单一纤维丝，或同时可见血管周围的局限性纤维网络；②+：可见贯穿于切片大部分区域的纤细纤维网络；③++：可见弥漫性纤维网络伴以散在分布的粗纤维增多现象；④+++：可见弥漫性的粗纤维为主的网络形成，但胶原纤维的三色染色（Masson）为阴性；⑤++++：可见弥漫性的粗纤维为主的网络形成，但胶原纤维的三色染色阳性的胶原形成区。大部分正常人骨髓中网状纤维为0~+级，偶尔也可有++级者。正常时网状纤维主要集中在血管周围。在评估骨髓中网状纤维的含量时，上述部位的网状纤维应排除。骨髓纤维化是指骨髓中胶原纤维增多，单纯网状纤维增多不称骨髓纤维化。为了避免混乱，在临床诊断中习惯根据上述半定量法区分，把网状纤维在"+++"以上，并有胶原纤维增生占视野1/3以上者诊断为骨髓纤维化或纤维化期。

50. 为什么骨髓活检中出现网硬蛋白染色阳性有临床意义

答：有研究对各种血液病骨髓活检的网状纤维阳性强度及其检出率和分布方式进行观察，结果表明从检出率来看骨髓纤维化和骨髓转移瘤阳性率最高（100%），其次为多发性骨髓瘤（93.3%）、原发性血小板增多症（85.7%）、骨髓增殖性疾病（不能分类）（76.5%）及骨髓增生异常综合征（59.1%），再生障碍性贫血阳性率最低（5%），从骨髓网硬蛋白分布方式来看：骨髓转移癌的网状纤维总是环绕癌巢分布，而转移性肉瘤的网状纤维和造血细胞肿瘤组织的网状纤维总是穿插瘤细胞之间的。与髓系肿瘤与淋巴系肿瘤，尤其是与骨髓瘤的网状纤维密度方面有显著不同，这在某些血液病骨髓活检诊断与鉴别诊断中有重要参考意义。

51. 为什么骨髓活检需要进行铁染色及其分级

答：铁染色在贫血性疾病、骨髓增生异常综合征（myelodysplastic syndromes，MDS）

铁过载、MDS中伴有环形铁粒幼细胞增多的难治性贫血等疾病的诊断与鉴别中意义较大，铁染色分级标准包括：①0：切片内无含铁血黄素颗粒；②+：低倍镜下偶见间质中散在细小蓝色颗粒和（或）巨噬细胞，细胞质中细小蓝色颗粒。每3～4个高倍镜视野可见少数带有细小铁颗粒的细胞；③++：低倍镜下易见间质中散在大小不一的蓝色颗粒和（或）巨噬细胞，细胞质中大小不一的蓝色颗粒，每2～3个高倍视野可见较多带有铁颗粒或小珠的细胞；④+++：低倍镜下易见间质中散在大小不一的蓝色颗粒和（或）巨噬细胞，细胞质中大小不一的蓝色颗粒，明显增多，颗粒较大，每个高倍视野可见1个或多细胞内有铁粒或铁小块；⑤++++：低倍镜下易见间质中散在大小不一的蓝色颗粒和（或）巨噬细胞，细胞质中大小不一的蓝色颗粒，显著增多，分布广泛，颗粒可聚集成团块，高倍镜下切片内带有铁粒、小珠和小块之细胞密集成堆。

52. 为什么下列组织结构是骨髓活检切片中需要重点观察的

答：骨小梁及其周围区域和幼红细胞簇是骨髓活检中较为重要的组织区域，骨小梁由层板骨构成的复层结构，表面被覆一层骨内膜细胞，光镜下为连续的内膜衬里细胞层，骨细胞定位于基质陷窝内。骨小梁的形态观察对于骨髓活检切片读片十分重要，尤其观察骨小梁旁开50μm的"小梁旁区"的造血细胞分布特征。伴有吞噬功能的网状-巨噬细胞、形成网眼的网硬蛋白纤维支架、血管系统和脂肪细胞共同构成骨髓间质。造血细胞散布于网眼及血管外间隙。幼红细胞簇（岛）定位于骨小梁间区静脉窦附近，在活体内呈球状。1～2个巨噬细胞定位于中央，四周围绕不同发育阶段的幼红细胞，内层的往往较外层更加幼稚。由于切片厚度仅为2～3μm，往往很难看到完整的、典型的幼红细胞簇（岛），而更常见的是中央无巨噬细胞的幼红细胞簇（岛）。

53. 为什么在骨髓活检切片有正常三系细胞定位的特点

答：①伴吞噬功能的网状-巨噬细胞实体，以及形成网眼的网硬蛋白纤维支架，外加血管系统和脂肪细胞共同构成骨髓间质，造血细胞（又称红髓或主质）散布于网眼及血管外间隙内；②红系前体细胞定位于骨小梁间区静脉窦附近，在活体内呈球状，1～2个巨噬细胞定位于中央，四周围绕不同发育阶段的幼红细胞，内层的往往较外层更加幼稚；③原始粒细胞与早幼粒细胞常单个（至多两个）散布于小梁旁区及小微动脉四周，组织学上可见越靠近骨小梁的粒细胞越幼稚，形成较窄的2～3层幼稚细胞带，越远离骨小梁越成熟。骨髓标本超微结构也显示未分化幼稚细胞靠近骨小梁（正常早期粒系生成的部位），支持这些的前体细胞来自骨内膜细胞。粒系细胞有6个发育阶段，3个系列，即中性粒细胞，嗜酸性粒细胞及嗜碱性粒细胞随着成熟逐渐定位于小梁间区并渐次向静脉窦窦壁移动，最终由孔隙释放入血；④巨核细胞一般聚集于静脉窦窦壁外，少数也可散布于全骨髓切片的不同区域。成熟巨核细胞通过窦壁内皮间小孔隙，以原浆带状结构自巨核细胞上剥落后释放血小板进入窦腔内，继而入血液循环；⑤淋巴细胞、浆细胞和单核细胞常定位于造血主质的小动脉或静脉窦四周。

54. 为什么骨髓活检中有幼稚前体细胞的异常定位

答：正常骨髓切片内的原始、原单和早幼粒细胞等前体细胞应单个（至多两个）散布定位于小梁旁区，倘若3~5个以上聚集成簇，位于小梁间区、中央区和旁区，则称之为幼稚前体细胞的异常定位（abnormal localization of immature precursor, ALIP）。若能根据集簇的大小并结合免疫酶标染色，则更加精确。ALIP现象是MDS的病理组织学特征。每平方毫米骨髓面积中至少检出3处即为阳性，但必须以HGF或MGG染色的切片为准，而不能以HE染色进行判定。一般认为，在MDS全部的RAEB/RAEB-T和CMML等高危病例的骨髓切片中，均可检出ALIP；而在RA、RARS、RCMD、RCMD-RS和5q-综合征等其他低危病例中仅约50%存在ALIP样簇状结构，此时骨髓涂片中常无原始细胞过多现象。

55. 为什么骨髓活检术有助于MDS的诊断和预后判定

答：骨髓活检切片能保持造血组织的天然结构，有助于正确判定MDS患者造血组织面积和增生程度，约60%MDS患者造血组织面积>50%，即增生异常活跃型；25%病例在25%~50%，即增生正常型；另15%为增生减退型，其造血组织面积<25%。所有MDS患者活检切片均伴有不同程度的局部解剖学异常，即骨髓正常构形的破坏，包括正常人不同发育阶段的粒系细胞主要分布于小梁旁区，而MDS时常向小梁间的中央区转位，幼红细胞岛和巨核系细胞由正常的小梁间区和中央区移向小梁旁区或骨小梁表面。正常骨髓活检切片内的原始细胞由原来的散在定位于小梁旁可聚集成簇。约80%的MDS患者可见巨核系病态造血，且活检切片较涂片更易查出，这主要与切片上的巨核细胞较涂片为丰富的缘故。此外，约50%的MDS患者切片内伴有轻至中度骨髓纤维组织增生，另有11%~15%病例病程中合并显著骨髓纤维化。

56. 为什么在观察血细胞形态时骨髓活检切片需要结合骨髓涂片分析或诊断

答：现代骨髓活检内血细胞形态的观察及分类必须在经染色的切片上进行。在镜下观察时，由于半薄切片仅切割下胞体的某一片段，与涂片细胞形态相比有以下特点：同一细胞在不同切面上胞体的大小可有一定的差异，有的切片仅有胞浆片，而无胞核片；切片上血细胞的核膜切割面与染料直接接触，故其厚薄度较涂片所见更清晰易辨；同一前体细胞在不同切面上核仁大小，形态及数目可不同，某些切片的胞片内无核仁；涂片内核仁呈浅蓝色，而切片内核仁直接与染料充分接触，呈深蓝色，清晰可辨；由于切片切割厚2~3μm的一片，故各系前体细胞核内的常染色质和异染色质含量均少，但由于切片上的染色质与染料直接接触，故两者分辨十分清楚。凡核内呈解螺旋状态而功能又活跃的部分，称常染色质（即涂片上所称的副染色质），淡染；凡螺旋化程度高而功能不活跃的部分，称异染色质，呈深蓝色块状、颗粒或斑点状；由于半薄切片厚仅2~3μm，以一个早幼粒细胞为例，在切片上其胞片厚度仅为胞体直径的1/6左右，故不仅胞质量少（着色淡），且颗粒数少。此外，嗜天青颗粒及嗜碱性颗粒易溶于水溶性固定剂内，故凡带此类颗粒的细胞，辨认就较为困难；由于胞浆片薄，浆内细胞化学组分含量少，加之无胞膜遮蔽，在制片过程中易于丢失，故切片上组织化学染色的效果不如涂片佳；切片内成熟红细胞形态与涂片所见不同，既可为圆形，亦可为棒形或新月形。在遗传性球形细胞增多症时，切片静脉窦及主质出血区内的红细胞多数呈圆形，正常所见的新月形、棒形红细胞显著减少，有助于诊断。

（宋陆茜）

第四节　造血干/祖细胞培养

57. 为什么下列细胞被称为造血干/祖细胞

答：造血干细胞（hematopoietic system cells，HSCs）/造血祖细胞（hematopoietic progenitor cells，HPCs）是具有高度自我更新能力和多向分化潜能的造血前体细胞，在一定的微环境中和在某些调节因素的共同作用下，造血干/祖细胞可以增殖分化为不同的血细胞，是血液组织中各种细胞的祖先。之所以对造血干/祖细胞进行分类，是因为造血干/祖细胞实质上它是一个异质性的细胞群的统称，从功能角度可分为多能造血干细胞、寡能干细胞、单能干细胞及各系早期造血祖细胞等，而在体外培养的造血干/祖细胞，可以依据加入的不同集落刺激因子，又可以分为不同的类型。

58. 为什么要对体外培养的造血干/祖细胞进行分类

答：造血干细胞分化为几种不同的造血祖细胞，造血祖细胞可用体外培养的细胞集落法测定，在不同的集落刺激因子（colony stimulating factor，CSF）作用下，可分别出现不同的血细胞集落。目前已确认的造血祖细胞有：①红细胞系造血祖细胞，必须在促红细胞生成素（erythropoietin，EPO）作用下才能形成红细胞集落，又称红系集落形成单位（colony forming unit-erythroid，CFU-E）；②中性粒细胞-巨噬细胞系造血祖细胞，需在粒细胞生成素（granulopoietin，GPO）作用下形成该种细胞的集落，又称粒细胞巨噬细胞系集落形成单位（colony forming unit-granulocyte macrophage，CFU-GM）；③巨核细胞系造血祖细胞，需在血小板生成素（thrombopoietin，TPO）作用下形成巨核细胞集落，又称巨核细胞系集落形成单位（colony forming unit-megakaryocyte，CFU-M）。另外，研究发现还有其他血细胞的造血祖细胞的存在。

59. 为什么称下列细胞为红系祖细胞集落形成单位

答：集落形成单位（colony forming unit，CFU）是造血细胞长出来的集落，E 是红系细胞集落。红系祖细胞集落形成单位（CFU-E）的培养体系如下：①集落培养体系 CFU-E 的培养需要促红细胞生成素（EPO）。在干细胞培养中，加入 EPO 后可获得爆式红系集落形成单位（burst forming unit-erythroid，BFU-E）和对红系生成素有反应集落形成单位（CFU-E）两种集落，BFU-E 的培养需要植物血凝素-白细胞条件培养基（phytohaemagglutinin-leukocyte conditioned medium，PHA-LCM）、再生障碍性贫血患者血清或白细胞介素（interleukin，IL)-3 等，培养基主要为 IMDM 培养基（Iscove's Modified Dulbecco's Medium）；②培养方法将配制好的体系加入直径为 33mm 的培养皿或 6 孔板中，37℃、5% CO_2 饱和湿度环境下培养；③集落计数一般 CFU-E 在培养的第 5~7 天观察计数，大于 8 个细胞的细胞团为一个 CFU-E 集落。BFU-E 在培养的第 14 天计数，大于 50 个细胞组成的细胞团或 3 个中心以上的细胞团为一个 BFU-E 集落。

60. 为什么需要鉴定和培养红系祖细胞集落形成单位

答：集落的鉴定在倒置显微镜下，红系祖细胞集落形成单位（CFU-E）及爆式红系集落形成单位（BFU-E）集落一般呈鲜红色，易于和其他集落比较。CFU-E 可以应用集落染色法进行鉴定。因为红细胞的血红蛋白具有类似过氧化物酶的作用，可使二甲基联苯胺和过氧化氢反应而形成棕红色，借此可与其他集落相鉴别。培养 CFU-E 的临床意义：CFU-E 属于定向祖细胞阶段，进一步分化方向已经限定，可以分化为具有红细胞功能的终末细胞，然后释放进入血液循环，发挥红细胞的功能。

61. 什么是粒细胞-单核细胞祖细胞集落形成单位

答：集落形成单位（CFU）是造血细胞长出来的集落，CFU-GU 称为粒-单祖细胞，也写作 CFU-GM，即粒细胞和单核细胞集落或者称为粒细胞-巨噬细胞集落（colony forming unit-granulocyte macrophage，CFU-GM）。在粒细胞巨噬细胞集落刺激因子（granulocyte macrophage colony stimulation factor，GM-CSF）等的作用下，促进早期的多能前体细胞生长和分化为 CFU，能刺激造血干/造血祖细胞分化发育，刺激粒细胞和单核祖细胞分化增殖，诱导细胞形成粒细胞集落形成单位（CFU-G）、巨噬细胞集落形成单位（CFU-M）和粒细胞-巨噬细胞集落形成单位（CFU-GM），集落的大小和数目均增加。

62. 为什么需要建立粒细胞-单核细胞祖细胞集落形成单位的培养体系

答：粒细胞-单核细胞祖细胞集落形成单位（CFU-GU）的培养体系如下：CFU-GM 培养的刺激物含多种造血生长因子，这些细胞因子包括粒细胞巨噬细胞集落刺激因子（GM-CSF）、粒细胞集落刺激因子（granulocyte colony stimulating factor，G-CSF）、巨噬细胞集落刺激因子（macrophage colony stimulating factor，M-CSF）以及白细胞介素（IL）-3 等，但常用 GM-CSF。培养基多用 IMDM 培养基（Iscove's Modified Dulbecco's Medium）和 RPMI 培养基（Roswell Park Memorial Institute）等。培养体系通常包括 20% ~ 30% 胎牛血清，50ng/ml GM-CSF，细胞悬液中细胞总数一般以 $(1 ~ 2) \times 10^5/ml$ 为宜，剩余用 IMDM 或 RPMI 补齐，但通常保持琼脂终浓度为 0.3%，甲基纤维素终浓度为 0.9% ~ 1.0%。细胞一般置于直径为 35mm 的培养皿或 6 孔板中，放置于 37℃、5% CO_2 饱和湿度环境下培养。一般在培养体系中培养 10 ~ 14 天，观察细胞集落，大于 40 个细胞的细胞团为一个集落，进行细胞集落计数。

63. 为什么需要对粒细胞-单核细胞祖细胞集落形成单位进行分类

答：粒细胞-单核细胞祖细胞集落形成单位（CFU-GU）集落形态一般分 3 类：①致密型细胞紧密成团，细胞个体较小，多为粒细胞为主的集落；②混合型细胞团中央为紧密成团的粒细胞，周围弥散分布着单核细胞或巨噬细胞；③松散型细胞团比较均匀地分散，细胞个体较大，多为单核细胞和巨噬细胞组成。

64. 为什么要培养粒细胞-单核细胞祖细胞集落形成单位

答：培养粒细胞-单核细胞祖细胞集落形成单位（CFU-GU）的临床意义：粒细胞-单核细胞祖细胞集落形成单位（CFU-GU）属于定向祖细胞阶段，进一步分化方向已经限定，可以分化为具有粒细胞、单核细胞、巨噬细胞功能的终末细胞，然后释放进入血液循环，发挥粒细胞、单核细胞、巨噬细胞的功能。

65. 什么是多向祖细胞集落形成单位

答：多向祖细胞集落形成单位（CFU-Mix），CFU 是造血细胞长出来的集落，Mix 是混合集落。混合集落是指集落中含有两系、三系或四系细胞的集落，一般是指三系以上的集落，是体外培养的一般含有粒-巨噬系（GM）、红系（E）与巨核系（M）共同组成的混合型集落。培养方法：培养体系与爆式红系集落形成单位（BFU-E）、巨核细胞系集落形成单位（CFU-Meg）和粒-巨噬系集落形成单位（CFU-GM）相似，培养 14～18 天观察细胞集落形成的情况。

66. 为什么需要培养多向祖细胞集落形成单位

答：培养多向祖细胞集落形成单位（CFU-Mix）的临床意义：因 CFU-Mix 是体外培养的含有粒-巨噬系（GM）、红系（E）与巨核系（M）共同组成的混合型集落。所以这些混合型的定向祖细胞，可以分化为具有粒细胞、单核细胞、巨噬细胞、红细胞和巨核细胞功能的终末细胞，然后释放进入血液循环，发挥粒细胞、单核细胞、巨噬细胞、红细胞和巨核细胞的功能。

（王维维）

第五节 血细胞免疫标记技术

67. 为什么说流式细胞术具有定量分析功能

答：流式细胞术（flow cytometry，FCM）可用于对悬浮于液体中的微小颗粒进行计数和分选，其特点是能通过多参数相关分析来对细胞的固有性质（如光散射）以及细胞的标记测定特征［如表面受体、脱氧核糖核酸（deoxyribonucleic acid，DNA）］同时进行分析。如有需要还可同时测定胞质内抗原、核内抗原等。流式细胞仪通常以激光为发光源，经过聚焦形成的光束会垂直照射在样品流上，使荧光染色的细胞产生散射光和激发光。产生的信号被前向光电二极管和垂直方向的光电倍增管接收，而荧光信号的接收方向则与激光束垂直，经过一系列双色性反射镜和滤光片的分离形成多个不同波长的荧光信号，成为后续分析的定量参数，因此流式细胞术也简称是一种定量分析技术。流式细胞术的发明、改进以及在众多领域中的应用，将多种学科技术交织在了一起，如计算机科学、电子工程学、生物技术、流体力学、高等数学、激光技术、临床医学、分子生物学、有机化学和物理学等。而现代流式细胞术更是由于结合了单克隆抗体技术、定量细胞化学和定量荧光细胞化学，使其在生物学、临床医学、药物学等众多研究领域的应用有了突飞猛进的进展。

68. 为什么说流式细胞术是一种将多学科交织的技术

答：流式细胞仪的构造十分精密，通过流式细胞仪的基本组成可以解读其对多种学科技术的合理应用：①鞘流系统：流体力学中的鞘流原理是流式细胞仪实现单个细胞测量的基础，需要说明的是，在流式细胞仪中鞘流的产生在过去大多是通过气压、真空泵或压力泵驱动来实现的，而现在则趋向于使用体积恒定的压力泵，如注射器；②光学系统：鉴于流式细胞仪的检测是基于对光信号的检测来实现的，包括对荧光的检测和对散射光的检测，因此在流式细胞仪中，光学系统是最为重要的一个系统，它由一系列进行光采集和光过滤的镜片组成。它们的特定排列可以让相应的光电倍增管接收到所需要的光信号；③电子系统：流式细胞仪的电子系统主要由光电转换器件光电二极管、光电倍增管（photomultiplier tube，PMT）和信号处理电路组成，其作用是实现信号的放大和光电信号的转换；④计算机系统：在流式细胞仪中，计算机系统用于控制整个仪器的运行和数据采集、数据分析。随着计算机硬件的日新月异，各个厂家流式细胞仪产品中所用的计算机系统也有了突飞猛进的发展；⑤数据转换处理系统：计算机系统所运行的软件也是流式细胞仪重要的组成部分，它用于对仪器的硬件部分进行控制，实现数据的采集和对采集的数据进行分析。

69. 为什么在流式细胞术中要应用鞘流原理

答：研究结果表明，如果简单地让细胞悬液穿过检测光束，大约会有30%的细胞在流动中会明显地偏离轴心，并且有向流速较慢的区域聚集的趋势。这种现象会造成4个问题：①阻塞管路；②聚集的细胞直接影响测量结果；③由于细胞偏离轴心，造成其移动时间延长，降低了检测速度；④最重要的是因为激发光的光路固定不变（一般与细胞悬液的轴心正交），所以当细胞偏离轴心时，光束无法准确照射在细胞中心，造成信号不稳定，影响测量结果的精密度。

而根据层流原理发展出来的鞘流技术则可以解决这些问题，并实现两种液体的同轴流动。表现为标本流位于轴心稳定流动，外面包裹有鞘液。为此流式细胞仪中有流动室，标本流在压力系统的作用下，以恒定的速度（一般为 5~10m/s）从一个细喷嘴喷出，同时鞘液在高压下自鞘液管喷出，根据层流原理，鞘液将处于湍流状态，围绕标本喷嘴高速流动，这样就使得标本流与鞘液流形成稳定的同轴流动状态。由于标本喷嘴处于流动室的中心，就使得标本流在鞘液包裹下恒定处于同轴流动的中心位置，其精度可稳定在几个微米之内。之后利用液流的聚焦作用，避免多个细胞重叠进入检测区，从而实现单个细胞的测量。

70. 为什么滤光片是流式细胞仪光信号收集系统的主要光学元件

答：流式细胞仪的检测是基于对光信号的检测来实现的，包括对荧光的检测和对散射光的检测，所以在流式细胞仪中，光学系统是最为重要的一个系统，它由一系列进行光采集和光过滤的镜片组成。仪器中进行光电信号转换的元件为光电倍增管，在各个荧光信号检测通路中都配有特定的带通滤片，它可以使特定波长的光信号通过，称为单色器。而采用不同的制作工艺可使滤光片具有不同的通透特性，主要包括以下3种：①边缘滤片：有长通（long pass，LP）和短通（short pass，SP）滤片两种，LP滤片可阻挡短波而使长波通过，SP滤片则与之相反；②带通滤片：它可以阻挡高于或低于特定波长范围的光通过；③跳光滤片：它可以去除连续光谱中某一段特定光谱。

此外流式细胞仪中还有一种重要的光学器件是双色器，又称为双色性反射镜或分光镜，同干涉滤片相比没有吸收层，具有反射特定长波或短波的特性。使用双色器可同时对细胞信号进行多色分析，将采集后的光信号一分为二，根据待测光谱的范围不同将其中一部分反射到不同的检测通路中，而使另一部分通过，被下一个双色器所反射分配。

滤光器和双色器的选择与使用对流式细胞仪的检测结果至关重要。在进行光路设计时，必须将两者结合起来，并要考虑到能量的衰减，合理分配光信号的强度才能保证最佳的信噪比，从而提高结果的准确性。

71. 为什么要对流式细胞仪进行光路校准

答：流式细胞仪检测的精密度、准确度、荧光与散射光灵敏度、分辨率是影响流式细胞分析的重要因素，为了使流式细胞分析结果准确、可靠，并且在各实验室间具有可比性，在每次使用前均应对仪器进行校准，使仪器达到标准化。

光路校准是最关键的校准，其目的是使样本流处于激光束的中心，样本流与激光束发生相互作用的信号能够被灵敏地检测，信号脉冲有最大的幅度和最小的宽度，而且有良好的重复性。在散射光或荧光直方图中，峰的高度最高、宽度最窄。使用散射光和荧光均一的颗粒或微球，可以很容易使流式细胞仪的光路达到最佳校正。大多数微球大小的均一性比典型细胞的变异更小，荧光强度的变异系数（coefficient of variation，CV）较小，一般低于 2%。

72. 为什么流式细胞术可以用于细胞分选

答：流式细胞仪的分选功能可以按照所测定的各个参数将所需细胞从细胞群体中分离出来。1965 年，Fulwyler 首先报道了以墨滴喷射技术为基础的自动细胞分选仪。1969 年，他对此做了进一步改进，采用了静电喷射偏转技术，结合细胞计数仪，可以按要求进行分选。同年，Hulett 报道了以荧光信号为基础的分选装置。1972 年，Bonner 对分选控制做了重大改进，使液流在离开流动室之后形成液滴之前得到充电信号，从而缩短了细胞检测和液滴带电之间的延迟时间。

目前，我们所用的大多数分选装置的原理基本相同，都采用液滴偏转技术，它包括 3 个部分：液滴的形成、液滴充电与偏转和分选控制。在流动室压电晶体振动的情况下，使流过的液流也随之产生同频振动，从喷嘴喷出后断裂成液滴。为了有选择地分选细胞，需要在细胞通过测量区时判断它是否满足分选条件，即所测细胞的各个参数是否在指定范围内，如果满足就产生一个控制信号，驱动脉冲发生器产生充电脉冲，当满足条件的细胞形成液滴时对它充电。最终通过其在静电场中发生偏转达到分选收集的目的。

73. 为什么流式细胞术检测骨髓标本时优先选择肝素抗凝

答：可用于流式检测的体液标本其抗凝剂有很多种，比如乙二胺四乙酸（EDTA）、ACD 保养液（acid-citrate-dextrose，ACD）或肝素。对于骨髓标本来说，优先选择肝素抗凝而不推荐使用 ACD 抗凝，因其与标本的比例不同时，pH 会改变，而 pH 改变会影响细胞的活力。虽然也可以使用 EDTA 抗凝，但由于 EDTA 抗凝的标本超过 24 小时则认为不是很好的标本，而肝素抗凝的标本 72 小时内细胞都是稳定的。除此之外，因为肝素可维持钙离子和镁离子在细胞内的生理浓度，能够更好地保持细胞活性，故对骨髓标本，临床通常选取肝素作为抗凝剂。

74. 为什么在流式细胞术检测时有时标本采集后要进行固定，怎样固定

答：有时标本采集后无法马上进行检测，为了使标本的保存时间延长，可以采用适当的方式固定细胞。例如用多聚甲醛或甲醛，但采用多大浓度、固定多长时间、对抗原的结构有无影响等尚需进行详细的研究。以血小板为例，Hu 等研究人员在采集血液后 3 分钟内，用不同浓度甲醛及多聚甲醛固定血小板，发现对静止和二磷酸腺苷（adenosine diphosphate，ADP）活化血小板表达 P-选择素和纤维蛋白原结合有影响。Hagberg 等在 EDTA 真空抗凝管中加入 1/8 体积的 4% 多聚甲醛，在采血时即刻固定血小板，可以使血小板在 24 小时内不发生体外活化，其 CD62P+血小板<0.2%。在一些研究中也发现血小板活化依赖的单克隆抗体与固定血小板结合常常出现降低。因此，标本采集后或体外处理后是否应固定还有待进一步研究。

75. 为什么有时用流式细胞术检测时要进行核内抗原标记

答：在血液系统疾病的诊断中，常需要鉴别诊断细胞的系列特性。而一些系列特异性标志首先出现于细胞内或核内。例如髓系标志物髓过氧化物酶（myeloperoxidase，MPO）、B 淋巴细胞抗原标志物（cCD22 和 cCD79a）、T 淋巴细胞抗原标志物（cCD3）、未成熟细胞抗原标志物［如末端转移酶（terminal deoxynucleotidyl transferase，TdT）］、B 淋巴细胞和浆细胞的抗原标志物（ckappa 和 clambda）等，对于诊断不同类型的白血病和淋巴瘤具有重要的临床价值。

在实际操作中，检测细胞内或核内抗原时通常需要同时标记细胞膜表面抗原。但与单纯标记膜表面抗原相比有一个很大的区别就是要首先标记膜抗原，然后在标记细胞内或核内抗原前对细胞膜和核膜进行透膜和固定，以便让荧光素标记的抗体自由通过细胞膜和核膜，同时不破坏细胞的结构，并尽量保持靶抗原的抗原性和细胞的散射光特点。

76. 为什么可以选择异硫氰荧光素等作为流式细胞术分析的荧光探针

答：流式细胞技术的发展在很大程度上归功于现代单克隆抗体技术的发展。各种荧光探针标记的单克隆抗体，不仅使传统的免疫学检测实现了定量分析，更为流式细胞仪在研究细胞膜和细胞内各种功能性抗原、肿瘤基因蛋白等领域扩展了无限的应用空间。而荧光探针的选择对于流式细胞分析的结果至关重要，理想的荧光探针应满足以下 4 个方面的要求：①对激发光有较强的吸收，从而降低背景噪音；②要有尽可能高的光子产量，提高信号强度；③激发光谱与发射光谱之间要有尽可能大的差距，减少背景信号对荧光信号的干扰；④易于与被标记的抗原、抗体或其他生物物质结合而不会影响被标记物的特异性。

以异硫氰酸荧光素（fluorescein isothiocyanate，FITC）为例。FITC 是一种最为常用的荧光探针，其相对分子质量为 389.39，最大吸收峰为 495nm，用 488nm 的激光激发后发射荧光的峰值在 520nm 附近，使用（530±5）nm 的带通滤光片可得到最佳的荧光检测信号。FITC 及其衍生物以共价键方式标记在多种抗体、抗原、亲和素、蛋白和抗生蛋白链菌素上，每个结合物上可结合 3~5 个 FITC 分子。FITC 具有很高的量子产量和能量转换效率，经测试，约有一半的吸收光子可转换为发射荧光，与 488nm 的激发光相匹配，是一种优良的荧光探针。但是，须注意 FITC 的荧光强度可受 pH 的影响，当 pH 降低时其荧光强度也随之减弱。

77. 为什么在流式细胞术检测时要进行荧光补偿

答：经过与荧光抗体孵育后的单细胞悬液在激光束的照射下，会产生不同波长的荧光。而每种荧光素分子都有各自的光谱发射范围，这些发射光谱之间存在相互叠加的现象，并且在某些情况下会十分明显。故对许多流式分析，尤其是对多抗原荧光表达强度的分析来说，任何不确定的荧光渗漏都会误导分析结果。此外，正确的荧光补偿在正确区分弱阳性群体和阴性群体时具有极其重要的作用；过度补偿可能会导致实际较强表达的细胞看起来仅有微弱的抗原表达，或得到假阴性结果；补偿不足则使实际上不表达的抗原看起来像弱表达，得到假阳性结果。因此荧光补偿的调节对于正确评估细胞群体上抗原表达强度具有十分重要的作用。

78. 为什么在流式细胞术检测时要设置荧光染色对照

答：进行流式分析时设置荧光染色对照是为了避免各种因素造成的假阳性或假阴性结果。可分为：①阳性对照：用现有的试剂和标记方法检测已知的阳性标本，包括阳性试剂对照和过程对照，主要是为了确定所用试剂、标记条件是否合适；②阴性对照：为确定自发性荧光和一抗、二抗产生的背景荧光水平，需要分析阴性对照。可运用两种方法，一是分析数据时将标本自身的阴性细胞群体作为阴性试剂对照；另外，也可以应用单独的阴性同型对照，同型对照是指与单克隆抗体相同的、未免疫的同种动物的免疫球蛋白（immunoglobulin，Ig）的同种亚类，同型对照与单克隆抗体所标记的荧光色素、浓度、标记的荧光色素与免疫球蛋白分子的比值（F/P）应当一致；③正常对照：对于不做大量血液淋巴系统肿瘤标本的实验室来说，检测时应该分析正常对照。

79. 为什么在流式细胞术检测时要控制好荧光染料的浓度

答：为了使荧光定量检测的信号达到最佳，合适的荧光染料浓度在其中发挥着重要的作用。在溶液浓度较稀时，荧光强度与浓度呈正比关系，荧光强度随溶液中染料浓度加大而增强。但当达到一定浓度时，会因溶液中荧光染料分子的增加而增加了相互碰撞的概率，使荧光发生淬灭而导致光子产量降低，反而使荧光强度减弱。因此，为了产生最大荧光光子产量，在染色时应选择最适浓度。

80. 为什么在流式细胞术检测时非特异性结合会影响免疫表型分析的结果

答：非特异性结合（nonspecific binding，NSB）是指在免疫反应中非抗原、抗体的结合。Fc 受体结合抗体是导致 NSB 的重要因素。任何细胞上只要存在未被结合的 Fc 受体，都可能发生 NSB。虽然血浆中含有各种免疫球蛋白，但血细胞上的 Fc 并未完全被饱和，这是由于血浆中的免疫球蛋白浓度也未饱和。因此，血清不能用于阻断 Fc 受体的 NSB。除了 T 淋巴细胞和红细胞外，所有的造血细胞均有 Fc 受体。在一定程度上，高浓度（3mg/ml）的纯化鼠 IgG 可用于阻断 Fc 受体的 NSB。在选择阻断 Fc 受体的 NSB 纯化 IgG 时，应与荧光素标记抗体一致。若用荧光素标记的羊抗鼠 IgG 作为二抗，则应选择羊血清纯化 IgG。

免疫球蛋白聚集可增加 NSB。由于冰冻、复溶和冻干处理，抗体均可出现聚集现象。对于新近购买的抗体，可通过高速离心去除聚集，将离心后的抗体上层液转移至另一瓶或试管中保存。NSB 的大小可通过信噪比进行估计。当一种 NSB 小的抗体以高浓度与细胞反应时，阴性细胞的位置改变较少，阳性细胞能够很明显地分辨。然而，遗憾的是大多数单克隆抗体均有不同程度的 NSB，很难达到没有 NSB 的理想状态。NSB 随抗体浓度的增大而增加，但 NSB 较少的抗体在较宽的浓度范围内仍然仅与抗原决定簇阳性的细胞结合。

81. 为什么用流式细胞术检测时需要进行设门分析

答：随着计算机技术的发展，现在可以使用图形化的方式对数据进行显示和分析，其中"设门"成为流式细胞术数据分析中最为独特的技术。

"设门"产生的前提是由于数据的图形化，它是指在细胞分布图中指定一个范围或一片区域，对其中的细胞进行单参数或多参数分析。"门"的形状可包括线性门、矩形门、圆形门、多边形门、任意形状门和四象限门。在实际操作中"设门"可以分为两个大类：①在线设门：又称为实时设门，是指在流式细胞仪获取数据时所限定的散射光和（或）荧光信号的范围。一旦完成在线设门并收集信号，所获取的数据只具有实时设门范围的特征，如果设置不正确或有偏离，只有重新收集数据。因此，在线设门的策略应在收集信号前慎密制定，避免丢失数据而导致错误的实验结果；②离线设门，又称为非实时设门，是指在流式细胞仪已获取数据后，通过计算机软件将数据调出，设定不同的散射光和（或）荧光信号范围进行数据分析的设门方式。离线设门可对计算机储存介质（如硬盘、软盘等）中储存的数据进行反复的分析，特别适合于一些需要多重设门并进行较为复杂分析的数据，如白血病免疫分型、细胞周期 DNA 倍体分析、造血干/祖细胞计数等。在临床试验和研究中应用最为广泛，尤其是对于一些荧光染色强度不定的样本，可以采用较大范围的散射光阈值设门，获取所有信号并储存在计算机硬盘等介质中，再进行离线设门分析，可以更好地保持数据的完整性。

82. 为什么在流式细胞检测时常用散点图作为结果的表达方式

答：随着流式技术的不断发展，目前已实现使用 3 个激光器同时对每个细胞进行多达 8 个以上参数的分析。多参数分析可有效提高分析结果的准确性，从多个角度对细胞的异质性进行研究。当对 2 个以上的参数进行分析时，其表达方式主要为散点图，一般情况下 X 轴代表了侧向散射光的强度，Y 轴代表了前向散射光的强度。具有相同细胞特性的淋巴细胞、单核细胞和中性粒细胞形成 3 个独立的细胞群，其中的每一个点都具有前向散射光（forward scatter，FSC）和侧向散射光（side scatter，SSC）两个参量的值。实际上该点还有第三个值，即具有相同 FSC 和 SSC 值的细胞总数，如果把一个散点图分别投影到 X 轴和 Y 轴，可得到两个直方图，这两个直方图可以分别表达两个参数与细胞分布频度的关系，而散点图无法表达此信息，为此人们又不断发展新的表达方式，力图表达更详尽的信息。

83. 为什么在流式细胞检测时真空采血管采集血小板标本存在争议

答：鉴于在采集血小板过程中有可能导致血小板体外活化，故在实际操作中常会采取一些方式来减少此现象的发生：①采血前患者或志愿者应空腹，但可以喝水，以免血管塌陷而导致进针困难；②用较大号的针头，如 21 号针头，避免抽血时产生较大的切应力而使血小板活化；③用20ml塑料注射器抽血，避免血小板接触活化；④止血带应扎得较松或不用止血带，针头进入皮肤后应"一针见血"；⑤拉动注射器抽血时应用力平缓，抽出的前2ml血应弃掉，血液应迅速加入抗凝管中，但推出注射器中血液时不要用力过猛，血液与抗凝剂混匀时应轻轻颠转混匀5次以上。如果使用真空采血管将会有很多因素都无法控制，且真空抗凝管中较大的负压足以成为导致血小板活化的重要因素。

84. 为什么要用流式细胞术检测循环活化血小板

答：血小板活化在动脉血栓形成中起着关键作用。血液中循环活化血小板（circulating activated platelets，CAP）增高可作为动脉血管病，如缺血性卒中、心肌梗死、周围血管病等疾病有局部血栓形成的标志物，CAP测定可能有助于缺血性心血管病、卒中等疾病的预后判断和治疗，但是CAP测定方法不同可导致其检查结果有差别。此外，缺血性脑血管病常常与糖尿病、高血压病、高脂蛋白血症、动脉硬化等所致的并发症有关，在分析血小板活化检测结果时应考虑到这些因素。

85. 为什么要用流式细胞术检测网织血小板

答：网织血小板最早是通过光学显微镜下的血小板核糖核酸（ribonucleic acid，RNA）染色被观察到，为循环血液中的年轻血小板。有研究表明血液中网织血小板的数量与骨髓巨核细胞的血小板造血有关，并有助于评价骨髓移植后的骨髓造血恢复状况。

1986年Lee等研究人员首先将核酸染料噻唑橙（thiazoleorange，TO）用于流式细胞仪分析无核细胞中的RNA含量（如网织红细胞计数。目前常用于网织血小板染色的荧光染料主要有TO和金胺O。TO属于一种亲脂性染料，易于透过细胞膜与RNA结合，其荧光强度比未结合状态增强3000倍以上，适合于网织血小板的染色。TO的激发波长为488nm，发射波长为520nm，故可用氢离子激光器激发、FL1通道检测，现已建立了全血流式细胞术（FCM）法计数网织血小板。

86. 为什么流式细胞术是血小板计数的"金标准"

答：血小板计数是临床诊断与治疗各种原因引起血小板减少症的重要检查项目。当血小板计数<20×10^9/L时，传统上认为必须给予患者血小板输注，否则患者将有致命的出血危险。血小板计数为20×10^9/L实际上是临床采取预防性血小板输血的医学决定水平。近年来，临床上逐渐出现减少预防性血小板输血的趋势，这是因为把阈值从20×10^9/L降低到10×10^9/L，随机出血的风险并未明显增加。研究表明，如果临床医生对评价出血风险的血小板计数的可靠性有充分的信任，预防性血小板输血的医学决定水平可以降低至5×10^9/L，为了保证作出正确和安全的临床决策，其关键是血小板计数不仅要精密，而且更要准确。

虽然现代电阻抗型自动血细胞分析仪有较好的重复性，但却不能将血小板和小红细胞、细胞碎片及一些与血小板大小相似的颗粒相鉴别，导致血小板计数偏高；而大的血小板又不能被计数，使计数减低；而且当计数<20×10^9/L时，常常不能提供有较好重复性和准确性的计数结果。而用流式细胞术（FCM）进行免疫血小板计数（immune platelet count counting，IPC）是一种准确的血小板计数方法，尤其是对血小板严重减少症患者的计数更

具有重要的临床意义。

87. 为什么流式细胞术检测血小板膜表面糖蛋白时要对标本进行洗涤

答：免疫荧光染色后洗涤，可有效地去除背景荧光的影响，使阴性和阳性血小板的荧光峰分离更好，平均荧光强度值（median fluorescence intensity，MFI-R）增大，有利于结果的分析。免疫荧光染色后不洗涤，直接加入固定剂，则会导致阴性和阳性血小板荧光峰的分离不如洗涤的好，MFI-R 减小，对 CD41、CD42、CD61 等分子数量较多的糖蛋白分析影响不大，但对含量较少的糖蛋白如 CD49b（CDⅠa）等的测定则有一定影响。

88. 为什么流式检测中性粒细胞 CD64 表达强度可以辅助诊断感染疾病

答：人们在被细菌或病毒急性感染之后，会产生一系列的炎症反应，常伴有发热，白细胞增多等症状。通常来说，炎症对人类的机体是有利的，将帮助人类增加新陈代谢，分泌抗体抵御外来的"入侵者"，但是也有不少的炎症反应会导致负面的结果，例如由炎症所带来的组织液渗出，可能会形成积液，压制肺呼吸，而心包积液则会攀扯心脏搏动。更严重的是，当机体的免疫系统因各种原因无法阻止细菌的大规模复制扩散时，将可能导致"败血症"。因此，早期诊断患者是否有急性感染、感染的程度如何将是帮助医生治疗的有利武器。

目前，诊断感染的技术有了一个可靠性高，及时性好的指标——中性粒细胞表面的白细胞分化抗原（cluster of differentiation，CD）64 分子。正常情况下，中性粒细胞表面几乎不表达 CD64 分子，而当机体患感染性疾病时，中性粒细胞表面的 CD64 表达在 10 小时内迅速增高。我们可以通过流式细胞术将这群分子标记上特定的荧光颜色，然后再通过流式细胞仪内的激光激发后，快速准确的发现这群高敏感、高特异的感染早期诊断标志物。这项技术有助于区分临床上难以辨别的感染性炎症和自身免疫性疾病，并且可以防止抗生素的滥用，更对术后的感染监测有非常明确的使用价值。目前，这项技术已经成熟应用于国外的重症监护室、外科、感染科等重要科室。

89. 为什么流式细胞术检测人类白细胞抗原 B27 可辅助诊断强直性脊柱炎

答：分子生物学研究表明，人类白细胞抗原 B27（human leucocyte antigen B27，HLA-B27）代表一个由 15 个紧密相关的等位基因（B＊2701-2705）组成的家族，从而可将 HLA-B27 进一步分为 15 种亚型。各国都对 HLA-B27 与强直性脊柱炎之间的关联进行了大量研究，从目前的资料比较，HLA-B27 与强直性脊柱炎关联的强度居于与 HLA 有关联的疾病之首，而 HLA-B＊2704 和 B＊2705 是中国汉族的 2 种主要亚型，是强直性脊柱炎的主要易感基因。这与其他人种不同，因此不同人种间 HLA-B27 亚型构成差异较大。

与传统检验方法相比，应用流式细胞仪来检测 HLA-B27 的表达，无需分离淋巴细胞，操作简单，灵敏度可达 100%，特异性达 97.4%；结果稳定，样本之间、不同仪器之间、不同实验室之间可重复性高。其方法可分为直接免疫荧光法和间接免疫荧光法。由于单克隆抗体技术的不断进步，目前多采用直接免疫荧光法，其原理主要是利用荧光标记的抗 HLA-B27 的单克隆抗体和淋巴细胞表面的 HLA-B27 抗原结合，使细胞具有一定的荧光强度，这种荧光的强度可用流式细胞仪测定。根据流式细胞仪通道值的高低判断 HLA-B27 抗原的阳性或阴性。

90. 为什么流式细胞术分析淋巴细胞亚群有助于艾滋病的诊断

答：人类免疫缺陷病毒（human immunodeficiency virus，HIV）是一种 RNA 病毒（逆转录病毒），属慢病毒类，分为两型：HIV-1 和 HIV-2。HIV-1 型（全球广泛流行）于 1983 年由法国人 Montagnier 发现（Paster 研究所）；1985 年法国科学家又发现了 HIV-2 型，此型仅见于部分西非国家。HIV 感染后可特异性地侵犯人体免疫系统的中枢指挥部分 CD4$^+$T 淋巴细胞，造成 CD4$^+$T 淋巴细胞数量和功能的进行性破坏以及感染和癌变，导致获得性免疫缺陷综合征（acquired immunodeficiency syndrome，AIDS）。

HIV 感染时除 CD4$^+$T 淋巴细胞数减少外，还存在一些重要亚群的异常变化，如 T 淋巴细胞上 CD28 分子表达明显减少。CD28 分子是 T 淋巴细胞的协同刺激信号受体分子，它与抗原呈递细胞上相应的配体 B7.1/2 结合后，诱导 T 淋巴细胞表达 IL-2，促进 T 淋巴细胞增殖，从而发挥不同效应细胞的特定功能。如果没有辅助刺激受体，单独的特异性抗原与 TCR 受体的结合并不能完成正常的细胞免疫功能。正常人的 CD4$^+$T 淋巴细胞 95% 以上是 CD28$^+$细胞，称为有功能的细胞亚群。有研究发现 HIV 组和 AIDS 组患者在 CD4$^+$T 淋巴细胞数量减少的同时，其功能亚群的比例（即表达 CD28 分子的 CD4$^+$T 淋巴细胞亚群）也随之减少，明显低于正常对照组。这意味着 HIV 感染除造成 CD4$^+$T 淋巴细胞数量的减少外，还导致了 CD4$^+$和 CD8$^+$T 淋巴细胞功能的受损，而且细胞免疫功能的丧失在感染早期就可能发生。功能性细胞亚群的研究对临床进一步判断 HIV 感染和 AIDS 患者的免疫功能意义重大。

91. 为什么可用流式细胞术检测网织红细胞

答：临床上常使用网织红细胞来反映骨髓红细胞的生成功能，目前，国内大多数医院仍采用煌焦油蓝或新亚甲蓝染色，然后用显微镜进行网织红细胞计数。但镜检法计数精确性差，受人为因素的干扰较大。而且，临床上所用的网织红细胞的指标只有网织红细胞计数及其派生的网织红细胞绝对值和生成指数。

随着流式细胞术（FCM）技术的发展，稳定荧光染料的发现，网织红细胞自动化分析仪的诞生，不仅使网织红细胞能够被快速、准确地计数，而且为评价红细胞生成活性提供了新的指标，即网织红细胞成熟指数（reticulocyte maturity index，RMI）。FCM 法在短时间内（3～5 分钟）能够计数大量的红细胞（50 000 个以上），克服了镜检法检测细胞数量少（约 1000 个）、细胞涂片分布不均及操作人员之间计数差异所造成的检查结果不精确，使数据更具客观性和可靠性。而且，研究表明，RMI 较之网织红细胞计数可更灵敏，更准确地评价贫血治疗前后、骨髓移植和肾移植前后红细胞的生成情况。

92. 为什么流式细胞术可以用于 DNA 倍体分析

答：随着研究的不断进展，认为脱氧核糖核酸（DNA）非整倍体的出现可能是癌前病变发生早期癌变的一个重要标志，故 DNA 倍体分析在临床上可被用来辅助判断肿瘤的良恶性。FCM 分析细胞周期与 DNA 倍体时需要对 DNA 进行染色。DNA 荧光染料与细胞 DNA 结合主要存在两种方式：①一种是嵌入式，即选择性地定量嵌入核酸双螺旋的碱基之间，如碘化丙啶（propidium，PI）、溴化乙锭（ethidium bromide，EB）；②另一种是非嵌入式，即以非嵌入方式特异地与 DNA 链上某碱基对结合，如 Hoechst 系列、普卡霉素、

DAPI（4',6-二脒基-2-苯基吲哚，4',6-diamidino-2-phenylindole）等。DNA 荧光染料与DNA 结合均具有特异性，且有一定量效关系，即 DNA 含量的多少与荧光染料的结合量成正比，荧光强度与 DNA 吸收荧光分子多少成正比，从而可以实现对 DNA 倍体的分析。

93. 为什么流式细胞术可以区分正常细胞、凋亡细胞和坏死细胞

答：凋亡细胞的一个重要特点是很长的一段时间里细胞膜的结构未受影响，其主要表现为：维持基本功能，如离子和大分子的屏蔽作用和具有功能的通道泵。根据不同状态下的细胞对染料的吸收或排斥能力不同，可以通过流式细胞仪定量检测活细胞、凋亡细胞和坏死细胞的百分率。处于早/中期的凋亡细胞仍然保持着完整的质膜及质膜的基本功能，阻碍了大分子物质和离子进入细胞内；而坏死细胞或晚期凋亡细胞，其质膜完整性受到破坏，使得某些大分子物质或离子可以进入细胞内。因此，根据活细胞、早/中期凋亡细胞、坏死细胞或晚期凋亡细胞其细胞膜对某些 DNA 染料的通透性不同，可以将它们区分开。

94. 为什么流式细胞术适用于多种标本的检测

答：作为一种生物学技术，流式细胞术可用于对悬浮于流体中的微小颗粒进行计数和分选。因此临床上那些可用于制备单细胞悬液或本身就具有类似性质的标本都能使用流式细胞仪检测。比如外周血、骨髓、各种体液（如脑脊液、胸水、腹水）以及人体的组织（如淋巴结、脾、肝）等。

在用流式细胞术检测之前，对于部分标本类型如外周血可不需经过特殊处理。需要注意的是在临床检测中，一般不主张分离血液或骨髓的单个核细胞，因为此操作过程有可能丢失一些有意义的细胞或细胞亚群。但如果标本是实体组织则需将其分散为单个细胞。对此常用的处理方法基本可分为 4 种：机械法、酶处理法、化学试剂处理法和表面活性剂处理法。实际操作中为保持细胞活性，多采用机械法。但在处理过程中动作要轻柔，以减少细胞损伤。

95. 为什么流式细胞术可以应用于白血病的诊断

答：流式细胞术检测的一个重要检测对象就是细胞表面的标记测定特征（如表面受体、DNA），而白细胞在其不同的分化阶段和活化过程中可以出现或消失不同的分化抗原。正常造血细胞不同阶段的抗原表达是受一系列基因严格控制的，在一定的分化阶段哪些抗原表达上调，哪些抗原表达下调，以及抗原表达量的多少都存在着明显的规律性。一部分白血病细胞反应了这种分化模式，但白血病细胞经常出现异常的抗原表达模式。这些异常表型可以作为诊断白血病的有用指标，也可作为检测残存白血病的重要标志。

（庄文芳）

96. 为什么免疫细胞化学染色是一种在细胞病理诊断中很有用的技术

答：免疫细胞化学染色是通过免疫学的基本原理即抗原抗体之间的特异性结合反应实现的，并经化学反应使标记抗体的显色剂显色从而确定细胞内的抗原如多肽和蛋白质，对其进行定位以及定量和定性研究。这样的研究方法又被称为免疫细胞化学技术。它的优势在于专一性、灵敏度高、简便快速以及成本低廉，广泛用于外科病理学上。而在常规的细

胞病理学中，人们面临的主要问题是弄清楚细胞的来源和性质，传统的形态学方法和常规检查能满足多数分化细胞的分类和诊断，但是对于难以辨认的肿瘤细胞，结合免疫细胞化学染色，可达到准确鉴别诊断的要求，同时人们利用抗人白细胞分化抗原（CD）系列单克隆抗体来进行血细胞免疫标记检测，已成为研究造血细胞免疫表型，分化发育、激活增生，生物学功能以及造血细胞分离纯化强有力的手段，大大促进了血液学和免疫学的发展。

97. 为什么免疫细胞化学技术有多种染色方法

答：免疫细胞染色是根据不同的标记物以及其在光镜和电镜下的可见性而分为不同的染色方法，包括免疫荧光法，免疫酶法，免疫亲和法，免疫胶体金法。免疫荧光法是将细胞的 CD 抗原的相应抗体用荧光素标记，标记抗体与细胞表面的 CD 抗原发生特异性结合。而使细胞发出荧光，用荧光显微镜或者流式细胞技术（FCM）检测计数阳性细胞百分比。免疫酶法是将酶作为标记物使组织细胞中形成的抗原抗体复合物得到标记，再通过酶细胞化学反应产生显微镜下可见的显色物质，间接显示抗原物质的定位。普通光学显微镜即可观察。免疫亲和法是以一种物质对某种组织成分具有高度亲和力为基础。这种方法敏感性更高，有利于微量抗原（抗体）在细胞或亚细胞水平的定位，其中生物素—亲合素酶染色法最常用。免疫胶体金法是采用电镜下都可见的不同大小的金颗粒（通常 5~20nm），标记不同抗体或 A 蛋白，达到双重甚至多重标记，定位多种抗原的目的，间接显示组织细胞中特异分子的技术。

98. 为什么血细胞免疫标记检测选用的抗体是抗人白细胞分化抗原

答：白细胞分化抗原参与机体重要的生理和病理过程，免疫应答过程中免疫细胞的相互识别，免疫细胞抗原的识别、活化、增殖和分化，免疫效应功能的发挥；造血细胞的分化和造血过程的调控；炎症发生；细胞的迁移如肿瘤细胞的转移。造血细胞分化为成熟细胞过程中会出现一系列的免疫表型的变化，白血病是造血细胞的某一克隆被阻滞在某一分化阶段上并异常增殖的结果，故白血病细胞往往停滞在细胞分化的某一抗原表达阶段，因此可以利用单克隆抗体检测相应白细胞表面抗原或胞质内的分化抗原进行白血病类型、细胞发育阶段的鉴别，从而指导治疗，判断预后。近年来采用急性白血病的一线单抗来筛选急性髓系白血病及 T、B 淋巴系白血病，用二线单抗进一步确定系内亚型，见表1-3。

表1-3 用于鉴别白血病类型的一线单抗和二线单抗

	一线单抗	二线单抗
髓系	CD13、CD17	CD33、CD14、CD15、CD11、CD61
	Anti-MPO *	CD41、CD42、血型糖蛋白
B 淋巴系	CD22、CD19、CD10、CD7 *	CD20、CD24、Cyu、Smlg
T 淋巴系	CD3 *、CD7、CD2	CD1、CD4、CD5、CD8
非系列特异性	TdT **、HLA-DR	CD34

注：* 胞质表达；** 胞核表

99. 为什么要进行石蜡切片抗原修复

答：修复抗原是因为常规的石蜡切片标本均用甲醛固定，使得抗原性物质形成醛键、羧甲键而被封闭了部分抗原决定簇；蛋白之间发生交联而使抗原决定簇隐蔽。由此在染色时，要进行抗原修复或暴露。修复的方法有：①化学方法主要是通过一些酶的作用，使抗原决定簇暴露，如胰蛋白酶主要用于细胞内抗原的显示、胃蛋白酶主要用于细胞间质抗原的显示；②水浴加热法将玻片放入装有抗原修复液的容器中，加热至沸腾，持续 10～15 分钟；③微波照射法将玻片放入装有抗原修复液的容器中，置微波炉加热至 95℃以上，持续 10～15 分钟，冷却后按免疫组化染色步骤进行。此方法由于微波场内极性分子、离子高速运动，撞击交联的网链，使抗原异常的构象恢复正常，且因分子运动产热、效率高、时间短，对抗原再现效果好；④高压加热法暴露抗原将玻片浸入抗原修复液内，置高压锅中高压 2～3 分钟，可取得极好的效果。由于高压下受热均匀，特别使用于大批量标本的染色；⑤酸水解法可使交联断裂、暴露抗原。将玻片浸入每升 1mol 盐酸溶液中，室温作用 20 分钟（温度升高，作用时间缩短）。此法能增强特异性染色，降低背景，但需注意水解过度将破坏抗原性及形态结构。

100. 为什么胸腹水的细胞学检查要采用细胞块石蜡切片法

答：胸腹水的细胞学检查是病理的日常工作之一，直接涂片法受胸腹水新鲜程度、细胞数量、退变度、涂片厚薄等因素影响，同时常规细胞涂片所收集的细胞数量少，常有大量红细胞，炎性渗出物及黏液混在一起，造成背景不清晰、细胞多层重叠，细胞受机械力作用发生人为的异常变化，导致癌细胞检出出现假阴性等缺点，而胸腹水沉渣经甲醛溶液固定后，能像组织块一样进行脱水，包埋切片。优点如下：①不需要添加琼脂，酒精等添加物，操作简单，不需要过多的仪器；②可以收集所有的细胞，包埋在同一平面上，从而使碎小组织能完整切出，利于读片；③可以明显提高胸腹水的阳性率，蜡块可以反复切片，便于会诊，长期保存；④可以进行免疫细胞化学染色，对肿瘤的类型及来源进行准确的诊断与鉴别诊断；⑤通过分子标记物的标记，可以指导临床治疗方案的调整，对肿瘤的预后进行评估；⑥随着肿瘤个体化时代的到来，细胞块还可以进行分子检测，从而实施分子靶向治疗以及耐药基因的检测。所以说细胞块石蜡切片免疫细胞化学染色在胸、腹水检测中有重要的应用价值。

101. 为什么说荧光原位杂交技术具有高度的特异性和灵敏度

答：荧光原位杂交（fluorescence in situ hybridization，FISH）是 20 世纪 80 年代末在放射性原位杂交技术基础上发展起来的一种非放射性标记分子杂交技术，即以荧光标记的核酸探针与细胞或组织切片中的核酸（DNA 或 RNA）进行杂交并检测的方法。具体做法是用非放射性标记物对核酸探针进行标记，该探针能够特异性地结合在细胞或组织切片中序列高度相似的核酸区域，然后再联偶有荧光素分子的单克隆抗体与杂交的探针分子特异性地结合，最后使用荧光检测体系（荧光显微镜或共聚焦激光扫描仪）进行定性、定量或相对定位分析。FISH 不仅具有高度的特异性和灵敏度，还能定位。主要应用于以下几个方面：①染色体中特定核酸序列的定位；②通过与细胞内 RNA 杂交，检测某种特定基因的表达水平及其分布情况；③以特异性的病原体核酸序列作为探针与受试者的组织或细胞进行杂交，检测有无该病原体感染及病原体的分布情况等。由于原位杂交不需要从组织或细胞中提取核酸，因此对于组织中含量较低的 DNA 或 RNA 分子具有较高的灵敏度，并可保持组织与细胞的形态完整性。

102. 为什么荧光原位杂交技术优于其他原位杂交技术

答：荧光原位杂交技术问世后，其多用于染色体异常的研究，近年来随着 FISH 所应用的探针种类的不断增多，使该技术不仅在细胞遗传学方面，而且还广泛应用于肿瘤学研究。原有的放射性同位素原位杂交技术存在着较多缺点，比如每次检验均需重新标记探针，已标记的探针表现出明显的不稳定性，需要较长的曝光时间和对环境的污染等。在观察结果时，需要较多的分裂进行统计学分析。此外，由于放射性银粒和染色体聚集的不同平面，可能引起计数上的误差等。与之比荧光原位杂交技术则具有：简便迅速、杂交和检测效率高、敏感性和特异性高、能对间期细胞进行分析的优点。荧光原位杂交技术作为非放射性检测体系，具有以下优点：①荧光试剂和探针经济、安全；②探针稳定，一次标记后可在两年内使用；③实验周期短、能迅速得到结果、特异性好、定位准确；④FISH 可定位长度在 1000 的 DNA 序列，其灵敏度与放射性探针相当；⑤多色 FISH 通过在同一个核中显示不同的颜色可同时检测多种序列；⑥既可以在玻片上显示中期染色体数量或结构的变化，也可以在悬液中显示间期染色体 DNA 的结构。

103. 为什么荧光原位杂交技术有局限性

答：任何技术的发展都有不足之处，荧光原位杂交技术也不例外。荧光原位杂交技术的局限性表现在实验过程中对石蜡包埋或冰冻切片的难处理，样品自身产生的荧光，以及受探针来源的限制都会影响试验结果得准确性，实验还需荧光显微镜和分析系统这就使得该技术广泛运用受到限制，另外荧光原位杂交技术无法达到 100% 完全杂交，特别是在应用较短 cDNA 探针时存在杂交效率明显下降的问题，但随着各种新型分子探针以及更为精密高端的光学显微镜和功能强大的计算机分析系统的不断问世，上述问题将会逐步得到解决，该技术的作用正变得日益重要，应用领域也得以不断扩展。

104. 为什么荧光原位杂交技术有多种用途

答：根据荧光原位杂交技术探针的种类不同相应的用途也不同。分别是①着丝粒探针，用于检测染色体数目异常如三体、单体等；②亚端粒探针，靠近端粒的 200 000～300 000 为染色体特异性 DNA，用于检测涉及端粒的隐匿性易位；③染色体臂或整条染色体涂染探针（whole chromosome painting，WCP），用于检测染色体易位和标记染色体；④序列特异性探针，包括臂、带和基因探针等多种，用于检测基因缺失和重排；⑤血液肿瘤荧光原位杂交技术检测常见探针类型，双色双融合探针（doublecolour，doublefuse，DCDF）和额外信号探针（extrasignal，ES）用于基因缺失，分离探针，用于基因异常初筛。

105. 为什么研究 DNA、RNA 结构和功能多采用荧光原位杂交技术

答：荧光原位杂交探针的大小可以从几 Mb 几百 bp，探针的获得可通过克隆、酶扩增及化学方法合成，种探针的使用使得 FISH 技术成为一个多功能原位研究 DNA 和 RNA 结

构和功能的方法。①染色体特异重复序列探针，像 α 卫星、卫星Ⅲ类的探针的杂交靶位常大于1Mb，散在重复序列，与靶位结合紧密，交信号强，易于检测，用于监测间期细胞非整倍体和微小标志染色体；②特异性位置探针，常有一个或几个克隆序列组成，可由cDNA 克隆或克隆到大片段插入载体的核酸片段制取，要用来进行染色体克隆 DNA 序列定位和检测靶 DNA 序列拷贝数及结构变化；③全染色体或染色体区域特异性探针，由一条染色体或其上某一区域的极端不同核酸片段组成，由克隆到噬菌体和黏质粒上的染色体特异性大片段插入文库制取，且微切文库探针片段小，与邻近区域发生重叠及制片过程中被破坏的可能性小，这类探针可用于中期染色体重组和间期核结构分析。

106. 为什么比较基因组杂交方法在探测染色体缺失和重复方面特别方便

答：比较基因组杂交（comparative genomic hybridization，CGH）方法是近 10 年来发展的一系列多色荧光原位杂交技术其中之一。其原理是分别以不同的荧光标记肿瘤基因组的DNA 和正常参照组的 DNA，用两种标记，以 1：1 的比例混合作为探针，健康人分裂中期染色体进行原位杂交，竞争产生颜色，称为染色体原位抑制（chromosomal in situ suppression，CISS），杂交后的荧光信号用荧光显微镜连接计算机数字式图像分析系统对绿/红荧光比值进行定量分析，根据两种荧光探针荧光信号强度差异，找出基因组中 DNA 的增益或缺失区域。常染色体将呈现黄色（红绿比例 1：1），缺失的片段将呈现绿色，有重复的片段将出现红色，所以比较基因组杂交方法在探测染色体缺失和重复方面特别方便。

107. 为什么多色荧光原位杂交可以检测不同细胞循环周期的染色体畸变

答：多色荧光原位杂交（multiplex fluorescence in situ hybridization，M-FISH）的原理是混合数种荧光色原，形成不同颜色的荧光探针，在一次杂交中使每一条染色体都涂上不同的颜色，可同时观察全部染色体。这种技术容易观察多条染色体间的复杂易位情况和确定标示染色体的来源。它最大的特点就是在一次荧光原位杂交技术试验中可完成多次繁琐的荧光原位杂交技术实验和多种不同基因的定位，结合光谱核型分析方法可以进行全面的荧光原位杂交技术筛选，分析染色体的全部组分从而确定未知的异常。此法一次能进行多个基因片段的鉴定，快速简单，且可以检测中期和间期相内的染色体畸变。

108. 为什么荧光原位杂交技术能够弥补细胞遗传学技术的不足

答：荧光原位杂交技术已被广泛用于遗传性疾病、肿瘤研究及临床诊断和治疗监测。在临床应用中，荧光原位杂交技术凭借其较高的灵敏度和特异度，已在产前诊断、实体瘤（乳腺癌、膀胱癌、宫颈癌、肺癌）以及血液系统肿瘤的诊断和治疗检测中得到了迅速的发展。血液系统肿瘤是我国十大高发肿瘤之一，随着对疾病发病机制的深入研究，发现细胞遗传学对肿瘤分型、诊断、治疗和预测预后都具有重要的意义。但常规的细胞遗传学分析方法只能分析中期染色体，在显微镜下观察展开的染色体核型，以此来判断染色体是否正常。由于传统技术在染色、显微镜放大倍数上的限制，使其对一些染色体异常如复杂的转位、缺失、重复和染色体微小缺失等无法判断。而荧光原位杂交技术弥补了细胞遗传学分析在这方面的不足，可以相对精确地检测染色体中是否存在某种核酸序列，并可定位其在染色体上的位置，所以用荧光原位杂交技术检测异常染色体，被广泛用于血液肿瘤的研究、诊断等方面。

109. 为什么荧光原位杂交技术在白血病的诊治中有重要作用

答：荧光原位杂交技术在白血病的诊断和治疗中的用于主要包括诊断和鉴别诊断，治疗和预后分层，识别移植后骨髓细胞来源以及监测疗效检测。①染色体异位形成的融合基因检测是利用间期细胞上分析（无需中期分裂象），极大地提高了敏感性、准确性和可靠性。如慢性粒细胞白血病（chronicmyelogenousleukemia，CML）BCR-ABL 融合基因检测，急性髓细胞白血病（acute myeloid leukemia，AML）M3 中的 PML-RARA 融合基因检测和 M2b 中的 AML1-ETO 融合基因检测。对融合基因的检测不但有助于对疾病的诊断，还能帮助我们估计患者预后情况以及选择有效的治疗方案；②基因缺失的检测助于对肿瘤进行诊断以及预后判断，但是目前的染色体显带技术分辨率低，只有大于 4.5Mb 的缺失才能检测到，而荧光原位杂交技术分辨率高，可以弥补染色体显带技术用于检测微小缺失的不足。在临床应用中，通过荧光原位杂交发现慢性淋巴细胞性白血病患者的 *p53* 基因缺失提示患者的预后很差，疾病进展较早，且对联合化疗不敏感，多数生存期仅为 3 个月。而同样在慢性淋巴细胞性白血病患者中，如检测到 13q 单一缺失则提示患者预后较好，中位生存期可达到 133 个月；③对异基因造血干细胞移植（allogeneic hematopoietic stem xenotransplantation，allo-HSCT）的植入状态监测，异基因造血干细胞移植是治疗血液系统恶性和非恶性疾病的有效手段，移植后动态监测供/受者混合性嵌合体比例变化判定移植是否成功，对指导移植后治疗和预测复发具有十分重要的意义。荧光原位杂交技术具有操作简便、快速及结果敏感可靠等优点，通过性染色体计数探针动态监测供/受者混合性嵌合体比例变化对异性异基因造血干细胞移植后植入状态进行检测；④微小残留病灶（minima residual disease，MRD）的检测是白血病患者经化疗缓解后，体内的白血病细胞并未完全清除，仍残留一定数目的白血病细胞，这些残留的白血病细胞是导致复发的根源。通过对肿瘤细胞特异的染色体异常进行跟踪监测，可间接了解体内白血病细胞负荷，便于预测疾病进展和有无复发迹象。

110. 为什么荧光原位杂交技术对标本有特殊的要求

答：荧光原位杂交技术对标本的要求：①标本采集时间，初诊患者通常应在使用细胞毒性药物前或者停药 1 周后留取标本，因为细胞毒性药物（包括激素）可以影响血液病患者中期分裂象的数量或质量，甚至导致核型分析失败；②标本来源，血液病患者染色体核型分析的标本来源通常以骨髓为宜，当外周血白细胞计数大于 $10×10^9/L$，且原始+幼稚细胞比例大于 10% 时，也可采用外周血作为检测标本，拟诊淋巴瘤的患者，可将淋巴结活检样本处理成单细胞悬液后作为标本来源，进行体细胞染色体异常检测或范科尼贫血诊断时，可采用外周血作为标本来源，另外脑脊液及离心浓缩后的胸腔积液、腹腔积液也可作为样本来源。做 FISH 分析的标本通常以染色体悬液为标本来源，新鲜的骨髓涂片或外周血涂片也可作为 FISH 的标本来源，石蜡包埋病理切片、染色后的骨髓涂片在回顾性分析时也可作为标本来源；③标本保存用抗凝剂通常选择肝素钠，肝素锂尤其是 EDTA 可对细胞的活性产生不利影响。取骨髓（或外周血）的针管事先应用 2g/L 的无菌肝素钠抗凝剂 0.2ml 湿润内壁（注意不能超量，较多肝素反而会导致白细胞聚集）。将取出的骨髓迅速转移至含 RPMI 1640 完全培养液（培养液含 20% 胎牛血清或新生牛血清、少量肝素钠和青霉素、链霉素）的无菌培养瓶内送检；④送检标本要及时建议 6~8 小时要送达，否则对细胞影响很大。

111. 为什么荧光原位杂交技术对显微计数有要求

答：这是为了镜下计数的准确性而设定，根据标记荧光素的激发光与发射光波长，选择合适的荧光显微镜滤片。选择苯基吲哚（destination access point identifier，DAPI）检测滤镜，在 10 倍物镜下找到细胞所在层面。转至 40 倍物镜，在不同滤镜条件下初步浏览杂交区域整体杂交情况，杂交信号应分布 75% 以上间期细胞核中。转至 100 倍油镜，从杂交区域的左上角起按从左至右、自上而下的顺序逐条扫描，观察染色体中期分裂象与间期细胞核中的杂交信号。要注意使用添加防淬灭剂的显微镜油。初诊标本由两人分别计数 200 个细胞，或由一人随机选取不同杂交区域分别计数 200 个细胞，计算信号异常率。复查标本计数 1000 个细胞，并与初发标本异常情况对应比较。

112. 为什么荧光原位杂交技术是诊断微量残留白血病的重要方法

答：微量残留白血病（minimal residual leukemia，MRL）是指急性白血病诱导化疗或骨髓移植，达到临床和血液学的完全缓解，而体内残存微量白血病细胞的状态。估计此时仍有 10^6 ~ 10^8 个白血病细胞存在，这些微量残留白血病细胞的增殖和扩散是复发的根源。荧光原位杂交技术不仅用于分裂中期细胞，也可用于细胞分裂间期，进行双标记原位杂交，检测染色体结构异常，可快速筛选大量细胞，敏感度达 10^{-3}，所以对完全缓解患者提供一个检测微量残留白血病的敏感而特异的方法。

113. 为什么 p53 基因缺失提示预后差

答：p53 基因是人体重要的抑癌基因，人类 p53 基因定位于 17p13，该基因编码一种分子量为 53 000 的蛋白质，命名为 p53。p53 蛋白主要集中于核仁区，能与 DNA 特异结合，其活性受磷酸化调控。17p13 缺失可能涉及 17 号染色体整个短臂，可导致 p53 基因正常功能受到影响。血液系统中最常见的 p53 基因灭活方式是一个等位基因发生点突变，往往伴随其另一等位基因的缺失，使 p53 正常功能受到影响，最终导致野生型 p53 蛋白的缺乏，因而使细胞容易发生转化并累积许多异常的基因。具有 17p13-核型异常的慢性淋巴细胞白血病和多发性骨髓瘤患者多数预后不良，早期即出现疾病进展，且大多数化疗方案治疗效果较差，因为多数化疗方案中的细胞毒药物都含有嘌呤类似物，其发挥作用主要依赖完好的 p53 介导的促凋亡机制。p53 缺失揭示了患者短生存期的预后差指标。

114. 为什么要选择合适的细胞-分子遗传学检测来诊断血液病

答：血液恶性疾病的细胞-分子遗传学检测，首先进行常规染色体显带分析，获得全面的细胞遗传学信息。常规染色体显带分析失败（无中期分裂象）、结果不理想（可分析分裂象数量不足、染色体形态差、显带不清晰）时，结合骨髓细胞形态学检查初步结果选择合适探针进行检测（如急性髓系白血病-M 选做 PML-RARα 探针；CML 选做 BCR-ABL 探针；骨髓增生异常综合征选做 5q、7q、20q 探针等）。荧光原位杂交技术结果判读应该结合常规染色体显带结果，尤其是不相符的结果要综合判断。核型分析结果可以显示荧光原位杂交探针以外的染色体异常，荧光原位杂交结果也可以揭示核型分析无法分辨的微小异常及复杂异常。切忌直接做荧光原位杂交而忽视常规核型分析。荧光原位杂交检测只能针对已知特异的某种染色体异常进行检测，无法揭示少见的、未知的其他染色体异常。缺乏核型分析的整体结果，仅靠荧光原位杂交结果有可能导致误判或其他染色体异常的漏检。部分血液系统恶性疾病不适宜直接以骨髓为标本做荧光原位杂交技术。如多发性骨髓瘤建议以骨髓细胞分选后的纯化浆细胞为标本进行荧光原位杂交技术检测；淋巴瘤建议以受累的淋巴结活检组织研磨过滤后的单细胞悬液为标本进行荧光原位杂交技术检测。

115. 为什么要制定荧光原位杂交技术结果的描述规范

答：2013 年版的《血液病细胞-分子遗传学检测中国专家共识（2013 年版）》中规定了荧光原位杂交技术结果描述规范：荧光原位杂交技术是核型分析的有力补充，其结果也必须遵循国际人类细胞遗传学命名系统（International System for Human Cytogenetic Nomenclature，ISCN）进行规范化描述，在描述染色体显带分析结果的同时，用"ish"表示中期分裂象的荧光原位杂交分析结果，同时必须注明探针所在的染色体区带位置；用"nuc ish"表示间期细胞的荧光原位杂交分析结果，信号数目用"×"表示。染色体物质的扩增和缺失分别用"+"和"−"表示，融合信号用"con"表示。对造血干细胞移植后的性染色体嵌合性检测结果描述规则为：受者克隆描述在前，以"//"间隔，供者克隆描述在后。如：①中期分裂象：46,XX.ish del(22)(q11.2q11.2)(D22S75)的结果解读：女性正常核型，用 D22S75 位点探针进行荧光原位杂交检测，证实存在染色体 22q11.2 位点的微缺失；②间期细胞核：nuc ish（D13S319×0）[100/400]结果解读：用 D13S319 位点探针进行荧光原位杂交检测，在 400 个间期细胞核中发现有 100 个间期细胞存在 D13S319 位点的双等位缺失；③对 1 例伴有 t(9;22)(q34;q11)染色体易位形成 *BCR-ABL* 融合基因的荧光原位杂交结果的描述如下：中期分裂象：46,XY,t(9;22)(q34;q11)[20].ish t(9;22)(ABL+,BCR+;ABL+,BCR+)[20]结果解读：男性核型伴 t(9;22)(q34;q11)，用 BCR 和 ABL 双色双融合探针进行荧光原位杂交检测，20 个分裂象中均可见 t(9;22)产生的两条衍生染色体 de r(9)和 de r(22)上各有 1 个 ABL 和 1 个 BCR 杂交信号。间期细胞核：nucish(ABL×3),(BCR×3),(ABL con BCR×2)[400]结果解读：用 BCR 和 ABL 双色双融合探针进行荧光原位杂交检测，400 个间期细胞核中，均可见 3 个 ABL 杂交信号、3 个 BCR 杂交信号，其中 2 对 ABL 和 BCR 信号发生融合；④植后性染色体嵌合性检测果：nucish(DXZ1×2)[50]/(DXZ1,DYZ3)×1[350]结果解读：用 X 和 Y 染色体着丝粒探针进行荧光原位杂交检测，400 个间期细胞核中，存在 50 个来源于受者的 XX 克隆，350 个来源于供者的 XY 克隆。

（吴　京）

第六节　血细胞染色体检验

116. 为什么要进行细胞遗传学研究

答：细胞遗传学是遗传学和细胞学相结合的一个学科，研究对象主要是真核生物（所有单细胞或多细胞的、其细胞具有细胞核的生物的总称），特别是包括人类在内的高等动植物。细胞遗传学的研究基础就是观察染色体的分离、重组、连锁以及染色体交换等遗传现象，同时研究染色体畸变、染色体倍性变化等染色体行为的遗传学效应，还涉及各物种生殖方式。细胞遗传学是从细胞的角度，主要是从染色体的结构和行为来研究遗传现象、找出遗传机制和规律，它是遗传学中最早发展起来的学科，也是最基本的学科，其他遗传学分支学科都是从它发展出来的。

117. 为什么说染色体是基因的载体

答：1879 年德国生物学家弗莱明把细胞核里的细丝状物质用染料染红，观察发现这些物质（称之为染色质）平时松散地分布在细胞核里，当细胞开始有丝分裂时，这些松散的染色物质开始浓缩起来，形成一定数目和一定形状的条状物质，到细胞分裂完成时，条状物质又恢复到松散的状态。1888 年 Waldeyer 将这些在细胞有丝分裂过程中形成的一定数目和一定形状的条状物质命名为染色体，意为可染色的小体。它最基本的组成单位是组蛋白和 DNA 双螺旋，两者发生高度螺旋化构成了纤维，每一条染色体由两条染色单体组成，每一条染色单体都可以看作为一条双螺旋的 DNA 分子。染色体是遗传物质—基因的载体，控制人类形态、生理和各类生物化学特性的基因呈线性排列在染色体上。2000 年 6 月 26 日人类基因组计划（human genome project，HGP）已宣布完成了人类基因组序列的框架图谱。人类基因组共有 3 万 ~3.5 万个基因。由此可见，染色体和基因两者间有着密切的关系，染色体的改变往往会引起基因的异常。

118. 为什么人类体细胞和生殖细胞会发生细胞分裂

答：为了维持生物体的正常生长和发育，以及保持物种的连续性和稳定性，生物体内的细胞需要通过细胞分裂的方式进行细胞的复制和扩增，细胞分裂是一切生物生长、发育和繁殖的基础。高等动植物的细胞分裂采用有丝分裂和减数分裂方式。体细胞的分裂通常是以有丝分裂方式，有丝分裂具有周期性，即连续分裂的细胞，从一次分裂完成时开始，到下一次分裂完成时为止，一个细胞周期包括两个阶段：分裂间期和分裂期。分裂间期可分为 DNA 合成前期（G1 期）、DNA 合成期（S 期）和 DNA 合成后期（G2 期），分裂间期为分裂期进行活跃的物质准备，完成 DNA 分子的复制和有关蛋白质的合成，同时细胞有适度的生长。分裂期又分为分裂前期、分裂中期、分裂后期和分裂末期。当细胞进入分裂中期时，染色体在细胞中央叫赤道板的地方呈现放射状排列，染色体浓缩变粗，显示出该物种所特有的数目和形态，而且中期时间较长，因此有丝分裂中期适于做染色体的形态、结构和数目的研究。

生殖细胞分裂则采用减数分裂方式，染色体只复制一次，细胞连续分裂两次，形成单倍体（和成熟生殖细胞染色体数目相同的就叫单倍体）的精子和卵子，通过受精作用，又恢复上一代染色体数目（精子和卵子的染色体数目相加），这是染色体数目减半的一种特殊分裂方式。减数分裂不仅能保证物种染色体数目的恒定，同时也是一种物种适应环境变化不断进化的机制。减数分裂的结果是：成熟生殖细胞中的染色体数目比原始生殖细胞的减少一半。不同于有丝分裂，减数分裂仅发生在生命周期某一阶段。

119. 什么是正常人类的染色体组型（核型）

答：染色体组型（也称为核型）是指描述一个生物体细胞内染色体的大小、形态和数量信息的图像。这种组型技术可用来寻找染色体发生畸变和疾病之间的相互关系，这种技术就被称为染色体分析或核型分析。每条染色体都由两条染色单体相互交叉组成，其形态类似于大写英文字母 X，中间交叉部位被称为着丝粒，它将染色体分为短臂（p）和长臂（q）。正常人体细胞染色体中的半数来源于父亲，另一半来源于母亲，因此组成了二倍体，共 23 对，46 条（2n=46），其中 22 对为男女所共有，称为常染色体，另外 1 对是决定性别的染色体，男女不同，称为性染色体，男性用 XY 表示，女性用 XX 表示。在成熟生殖细胞中，男性生殖细胞由 22 条常染色体+X 或+Y 组成，女性生殖细胞由 22 条常染色体+X 组成，男性或女性的成熟生殖细胞各有 23 条染色体。

根据各条染色体的相对长度、着丝粒在每条染色体上的位置、短臂和长臂的比例等一些特点将染色体分为 7 组（A~G）。A 组包括 1~3 号最大最长的染色体，B 组包括比较大的 4 号和 5 号染色体，C 组包含 6~12 号中等大小染色体，X 染色体的大小和 C 组染色体相似，D 组有 13~15 号染色体，E 组内含 16~18 号染色体，F 组和 G 组分别包括 19、20 以及 21、22 号染色体，Y 染色体的大小类似于 G 组，性染色体 XY 或 XX 在核型图谱里单独列出。

120. 为什么数目和结构异常会出现在染色体中

答：成人和胎儿的染色体都有可能出现异常，造成成人染色体异常的主要原因是环境中存在的致畸因素如放射线、电离辐射、药物等；胎儿染色体异常的原因主要来自两个方面：由父或母传递而来，即由遗传而来；在配子形成过程中或受精卵卵裂时发生了染色体突变。人类染色体异常可分为两大类，一为染色体数目发生改变，二为染色体结构发生改变。

（1）染色体数目改变：包括①数目减半：从二倍体（2n）变成单倍体（n）；②数目成倍增加：多倍体（三倍体 3n、甚至四倍体 4n）；③某一条或某几条染色体减少或增加：非整倍体（单体或三体），非整倍体的产生原因大致是有丝分裂或减数分裂过程中发生染色体不分离或染色体丢失导致。

（2）造成染色体结构改变的原因很多，包括物理、化学和生物因素，且结构改变的种类远多于数目改变，常见的结构改变有：①缺失：染色体某条臂上有 1 处断裂，其以下部分丢失，或者臂上发生 2 次断裂，中间的片段丢失；②重复：染色体上某一个片段自我复制，重复出现；③易位或重排：染色体某处断裂后，断片转移到另一条染色体上或自身的另一个位置上重新连接；④环状染色体：1 条染色体的长臂和短臂末梢处分别断裂，两个断裂端互相又连接起来，形成环状；⑤等臂染色体：染色体在着丝粒部位发生断裂，然后按照它的长臂或短臂为模板，复制出另一条长臂或短臂，原版和复制版通过着丝粒互相连接，形成两臂相等长度的新染色体；⑥标记染色体：形态奇特，来源不清的染色体等。

121. 为什么要区分各条染色体

答：为了更好地辨别观察各条染色体上的细微结构改变，就需要将染色体进行区分。20 世纪 70 年代，由于染色体技术本身的限制，当时在 46 条染色体中有把握辨认的只有 1、2、3、16、17、18 号 6 对和 Y 染色体共 13 条，其余的只能笼统地归入 A~G 等 7 个组。至于染色体上不同片段更加无法识别。1970 年后，各种显带技术先后问世，显带技术是通过物理化学的方法，使染色体上出现明暗相间的带纹。根据不同的带型特征，人们就可以清楚地识别每一对染色体及其片段。国内广泛应用的是 G 显带和 R 显带技术，G 显带是指标本事先经过某种预处理，再以 Giemsa 染料染色后染色体纵轴上显示的带型，G 显带的优点是带纹细致，因而解像力较强。R 显带的特点是带型与 G 显带正好相反，即前者的阳性带相当于后者的阴性带，而前者的阴性带则相当于后者的阳性带；除 Y 染色体外，其余染色体末端均呈深带。R 显带的带纹不如 G 显带精细，因而其解像力有时不如 G 显带。G 显带和 R 显带可以互相补充，且都能用普通显微镜观察，标本可永久保存。因此，这两种显带方法普遍为各个实验室采用。

122. 为什么染色体分析出报告时间至少需要 2 周

答：血液病的染色体标本除了少数几个病种可采用外周血（静脉血）外，其余都需要采集新鲜骨髓至少 2～4ml，采集后应尽快处理，不能放置。在骨髓染色体培养基内 37℃ 培养 24～48 小时后（外周血细胞需培养 72～96 小时），加秋水仙素使细胞分裂终止于中期，再经低渗处理，将细胞膜破坏，并使细胞内的染色体分散开来，再经过预固定，三次固定（每次 15～30 分钟，固定时间越长样本质量越好），多次离心等步骤在玻璃片上制成染色体标本。制备好的玻片还要经过 G 显带或 R 显带（约 2 小时），以及显带后的染色、晾干等步骤，才能在显微镜下进行观察。每例样本要尽可能分析 20 个分裂象（分裂象：细胞处于有丝分裂中期时各条染色体的形态特征），如遇到显带质量差或不佳的样本还需重复显带、染色等步骤，最后要将分裂象在染色体分析系统里拍照、按组排列、标识异常染色体并进行核型描述，才能出具一张完整的核型分析报告。因此，整个染色体分析从标本采集、培养、标本处理，观察分析到拍照出报告需要将近 2 周时间。

123. 为什么染色体分析报告中有各种符号

答：为了核型描述的需要，统一采用各种符号来表示染色体上的不同部位以及染色体上各部分的缺失、增加等改变。染色体分析结果的描述是以人类细胞遗传学国际命名体系（ISCN）为依据的。首先列出的是染色体的总数，其次是性染色体，接着按照染色体号数的升序逐个说明具有数量或结构异常的染色体，正常的染色体不用说明。至少要观察到两个细胞具有相同的结构异常，或是三个细胞显示同一个染色体丢失，才能认定为存在克隆性异常（克隆：来自一个祖代细胞的细胞群体，称为一个克隆；克隆性异常：具有相同或相近的异常染色体组成的一群细胞），肿瘤细胞遗传学检查时只有克隆性异常才有报告的价值。

一些常见的符号含义：①p：短臂，q：长臂；②+：如果写在某条染色体前表示增加一条该染色体，如果写在染色体后表示增加了该染色体的一部分；③-：写在染色体前表示减少一条该染色体，写在染色体后则表示该染色体上的一部分片段丢失了；④t：易位（translocation，t），表示染色之间交换部分片段；⑤del：缺失或丢失（deletion，del），染色体上的部分片段丢失；⑥inv：倒位（inversion，inv），染色体上两个部位分别发生断裂，断裂片段翻转 180 度后与剩下片段再次连接；⑦i：等臂（isochromosome，i），长臂或短臂复制后取代原来的短臂或长臂，与原来的长臂或短臂连接，形成以着丝粒为中心对称的染色体；⑧mar：标记染色体（marker choromosome，mar）指来源不明的染色体；⑨r：环形染色体（ring chromosome，r）。例如：46,XX 表示正常女性核型，47,XY,+2,t(3;5)(q23;q31),inv(7)(p13q21),-11,i(17q),r(20),+mar 表示该核型共 47 条染色体，增加了 1 条 2

号和 1 条标记染色体，缺失 1 条 11 号染色体，3 号和 5 号染色体长臂发生易位，1 条 7 号染色体发生短臂和长臂间的臂间倒位，1 条 17 号染色体发生长臂等臂，还有 1 条环形 20 号染色体。

124. 为什么部分血液病患者要进行染色体检查

答：1960 年 Nowell 和 Hungerford 在美国费城发现 2 例慢性粒细胞白血病（CML）患者染色体标本中有小的异常染色体，这一发现迅速被许多其他学者证实，并将该异常染色体命名为 Ph 染色体。这是人类肿瘤中第一个被发现的标记染色体，这一发现被公认为细胞遗传学发展史上的一个里程碑。在后来的实践中，各种非随机的、特征性的染色体改变被逐步揭示出来，这些改变与某些特殊类型的血液病密切相关，它们与白血病的细胞形态学分型、免疫表型以及预后都有着紧密的联系。

进一步的研究又发现染色体易位的断裂点常常位于癌基因或抑癌基因所在的位置，染色体缺失会导致抑癌基因丢失，染色体增加导致癌基因增加。或者染色体易位导致癌基因结构发生改变而被激活或形成新的基因，从而使细胞发生恶性转化。越来越多的白血病染色体重排的分子学本质已相继被阐明。因此，对于血液病患者来说，发病时检测染色体有利于明确诊断、分清疾病类型，以便及时对症治疗。疾病治疗过程中也可把染色体分析作为随访指标，跟踪疾病治疗疗效，异常克隆是继续存在还是已经消失，是否有新的异常克隆出现。

125. 为什么白血病患者的染色体异常是后天获得性而非先天性

答：临床上观察到：①同卵双生子中一个罹患白血病并出现异常染色体，而另一个健康兄弟为正常核型；②伴有染色体畸变的白血病患者所生的子女通常没有同样的异常染色体；③白血病患者的染色畸变只能在白血病细胞里见到，皮肤、淋巴和结缔组织细胞均为正常。以上实例可证实白血病的染色体畸变通常为后天获得性而非先天遗传性。白血病患者的染色体畸变常为克隆性，白血病的染色体畸变可以分为原发性和继发性。原发性畸变发生于疾病早期，与白血病发生有关，决定了其生物学特性。继发性畸变指病程中由于克隆演变（指在原来的异常核型基础上又增加了新的染色体异常）导致的异常，与发病机制无关，但会使疾病更加恶性，一旦出现继发性异常，疾病更加凶险，对治疗出现抵抗，常难以获得完全缓解和长期生存。染色体畸变可能会导致 DNA 含量有所改变，整条或部分染色体增加或丢失，会造成癌基因剂量增加（如三体），或是由于肿瘤抑制基因的丢失导致细胞的恶性转化（如单体或缺失）。

126. 为什么将 Ph 染色体称作费城染色体

答：费城染色体又叫 Ph 染色体（Philadelphia，Ph），因其首先在费城被发现而被命名，它是 9 号和 22 号染色体相互易位 t(9;22)(q34;q11)形成了一个衍生的 22 号染色体。在这类易位中，22 号染色体上的断裂位置会有所变化，常见的断裂位置有 3 个，导致产生 3 种不同的蛋白质并决定了 3 种不同的疾病状态，3 种不同的疾病状态分别有不同的预后。Ph 染色体约见于 95% 左右的 CML 患者，被认为是 CML 的重要诊断标志。Ph 染色体也可以见于其他恶性血液病，如 15%～30% 的成人 ALL，2%～5% 的儿童 ALL，1%～2% 的 AML 以及其他一些疾病。因此当 Ph 染色体阳性患者要确诊为 CML 时，仍需结合临床、防止误诊。大约92%的 Ph 阳性 CML 患者具有典型的 t(9;22)易位，其余患者可有3条或更多染色体异常，但其中必定包括9号和22号在内。绝大多数初诊的 Ph 阳性 CML 患者骨髓中 Ph 阳性细胞百分比为100%。干扰素治疗可使 CML 患者的 Ph 阳性细胞比例有所下降，但疗效不明显。近年来出现了针对 t(9;22)的靶向药物，使 CML 患者的治疗有了革命性的突破，虽然无法彻底根除 Ph 阳性克隆，但患者的长期生存率和生存质量都有了显著提高。

127. 为什么急性髓系白血病患者需进行染色体检查

答：急性髓系白血病（AML）染色体畸变的类型多达300余种，可大致分为两类：一类是和世界卫生组织（World Health Organization，WHO）分型相关的特异性的染色体重排，此类染色体异常可用于鉴别诊断 AML 亚型；另一类是和 WHO 分型不相关的染色体异常，大多为数目异常。原有的染色体异常在化疗缓解后一般检测不到，复发时又会被检测到，部分患者会因疾病进展出现继发性异常（克隆演化）。因此，染色体检查也可作为判断 AML 疗效、病情随访的重要指标之一。

WHO 分型相关的特异性染色体重排有：

（1）t(8;21)(q22;q22)，见于15%～20%的 AML，它和 AML 中的 M2b 亚型有特别的联系（92%见于 AML-M2b）。

（2）t(15;17)(q22;q12 或21)，这种易位只见于急性早幼粒细胞白血病（acute promyelocytic leukemia，APL 即 AML-M3），约85%的 AML-M3 可检出此易位。临床上约有15%的病例会由于染色体制备失败、分裂象质量少、质量差、异常克隆比例低或变异型易位等原因造成漏诊。t(15;17)的有无对 AML-M3 的治疗有指导作用，有此易位的病例应用全反式维甲酸治疗有效，无此易位治疗无效。

（3）inv(16)(p13q21)，约见于8%的 AML 和25%的 AML-M4 患者，常有显著的骨髓嗜酸性粒细胞数量增加或形态异常，与独特的临床病例学亚型 M4EO 密切相关。临床上 M4EO 化疗效果好，完全缓解率接近100%，中位生存期可达5年以上，但容易并发脑膜白血病。

（4）t/del(11)(q23)，与单核细胞白血病（AML-M5）有特别关联，约见于22%的 AML-M5，可以是单纯缺失，也可以是重排，重排常断裂在11q23位置。具有该染色体异常的患者临床上常表现为白细胞计数异常增高、皮肤受到累及和预后不良。

128. 为什么急性淋巴细胞白血病患者要进行染色体检查

答：因为60%～85%的急性淋巴细胞白血病（acute lymphoblastic leukemia，ALL）可检出克隆性染色体畸变，其中约66%为特异性染色体重排，这些特异性、克隆性的染色体畸变对于 ALL 疾病分型、预后评价是非常重要的参考指标。ALL 中染色体数目改变较为常见，染色体总数增加到50条以上（称为超二倍体），见于25%～30%儿童 ALL，染色体总数在47～50条之内的超二倍体可见于10%～15%的 ALL 患者。染色体数目减少，少于46条甚至减少到小于30条称为亚二倍体，见于7%～8%的 ALL 患者。ALL 中也可见到特异性染色体重排，如：t(8;14)(q24;q32)、t(4;11)(q21;q23)、t(1;19)(q23;p13)、t(9;22)(q34;q11)、t(12;21)(p13;q22)、t(11;14)(p13;q11)、t(10;14)(q24;q11)等。成人和儿童 ALL 在几种主要核型异常的频率方面存在明显差异，儿童 ALL 两种预后较好的核型如

t(12;21)和大于 50 条的超二倍体的检出率显著高于成人，儿童 ALL 中预后差的核型 t(9;22)的检出率明显低于成人，同一种染色体畸变在儿童和成人 ALL 中的预后也存在显著差异。

129. 为什么慢性淋巴细胞白血病患者也应进行染色体检查

答：慢性淋巴细胞白血病（chronic lymphoblastic leukaemia，CLL）虽然是低度恶性的淋巴细胞增殖性疾病，但仍有 1/2～1/3 的 CLL 患者有克隆性染色体异常。具有染色体异常的患者与没有异常的患者相比较，在治疗措施和预后分层等方面都有显著的差异，因此 CLL 患者也应定期进行染色体分析。CLL 的染色体研究进展比较缓慢，归因于 CLL 细胞的有丝分裂活性很低，在人造培养基里不分裂或仅有少部分细胞分裂，培养基里刺激细胞分裂的刺激剂对 T 细胞作用强，对 B 细胞作用效果差强人意，而 95% 的 CLL 为 B 淋巴细胞恶性改变，仅 5% 为 T 淋巴细胞性。因此 CLL 患者送检染色体经常会遇到未见分裂象的情况。不像 CML 几乎都具有相同的 t(9；22）易位，CLL 的染色体异常种类较多，数目异常中 +12 最多见，也能见到 3 号三体和 18 号三体。结构异常中 13q- 和 14q+ 较常见。其他较常见的结构异常还有：del(11q22-23)，6q- 和 17p-。del(11q) 与晚期 CLL、病情加重和短的生存期有关，17p- 导致重要的抑癌基因 p53 丢失。T 细胞 CLL 的特征性染色体异常为 inv(14)(q11q32)。核型异常不是 CLL 的特异性改变，因此核型分析对 CLL 的诊断并无价值。但克隆性异常的有无及类型与 CLL 患者的预后有关：正常核型提示预后较好，克隆性异常组的中位生存期（median survival time，MS）明显短于核型正常组。

130. 为什么骨髓增生异常综合征患者需进行染色体检查

答：40%～70% 的骨髓增生异常综合征（MDS）有克隆性染色体畸变，和早期阶段的 MDS 相比，晚期阶段的 MDS 有较高的染色体异常检出率，而且畸变的类型也较复杂。因此，染色体检查对于 MDS 患者的早期干预、预防或减缓疾病向白血病进展有重要价值。原发性 MDS 的染色体异常可分为两类：一类和 AML 比较相似，如 1q 三体、t(1;3)(p36;q21)、t(1;7)q10;p10)、-5、-7、+8、+9、i(17q)、-18、+21 和 -Y 等；另一类为单纯染色体部分片段缺失，如 5q-、7q-、9q-、11q-、12p-、13q-、20q- 等。上述异常中 +8、-5/5q-、-7/7q- 和 20q- 最多见。除了 5q- 综合征外，核型异常和 WHO 分型间通常无特别联系，MDS 病程中可出现核型演变，可以是原来正常核型，后来转为异常核型，或者除原来的异常核型外又增加了新的异常。这种现象往往提示 MDS 正在向白血病转化，有时还能观察到几个互不相关的克隆同时存在，这种克隆并存现象要比在 AML 中多见。MDS 的染色体畸变具有重要的预后价值，MDS 国际预后积分系统（International Prognostic Scoring System，IPSS）将核型和细胞减少的细胞系列数目、原始细胞百分比一起列为评价 MDS 预后的主要危险因素。根据核型可将 MDS 分为 3 种不同的预后亚型：①低危组：正常核型、-Y、5q-、20q-；②高危组：-7/7q-、复杂异常或核型演变；③中危组：其他异常如 +8 等。

131. 为什么骨髓增殖性肿瘤患者也需检查染色体

答：骨髓增殖性肿瘤（myeloproliferative neoplasm，MPN）中除 CML 外，有还三组疾病较为常见：真性红细胞增多症（polycythemia vera，PV）、原发性血小板增多症

（essential thrombocytosis，ET）和骨髓纤维化（primary myelofibrosis，PMF）。虽然这三组疾病的患者初发时染色体异常频率均较低，但当疾病发生进展时，易出现染色体异常，因此在 MPN 中进行染色体分析也是必不可少的。未经治疗的 PV 患者中约 14% 存在染色体异常克隆，当 PV 转变为 AML 时，85% 的患者可检出克隆性染色体异常。初诊时有染色体异常不一定意味着生存期缩短或将要发生白血病，病程中如果出现核型演变则是预后不良的征兆，染色体数目增加以 +8、+9 最常见。染色体结构重排中 20q- 最多见，也可见到 1q 重复，但这两者都不是 PV 的特异性染色体改变，它们在其他血液病和实体瘤中也能见到。在 ET 患者中染色体异常很少见，只有 5% 的患者有明确的染色体异常，尚未发现一致性的异常类型。35% 的 PMF 患者有克隆性染色体异常，异常的类型与其他髓系疾病相似，以 +8、-7、7q-、11q-、20q- 和 13q- 为多见，出现核型演变也常常意味着向白血病转化。

132. 为什么要在淋巴瘤患者中进行染色体检查

答：由于 90% 的淋巴瘤患者有克隆性染色体异常，其中的部分异常和淋巴瘤的组织学及免疫学亚型密切相关。例如：t（14;18）（q32;q21）见于 70%～90% 的滤泡性淋巴瘤，t（3;22）（q27;q11）或 t（3;14）（q27;q32）常见于弥漫大 B 细胞淋巴瘤，t（8;14）（q24;q32）常见于 Burkitt 淋巴瘤，t（2;5）（p23;q35）是间变大细胞淋巴瘤的特异性染色体重排，t（11;14）（q13;q32）易位是套细胞淋巴瘤特有的异常。核型不但和淋巴瘤的组织学相关，而且是独立的预后因素，核型参数可影响淋巴瘤的生存期。复杂核型、重排染色体数目和特殊的染色体异常如 t（8;14）、t（11;14）、+7、1q21-23 断裂和 6q21-25 断裂形成的重排都预示着预后不良。t（14;18）和 B 细胞淋巴瘤因子 6 重排则和较好的预后相关，核型有助于识别同一组织学亚型中生存期较长的患者。因此，染色体检查结果对于淋巴瘤分型、预后等都具有重要临床参考价值。

133. 为什么多发性骨髓瘤患者也要进行染色体检查

答：多发性骨髓瘤（multiple mycloma，MM）是骨髓中单克隆浆细胞异常增生的恶性肿瘤，这些异常增生的浆细胞中的染色体数目和结构常常会发生较大的变化，多为复杂畸变，18%～35% 的 MM 患者可检出染色体异常。染色体组型和临床预后也密切相关，+6、+9、+17 提示预后较好，而 +8 常提示病情进展。3 号、7 号、9 号和 11 号染色体增加可见于不明原因的单克隆丙种球蛋白病，此病中的 25% 可演变为 MM。染色体结构异常中最多见的是 14q+，约 74% 的 MM 患者有此异常，包含 14q 易位的常见异常有 t（11;14）、t（4;14）、t（14;16）、t（8;14）、t（6;14）和 t（1;14）等。13q- 也是 MM 中常见的染色体异常，约见于 15%～20% 的患者，该异常提示预后不良。此外，17p-、1q21 重复在 MM 中也常被检出，此两种异常与短生存期有关。从上文可看出染色体组型与疾病分层及治疗密切相关。虽然 MM 的细胞遗传学分析有一定难度（患者骨髓中异常浆细胞的比例低，并且浆细胞的分裂指数也低），但仍建议初发及复诊的 MM 患者进行染色体检查。

134. 为什么在治疗相关性白血病中可发现染色体异常

答：强烈的化疗或放疗，容易使细胞内的染色体发生畸变，表现为染色体数目或结构发生异常，从而导致治疗相关性白血病（therapy-related leukemia，TRL）的发生。TRL 有不断增多的趋势，它约占急性白血病患者总数的 10%。90% 以上的 TRL 有克隆性的染色体畸变，按照诱发 TRL 的药物种类和染色体畸变的类型的不同，TRL 可分为以下三类：①烷化剂所致的 TRL，约占70%以上，常以−5/5q−和（或）−7/7q−为其特征，临床特点是潜伏期较长（5～10年），常有 MDS 前期和涉及三系（红细胞系、白细胞系和巨核细胞系）的病态造血改变，治疗难以获得完全缓解，生存期较短；②DNS 拓扑异构酶Ⅱ抑制剂（鬼白素类、蒽环类、二氧哌嗪类）所致的 TRL，占20%～30%，以 t(8;21)、t(15;17)、inv(16)/t(16;16) 和 t(9;11) 等为其特征，临床特点是潜伏期较短（1～5年）、缺乏白血病前期和病态造血改变、治疗后完全缓解率高、总生存期长等；③烷化剂或羟基脲治疗所致的 17p 缺失综合征，半数病例发生于淋系肿瘤烷化剂治疗后，大多还伴有−7/7q−，另外半数病例主要发生于原发性血小板增多症（ET）或真性红细胞增多症（PV）经羟基脲治疗后，通常不伴有−7/7q−。临床上的共同特点为潜伏期长，常有白血病前期，往往合并−5/5q−。

135. 为什么染色体检查具有重要临床意义

答：克隆性的染色体异常可以为血液病的诊断和鉴别诊断提供有利的辅助手段，同时也能够帮助识别各个病种中的各自亚型。染色体畸变可作为监测疾病缓解、复发和疾病进展的重要指标。最初的核型异常经治疗后完全消失而代之以正常核型则提示达到完全缓解，缓解后异常重新出现，提示白血病复发。疾病治疗中发生核型演变通常意味着疾病的进展，例如 CML 从慢性期进入到了加速期或急变期。诊断时的核型是疾病很有价值的预后因素，它决定着患者获得完全缓解、缓解持续时间和总生存期的长短。它对于治疗方案的选择具有一定的指导意义，最经典的例子就是 t(15;17) 易位导致的 AML-M3，有此易位提示对全反式维甲酸和三氧化二砷治疗有良好的反应。但是染色体检查的阴性结果也不能否定诊断，由于染色体技术受到细胞有丝分裂指数的影响，分裂指数低的细胞看到异常克隆的概率就低；或是异常发生的片段比较小，普通显微镜下无法观察到，观察到的均为正常核型。

（秦尤文）

第七节　血液分子生物学检验

136. 为什么说分子生物学是研究血液系统疾病的重要手段

答：分子生物学是在分子水平上阐明整个生物界所共同具有的基本特征，通过研究生物大分子的结构、功能和生物合成等方面来阐明各种生命现象的本质。研究内容包括各种生命构成，比如植物的光合作用、发育的分子机制、神经活动的机制、肿瘤的发生等。生物大分子、特别是蛋白质和核酸的结构和功能研究是分子生物学的基础，现代化学和物理学的理论和技术大大推动了生物大分子结构和功能的研究。从90年代起，分子生物学技术在血液病的研究中显示了越来越重要的作用，已广泛渗透到发病机制、临床诊断、治疗方法、判断预后等诸多方面。

137. 为什么要检测人体的核酸和蛋白质

答：核酸和蛋白质是生命最基本的物质，它们在生长、遗传、变异等一系列重大生命现象中起决定性的作用。核酸：由许多核苷酸聚合成的生物大分子化合物，为生命的最基本物质之一。核酸可分为核糖核酸（ribonucleic acid，RNA）和脱氧核糖核酸（deoxyribo-nucleic acid，DNA）。DNA 是储存、复制和传递遗传信息的主要物质基础；RNA 在蛋白质合成过程中起着重要作用。核酸是由核苷酸组成的，核苷酸是由碱基、核糖或脱氧核糖以及磷酸三种物质组成的化合物。核苷酸根据其上的碱基不同分为各个种类，DNA 中的核苷酸分别是 A、G、C、T 四种，RNA 中的核苷酸分别是 A、G、C、U 四种。蛋白质：氨基酸是蛋白质的基本组成单位，人体内蛋白质的种类很多，性质、功能各异，但都是由 20 多种氨基酸按不同比例组合而成的，并在体内不断进行代谢与更新。因此，分子生物学的主要检测对象是核酸和蛋白质。

138. 为什么核酸和蛋白质有关联

答：生物体的遗传特征主要由核酸决定，绝大多数生物的基因都在 DNA 上，是生命的最基本物质之一。遗传信息要在子代的生命活动中表现出来，需要通过复制、转录和翻译三个过程。复制指的是以亲代 DNA 作为模版合成子代 DNA 分子；转录是根据 DNA 的核苷酸序列转变成相应的 RNA 分子中的核苷酸序列；翻译是指识别 RNA 中的核苷酸排列顺序后，翻译合成相对应的氨基酸序列，氨基酸再组合成为蛋白质。也就是说在蛋白质的合成过程中核酸起着重要作用，必须经历从 DNA—RNA—氨基酸—蛋白质的过程。在这个过程中有几类 RNA 起到非常关键的作用，其中包括：信使 RNA（messenger RNA，mRNA）起信息传递的作用、转运 RNA（transfer RNA，tRNA）起转运氨基酸的作用等。构成 DNA 和 RNA 的基本元素是 4 种核苷酸，而蛋白质中却有 20 种氨基酸，它们对应关系是由 mRNA 分子中以一定顺序相连的 3 个核苷酸来决定一种氨基酸。

139. 什么是检测 DNA 和 RNA 的常用技术

答：从细胞中将 DNA 或 RNA 分离提取出来后，通常可采用以下 3 种技术进行检验和分析：

（1）杂交技术：由于 DNA 双螺旋中的两条单链是通过核苷酸上的碱基互补配对结合起来的，利用这个原理可以人工合成一段与 DNA 上某个感兴趣片段互补的核苷酸序列，将其与 DNA 通过互补配对进行杂交。杂交有许多种方式，本书荧光原位杂交章节里提到的就是其中一种应用，它是在组织切片或细胞涂片上进行杂交反应。杂交可以对特定的 DNA 和 RNA 序列进行定性（判断有无，用阳性或阴性表示）和定量（评估目的核酸的含量）检测。

（2）聚合酶链式反应（polymerase chain reaction，PCR）：20 世纪发展起来的一种快速 DNA 扩增技术，通过这个技术，在 30 次扩增循环反应后，一个 DNA 片段数量可以增加到 2 的 30 次方，大大提高了检测的敏感性，标本中即使只有微量的 DNA 片段，都能通过 PCR 技术检测到。采用此技术可对特定的 DNA 或 RNA 片段进行定性和定量检测。其中特别重要的是荧光定量 PCR 技术（quantitative PCR，QT-PCR），是近年来出现的新技术，它通过收集荧光信号的强度来测定样本中 DNA 或 RNA 的含量，具有特异性强、敏感性和精确性高的优点，已被广泛应用在各类核酸标本的检测中。

（3）基因芯片技术：在固相载体上将核苷酸以显微打印的方式有秩序地排列到载体表面，然后与标本杂交，通过对杂交信号分析，获得标本的遗传信息。该技术一次能检测大量基因，灵敏度和特异性都很高。

140. 什么是基因

答："基因"一词由英语"gene"音译而来，而"gene"是丹麦遗传学家约翰逊在1909 年根据希腊语"pangene"缩短而成，意思是"生"。基因是带有遗传信息的 DNA 片段（部分物种是 RNA 片段），基因支持着生命的基本构造和性能，储存着生命的种族、血型、孕育、生长等过程的全部信息。生命的繁衍、细胞分裂和蛋白质合成等重要的生理过程，生物体的生、长、衰、老、死等一切生命现象都与基因有关。沃森和克里克提出 DNA 分子是双螺旋的结构后，人们对基因的本质有了更进一步的认识。每条染色体上只有 1 ~ 2 个 DNA 分子，但是每个 DNA 分子上有许多个基因。自从发现 RNA 病毒后，人们发现基因还可存在于 RNA 上。由于 DNA 和 RNA 上的 4 种核苷酸不同的排列顺序使得不同的基因包含了不同的遗传信息。基因具有两个特点：一是能忠实地复制自己，保持生物的基本特征；二是在繁衍后代上，基因能"突变"或称变异，当受精卵或母体收到环境或遗传的影响，后代的基因会发生有害缺陷或突变。有的突变会产生疾病，有的突变是使生物体获得上一代不具有的某些特性，使之能更好地适应环境的变化，这些突变中有些会继续遗传给下一代。

141. 什么是基因突变

答：指基因组 DNA 分子发生突然的、可遗传的变异现象，因此称为基因突变。从分子水平上来看，基因突变是指 DNA 或 RNA 内的碱基对组成或排列顺序的改变。基因虽然十分稳定，能在细胞分裂时精确地复制自己，但这种稳定是相对的，在一定条件下基因可以从原来的存在形式改变成另一种新的存在形式，哪怕一个碱基对的改变，就可能在这个位置上出现新的基因，取代原来基因，这个基因就叫突变基因，于是后代体内也就突然有了一个祖先从未有过的新基因，同时可能会带来新的生物特性。基因突变可以发生在发育的任何时期，它与 DNA 复制、DNA 损伤修复、癌变和衰老等都有关系，基因突变也是生物进化的重要因素之一。

142. 为什么基因突变会造成不良后果

答：基因突变的直接后果是其翻译而成的氨基酸被替换或增加/丢失原来的氨基酸，以至于组合成的蛋白质的结构和功能发生改变，有时这种改变对机体没有显著影响，而有时这些变异了的蛋白质会引发疾病甚至导致肿瘤的发生。基因突变可分为碱基置换突变、移码突变、缺失突变和插入突变。碱基置换突变指 DNA 分子中一个碱基对被另一个不同的碱基对取代所引起的突变，也称为点突变。移码突变指 DNA 片段中某一位点插入或丢失一个或几个（非 3 或 3 的倍数）碱基对时，造成插入或丢失位点以后的一系列编码顺序发生错位的一种突变。它可引起该位点以后的遗传信息都出现异常。发生了移码突变的基因在表达时可使氨基酸序列发生改变，从而严重影响蛋白质或酶的结构与功能。缺失突变：基因也可以因为较长片段的 DNA 缺失而发生突变。插入突变是指一个基因的 DNA 中如果插入一段外来的 DNA，那么它的结构便被破坏而导致突变。

143. 为什么采用多种技术联合检测血液病的基因突变

答：随着人类基因组计划的完成，人类对自身遗传信息的了解和掌握有了前所未有的进步。与此同时，分子水平的基因检测技术平台不断发展和完善，使得基因检测技术得到了迅猛发展，检测效率不断提高。但每种技术都有自身的优势和不足，因此常常采用多种技术联合检测血液病的基因突变。常用技术有：QT-PCR、第一代 Sanger 测序以及近年来发展起来的二代测序技术（next generation sequencing，NGS）。

QT-PCR 技术不仅能对样本中的 DNA 和 RNA 进行定性和定量测定，还可对简单突变进行检测，是临床上基因突变的常用检测技术之一。第一代 Sanger 测序是直接测序法，针对已知致病基因的突变位点进行 PCR 扩增测序，可分辨单个碱基差别的 DNA 序列，具有高度的准确性和简单快捷的特点。虽然出现了 NGS 技术，但 Sanger 测序对于致病基因位点明确并且数量有限的单基因遗传病的致病基因检测是非常经济和高效的。到目前为止，Sanger 测序仍然是基因检测的"金标准"，也是 NGS 基因检测后进行位点确认的主要手段，已在临床上得到广泛应用。NGS 具有通量大（一次测序可同时检测多个基因）、时间短、精确度高和信息丰富等优点，可以在短时间内对感兴趣的基因进行精确定位。自 NGS 问世以来，全外显子测序在临床疾病致病基因的鉴定研究中取得了前所未有的成果，这些成果不仅集中在单基因遗传病，还在多基因影响的复杂疾病如白血病、实体瘤中获得大量研究发现，目前已经逐步应用到了血液病基因突变的临床样本检测中。

144. 为什么血液病患者要进行分子生物学检测

答：作为恶性肿瘤的一种，血液病的秘密就隐藏在人们的基因之中，每个患者的恶性肿瘤细胞里，基因变异是不一样的，可以是两个基因融合，也可以是基因突变，即使分型上属于同一种白血病，出现问题的基因可能都不一样。人类基因组携带的基因为 3 万 ~ 4 万个，目前针对基因突变的治疗药物有限，要在基因的信息大海中挑出与癌症相关的突变也就好比大海捞针。只有识别到每个患者身上具体的基因变异，才能对症下药，并且能在治疗后对疗效进行有效的监测。已经发展了一些技术用于分析 DNA 序列和与之相对应的 RNA 序列，但是得到癌细胞的 DNA 和 RNA 基因序列只是研究的第一步。将这些序列与健康细胞的序列比较，有点类似于"看图找不同"的游戏，必须利用计算机分析庞大的基因信息，仔细辨别肿瘤细胞里到底哪种基因发生了突变。肿瘤细胞的基因组可能存在着许多突变，却不是所有突变都会导致肿瘤，打比方说有些突变像司机，引领着肿瘤的发展方向，但更多的突变不过是顺路搭便车的乘客，无关紧要，重要的是找出司机。目前，学术界已经锁定了十几种与白血病发病有关的基因突变以及一些与患者对化疗反应、生存期长短有关的基因。因此，对于血液病患者来说，分子生物学检测能帮助我军找到致病的相关基因，有助于直捣敌军（肿瘤细胞）窝点，将好的细胞保存下来，又能及时了解战况，及时调整战略方案，比盲目杀伤不相干的细胞更有效、更有益。

145. 为什么初发白血病要进行融合基因筛查

答：鉴定融合基因的传统方法首先是染色体分析，再根据鉴定结果有针对性地进行融合基因检测。但临床上经常会遇到核型分析失败、分裂象质量不佳或是异常细胞在体外培养环境中不分裂，分裂的都是正常细胞，导致分析出现假阴性结果等情况。在这些情况下，就无从知道该针对哪个基因来做分子检测，目前根据文献总结出几十个与临床诊断和预后相关的基因，可用于初诊及治疗后监测。通过这几十种融合基因的筛选，可对多种恶性血液病进行筛选，降低疾病漏检的风险。白血病患者中约 50% 有融合基因指标，融合基因筛查可以覆盖 95% 以上的融合基因类型，不但能明确类型，还能作为临床白血病微小残留病灶（MRD）监测指标，对诊断及治疗的意义重大。因此，染色体核型分析配合融合基因筛查可显著减少因染色体数目异常或携带少见融合基因而造成的漏诊发生率。

146. 为什么要检测 BCR-ABL 融合基因

答：t(9;22)易位形成了 Ph 染色体，在分子水平上促成 BCR（裂点簇区，brak point cluster region）和 ABL（非受体型酪氨酸蛋白结合酶基因，Abelson Leukemia Virus oncogene homolog）两个基因发生融合，形成 BCR-ABL 融合基因。BCR-ABL 的出现代表了 t(9;22) 易位的发生，可以用它对 Ph 阳性白血病患者进行鉴别诊断、监测治疗效果和疾病进展。根据 BCR 基因断裂片段的不同，可形成 3 种不同类型的 BCR-ABL 融合基因。这三种融合基因可以转录并翻译成三种蛋白，这些蛋白质都具有酪氨酸激酶活性，它能活化癌基因和某些细胞因子，最终导致细胞恶性转化。绝大多数慢性粒细胞白血病（CML）患者中形成的是 M-BCR（主要断裂点集簇区，major breakpoint cluster region），转成 e13a2 和 e14a2，产生 P210 蛋白，分别见于 40% 和 55% 的 Ph 阳性 CML 患者。m-BCR（次要断裂点集簇区，minor breakpoint cluster region）主要见于 Ph 阳性急性淋巴细胞白血病（ALL），产生 e1a2 转录产物和 P190 蛋白。第三种 BCR-ABL 融合基因是 μ-BCR 主要见于病情较轻的 CML 中性粒细胞变异型，它产生 e19a2 转录产物和 P230 蛋白。因此，报告中不同的转录符号代表着不同的融合方式，不但要关注检测结果是否阳性，还要关注分型情况，不同的分型可能代表了不同的疾病。

147. 为什么要检测 ABL 激酶突变

答：由于 ABL 激酶区突变常常导致耐药的发生，使治疗无效或效果不佳，因此建议对初诊或随访的 Ph 阳性白血病患者进行 ABL 激酶突变检测。近年来的研发成果酪氨酸激酶抑制剂（tyrosine kinase inhibitor，TKI）从根本上改变了 CML 的治疗流程和结果，并成为恶性肿瘤靶向治疗的里程碑。在 TKI 耐药的临床报道之前，已经发现 ABL 激酶区突变可以导致 TKI 不能与之结合或结合力下降，使 BCR-ABL 保留酪氨酸激酶活性，T315I 是第一个被发现的 ABL 激酶区突变。引起 TKI 耐药的原因很多，但 ABL 激酶区突变是最常见的原因，突变和治疗选择、预后直接相关。因此，检测 ABL 激酶区突变是 TKI 药物选择的重要依据，是 CML 规范化治疗中的重要一环。对于就诊时已经处于加速期或急变期的 CML 患者，应该在 TKI 治疗前就检测 ABL 激酶区突变，并根据检查结果选择合适的治疗药物。TKI 治疗失败或疗效欠佳的患者都应进行 ABL 激酶区突变检测。ABL 激酶突变的报告需要结合患者的实际情况进行解读，对于怀疑耐药的患者，阳性的检测结果有助于耐药的进一步确定。但同样需要注意，阴性结果并不等于没有耐药可能。检测到突变克隆的患者，无论其对各种 TKI 的敏感性如何，均需加强后续监测，突变的出现可能意味着疾病进展的风险。对于疗效不佳或疗效丧失的患者，突变的检测结果可提示更换第二代 TKI 治疗或进行造血干细胞移植。

148. 为什么要检测 PML-RARα 融合基因

答：t(15;17)染色体易位只见于急性早幼粒细胞白血病（APL），在分子水平上出现了早幼粒细胞白血病基因（promyelocytic leukemia，PML）和维甲酸受体基因（retinoic acid receptorα，RARα）融合，形成 PML-RARα 融合基因。正常情况下，PML 显示类似肿瘤抑制基因的功能，RARα 则有促进分化和抑制生长的活性。PML-RARα 融合基因产生后，PML 的正常抑制增殖和促凋亡功能发生障碍导致细胞增殖，凋亡减少，翻译成的融合蛋白能抑制早幼粒细胞分化成熟，引发了 APL。绝大多数 APL 患者体内能检测到 PML-RARα 融合基因，因此检测该基因可用于 APL 的诊断、鉴别诊断、指导用药及疗效监测。仅少部分患者（1%～2%）会有变异型融合基因产生，如：t(5;17)(q35;q21) 导致核仁磷酸蛋白（nucleophosmin，NPM）与 RARα 融合；t(11;17)(q13;q21) 产生核有丝分裂蛋白（nuclear mitotic apparatus protein，NuMA）与 RARα 融合；t(11;17)(q23;q21) 导致早幼粒细胞性白血病锌指（promyelocytic leukemia zinc finger，PLZF）与 RARα 基因融合；dup(17)(q21.3-q23) 产生信号传导和转录激活因子 b（signal transducers and activator of transcription b，STATSb）和 RARα 融合，后两种 APL 对全反式维甲酸治疗不敏感。目前，APL 治疗能达到令人十分满意的效果，但这也是基于对每个 APL 患者的基因改变有明确分型基础上，盲目治疗同样会造成疗效不佳、错过最佳治疗时机以及选择错误的治疗方案。

149. 为什么要检测急性髓细胞白血病患者的基因突变

答：AML 是一组细胞遗传学和分子生物学特征具有很大差异的异质性疾病。虽然细胞遗传学异常已成为 AML 患者最重要的独立预后指标之一，但仍有大约 45% 的 AML 患者在初诊时不能检出核型异常。近年来分子生物学研究的进展使大多数 AML 患者可以检出分子水平的异常，WHO 也已把分子生物学异常纳入到危险度分层中。预后不良的基因突变有：FMS 样的酪氨酸激酶 3（fms-like tyrosine kinase，FLT3）的内部串联重复（internal tandem duplication，ITD）或酪氨酸激酶结构域（tyrosine kinase domain，TKD）的替代、缺失或插入突变，常见 D835 天氨酸被酪氨酸、缬氨酸或组氨酸替代；*C-kit* 基因的 8 号（C-kit8）或 17 号（C-kit17）外显子突变；异柠檬酸脱氢酶（isocitrate dehydrogenase，IDH）1 和 2 基因突变。混合谱系白血病（mixed lineage leukemia，MLL）基因通过 11q23 染色体易位，能和 60 多种基因融合、转录翻译成的融合蛋白阻碍造血细胞分化，导致白血病发生，有该突变的患者对治疗反应差、复发率高。可能为预后良好的基因突变有：核仁磷酸蛋白（nuclcophosmin，NPM）基因突变，它是核型止常的 AML 中最常见的突变，约占 35%，大多数 FLT3-ITD 突变阴性、而 NPM 突变阳性的 AML 预后良好；CCAAT 增强结合因子 α（CCAAT/enhancer-binding protein alpha，CEBPA）的双等位基因突变且不伴有其他预后不良的突变基因存在时预后较好。随着二代测序技术的出现，更多与 AML 相关的基因突变被发现，如 Ten-Eleven 转运基因 2（Ten-Eleven Translocation-2，TET2）、ASXL1 基因（additional sex combslike 1，ASXL1）、Runt 相关转录因子 2（Runt-related transcription factor 2，RUNX）、肿瘤抑制蛋白 *p53* 基因（tumor protein p53，TP53）、DNA 甲基转移酶 3A（DNA methyltransferases 3A，DNMT3A）等，相关基因谱（几十种）检测已逐步进入临床，被列为 AML 的常规检测项目。

150. 为什么要对急性淋巴细胞白血病进行分子生物学检测

答：由于 ALL 细胞常常分裂象质量较差及常规细胞遗传学的敏感性不够，常不能检出染色体异常，而事实上 70%～80% 儿童和 60%～70% 成人 ALL 存在细胞遗传学异常，且这些异常往往伴随了融合基因的产生。全基因组测序研究也发现，绝大多数 ALL 患者都有基因突变，ALL 累及的基因突变在 50 个以上，某些基因突变已被证实与 ALL 的预后及治疗选择相关。因此，对 ALL 患者进行融合基因筛查以及二代测序检测不仅可以佐证核型异常，而且对 ALL 的诊断和治疗、生物学行为、预后判断、MRD 检测都起到非常重要的作用。B 细胞 ALL 中常见的基因异常有：染色体易位引起的融合基因 t（12；21）/ETV6-RUNX1（TEL-AML1）、t（1；19）/TCF3-PBX1（E2A-PBX1）、t（9；22）/BCR-ABL、11q23 易位形成 MLL 融合基因等。在 T 细胞 ALL 中常见激活性 NOTCH1 基因突变、染色体易位导致的转录因子基因异常如：TLX1（HOX11）、TLX3（HOX11L2）、LYL1、TAL1、MLL 等。

151. 为什么要对 Ph 样急性淋巴细胞白血病进行分子生物学检测

答：Ph 样 ALL 的概念最早是在 2009 年被提出的，它的基因表达模式与 BCR-ABL 阳性的 ALL 相似，临床预后也相似，是一组高危疾病，因此被称为 Ph 样 ALL（Ph like ALL）。对于此类疾病检测其常见的基因易位和突变非常重要，目前已有 ABL-TKI、JAK-TKI 等靶向药物可以用于治疗 Ph 样 ALL，若不能在疾病初发阶段就有效鉴别出来，这些患者将被划分到中危组，用常规化疗方案治疗，最终导致贻误治疗时机。Ph 样 ALL 中常见的基因异常有：IGH/CRLF2 或 P2RY8/CRLF2 融合；*JAK* 基因突变中以 JAK2R683 突变最多见，也可见到 *JAK2* 基因和其他多种基因相互易位；EPOR 基因与 IGH 或 IGK 易位；ABL 及和它同源的激酶基因异常（如 PDGFRB、CSF1R 等），通过易位使得酪氨酸激酶被异常活化；*IKZF1* 基因缺失型突变、PAX5 或 EBF1 与激酶基因易位形成融合基因等。基因突变检测不但对 Ph 样 ALL 早期诊断至关重要，某些突变如 IKZF1 基因缺失也是独立的预后因素，因此疑似此类疾病的患者应做相关基因的检测。

152. 为什么多发性骨髓瘤要检测 M 蛋白和游离轻链

答：多发性骨髓瘤是 B 细胞起源的浆细胞恶性增殖性疾病，克隆性增生的浆细胞会产生大量单克隆免疫球蛋白，其形式为完整单克隆免疫球蛋白（monoclonal immunoglobulin，M 蛋白）或未与重链相结合的单克隆游离轻链（serum free light chain，sFLC）或两者兼而有之。B 细胞发育成熟至浆细胞的过程中不断产生轻链，以浆细胞分泌的轻链量最多。正常个体骨髓中浆细胞的含量约为 1%，每个浆细胞产生 5 种重链中的 1 种以及 κ 型或 λ 型轻链，组成完整免疫球蛋白分子后大约有 40% 轻链剩余。而多发性骨髓瘤患者骨髓中单克隆浆细胞比值可升高至 90% 以上，血清中会出现大量 sFLC。血清 sFLC 是体内是否存在克隆性浆细胞的高度敏感指标之一，目前临床上已将 sFLC 测定用于包括 MM 在内的浆细胞病的诊断、监测及其预后判断。

153. 为什么骨髓增殖性肿瘤要检测基因突变

答：骨髓增殖性肿瘤（MPN）中常见基因突变已进入真性红细胞增多症（PV）、原发性血小板增多症（ET）和骨髓纤维化（PMF）的诊断标准里。2005 年发现了 JAK2V617F 基因突变，JAK2V617F 指的是 Janus 激酶 2（Janus kinase 2，JAK2）基因 14 号外显子上的一个点突变，它是 PV 的特征性基因突变。近 97% 的 PV 患者、50%～60% 的 ET 及 PMF 患者可检出 JAK2V617 突变，在以上 3 种不同的疾病中 JAK2V617F 的突变基因的百分比有差异，突变基因的百分比增高与高血红蛋白水平、高白细胞水平、巨脾及血栓时间发生率增高显著相关；高突变基因百分比的 PV 及 ET 患者还表现出进展成白血病或继发性骨髓纤维化风险增高。50%～80% 的 JAK2V617F 突变阴性的 PV 患者会携带 JAK2 12 外显子突变，该突变可以是缺失、点突变等各种类型。骨髓增殖性白血病病毒癌基因同源物（myeloproliferative leukemia virus oncogene，MPL）基因突变可见于3%~5%的ET和8%~10%的PMF患者，伴有此突变的患者表现为血小板水平增高，血红蛋白水平较低、动脉血栓形成风险较高及总生存时间较短等特点。在2013年的美国血液学年会（The American Society of Hematology，ASH）上，两个研究同时报道在70%~80%的JAK2和MPL突变阴性的ET和PMF患者中存在钙网蛋白（calreticulin，CALR）基因突变。目前已经有超过50种CALR突变类型被报道，最常见的是1型和2型。CALR突变阳性的MPN患者呈现相对惰性的临床进程，青年男性居多，血小板计数更高、白细胞及红细胞水平较低，血栓发生风险较低。研究表明，*CALR* 基因突变主要见于MPN，很少见于MDS患者，为MPN的特征性突变。联合检测JAK2、MPL和CALR基因突变，在MPN患者中的阳性率可达97%。

154. 为什么要进行 T 细胞抗原受体和免疫球蛋白重链重排检测

答：克隆性T细胞抗原受体（T cell receptor，TCR）和免疫球蛋白H（immunoglobulin H，IgH）基因重排是检测淋巴细胞克隆性增生的可靠方法，它可用于淋巴细胞来源肿瘤的诊断。TCR与IgH基因结构相似，位于B或T淋巴细胞表面，两者的基本结构由4个基因片段组成。淋巴细胞由不成熟到成熟分化过程中，这些基因片段不断进行重排，每个淋巴细胞均有不同的重排顺序，而在某一阶段发生突变的克隆性增生的肿瘤细胞其重排顺序是相同的。TCR与IgH基因重排在淋巴细胞白血病、淋巴瘤、反应性淋巴细胞增生性淋巴结炎及恶性组织细胞病的鉴别诊断中同样具有重要意义。反应性淋巴细胞增生性淋巴结炎和恶性组织细胞病均无克隆性 *TCR* 与 *IgH* 基因重排。

155. 为什么要在淋巴瘤中检测基因突变

答：淋巴瘤是来源于不同分化阶段细胞形成的恶性克隆性疾病，病理形态和遗传学特征复杂，WHO根据细胞免疫学和分子生物学特征性标志的发现对淋巴瘤的分型做了一次又一次修订。基因突变检测对于淋巴瘤的鉴别诊断、危险度分层、靶向药物选择、MRD检测、疗效评价和复发监测都有着非常重要的意义。以弥漫大B细胞淋巴瘤（diffuse large B cell lymphoma，DLBCL）为例：目前在基因及蛋白水平上可将DLBCL简单分为两个亚型：生发中心B细胞样（germinal centre B-cell-like，GCB）与激活外周血B细胞样型（activated B-cell-like，ABC）。髓样分化因子（myeloid differentiation factor88，MYD88）基因突变和CD79B基因突变大部分出现在ABC型的患者，伴有该基因突变的DLCBL患者其发病年龄明显高于未突变者。在Burkitt淋巴瘤里，几乎所有的病例均有MYC基因重排。淋巴浆细胞淋巴瘤（lymphoplasmacytic lymphoma，LPL）与淋巴结边缘区淋巴瘤（nodal marginal zone lymphoma，NMZL）、慢性淋巴细胞白血病（CLL）/小淋巴细胞淋巴瘤（small lymphocytic lymphoma，SLL）的鉴别诊断较为困难，以往LPL是一个排除性的诊断。新版WHO将MYD88 L265P突变为LPL的诊断性标记，尤其是伴Waldenstrom巨球蛋白血症的病例（突变率大于90%）。而在低级别B细胞淋巴瘤中MYD88 L265P突变不常见。LPL不再是一个排除性的诊断，虽然MYD88 L265P突变不是LPL特异性的分子标记，但对LPL的诊断具有重要的价值。在套细胞淋巴瘤（mantle cell lymphoma，MCL）中，NOTCH1/2和细胞周期蛋白D1（cyclin-D1，CCND1）基因突变的发生率分别为10%和35%，具有此两种突变的肿瘤细胞表现出更强的侵袭性，并且与总生存期较差相关。

（秦尤文）

第八节 造血干细胞移植相关检验

156. 为什么造血干细胞有不同的来源

答：造血干细胞（HSCs）/造血祖细胞（HPCs）是具有高度自我更新能力和多向分化潜能的造血前体细胞，是血液组织中各种细胞的祖先。研究表明，干细胞可以来源于胚胎和胎儿组织，即胚胎干细胞（embryonic stem cell，ESCs），又可以称为 ES、EK 或 ESC 细胞，也可来自于出生后的器官和成年个体组织，即成体干细胞。成年个体组织中的成体干细胞在正常情况下大多处于休眠状态，在病理状态或在外因诱导下可以表现出不同程度的再生和更新能力。

除以上源外，成体造血干细胞的来源还有三个：从骨髓来源的造血干细胞，后来研究发现从外周血当中也能得到造血干细胞，再后来发现脐带血里面也有很多造血干细胞，所以造血干细胞可以来自动员的外周血或脐带血。

157. 什么是造血干细胞移植

答：造血干细胞移植（hematopoietic stem cell transplantation，HSCT）其实是造血干祖细胞移植（hematopoietic stem progenitor cell transplantation，HSPCT）是患者先接受超大剂量放疗或化疗（通常是致死剂量的放化疗），有时联合其他免疫抑制药物，以清除体内的肿瘤细胞、异常克隆细胞，再采集自身或他人的正常骨髓、动员的外周血或脐带血中的造血干/祖细胞，通过回输移植，使其能在患者体内能正常生长、分化、成熟和增殖，以替代异常细胞、组织，达到治疗目的，重建正常造血和免疫功能的一种治疗手段。

158. 为什么需要进行造血干细胞移植

答：造血干细胞移植（HSCT）是通过大剂量放化疗预处理，清除受者体内的肿瘤或异常细胞，再将自体或异体造血干细胞移植给受者，使受者重建正常造血及免疫系统。目前广泛应用于恶性血液病、非恶性难治性血液病、遗传性疾病和某些实体瘤治疗，并获得了较好的疗效。

造血干祖细胞移植（HSPCT）的意义：可以用于治疗造血干祖细胞缺陷性血液病、先天性免疫缺损、先天性贫血、各类自身免疫病等，也用于实体瘤的治疗等。所以，造血干祖细胞移植是一种重要的生物治疗或细胞治疗方法。

159. 为什么造血干细胞移植有不同的分类

答：①临床上根据移植所用的造血干细胞来源，将造血干细胞移植分为骨髓干细胞移植、脐带血干细胞移植和外周血干细胞移植；②按照供体与受体的关系分为：自体骨髓移植/脐血移植/外周血造血干细胞移植，异体骨髓移植/脐血移植/外周血造血干细胞移植。异体移植又称异基因移植，当供者是同卵双生供者时，又称同基因移植；③根据供者与受者人类白细胞抗原（human leukocyte antigen，HLA）配型相合程度，异体骨髓移植/脐血移植/外周血造血干细胞移植又可以分为：HLA 全相合移植、不全相合移植、单倍体相合移植；④根据供者与受者的血缘关系可以分为：血缘相关移植、非血缘移植即骨髓库来源供者；⑤根据移植前的预处理方案强度可分为：清髓性造血干细胞移植和非清髓性造血干细胞移植（减低预处理剂量的造血干细胞移植）。

160. 为什么造血干细胞的特征细胞簇分化抗原分子有不同

答：造血干/祖细胞，实质上它是一个异质性的细胞群的统称。从功能角度它又可分为多能造血干细胞、寡能干细胞、单能干细胞及各系早期造血祖细胞等。至今，尚末找到一个很好的方法从形态上将它们一一区分开来。临床采用目前国际通用的血细胞簇分化抗原（CD）系列克隆抗体鉴定体系对造血细胞进行鉴定检测。造血干细胞的表面标志随个体发育的不同时期而发生变化，$CD34^+$、$CD38^-$、$HLA-DR^-$、$Thy-1^+$、$c-kit^+$、$LFA-1^-$、$CD45RA^-$、$CD71^-$、lin^- 等已普遍被认为是造血干细胞的标志，CD34 抗原是目前公认的造血干细胞和祖细胞的共同标志。

161. 为什么临床检测中选择细胞簇分化抗原 CD34 作为造血干细胞的标志

答：造血干细胞的表面标志在发育的不同时期会发生变化，细胞簇分化抗原 CD34 是目前公认的造血干细胞和祖细胞的共同标志。所有造血干细胞及早期、晚期的祖细胞均表达 CD34 抗原，而定向祖细胞及其后代，各系原始阶段、幼稚阶段和成熟的血细胞则不具有 CD34 抗原，因此，通常以细胞簇分化抗原 $CD34^+$ 这一标志物来代表造血干/祖细胞。

162. 为什么造血干细胞有不同分离的原理

答：造血干细胞储存在骨髓血中，在从外周血采集前，要注射集落刺激因子（就是动员剂），使得骨髓血中造血干细胞释放到外周血，大大增加外周血中造血干细胞浓度。达到一定浓度后，通过体外循环，利用离心原理来分离和提取造血干细胞。外周血是用离心机分离，不再细分，如果细分，可以用 CD34 磁珠分选等方法。

造血干/祖细胞分离的原理是：鉴于 CD34 作为相对公认的造血干细胞的细胞簇分化抗原 CD 分子，利用造血干/祖细胞表达 CD34 膜抗原的特性，以 CD34 单克隆抗体从众多外周血/骨髓/脐带血细胞中分离出 $CD34^+$、CD45 弱阳性/弱表达的活细胞。

163. 为什么需要进行造血干细胞培养

答：由于造血干细胞含量极低，造血干细胞占有核细胞的比例较低，达不到临床输注的有效剂量，所以需要对富集和分选的 $CD34^+$、CD45 弱阳性/中表达的活细胞进行体外培养，在干细胞因子、或多种因子组合的作用下，起到促进其存活、分化、定向诱导、功能激活等目的，增加造血干细胞的数量和浓度，从而达到临床输注、造血干细胞移植的有效剂量。

164. 为什么造血干细胞有不同的培养方法

答：造血干细胞的培养，涉及培养所需的血清、血浆、细胞因子和培养基的配制等。造血干细胞的培养体系各异，包括：单层支持物培养法、双层培养法、高血清培养法、低血清培养法以及无血清培养法等，其集落培养的刺激物多由干细胞因子（stem cell factor, SCF）、白细胞介素（IL）-3 或 IL-6 以及粒细胞-巨噬细胞集落刺激因子（GM-CSF）等组成。

165. 为什么造血干细胞有不同的检测方法

答：造血干细胞的检测方法有集落检测法和流式细胞仪检测法。

（1）集落检测法：利用造血干细胞的特性，在特定的条件下，造血干细胞可向某一系的细胞分化，从而在半固体培养基上形成一个个的克隆，即集落，一个集落代表一个造血干/祖细胞。

（2）流式细胞仪检测法：将待测的造血干/祖细胞制成单细胞悬液，与带有荧光标记的特异性抗体结合后，经过流式细胞仪的检测，结合有荧光染料染的细胞受到强烈的激光照射后发出荧光，细胞发出的荧光信号和散射光等信号同时被荧光光电倍增管接受，光信号被转换为电信号并输入电子信息接收器，通过计算机快速而精确地将所测数据计算出来，结合多参数分析，从而实现了细胞的定量分析。

166. 为什么造血干细胞移植有不同的流程

答：根据造血干细胞的来源不同，造血干细胞移植可以分为骨髓干细胞移植、脐带血干细胞移植或外周血干细胞移植，彼此的移植流程略有不同，此处以骨髓干细胞移植为例进行介绍。

骨髓造血干细胞移植主要流程如下：①有意愿捐献骨髓的志愿者，可以到中华骨髓库等报名登记，填写志愿捐献书及有关表格，并抽取 6~8ml 血液，组织配型实验室将会对血液进行 HLA 分型等检验；②检验后，中华骨髓库将把所有相关资料录入中国造血干细胞捐献者资料的数据库中；③等待配型、配型成功：等待有配型完全相同的患者，需要骨髓移植的患者，会在中华骨髓库申请造血干细胞配型检索；④对志愿者进行再动员：如果志愿者与患者配型合适，中华骨髓库将对志愿者进行再动员工作；⑤高分辨检测：志愿者同意后，将会对志愿者和患者的血样进行 HLA 高分辨检测，如果高分辨结果不符合移植要求，将重新寻找，高分辨检测合格之后，将对志愿者进行体检；⑥医生制订移植计划：医生将根据患者和供者的情况制定骨髓移植计划，接下来的步骤将严格按照移植计划进行；⑦志愿者采集造血干细胞：目前采集造血干细胞的方式主要有两种，一种是抽取骨髓造血干细胞，另一种是外周血中采集干细胞；目前运用较多的是后者，医护人员将在第 1 次采集前 3~5 天给供者注射动员剂，一般每天注射 1 次，注射 3~5 天后开始采集全血，通过血细胞分离机提取造血干细胞，同时将其他血液成分回输捐献者体内；⑧移植手术：患者清髓，输注造血干细胞前患者接受大剂量化疗或化疗联合全身放疗，以及抑制供者、患者双方的免疫系统，避免排斥；移植，输注供者的造血干细胞；⑨移植后处理、移植并发症的处理等。

167. 为什么造血干细胞移植有不同的适用人群

答：造血干细胞移植主要用于治疗血液和淋巴系统的恶性疾病，但也可以用于治疗其他许多疾病，如系统性红斑狼疮（systemic lupus erythematosus，SLE）等自身免疫性疾病。造血干细胞移植还可以治疗的疾病包括恶性淋巴瘤、乳腺癌、儿童神经母细胞瘤、生殖系统肿瘤、小细胞肺癌、肾癌、恶性黑色素瘤、遗传性疾病、重症联合免疫缺陷性疾病等。

168. 为什么造血干细胞移植有严格的适应证

答：造血干细胞移植主要适应证是各种原因的造血系统疾病，目前已广泛应用于多种恶性疾病和非恶性疾病的治疗，同时在基因治疗中将发挥更大的作用。造血干细胞移植的适用疾病有：①自体造血干细胞移植适应证：恶性淋巴瘤、急性白细胞、多发性骨髓瘤、某些实体瘤,重症自身免疫性疾病,如系统性红斑狼疮等患者;②异基因造血干细胞移植适应证:急性白细胞、慢性白细胞、恶性淋巴瘤、骨髓增生异常综合征、多发性骨髓瘤、重症再生障碍性贫血、先天性免疫缺陷病(如重症联合免疫缺陷病)、某些先天性溶血性贫血(如地中海贫血等)。

169. 为什么需要选择不同的时机进行造血干细胞移植

答:进行造血干细胞移植的患者移植时机的选择很重要,不同类型的疾病有不同的移植时机。对急性白血病而言,准备做造血干细胞移植的患者必须经过化学治疗达到完全缓解后,巩固 2～3 个疗程,尽可能减少体内残存的白血病细胞后才能进行造血干细胞移植。急性非淋巴细胞白血病患者,在第一次缓解期中行造血干细胞移植。在急性淋巴细胞白血病患者中现在认为开始应以化疗为主,一般建议在第一次化疗缓解后进行造血干细胞移植。对于慢性粒细胞白血病患者,造血干细胞移植是治愈疾病的唯一方法。造血干细胞移植最佳时机是在慢性期发病 1 年之内,随着时间的推移,效果逐渐变差。但造血干细胞移植时机的选择是相对的,具体的时机和效果受供者来源、患者年龄及身体状况等多因素的影响。

170. 为什么造血干细胞移植需要对供者和受者进行一系列的检查

答:造血干细胞移植需要做检查的对象分为供者和受者,主要检查如下:①组织配型 HLA 基因配型;②血常规、ABO 血型、其他红细胞血型、血型抗体滴度等;③确定供者植入的标志,如无特异标志,作限制性片段长度多态性检查;④红细胞沉降率(erythrocyte sedimentation rate,ESR)、尿常规、大便常规+隐血;⑤凝血检查,如血浆凝血酶原时间测定(prothrombin time,PT)、活化部分凝血活酶时间(activated partial thromboplastin time,APTT)等;⑥生化(肝肾功能、心肌酶谱、血糖、电解质);⑦血清蛋白电泳、免疫球蛋白测定;⑧病毒学检查:肝炎分型、抗 CMV-IgM、抗 CMV-IgG、抗 HIV、抗 EBV、TPHA 等;⑨咽、痰、尿等细菌和真菌培养;⑩血气分析;胸片、肺功能检查;⑪心电图、超声心动图(必要时请心内科会诊);⑫B 超:肝、胆、脾、胰、肾等;⑬骨髓检查:形态学检查、染色体分析;⑭血淋巴细胞亚群分析(T、B、NK、祖细胞标志);⑮急性白血病:脑脊液常规、生化、压力测定(必要时);⑯受者如为男性无孩患者,可储存精子(必要时);⑰身体测量:姓名、性别、诊断、身高、体重、体表测量面积(注明日期);⑱全身照射(total booly irradiation,TBI)时测量前后径:头颅、颈部、肩部、胸部、腹部、髋关节、膝关节、踝关节。

171. 为什么需要对造血干细胞进行计数

答:由于造血干细胞占有核细胞的比例较低,进行造血干细胞移植时,移植物中和患者体内的造血干细胞数量对造血干细胞移植有重要的临床意义,决定造血干细胞的最佳采集时间,造血干细胞的浓度和活性常是决定手术是否成功,与病患恢复快慢的决定因素,所以医师们需要预先知道移植物中骨髓干细胞的数目,需要对造血干细胞进行计数。

172. 为什么流式细胞术检测造血干细胞计数分为不同的平台和设门策略

答:流式细胞术对造血干细胞进行计数,可以分为双平台法和单平台法:①双平台计数法：使用流式细胞仪检测出 $CD34^+CD45^{dim}$ 的活细胞的百分比，使用血常规计数仪检测出其细胞数目，两者相乘换算出造血干细胞的浓度；②单平台计数法：使用流式细胞仪及标准计数微球同时检测出 $CD34^+CD45^{dim}$ 的活细胞的百分比及造血干细胞的浓度。流式细胞术检测造血干细胞又分为不同的设门分析策略，相对使用比较多的是其中的两种设门分析策略：其一是依据 1996 年 Sutherland 等人所发展的一个检测方法，此法近年来已被国际血液病治疗及移植工程学会（International Society for Hematotherapy and Graft Engineering，ISHAGE）认可，另一个方法是 BD 公司免疫流式细胞系统（Becton Dicckinson Immunocytometry Systerms）BDIS 的造血干细胞计数 ProCOUNT 试剂盒（ProCOUNT Progenitor Cell Enumeration Kit）。

173. 为什么要选择不同方式回输移植的造血干细胞

答：骨髓液应在采集后 6 小时之内回输，每袋的最后 10ml 应弃去，以避免脂肪栓塞。因为骨髓液容量较大，其抗凝的肝素也较多，需要用等量的鱼精蛋白中和。采集的外周血干细胞和脐血可以直接回输。液氮冷冻保存的骨髓、外周血干细胞或脐血可在使用前放在 40℃水浴中快速融解后回输。输注供者的造血干细胞，输注造血干细胞并不像一般的手术，而是类似于输液，造血干细胞悬液袋被送进患者的无菌仓，护士立即将它挂在患者的输液架上，输注入患者体内即可。

174. 为什么需要判断干细胞移植后存活的情况

答：移植后植入状态的分析对于判断移植是否成功，移植后免疫抑制剂的合理应用，供者淋巴细胞输注的时机和数量，以及移植物抗宿主病（graft versus host disease，GVHD）和疾病复发的监测都密切相关。

用于判断移植后造血干细胞植活直接依据主要依赖于体内各种遗传标记。异基因移植物植活的直接证据为出现供者的染色体核型，供者脱氧核糖核酸（DNA）多态性特征和供者的 DNA 可变重复区（D1S80 等）顺序等，间接证据包括测到供者的 HLA 型，供者的血型和发生 GVHD 等。自体移植时只有植活才能重建造血和免疫系统。随着现代遗传学、生物化学、和分子生物学技术的进步，植入证据的检测方法也得到了迅速的发展。目前利用遗传标记对受者进行嵌合状态分析的方法有很多，可归为生化方法、细胞遗传学方法和分子遗传学方法三类。

175. 为什么要进行造血干细胞植入后效果评估和验证

答：移植后供体干细胞是否植活形成嵌合体及其动态演变过程不仅影响着疾病的转归，还对临床治疗具有重要的指导意义。正因为移植后植入状态的分析对于判断移植是否成功、移植后免疫抑制剂的合理使用、以及供者淋巴细胞的输注密切相关，同时还对移植物抗宿主病的防治和疾病复发的监测有着重要的意义，所以必须对造血干细胞植入后效果评估和验证。除此以外，研究发现，患者在疾病知识掌握和行为习惯方面实施一定程度的管理，能降低并发症的发生率；对造血干细胞移植患者实施自我管理教育，能够促使其改变不良生活方式和习惯，能够逐步提高其对疾病认知水平及自我保健能力，提高患者生活质量。

（王维维）

第二章　红细胞相关检验与疾病

第一节　铁代谢检验与疾病

176. 为什么铁有外源性和内源性之分

答：铁的来源分为外源性和内源性。外源性铁主要从食物中摄取，占铁来源的1/3，分为血红素铁和非血红素铁。动物性食物含铁高，为血红素铁，吸收率10%～25%，蛋黄中含铁多，但不易吸收，母乳、牛乳中含铁低，相对来说母乳中铁吸收率稍高；植物性食物中为非血红素铁，含量中大豆高于木耳、发菜，海带高于麦芽、水果，吸收率为1.7%～7.9%，铁制炊具烹饪食物可混入大量无机铁。另一大类是内源性铁，占铁来源的2/3，多由红细胞释放，为红细胞衰老或破坏释放的铁，它们几乎全部再利用。

177. 为什么铁的吸收会受诸多因素的影响

答：肠道中铁吸收的部位主要是十二指肠与空肠前端（即紧接于胃的十二指肠与空肠），如肠道状态欠佳时会减少铁的吸收，人体对铁的吸收率也会随体内的需求与摄取量而调节，如果体内铁储存量多，肠道对于铁的吸收率就会下降。另外，影响铁吸收的因素中包括促进、抑制和使铁吸收下降的几类因素，具体如下：①促进铁吸收因素：还原物质，如维生素C、稀盐酸、果糖、氨基酸等，这些物质可使三价铁离子（Fe^{3+}）生成二价铁离子（Fe^{2+}）；②铁吸收下降因素：磷酸、草酸可与铁形成不溶性铁酸盐，从而导致铁吸收下降；③抑制铁吸收的因素：植物性纤维、咖啡、蛋、牛奶、抗酸药等。因此，生活中我们应该利用这些因素，扬长避短，以更好地让铁的吸收达到最优化。

178. 为什么要测定血清铁

答：血清铁（serum iron，SI）是指血浆中与转铁蛋白结合的铁。在酸性条件下，高铁离子从转铁蛋白中解离出来，再被还原剂还原成二价铁，后者与亚铁嗪生成紫红色化合物，可通过比色法测定。血清铁的测定不仅有助于了解机体血清铁的含量，与其他铁相关监测指标联合应用可以帮助确定缺铁的病因，帮助诊断和治疗。血清铁降低时常见于生理性铁需求量增加（如妊娠、婴儿期、哺乳期妇女等）、缺铁性贫血（iron deficiency anemia，IDA）、慢性失血和感染等，同时也见于饮食中长期缺铁或铁的吸收障碍如营养不良、消化性溃疡、慢性腹泻、胃大部切除术等，血清铁升高常见于肝脏疾病、铁粒幼细胞贫血、再生障碍性贫血、溶血性贫血、巨幼细胞贫血和反复输血，另外还见于铁剂治疗、含铁血红素沉着症和血色病等。

179. 为什么血清铁不能准确反映机体的铁储存量

答：血清铁是指血浆中与转铁蛋白结合的铁，正常情况下，仅有20%～55%的转铁蛋白与血清结合，其余的转铁蛋白处于未饱和状态，仅测量血清铁并不能准确反映机体的铁储存量。它只能代表当时进入和离开血浆的铁的暂时平衡，而不代表流动中铁的总量，日内波动范围较大。而缺铁性贫血患者有储存铁的缺乏，因此临床上储存铁的测定尤为重要。目前最可靠的方法是对骨髓穿刺和活检标本的铁染色，正常人体的储存铁为铁蛋白，在骨髓中铁蛋白聚合体称为含铁血黄素，骨髓内铁血黄素减少或消失是铁缺乏的特征性表现。正常骨髓中含有一定量的铁血黄素颗粒，称为细胞外铁；中、晚幼红细胞质中也含有铁血黄素颗粒，称为细胞内铁。细胞外铁反映骨髓中的铁储存量，正常为＋～＋＋，铁缺乏时消失。细胞内铁反映骨髓中可利用的铁量，它受铁的储存量、幼红细胞摄取铁和利用铁的能力等因素的影响。骨髓铁染色可灵敏、特异和可靠地反映体内储存铁的状态，另外，除了上述骨髓可染铁外，目前最有用的诊断单纯性铁缺乏的方法是血清铁蛋白测定。

180. 为什么血清铁测定的影响因素较多

答：铁在体内分布很广，几乎所有组织均有铁，以肝、脾为最高，大部分铁与蛋白质结合的形式存在，亦是铁的贮存形式和运输形式；极小部分以二价或三价离子状态存在。铁是制造血红蛋白和肌红蛋白的重要原料，血清铁可以反映体内铁的含量。血清铁常用的检测方法为比色分光光度法，该方法具有操作简单、快速；显色灵敏、稳定，适用于临床操作等有点，但其测定亦会受到诸多因素干扰从而影响其准确性，如标本溶血，可致结果假性增高，所以，标本应及时分离血清；水、试剂、器皿及试管等都应避免铁污染，需用蒸馏水或去离子水；如试剂混浊或空白吸收度大于0.1A不宜应用；标准液呈色稳定24小时，血清呈色在30分钟内稳定，此后要慢慢增高，故应1小时内比色完毕；血清铁存在日内差异：早高，晚低。因此，检测时应尽量避免这些干扰因素，将影响降至最低。

181. 为什么血清总铁结合力能间接反映循环血液中转铁蛋白的量

答：正常人血浆中的转铁蛋白仅约1/3的量与铁结合。总铁结合力（total iron binding capacity，TIBC）是指血清（浆）中转铁蛋白全部与铁结合后铁的总量，实际上反映血浆转铁蛋白的水平。正常情况下，部分转铁蛋白与血清铁结合，其余的转铁蛋白则处于未饱和状态。如果在血清中加入过量的铁，使转铁蛋白与铁的结合达到饱和状态，未被结合的铁与碱式碳酸镁反应生成沉淀，离心后检测血清铁的浓度，计算出TIBC。但由于TIBC实际上是铁离子和各种蛋白的非特异结合，所以不能依据转铁蛋白的分子量将两者相互转换。虽然转铁蛋白和总铁结合力的检测系统和检测方法并不相同，但两者在铁代谢障碍疾病的临床应用及测定结果之间有很好的相关性。转铁蛋白和总铁结合力的测定对临床多种疾病的辅助诊断具有重要意义。血清中转铁蛋白和总铁结合力水平可用于贫血的诊断和治疗的监测。

182. 为什么会出现总铁结合力的异常

答：总铁结合力（TIBC）指血清中转铁蛋白全部与铁结合后铁的总量，反映血浆转铁蛋白的水平。通常用测定TIBC的方法来间接测定转铁蛋白的水平。由于血清中还有极少量的铁与其他的蛋白质结合，故所测得的总铁结合力结果不能完全准确反映转铁蛋白的含量。只有与血清铁、总铁结合力及转铁蛋白联合检测，才能辅助鉴别缺铁性贫血、继发性贫血和其他增生性贫血。总铁结合力及转铁蛋白增高常见于缺铁性贫血和红细胞增多症（由于其合成增加），经铁有效治疗后可恢复到正常水平；妊娠时也可见到两者增高。相反，如果贫血是由于红细胞对铁的利用障碍引起（如再生障碍性贫血、铁粒幼细胞贫血），则血清中转铁蛋白和总铁结合力正常或低下。此外，肾病综合征、肝硬化、恶性肿瘤、炎症等也可引起两者降低。

183. 为什么转铁蛋白饱和度测定不宜用于缺铁的早期诊断

答：转铁蛋白饱和度（transferrin saturation，TS）即血清铁在总铁结合力中所占的百分比。缺铁性贫血时，机体能够做出代偿性反应，包括增加吸收、利用、减少排泄，机体会利用储存在各处的铁蛋白，使之释放出贮备铁，与此同时，机体也会增加转铁蛋白的量，被吸收和释放出来的铁只有与转铁蛋白结合才能被送到组织、细胞利用，换言之能够结合铁的转铁蛋白总量是增加的，即总铁结合力升高，转铁蛋白饱和度的分母相较于正常情况下是增加的。如果释放和吸收的铁能够满足机体的需要，则血清铁值正常，但是机体的铁蛋白降低（贮备被消耗），这时转铁饱和度的分子还是正常值，分子正常，分母增加，比值降低，转铁蛋白饱和度降低；但在贮备铁消耗之前，铁蛋白还未增加，转铁蛋白饱和度不会出现降低，因此转铁蛋白饱和度测定不宜用于缺铁的早期诊断。随着病情进展，如果释放和被吸收的铁已经不能满足机体的需要，则血清铁值已经降低，分子降低，分母增加，比值仍然降低，转铁蛋白饱和度降低。

184. 为什么转铁蛋白饱和度测定对铁缺乏状况的评价存在一定的局限性

答：转铁蛋白饱和度（TS）指血清铁与转铁蛋白结合能力的比值，即血清铁除以总铁结合力的百分比。血浆中转铁蛋白水平可用于贫血的诊断和治疗监测。在缺铁性的低血色素贫血中转铁蛋白的水平增高（由于其合成增加），但其铁的饱和度很低（正常值在30%～38%）。相反，如果贫血是由于红细胞对铁的利用障碍（如再生障碍性贫血），则血浆中转铁蛋白正常或低下，但铁的饱和度增高。在铁负荷过量时，转铁蛋白水平正常，但饱和度可超过50%，甚至达90%。缺铁对铁代谢的影响：当体内贮铁减少到不足以补偿功能状态铁时，铁蛋白、含铁血黄素、血清铁和转铁蛋白饱和度减低，总铁结合力和未结合铁的转铁蛋白升高提示红细胞内缺铁。转铁蛋白饱和度生理波动大，正常波动低谷与病理情况重叠，因此，转铁蛋白饱和度测定对铁缺乏状况的评价存在一定的局限性。

185. 为什么要测定血清铁蛋白

答：铁蛋白是由一个蛋白质外壳和一个铁核心构成。蛋白质外壳即为去铁蛋白，去铁蛋白外壳由24个亚基组成，表面高低不平，外壳内部形成4个囊腔状结构。外壳所包围的是一个较大的空腔，这是铁核心所在。空腔通过外壳的6条管道与壳外相通，二价铁离子（Fe^{2+}）先氧化成高铁，再通过管道进入去铁蛋白的内腔，形成高铁胶装分子团，即铁蛋白。铁核心主要由三价铁形成的复合物及含水氧化高铁磷酸复合物构成，其外部形态恰与外壳的囊腔吻合。铁蛋白的铁核心一般含2500～3000个铁原子，最多可容纳4500个铁原子，具有强大的结合铁和贮备铁的能力，以维持体内铁的供应和血红蛋白的相对稳定。肝脏是合成铁蛋白和含铁蛋白最多的场所。肝所含的铁50%以上以铁蛋白形式存在。肝又是清除铁蛋白的器官。当人体某一系统出现疾病时，血清铁蛋白（serum ferritin，SF）可出现异常改变。血清铁蛋白测定是隐性缺铁性贫血最好、最可靠的诊断方法，机体存在铁利用障碍可使铁堆积，典型的是铁粒幼细胞贫血。2/3 以上尿毒症患者血清铁蛋白升高，大多不是缺铁所致，而是肾受损时促红细胞生成素（erythropoietin，EPO）大大降低，骨髓利用铁生成红细胞障碍。另外，铁蛋白的测定有助于对肿瘤、肝脏、肺结核、心脏病等疾病的诊断或预后评估。

186. 为什么血清铁蛋白测定是诊断缺铁性贫血的敏感方法和重要依据

答：血清铁蛋白（SF）是人体含铁最丰富的一种棕色蛋白复合物，分子量约450 000，其中含铁17%～23%，是铁的主要贮存形式之一，铁蛋白的铁核心 Fe^{3+} 具有强大的结合铁和贮备铁的能力，以维持体内铁的供应和血红蛋白相对稳定。它存在于肝、脾、骨髓等网状内皮系统内，为骨髓合成血红蛋白供铁，按机体的需要向血清中释放。当机体某一系统出现疾病时，血清中的铁蛋白会出现异常改变。缺铁性贫血是一种常见的血液系统疾病，一般铁缺乏早期不出现贫血的临床表现，而是引起铁储存减少。实验室中测定铁含量的方法很多，但不及血清铁蛋白灵敏。血清铁蛋白测定是判断体内铁贮存量最敏感的指标之一，它与骨髓小粒的细胞外铁有良好的相关性，且血清浓度稳定，日内波动较小。缺铁时最早发生降低，因此，血清铁蛋白测定是诊断隐性缺铁性贫血（临床出现贫血之前）的敏感方法和重要依据。

187. 为什么体内的储存铁越少血清转铁蛋白水平却越高

答：转铁蛋白是正常血清中的蛋白成分之一，为 β 球蛋白中能和铁结合的一种糖蛋白，主要功能是转运铁，调节铁的吸收，防止铁中毒，并有抗细菌和抗病毒的功能。当机体受到急性感染或慢性感染时该蛋白的浓度可降低，而在缺铁性贫血和妊娠末期，转铁蛋白含量增高。血清总铁结合力（TIBC）是指血清中转铁蛋白能与铁结合的总量，反映血浆转铁蛋白的水平，通常情况下仅有约 1/3 的转铁蛋白与铁结合，也就是说还有 2/3 的转铁蛋白能与铁结合，这2/3 的转铁蛋白反映了 TIBC。铁储存减少时或机体缺铁时，能与铁结合的转铁蛋白减少，而未与铁结合的转铁蛋白超过 2/3，因此血清转铁蛋白水平出现升高。

188. 为什么可溶性转铁蛋白受体可用于鉴别慢性病贫血和缺铁性贫血

答：慢性病贫血（anemia of chronic disease，ACD）与缺铁性贫血的鉴别有重要的临床意义，特别是在慢性病贫血正确诊断缺铁是一个临床难点。可溶性转铁蛋白受体（soluble transferring receptor，sTfR）是反映缺铁性红细胞生成指标的参数。sTfR 是表达于需铁细胞表面的一种跨膜糖蛋白，在铁向细胞内的转运过程中起重要作用。sTfR 的测定可反映人体内细胞上所含的转铁蛋白的总量，而人体内 80% 以上的转铁蛋白受体存在于骨髓红系细胞表面。伴有红系造血细胞旺盛增殖的贫血和组织铁缺乏是导致 sTfR 增高的两种最主要的病变状态。转铁蛋白受体调控二价铁转铁蛋白由胞外向胞内转运铁的速度，细胞表面的受体数受铁的需要量调节，与缺铁的程度正相关。转铁蛋白受体诊断缺铁的优越性在于具有较高的特异性。虽然转铁蛋白受体可反映骨髓造血功能，但患有慢性感染、炎症、肿瘤等疾病时由于细胞因子的作用，如肿瘤坏死因子 α 和白细胞介素-1（IL-1）水平的增高，阻抑骨髓红系增殖，也可影响转铁蛋白受体表达，因此有时慢性病伴缺铁时转铁蛋白受体的水平比单纯缺铁性贫血低，但仍明显高于慢性病贫血患者，慢性病贫血患者的转铁蛋白受体水平亦低于正常参考值，因此并不影响转铁蛋白受体在慢性病贫血病例中诊断缺铁的价值。

189. 为什么可溶性转铁蛋白受体更能反映缺铁性贫血的严重程度

答：可溶性转铁蛋白受体（sTfR）是循环于血清中的转铁蛋白受体片段，主要以 sTfR 片段与转铁蛋白复合物的形式存在于血清中。在细胞表面上的 sTfR 的数目反映了与之相关的可供应的细胞铁的要求，铁的供应减少将迅速导致 sTfR 合成的调整。组织缺铁时 sTfR 含量的多少反映了骨髓红细胞生成过程中缺铁的程度，其越高缺铁越严重。研究表明，sTfR 只在贮存铁耗竭后才开始升高，这种升高的发生先于其他诊断铁缺乏症的标志性指标，如转铁蛋白饱和度、平均红细胞体积及红细胞原卟啉等。研究表明，铁蛋白在贮存铁耗竭期迅速降低，但在贮存铁耗竭后的铁缺失期则不再与组织铁缺乏的程度相平行地下降，而保持低水平的相对恒定，sTfR 只有在贮存铁耗竭后才开始升高并随着缺铁程度的加重而上升幅度加大，与组织缺铁的严重程度成直接相关，其增加幅度大于血清铁蛋白下降程度。

190. 为什么可溶性转铁蛋白受体测定对缺铁评估更特异

答：可溶性转铁蛋白受体（sTfR）是近年来发现并鉴定人体缺铁的一项特异、可靠且新的参数，用于反映缺铁性红细胞生成，与铁蛋白呈负相关。组织细胞摄取铁是通过细胞表面的 sTfR 介导，以胞饮内吞模式进行，即携铁的转铁蛋白与细胞表面的 sTfR 结合形成复合体，以胞饮的形式进入细胞。因而，sTfR 能敏感反映骨髓红细胞生成过程中的缺铁程度，且生理波动范围和日间测量差距小，无性别、年龄差别，亦不受妊娠、炎症、肿瘤、肝病和其他慢性疾病的影响，稳定、可靠。sTfR 升高，常见于缺铁性贫血和溶血性贫血，能够辅助缺铁性贫血和慢性炎症所致小细胞性贫血的鉴别诊断；降低见于再生障碍性贫血、慢性病性贫血和肾衰竭等。另外，sTfR 还可用于观察骨髓移植的骨髓重建情况、肿瘤化疗后骨髓抑制和恢复情况，判断使用促红细胞生成素治疗各类型贫血的疗效和剂量以调整用量。

191. 为什么可溶性转铁蛋白受体测定可评价骨髓红细胞增生程度

答：转铁蛋白受体是红细胞正常代谢的重要元素，通过它来转运血红素合成所需的铁。由于转铁蛋白受体是细胞增殖的一种诱导因子，在铁储备正常时，它的变化只依赖于造血组织的生成速度。人体内差不多所有的细胞表面都有转铁蛋白受体，但正常成人中80% 的转铁蛋白受体在骨髓红系细胞中。转铁蛋白受体在快速分化的细胞如合成血红蛋白的组织上最多。血清可溶性转铁蛋白受体来源于骨髓红细胞和循环网织红细胞膜上，或脱落的囊泡中的转铁蛋白受体。转铁蛋白受体的水平受多种影响造血速度因素的影响，其中较为重要的是细胞内红细胞生成素的刺激、细胞周期及铁储备。红细胞生成素可刺激 S 期受体红细胞数目增多，随着细胞的分化和增殖减慢，转铁蛋白受体水平逐渐降低，因此，可溶性转铁蛋白受体指标能量化反映机体红细胞代谢情况。

192. 为什么缺铁性贫血时铁代谢指标会出现多种变化

答：缺铁性贫血时铁代谢指标会出现多种变化：骨髓铁染色是评估铁缺乏的"金标准"，结果显示细胞外铁阴性，细胞内铁明显减少或缺如，颗粒变小和着色淡。血清铁蛋白是铁储存的一种形式，缺铁时由缺铁期发展到缺铁红细胞生成期，缺铁红细胞生成期储存铁下降。由于铁减少，那么结合铁的转铁蛋白减少，故运铁饱和度降低。血清总铁结合力是指血清中转铁蛋白能与铁结合的总量，反映血浆转铁蛋白的水平，通常情况下仅有约 1/3 的转铁蛋白与铁结合，就是说还有 2/3 的转铁蛋白未能与铁结合，这 2/3 的转铁蛋白反映了血清总铁结合力。缺铁性贫血的时候机体缺铁，能与铁结合的转铁蛋白比通常情况还要少，故未与铁结合的转铁蛋白超过 2/3，自然血清总铁结合力升高。红细胞内铁蛋白分为酸性和碱性，前者在幼红细胞内起着活跃的运铁中间载体作用，将铁从胞质中转入线粒体，合成血红和蛋白。贮存铁随着幼红细胞成熟过程逐渐增多，若机体缺铁，进入幼红细胞的铁就减少，血清铁蛋白含量减低，可作为缺铁的诊断指标。铁代谢指标变化还包括红细胞游离原卟啉增高和血清可溶性转铁蛋白受体增高。

193. 为什么胎儿期至青春期铁代谢特点各有不同

答：不同年龄段铁代谢会表现出不同的特点：①胎儿期铁代谢特点：通过胎盘从母体获得铁，孕后期获得的最多，约 4mg/天，足月儿从母体获得的铁可满足生后 4~5 个月用；早产儿从母体获铁少，容易缺铁，孕母严重缺铁时可影响其对胎儿的铁供应；②婴幼儿期铁代谢特点：足月儿，4 个月内不缺铁，因从母体获铁多，"生理性溶血"造成铁的释放，"生理性贫血"引起造血减低；而早产儿易发生缺铁。缺铁高峰期为 6 个月至 2 岁，因为 4 个月后从母体获得的铁已经耗尽，而生长发育快，造血活跃，需铁量亦增多，而食物铁包括牛乳和人乳中含铁量较少；③儿童期和青春期铁代谢特点：儿童期较少发生缺铁，但当偏食、食物搭配不合理等摄入不足和慢性肠道失血如牛奶过敏，钩虫等时可出现缺铁，青春期因发育快、需铁增加，女孩月经过多导致铁丢失，也可致缺铁。

194. 为什么缺铁会发生贫血

答：骨髓在造血时，需要许多原料如蛋白质、铁、维生素 B_{12}、叶酸、维生素 C 和维生素 B_6 等。当体内铁缺乏时，血红蛋白的合成减少，根据缺乏的程度不同，贫血程度也不同。铁是每个活细胞的一种组分，是血红蛋白中氧的携带者，是哺乳动物血运输和交换氧所必需的；铁也是很多酶的活性部位，在许多体系的氧化还原作用中起作用。血红蛋白的每一个亚单位都含有一个铁原子，铁原子与氧原子结合而储存氧，直至需要时才释放。一个红细胞从心脏经过身体最远处的细胞，循环 1 周需要 1 分钟。只有当血红蛋白回到肺部之后，它才能取得一个新的氧分子。因此，为了输送氧，就需要很多铁原子。人体内铁的总量的 60%~70% 存在于红细胞的血红蛋白内，而酶反应需要铁原子的量极少。因此，体内只有 15% 左右的铁用于构成各种细胞色素、过氧化氢酶及过氧化物酶等含铁化合物。约占总量的 20% 的铁以铁蛋白形式储存于肝、脾、骨髓和肠黏膜等处；其余的 5% 左右构成肌红蛋白。缺铁性贫血往往是较长时间内逐渐形成的，先是铁耗竭期，贮存铁耗尽，血清铁蛋白减低，此时并无贫血表现，若缺铁进一步加重，贮存铁耗尽，血清铁蛋白和血清铁下降，总铁结合力增高，最终出现缺铁性贫血。

195. 为什么小儿容易发生缺铁性贫血

答：儿童受饮食喂养、疾病等情况影响，铁元素总是处于不稳定的供应状态，即摄入铁的量处于不稳定状态，因此其缺铁程度会呈现出不断变化或者波动的现象，导致红细胞充盈程度变化，最终可见红细胞的大小明显不等。小儿常见缺铁原因：①摄入不足：正常新生儿体内铁的含量约为 70mg/kg，可供生后 4 个月内之用。一旦贮存的铁用尽就必须从饮食中得到，而该阶段小儿仍以母乳或牛乳喂养，铁的含量较低，100g 母乳或牛乳中含铁率仅 10%，不能满足生长的需要，所以从 4 个月开始添加辅食尤其是那些含铁较高的食物如蛋黄、猪肝等；②生长过快：婴幼儿生长发育快，铁的生理需要量也增加，足月儿长至 1 周时体重已增至初生时的 3 倍，由于生长发育过快，血流量增加，铁的需求量也增加；③铁丢失过：长期慢性失血，如钩病、肠息肉、肛裂出血等；④其他原因：如婴幼儿长期腹泻等慢性疾病可引起铁吸收不良；慢性感染致患儿食欲缺乏，使铁供给不足和吸收障碍，最终造成缺铁性贫血。

196. 为什么缺铁性贫血目前仍然是我国儿童重要的营养缺乏病

答：缺铁性贫血（IDA）是小儿时期最常见的一种贫血，严重危害小儿健康，也是我国重点防治的小儿常见病之一。我国 2000 年~2001 年的一项儿童铁缺乏症流行病学调查显示，7 个月~7 岁 IDA 患病率 7.8%。尽管近年 IDA 患病率已较以前显著下降，但儿童缺铁（伴或不伴贫血）仍很严重，其中婴儿缺铁和 IDA 患病率分别为 44.7% 和 20.5%，显著高于幼儿和学龄前儿童，而农村儿童 IDA 总患病率 12.3%，显著高于城市儿童（5.6%），故目前儿童缺铁仍不容忽视。缺铁性贫血的发生与孕产因素、喂养因素及经济生活水平等均存在较大关系，应予高度重视，应加强对儿童预防贫血知识的宣传普及，指导家长科学喂养，及时发现贫血，尽早干预治疗。

197. 为什么要重点关注孕妇、育龄妇女的铁缺乏症

答：铁缺乏症是全球最常见的营养缺乏症，缺铁性贫血是孕妇最常见的贫血性疾病。孕妇铁缺乏不仅导致婴幼儿缺铁性贫血，而且使早产、低体重、死胎的发生率增加。在人群铁缺乏症流行链环节上，孕妇是铁缺乏的源头。要控制儿童铁缺乏、降低缺铁性贫血患病率，首先要重点防治孕妇人群的铁缺乏。基于以上原因，中国儿童、孕妇、育龄妇女铁缺乏症流行病学调查协作组于 2000 年在全国进行了孕妇、育龄妇女铁缺乏症流行病学抽样调查。不同孕期孕妇缺铁性贫血，铁缺乏症患病率差异显著，由高到低依次为孕晚期，孕中期，孕早期；铁减少的患病率孕晚期高于孕中期及孕早期，孕早期与孕中期无显著差异。孕妇与育龄妇女比较，铁减少、缺铁性贫血、铁缺乏症患病率明显高于育龄妇女。铁缺乏症是我国农村和城市普遍存在的问题，除营养因素外，饮食习惯、食物结构、科学营养知识普及以及旧意识和观念等则是更为深层的社会根源。即使在营养和经济条件较好的

地区和发达国家，铁缺乏症也是一个普遍性的问题，因此有必要应用各种媒体手段，开展铁营养健康教育，并对高发人群重点防治。

198. 为什么对妊娠期缺铁性贫血认知上存在某些误区

答：全球妊娠期贫血患病率为38%。在妊娠期，孕妇每天需铁量（7.5mg/天）大大高于非妊娠期妇女（0.8mg/天）。但由于大多数育龄妇女自身铁储备不足，同时妊娠期铁补充不足，约95%的妊娠期贫血都是缺铁性贫血。人们对妊娠期缺铁性贫血认知还存在以下三大误区：①妊娠期缺铁不会对胎儿产生影响；②食补足以治疗妊娠期缺铁性贫血；③孕期最好不要吃药。殊不知缺铁性贫血会对孕妇和胎儿造成双重危害。除了可能导致妊娠期高血压、贫血性心脏病、分娩时心衰、产褥期感染外，也会影响胎儿生长发育和认知能力，严重者甚至会导致胎儿死亡。临床上针对妊娠期缺铁性贫血的铁剂选择，除了能纠正原发病因、补足所需铁量外，还需关注铁剂治疗的安全性。根据美国毒物控制中心联合会毒物暴露检测系统报告，1990—1998年间，比较多糖铁复合物和铁（包括含铁的成人复合维生素制剂）暴露事件结局发现，多糖铁复合物的中重度毒性结局（0.2%）大大低于铁（2.6%），提示妊娠期妇女服用多糖铁复合物安全性相对于其他铁剂可能更安全。

199. 为什么缺铁会影响某些酶的活力、出现相应临床症状

答：缺铁不仅影响血红蛋白的合成，也影响组织细胞中含铁酶和铁依赖性酶的活性。这些酶包括血红素蛋白酶类（细胞色素酶C、细胞色素C氧化酶、过氧化物酶和过氧化氢酶）、含铁血黄素酶类（黄嘌呤氧化酶、细胞色素C还原酶、还原型辅酶脱氢酶和琥珀酸脱氢酶）等。与上述酶活性降低有关的临床表现有：①儿童生长发育障碍；②行为异常：烦躁、易怒、注意力不集中。这可能与单胺氧化酶活力降低、儿茶酚胺代谢紊乱有关。缺铁性贫血患者的异食癖可能与此有关；③体力下降、耐力降低，这与细胞色素C和线粒体的甘油磷酸氧化酶活性降低影响肌肉的糖代谢、导致乳酸堆积有关；④机体抵抗力降低，易感染，这是由于缺铁影响机体细胞免疫功能，T细胞数目减少，中性粒细胞内髓过氧化物酶活性降低所致。

200. 为什么查找缺铁性贫血原因时常检查幽门螺旋杆菌

答：自1983年澳大利亚学者Marshall和Warren首先从人胃黏膜中分离出幽门螺旋杆菌（helicobacterpylori，HP）以来，各国学者相继对幽门螺旋杆菌进行了深入且卓有成效的研究。缺铁性贫血是营养性贫血中最常见、最主要的类型，而营养性贫血的发生与消化道的功能状态密切相关，幽门螺旋杆菌的感染常导致慢性胃肠疾病引起胃肠功能失调，而致各种营养物质消化吸收障碍。幽门螺旋杆菌感染或幽门螺旋杆菌感染导致的慢性胃炎可成为缺铁性贫血的病因，临床上根除幽门螺旋杆菌为治缺铁性贫血提供了一条探索性新途径，但疗效反应较配伍使用铁剂缓慢。总之，对于缺铁性贫血特别是难治性缺铁性贫血，考虑到幽门螺旋杆菌感染的可能，对诊断和病因治疗有一定的帮助。

201. 为什么铁缺乏时对不同年龄段人群影响各异

答：在发生贫血以前，铁缺乏就已经对机体多项功能造成危害，其重要性甚至超过缺

铁性贫血本身。在成人，铁缺乏症一般表现出劳动能力、工作耐力及抗御疾病能力的降低；就儿童来说，尤其是处于快速成长的胎儿和婴儿，由于对铁缺乏的承受和应变能力非常脆弱，由此导致运动能力发展迟滞以及对当前智能发展的妨碍和潜在的远期智能危害都非常显著，后者又常常是不可逆转的终生性损害。学龄及青春期儿童铁缺乏时常有体格发育迟缓、学习能力下降、行为偏异以及细胞、体液免疫功能降低，这些都是铁缺乏症儿童健康水平及生活质量降低的重要原因。据联合国儿童基金会的报道，缺铁性贫血的儿童其智商较正常儿童平均低 9 个点，我国有研究报告指出贫血儿童的运动和智能发展指数甚至较正常儿童低更多，因此对学习以及成年后就业都有着重大的影响和深远的不良后果。

202. 为什么短时性食物铁缺乏或铁丢失增加并不能引起缺铁性贫血

答：铁缺乏症是指机体对铁的需求与供给失衡，导致体内储存铁耗竭，继之缺铁性红细胞生成，最终引起缺铁性贫血。因此，铁缺乏症包括储存铁耗竭，缺铁性红细胞生成和缺铁性贫血三个阶段，缺铁性贫血是铁缺乏症的最终阶段。其病理生理特点是骨髓、肝、脾等组织中铁染色阴性，血清铁含量、转铁蛋白饱和度和血清铁蛋白降低，外周血红细胞呈小细胞低色素性。正常情况下铁的吸收和排出保持动态平衡，且体内有一定量的铁储备。因此短时性食物铁缺乏或铁丢失增加并不能引起缺铁性贫血，但当需铁量增加而铁摄入量不足、铁吸收障碍、铁丢失量过多极易造成缺铁性贫血。主要见于婴幼儿、儿童、青少年、妊娠和哺乳期妇女、胃大部切除术后、胃肠道功能紊乱、胃肠道慢性失血、胃肠道肿瘤、寄生虫感染、肝硬化导致的食管和胃底静脉曲张破裂出血、月经量过多、原发性肺含铁血黄素沉着症和肺出血-肾炎综合征、阵发性睡眠性血红蛋白尿症、心脏人工瓣膜、行军性血红蛋白尿、遗传性出血性毛细血管扩张症、反复鼻出血、慢性肾衰竭血液透析治疗者、短期内多次献血等。

203. 为什么评估早产儿贫血可用红细胞体积分布宽度

答：红细胞体积分布宽度（RDW）是用血细胞自动分析仪对近万个红细胞体积进行准确测量和数据的统计处理获得的参数。RDW 反映红细胞体积的异质性，也是反映红细胞体积大小变异的新客观指标，可确定红细胞大小不均的程度。国内外多项研究表明，RDW 值大小与骨髓内铁贮存成反比，即 RDW 值越高表明骨髓内铁贮存越少。研究表明早产儿 RDW 值均高于正常新生儿，表明早产儿在出生时即已有缺铁存在。RDW 与宫内发育即宫内营养（包括母亲体质、营养、胎盘状态等）有关。宫内发育良好者，体重相对占优势，RDW 值相对低，缺铁程度也轻；反之，宫内发育不良者，体重越轻 RDW 越大，缺铁程度越重。所以对于不可避免的早产儿出生，如前置胎盘、妊娠高血压综合征（妊高征）等，为减轻早产儿缺铁程度，建议孕妇在最后 3 个月期间加铁剂，并积极改善怀孕期间孕母的营养状况。

204. 为什么缺铁会造成患者血象和骨髓象呈小细胞低色素改变

答：铁是血红素生成的辅酶，血红素是血红蛋白的主要成分，血红蛋白又是红细胞的主要组成部分，因而，缺铁会造成血红素的降低，红细胞体积变小。因此缺铁性贫血患者典型血常规改变呈小细胞低色素性。平均红细胞体积（MCV）低于 80fl，红细胞平均血红蛋白量（MCH）<27pg，红细胞平均血红蛋白浓度（MCHC）小于310g/L，血涂片中红细胞大小不一，中心浅染区扩大，胞质呈环形狭窄状。网织红细胞计数大多正常或轻度增高。除严重贫血者外白细胞和血小板计数多数正常。骨髓象增生活跃或明显活跃，以红系增生为主，粒系、巨核系无明显异常。红系中以晚幼红细胞比例升高为主，这些幼稚红细胞体积偏小，核染色质致密，胞质少，边缘不整齐，有血红蛋白形成不良表现，故亦呈小细胞低色素改变。骨髓涂片进行铁染色后，在骨髓小粒中无深蓝色的含铁血黄素颗粒，在幼稚红细胞内铁小粒减少或消失，铁粒幼细胞比例小于0.15%。骨髓铁染色是检查骨髓中储存铁最有效和简便的方法，是诊断缺铁的金指标。

205. 为什么小细胞低色素贫血不一定就是缺铁性贫血

答：在小细胞低色素贫血中最常见的是缺铁性贫血，但并不是小细胞低色素贫血都是缺铁性贫血，其他还包括：慢性病贫血、地中海贫血、铁幼粒细胞贫血、某些血红蛋白病、铅中毒贫血等，需注意鉴别。如感染患者出现小细胞低色素贫血，不一定是缺铁。在感染为主要矛盾而贫血不是很严重时，应该分清主次先控制感染，贫血严重时输血治疗。对于感染或炎症患者，经常随着疾病发展出现小细胞缺铁性贫血，这种情况的贫血通常是假性贫血，铁只是被储存起来，并且由于限铁机制，此时补铁，机体并不能有效吸收，反而助长细菌生长，但是如果有确切的缺铁证据，待原发病稳定时再适当补铁并及时完善缺铁相关实验室检查是有必要的。

206. 为什么诊断缺铁性贫血时强调病因诊断

答：缺铁性贫血的诊断标准：①小细胞低色素贫血:男性血红蛋白<120g/L,女性血红蛋白<110g/L,孕妇血红蛋白<100g/L;平均红细胞体积（MCV）<80fl,红细胞平均血红蛋白量（MCH）<27pg,红细胞平均血红蛋白浓度（MCHC）<310g/L;②有明确的缺铁病因和临床表现;③血清（血浆）铁<10.7μmol/L,总铁结合力>64.4μmol/L;④转铁蛋白饱和度<15%；⑤骨髓铁染色显示骨髓小粒可染铁消失，铁粒幼红细胞<0.15;⑥游离原卟啉(free erythrocyte protoporphyrin,FEP)>0.9μmol/L 全血)或锌原卟啉(zinc protoporphyrin,ZPP)>0.96μmol/L 或游离原卟啉/血红蛋白>4.5μg/gHb;⑦血清铁蛋白（SF）<14μg/L;⑧铁剂治疗有效。缺铁性贫血的诊断应强调病因诊断。只有明确病因，贫血才可能得到根治，有时缺铁的病因比贫血本身更为严重比如恶性肿瘤。

缺铁性贫血病因主要包括：①摄入不足或需求量增加：因此生长发育迅速的婴幼儿、学龄期儿童及青少年、妊娠期女性往往是发生缺铁性贫血的高危人群；②吸收不良：胃大部分切除，胃空肠吻合术后，萎缩性胃炎，胃酸缺乏等可致铁吸收不良；③铁丢失过多：主要是慢性失血，如消化性溃疡、消化道肿瘤、钩虫病、食管静脉曲张出血、痔疮出血、月经过多、子宫肌瘤、反复发作的慢性血管内溶血（如阵发性睡眠性血红蛋白尿症）是造成缺铁最常见的原因；④其他：细胞介导免疫缺陷，微量元素，含铁的酶和铁依赖的酶活性降低等。

207. 为什么在缺铁的不同阶段实验室检测指标有不同变化

答：缺铁性贫血可分为三个阶段：储铁缺乏期、缺铁性红细胞生成期和缺铁性贫血期。缺铁的不同阶段实验室检测指标会出现不同。第一阶段储铁缺铁乏期：仅有体内储存铁减少，无临床症状，实验室特点：血清铁浓度下降<12μg/L，铁粒幼红细胞<10%，细胞外铁（-）；第二阶段缺铁性红细胞生成期：即红细胞摄入铁减少，血红蛋白合成尚可，即血红蛋白浓度尚未降至贫血标准。铁代谢指标：血清铁浓度下降，转铁蛋白饱和度<15%，红细胞原卟啉>0.9μmol；第三阶段为缺铁性贫血期：此时血红蛋白和红细胞比容下降，伴有缺铁性贫血的临床症状，如头晕、气短、心悸、乏力、注意力不集中、脸色苍白等，实验室指标特点：小细胞低色素贫血，有明确的原因或症状，符合第一、二阶段的任何一项，使用铁剂治疗有效。

208. 为什么会发生铁粒幼细胞贫血

答：铁粒幼细胞贫血（sideroblastic anemia，SA）是小细胞低色素贫血中的一种。铁粒幼细胞贫血分为遗传性铁粒幼细胞贫血和获得性铁粒幼细胞贫血两种。①遗传性铁粒幼细胞贫血较少见，属性联部分隐性遗传，由男性半合子发病，女性携带者传递。女性传递者可无临床表现，或血液和骨髓中红细胞有轻度形态学改变及脾大，偶尔有轻度贫血，故为部分隐性；另有极少数遗传性铁粒幼细胞贫血呈常染色体隐性遗传，女性可发病。②获得性铁粒幼细胞贫血又分为原发性铁粒幼细胞贫血和继发性铁粒幼细胞贫血，前者亦较少见。患者无家族史、药物、毒物、饮酒和原发病史，FAB协作组将它归入骨髓增生异常综合征（MDS）的一个类型即伴环铁粒幼细胞增多的难治性贫血（RARS）；继发性铁粒幼细胞贫血继发于药物、毒物、酒精及多种疾病。该病是一种无法正常应用铁元素造血的贫血性疾病。最明显的特征就是在骨髓中出现大量的铁粒幼细胞，导致正常的红细胞无法生成。红细胞的主要生成需要的元素就是铁元素。铁在体内储存的过多就会导致体内其他红细胞也受到损害，时间久了就会发生铁蓄积，最后形成血色病。

209. 为什么铁粒幼细胞贫血和缺铁性贫血的铁代谢指标有明显不同

答：铁粒幼细胞贫血是由于各种原因所致铁利用障碍、血红素合成减少的一组贫血，常伴无效造血。环形铁粒幼红细胞增多、小细胞低色素贫血、血清铁升高是铁粒幼红细胞贫血三个最主要的特征。铁粒幼红细胞性贫血的诊断依据：①发病缓慢，贫血为主要症状；②可有肝脾肿大；③血象显示低色素性贫血，可见幼红细胞，网织红细胞正常或轻度升高，白细胞和血小板正常；④骨髓增生明显活跃，红细胞形态有异，并出现环状铁粒幼红细胞>15%，粒系、巨核系正常；⑤血清铁、铁蛋白饱和度、血浆铁转换率及红细胞游离原卟啉增高，血浆铁结合力，铁利用率降低；⑥中性粒细胞碱性磷酸酶积分减低。贫血患者，骨髓无明显病态造血表现、环形铁粒幼红细胞≥15%，通常可明确诊断。但因为铁粒幼细胞贫血并不是真正缺铁，而是铁利用障碍，所以铁粒幼细胞贫血和缺铁性贫血的血象类似，但铁代谢指标可明显不同。

210. 为什么诊断铁粒幼细胞贫血需要做骨髓铁染色

答：铁粒幼细胞贫血是由于多种不同原因引起的铁利用障碍性贫血。其特征为在骨髓中出现较多的环状铁粒幼细胞，体内总铁量增加，可见大量铁沉着于单核-吞噬细胞和各器官的实质细胞内，铁动力学显示为红细胞无效生成以及循环红细胞中血红蛋白含量减少。铁染色可观察细胞外铁、铁粒幼细胞和环形铁粒幼红细胞,其原理为骨髓小粒中有含铁血黄素称细胞外铁,细胞内含有铁称细胞内铁,其中三价铁离子(Fe^{3+})与分子中蛋白质结合不牢,经处理后铁呈游离状态,可在酸性亚铁氰化钾溶液中产生普鲁士蓝反应而染色。铁染色的正常值:细胞外铁为"+"~"++";细胞内铁为计数100个幼红细胞,铁粒幼细胞为19~44个。在缺铁性贫血时骨髓细胞内铁与细胞外铁显著减少或消失,而铁粒幼细胞贫血时因铁利用障碍上述指标出现升高,并且可见较多环状铁粒幼细胞。因此,铁染色是诊断铁粒幼细胞贫血的重要依据。

211. 为什么慢性病贫血伴缺铁时储存铁的指标有特殊性

答:慢性病贫血产生的原因是铁利用障碍。正常肝脾中的单核-吞噬细胞可清除衰老红细胞内破坏后释放出的铁。可溶性转铁蛋白、脱铁转铁蛋白(即没有结合铁的转铁蛋白)进入单核-吞噬细胞后和吸收的铁结合转变为转铁蛋白。吞噬细胞携带转铁蛋白经循环进入骨髓腔后释放出铁,铁进入红细胞前体形成血红蛋白。伴随铁的转移、脱铁,转铁蛋白又被释放回血浆。在长期的慢性病过程中一般都会有炎症,炎性细胞释放白细胞介素-1,并刺激中性粒细胞释放一种能与铁结合的蛋白——铁结合转铁蛋白,它可与脱铁转铁蛋白竞争而与铁结合,与之结合后形成乳铁蛋白,但不能将铁转到红细胞前体,故铁不能被利用。简单来说,慢性病时机体并不缺铁,但却没法利用铁制造红细胞,造成铁滞留。所以不难理解慢性病贫血时实验室结果表现为:储铁增多,血清铁、血清铁饱和度、总铁结合力减低,但这些并不能作为反映机体储存铁的可靠指标。

212. 为什么铅中毒后会发生贫血

答:铅中毒引起贫血的机制主要包括血红蛋白合成障碍和铅所致溶血两方面。

(1)铅致血红蛋白合成障碍:①抑制血红素合成:铅通过抑制血红素合成过程中卟啉代谢的几种有关酶而抑制血红素的合成,如δ氨基-酮戊酸脱水酶、粪卟啉原氧化酶和血红素合成酶,阻碍了血红素合成;②珠蛋白合成障碍:铅对珠蛋白的合成有明显的抑制作用,主要是干扰珠蛋白的β和α链的合成,使合成不同步。同时铅对血红蛋白的分解可能使血红蛋白发生构型改变。

(2)铅的溶血作用:①铅对红细胞脆性、形态和变形性的影响。伴有贫血的铅作业工人,可见球形和异常形态的红细胞增多,其红细胞变形性明显降低,易于发生溶血;②铅对红细胞膜通透性的影响:铅作用于红细胞膜,使膜的通透性发生改变,导致红细胞的破坏。

因此,长期接触低浓度铅引起的慢性轻度贫血与铅抑制血红素合成有关;短期接触高浓度铅引起的急性贫血,除与血红素合成障碍有关外,还与溶血有关。

213. 为什么铅中毒贫血会出现类似缺铁性贫血的血象特点

答:铅中毒通过干扰血红素的合成而出现贫血,铅中毒时,卟啉的代谢障碍直接影响到血红素合成,表现在红细胞中游离原卟啉增多,尿中粪卟啉及δ-氨基-γ-酮戊酸(δ-aminolevulinic acid,ALA)的排泄增多;血红蛋白的合成减少,因此游离铁积聚在核周围的线粒体中。珠蛋白的合成也受到抑制,表现在血红蛋白中 HbA_2 及 HbF 的比例增高。急性铅中毒时，贫血可在几周内出现，网织红细胞增多，外周血中可见幼稚红细胞，嗜碱性点彩红细胞，白细胞计数显著增高。慢性铅中毒时贫血常见，贫血程度轻至中度，但儿童较重。红细胞呈正常色素或低色素特征，红细胞的渗透脆性减低，网织红细胞轻度增多，红细胞的寿命比正常缩短约20%，骨髓中红系细胞增生活跃，有一些铁粒幼细胞内的铁小粒在核周围排列成环状。因此，铅中毒贫血时有时会出现类似缺铁性贫血的血象特点，与铅中毒程度不呈平行关系，且偶尔可以不存在，缺乏特异性，需注意鉴别。

214. 什么是铅中毒贫血和缺铁性贫血的鉴别指标

答：铅中毒贫血机制为血红蛋白合成障碍和（或）铅的溶血作用，表现为小细胞低色素贫血，红细胞渗透脆性正常而机械脆性增加。缺铁性贫血机制为红细胞和组织内缺铁对造血系统的影响，表现为红细胞数减少，血小板数升高和红细胞体积分布宽度升高。铅中毒贫血时，血象特点为红细胞和血红蛋白减少，点彩红细胞、网织红细胞和多色性红细胞增多，但以上指标均无特异性。缺铁性贫血时，网织红细胞在铁剂治疗前不升高，铁蛋白降低。铅中毒贫血时，因溶血释放铁增多而使铁蛋白升高，锌原卟啉与铅中毒及铅吸收具有明显的相关性，能够较准确地反映出铅中毒及铅吸收的水平，对于铅中毒患者的诊断和治疗具有重要意义。然而，缺铁及铅中毒均可导致贫血及锌原卟啉升高，但缺铁性贫血时随着铁剂的补充，锌原卟啉呈现下降，与铅中毒贫血可鉴别。

215. 为什么会发生先天性转铁蛋白缺乏症

答：先天性转铁蛋白缺乏症是一种罕见的遗传性疾病，特点是患者的血浆中缺乏转铁蛋白，在肝、胰、心肌、脾、肾上腺、甲状腺中均有含铁血黄素沉着和纤维组织增生，而骨髓中几乎没有可利用铁以合成血红蛋白，因此产生低色素贫血。先天性转铁蛋白缺乏症通过常染色体隐性遗传，患者的父母都是杂合子，他们的血浆转铁蛋白浓度只有正常人的一半，但不伴有贫血；患者为纯合子状态。该病的表现，患者自幼有慢性贫血、面色苍白、疲乏无力等，肝脏可有轻度肿大。实验室检测，贫血程度轻重不一，血清铁浓度为 $10 \sim 38 \mu g/dl$，血清转铁蛋白浓度 $0 \sim 39 mg/dl$。本病的诊断根据自幼出现慢性小细胞低色素贫血，总铁结合力和转铁蛋白水平减低，一般不难诊断。该病的治疗一般是输入正常人的血浆或纯化的转铁蛋白，在 $10 \sim 14$ 天内可见到血液中网织红细胞增多，继而血红蛋白浓度上升。治疗一般每隔 $2 \sim 4$ 个月 1 次。尽量避免输入红细胞，以防含铁血黄素在骨髓外的组织中贮积过多而发生血色病。

216. 为什么先天性转铁蛋白缺乏症要与缺铁性贫血鉴别

答：缺铁性贫血是指指机体对铁的需求与供给失衡，导致体内贮存铁耗尽，继之红细胞内铁缺乏从而引起的贫血。当铁摄入不足、吸收障碍、丢失过多均可引起缺铁性贫血，患者可有乏力、易倦、头晕、儿童生长发育迟缓、智力低下、易感染等症状，表现为小细胞低色素贫血，血清铁和血清铁蛋白降低而总铁结合力升高，应与其他贫血疾病鉴别，如先天性转铁蛋白缺乏症。该病为常染色体隐性遗传或继发于严重肝病、肿瘤，也表现为小细胞低色素贫血，血清铁、血清铁蛋白及骨髓含铁血黄素均明显降低，但总铁结合力通常也降低。先天性者幼年发病，伴发育不良和多脏器功能受累，获得性者有原发病表现。由于先天性转铁蛋白缺乏症与缺铁性贫血有相似的血象和铁代谢特点，因此要结合临床进行鉴别诊断。

217. 为什么会发生特发性肺含铁血黄素沉着症

答：特发性肺含铁血黄素沉着症（idiopathic pulmonary hemosiderosis，IPH）为一种罕见的以肺泡毛细血管反复出血、肺间质含铁血黄素沉着为显著特点的疾病。其病因及发病机制尚未完全明确，近年来有家族集聚性发病的报道。过敏反应、真菌感染为 IPH 的可能诱发因素，免疫亦在 IPH 发病中起着至关重要作用，如细胞因子和自身免疫性血管炎在 IPH 发病中有一定作用。可能的发病机制还包括：①肺上皮细胞发育异常或受损；②免疫功能异常，如病变周围含较多淋巴细胞、间质肥大细胞增多，血清 IgA 滴度增高，少数患者抗核抗体等阳性；③同时并发类风湿关节炎、心肌炎、肺出血-肾炎综合征（Goodpasture综合征）和结缔组织疾病等；④少数与动物蛋白摄入、吸入有毒物质如杀虫剂、药物有关。

218. 为什么特发性肺含铁血黄素沉着症早期易误诊为缺铁性贫血

答：特发性肺含铁血黄素沉着症（IPH）临床表现多样，主要表现为反复发作的咯血、气促和贫血。该病主要见于儿童，1~7 岁为高发的年龄段，约15% 患者年龄超过 15 岁，IPH 发病率在儿童男女比例相当，在成人男性多于女性，（比例为 2∶1）。临床严重程度取决于肺内出血程度，儿童常以不能解释的缺铁性贫血为最早的临床表现，缺乏呼吸道症状，轻度持续慢性出血可有贫血、干咳、乏力、皮肤苍白、体重减轻甚至杵状指，无明显特异性，因此常误诊为缺铁性贫血，痰涂片或肺泡灌洗液经铁染色为重要的诊断和鉴别诊断的方法。

219. 为什么会发生中毒性再生障碍性贫血

答：中毒性再生障碍性贫血是化学毒物引起的全细胞减少症，系骨髓造血组织减少，造血功能衰竭的一种综合征。苯及其衍生物（如三硝基甲苯、二硝基酚）、抗肿瘤药、砷及重金属、四氯化碳、DDT、六氯环已烷（六六六）及有机磷农药等均可抑制骨髓造血功能导致本病。临床上以贫血、出血及感染性发热为主要表现。常见于：①汞中毒：发病缓慢，多为慢性，汞元素可抑制骨髓造血功能，导致造血机制发生障碍，进而引起再生障碍性贫血。患者有接触有机汞农药的既往史。出现持续性腹泻、共济失调等胃肠道和神经症状。②砷中毒：比较常见的因素就是长期接触农药，多因误食所致，可在数小时发病，表现为剧烈的胃肠道和神经症状，如重型腹泻，或腹泻与便秘交替发生，视力障碍、共济失调等慢性病例，出现再生障碍性贫血的血液特点。③氯霉素中毒：多因药物所致，氯霉素中含有大量的抑制类成分，长期服用可导致骨髓以及血液细胞造血受抑制，进而诱发再生障碍性贫血。因此，预防中毒性因素，需详细了解生活用品使用说明书，避免诱因，在治疗疾病时，严格把握用药量，遵循医嘱，不可盲目增减药量，以免给身体造成更大的伤害。

220. 为什么网织红细胞计数可了解慢性苯中毒性再障骨髓损伤程度

答：骨髓是苯毒性作用的主要靶器官之一，长期接触一定浓度的苯可导致不同程度造血系统的损害,其特点:严重病例血常规呈全血细胞减少,以白细胞和血小板减少为明显;开始阶段骨髓象中以增生活跃为主,红系增生活跃,淋巴细胞比例不增高,类似骨髓增生异常综合征骨髓象。网织红细胞是红细胞的未成熟阶段,是反映骨髓红系造血功能以及判断贫血相关疾病疗效的重要指标。慢性苯中毒引起再生障碍性贫血时,网织红细胞计数和平均网织红细胞体积降低,且出现较早,故网织红细胞计数是了解骨髓红系受抑制程度的较早指标,具有一定的使用价值。

221. 为什么慢性苯中毒性再障需要与 MDS 鉴别

答:慢性苯中毒是长期吸入一定浓度的苯引起的慢性中毒,可表现为头晕、头痛、无力、失眠、多梦等神经衰弱症状,或齿龈、皮肤出血,女性月经过多等。苯的慢性作用主要引起骨髓造血障碍,血液变化多先有白细胞减少,以后出现血小板减少和贫血,重者发生再生障碍性贫血、骨髓增生异常综合征(MDS)或白血病。慢性苯中毒在轻、中度均可出现白细胞计数低于 $4 \times 10^9/L$ 或中性粒细胞低于 $2 \times 10^9/L$,伴血小板计数低于 $60 \times 10^9/L$,重度中毒时会出现全血细胞减少症、再生障碍性贫血,甚至发生白血病,当血象出现二系或三系下降时,需与骨髓增生异常综合征鉴别,详细询问患者是否有苯接触史,以明确病因,避免接触苯毒物。

222. 为什么重度苯中毒性再障必须进行骨髓病理学检查

答:慢性苯中毒的诊断是根据较长时期密切接触苯的职业史,临床表现有造血系统受抑制,早期有增生现象,参考流行病学调查资料,进行综合判断。慢性苯中毒又按造血系统受累的系列和程度分为轻、中、重度三型。当发生重度苯中毒性再生障碍性贫血时需要进行骨髓的病理学检查,一方面是为了解骨髓结构的异常;另一方面,可以更好地与原发性再生障碍性贫血、骨髓增生异常综合征以及白血病等鉴别。重度苯中毒性再生障碍性贫血时骨髓病理中往往可见到早幼粒细胞、早幼红细胞,甚至原红、原粒细胞的细胞的分裂象,而这些表现在原发性再生障碍性贫血则极少见。

223. 为什么化学毒物中毒会发生巨幼细胞贫血

答:巨幼细胞贫血是由于脱氧核糖核酸合成障碍所引起的一组贫血,主要系体内缺乏维生素 B_{12} 或叶酸所致,亦可因遗传性或化学毒物等获得性脱氧核糖核酸(DNA)合成障碍引起。化学毒物中毒性巨幼细胞贫血是化学毒物引起叶酸或维生素 B_{12} 缺乏所致的贫血。其特点呈现大红细胞性贫血,外周红细胞平均体积和平均血红蛋白高于正常值,或骨髓中出现巨幼红细胞。氨甲蝶呤、乙氨嘧啶、苯妥英钠、对氨基水杨酸、秋水仙碱及慢性砷中毒均可引起巨幼细胞贫血。对氨基水杨酸钠、新霉素、秋水仙碱、奥美拉唑和苯的妥英钠等导致维生素 B_{12} 缺乏;氨甲蝶呤、乙胺嘧啶、甲氧苄啶、苯妥英钠和异烟肼等引起的叶酸缺乏。

224. 为什么化学毒物中毒会发生溶血性贫血

答:中毒性溶血性贫血是指化学毒物导致红细胞破坏增加,超过骨髓补偿能力而发生的贫血。主要由于药物或化学物接触引起。按其作用机制,可分为直接或间接氧化物两大类。①直接氧化物大多数为药物，即使在体外试验，也能产生高铁血红蛋白。主要有亚硝酸戊酯、亚硝酸钠、硝酸甘油、次硝酸铋、硝酸铵、硝酸银、氯酸盐及苯醌等。硝酸盐口服后由肠道细菌还原为亚硝基盐，有强力氧化作用，曾有因井水和牛奶污染硝酸盐而引起婴儿高铁血红蛋白血症的报道；灼伤患者局部敷用次硝酸铋、硝酸铵、硝酸钾或硝酸银等，也可因多量亚硝酸盐吸收而发生中毒；此外，还有因食物中掺入亚硝酸盐和人工肾透析液或灌肠液被亚硝酸盐污染而致高铁血红蛋白血症的报道。②间接氧化剂大多为硝基和氨基化合物。包括硝基苯、乙酰苯胺、三硝基甲苯、间苯二酚、非那西汀、磺胺药、苯佐卡因、毛果芸香、利多卡因等。总之，上述毒物使血红蛋白氧化成高铁血红蛋白，产生海恩茨（Heinz）小体最终导致溶血的发生。另外，非氧化性溶血性毒物中，甲基多巴、大剂量青霉素、奎尼丁可通Ⅱ型变态反应破坏红细胞，砷化氢可影响红细胞膜引起溶血。

（夏　敏）

第二节　叶酸和维生素 B_{12} 检验与疾病

225. 为什么叶酸是红细胞发育成熟所必需的物质

答：叶酸亦称蝶酰谷氨酸，由蝶啶、对氨基苯甲酸和谷氨酸组成，属水溶性 B 族维生素。叶酸广泛的存在于植物及动物来源的食物中，尤其是新鲜绿色蔬菜、水果的含量尤为丰富，但叶酸性质极不稳定，容易被光及热分解。叶酸结合的谷氨酸越多越不容易溶解。叶酸是人体在利用糖和氨基酸时的必要物质，是机体细胞生长和繁殖所需的物质。红细胞生成需要维生素 B_{12} 和叶酸作为辅酶以合成脱氧核糖核（DNA），供细胞分裂的需要。在体内叶酸以四氢叶酸的形式起作用，四氢叶酸在体内参与嘌呤核酸和嘧啶核苷酸的合成和转化。叶酸在制造核酸（核糖核酸、脱氧核糖核酸）过程中扮演重要的角色，能帮助蛋白质的代谢，并与维生素 B_{12} 共同促进红细胞的生成和成熟，是制造红细胞不可缺少的物质。叶酸也作为干酪乳杆菌及其他微生物的促进增殖因子而起作用。叶酸对细胞的分裂生长及核酸、氨基酸、蛋白质的合成起着重要的作用。人体缺少叶酸可导致红细胞的异常、未成熟细胞的增加、贫血以及白细胞减少等。正常人每天需要叶酸 $100\mu g$（孕妇和哺乳者为 $300\sim500\mu g$）。体内叶酸的总量约为 $5\sim20mg$，仅可供人体 4 个月之用，故如补充不足，容易导致缺乏。

226. 为什么会发生叶酸缺乏

答：叶酸广泛地存在于植物及动物来源的食物中。尤其是新鲜绿色蔬菜、水果的含量尤为丰富。引起叶酸缺乏的原因主要是以下几点：①摄入不足：叶酸每天需要量为 $200\sim400\mu g$，人体内叶酸的存储量仅够 4 个月之需，食物中缺少新鲜蔬菜、过度烹煮或腌制均可使叶酸丢失，乙醇可干扰叶酸的代谢，酗酒者常会有乙酸缺乏，小肠（特别是空肠段）炎症、肿瘤、手术切除及热带性口炎性腹泻均可导致叶酸的吸收不足；②需要增加：妊娠期妇女每天叶酸的需要量为 $400\sim600\mu g$、生长发育的儿童及青少年以及慢性反复溶血、白血病、肿瘤、甲状腺功能亢进及长期慢性肾衰竭用血液透析治疗的患者，叶酸的需要都会增加，如补充不足就可发生叶酸缺乏；③药物的影响：如氨甲蝶呤、氨苯蝶啶、乙胺嘧啶能抑制二氢叶酸还原酶的作用，影响四氢叶酸的生存，苯妥英钠、鲁米那对叶酸的影响机制不明，可能是增加叶酸的分解或抑制 DNA 合成，约 67% 口服柳氮磺胺吡啶的患者叶酸在肠内的吸收受抑制；④其他：先天性缺 5，10-甲酰基四氢叶酸还原酶患者中，常在 10 岁左右才能诊断，有些重症监护病房（intensive care unit，ICU）的患者常可出现急性叶酸缺乏。

227. 为什么要检测叶酸水平

答：叶酸是人体在利用糖和氨基酸时的必要物质，是人体细胞生长和繁殖所必需的物质，在体内叶酸以四氢叶酸的形式起作用，四氢叶酸在体内参与嘌呤核酸和嘧啶核苷酸的合成和转化。叶酸在制造核酸（核糖核酸、脱氧核糖核酸）上扮演重要的角色。叶酸帮助蛋白质的代谢，并与维生素 B_{12} 共同促进红细胞的生成和成熟，是制造红细胞不可缺少的物质。叶酸也作为干酪乳杆菌及其他微生物的促进增殖因子而起作用。

叶酸对细胞的分裂生长及核酸、氨基酸、蛋白质的合成起着重要的作用。人体缺少叶酸可导致红细胞的异常、未成熟细胞的增加、贫血以及白细胞减少。叶酸是胎儿生长发育不可缺少的营养素。孕妇缺乏叶酸有可能导致胎儿出生时出现低体重、唇腭裂、心脏缺陷等。如果在怀孕前 3 个月内缺乏叶酸，可引起胎儿神经管发育缺陷，而导致畸形。因此，准备怀孕的女性，可在怀孕前就开始每天服用 100~300μg 叶酸。

目前对于叶酸水平的检测主要是测定红细胞叶酸与血清叶酸。1998 年，IOM 综合文献提议分别将 3ng/ml（7nmol/L）和 140ng/ml（305nmol/L）作为血清和红细胞缺乏的临界值。血清叶酸水平受叶酸摄入量的影响，如果叶酸摄入缺乏，3 周内血清叶酸浓度就会出现下降；红细胞叶酸水平能稳定保持 3~4 个月，红细胞叶酸不受叶酸摄入情况影响，能反映机体叶酸的总体水平。

228. 为什么血清叶酸测定是反映体内叶酸水平变化的早期指标

答：叶酸是一种水溶性维生素，与维生素 B_{12} 统称为红细胞成熟因子。叶酸测定主要用于巨幼细胞贫血的病因诊断。血清叶酸和红细胞叶酸是衡量人体叶酸营养状况最常用的两项指标。叶酸缺乏最早的实验室指标为血清叶酸水平降低。血清叶酸反映人体叶酸水平的早期变化，受近期膳食及吸收状况的影响较大，低血清叶酸有可能只表现了人体的叶酸负平衡状态。血清叶酸水平和叶酸的摄入紧密相关，因此血清叶酸降低（一般 <3ng/ml）仅提示在检测前数天叶酸摄入减少，再次摄入叶酸后，血清叶酸水平可迅速增高，血清叶酸下降还可见于红系过度增生和叶酸利用增加的疾病，如溶血性贫血等；红细胞叶酸水平则代表人体叶酸的贮存情况，水平相对稳定，是了解人体营养状况的客观指标。因此，将血清叶酸作为反映体内叶酸状态的早期指标。

229. 为什么血清叶酸测定可作为肿瘤或白血病的诊疗辅助指标

答：因为患白血病与肿瘤时细胞增殖需要合成 DNA，维生素 B_{12}、叶酸是 DNA 合成的必需物质，所以在肿瘤、白血病细胞增殖时，叶酸、$VitB_{12}$ 的代谢就出现紊乱。肿瘤或白血病患者治疗前血清维生素 B_{12} 可高于正常水平，其血清叶酸因摄入不足或消耗过多而低于正常水平，且叶酸水平的变化与病情有密切联系，当患者处于疾病活动期血清叶酸水平明显减低，经治疗缓解后可恢复至正常范围。故叶酸可作为肿瘤、白血病的一个诊疗辅助指标。但由于叶酸对白血病细胞具有选择性抑制作用，因此建议在白血病预防治疗中，不能单纯地给白血病患者补充叶酸，而应选择白血病的适合类型和某些化疗药物一同用于患者以达到最佳治疗效果。因此，血清叶酸和维生素 B_{12} 水平测定对白血病的诊断与疗效有一定的参考价值。

230. 为什么红细胞叶酸水平更能反映体内叶酸的实际情况

答：由于叶酸的贮积作用，红细胞叶酸水平是血清叶酸的 40 倍以上；因为红细胞叶酸不受检测即时叶酸摄入情况的影响，因此更能反映体内叶酸的实际情况。红细胞叶酸水平可反映检测前 2～3 个月叶酸的代谢，因此，体内组织叶酸缺乏但未发生巨幼细胞贫血时，红细胞叶酸测定对判断叶酸缺乏更有价值。在叶酸缺乏的巨幼细胞贫血中，红细胞内叶酸通常很低；然而，50% 的维生素 B_{12} 缺乏患者红细胞内叶酸也可降低。因此，红细胞叶酸测定不能用于叶酸和维生素 B_{12} 缺乏的鉴别诊断。

231. 为什么维生素 B_{12} 是红细胞发育成熟所必需的物质

答：维生素 B_{12} 又叫钴胺素，是一种含金属元素和需要一种肠道分泌物（内源因子）参与才能被吸收的维生素。维生素 B_{12} 的生理功能是参与骨髓制造红细胞和营养神经发育。叶酸和维生素 B_{12} 是 DNA 合成过程中的重要辅酶，维生素 B_{12} 可促进蛋白质的生物合成，缺乏时影响婴幼儿的生长发育；维生素 B_{12} 还可以保护叶酸在细胞内的转移和贮存。若有维生素 B_{12} 缺乏，即可造成红细胞发育阶段细胞核的成熟障碍。因此，维生素 B_{12} 是红细胞发育成熟所必需的物质。

232. 为什么会发生维生素 B_{12} 的缺乏

答：引起维生素 B_{12} 缺乏的原因包括：①摄入减少：人体内维生素 B_{12} 的存储量约为 2～5mg，多储存于肝、肾和肌肉内。每天的需要量仅为 0.5～1μg。正常人一般体内储存维生素 B_{12} 足够 2～4 年使用，因此，因摄入不足而导致维生素 B_{12} 缺乏患者极罕见。人体维生素 B_{12} 主要来源于动物食物（如肉类、蛋、鱼、乳制品等）。②内因子缺乏：内因子（intrinsic factor，IF）由胃壁细胞分泌，需结合维生素 B_{12} 由回肠下端吸收。在严重萎缩性胃炎、全胃切除后和恶性贫血患者，由于缺乏内因子，食物中维生素 B_{12} 由于吸收障碍可致巨幼细胞贫血。③严重胰腺外分泌不足：这是因为在空肠内维生素 B_{12}-R 蛋白复合体需经胰蛋白酶降解，维生素 B_{12} 才能释放出来，与内因子相结合。患者由于慢性胰腺炎等严重胰腺外分泌不足合并维生素 B_{12} 缺乏，但并不多见。④小肠疾患：如节段性肠炎（克罗恩病）、回肠手术、细菌滋生和绦虫病等，都会影响维生素 B_{12} 的吸收。⑤其他：先天性转钴胺蛋白Ⅱ（transcobalamin Ⅱ，TCⅡ）缺乏、接触氧化亚氮（麻醉剂）和药物（二甲双胍、秋水仙素）等也可影响维生素 B_{12} 的血浆转运和细胞内利用，造成 B_{12} 的缺乏。

233. 为什么血液中存在 3 种钴胺结合蛋白（维生素 B_{12} 结合蛋白）

答：血液中 3 种转钴胺结合蛋白：转钴胺蛋白Ⅰ（TCⅠ）、转钴胺蛋白Ⅱ（TCⅡ）及转钴胺蛋白Ⅲ（TCⅢ）。①TCⅠ来源于中性粒细胞，属 α_1-球蛋白，在血浆中的含量约为

60μg/L，循环中的维生素 B_{12} 约 3/4 与 TCⅠ结合，TCⅠ可能是维生素 B_{12} 的储存蛋白，其半衰期约为 9~12 天。②TCⅡ来源于巨噬细胞，是最主要的转钴胺蛋白，属 β-球蛋白，电泳位于 $α_2$ 与 β-球蛋白之间；TCⅡ在血浆中含量少，仅 20μg/L，它能快速地清除钴胺并将之转运到全身各细胞。在回肠末端，TCⅡ—钴胺结合体通过胞饮作用被细胞摄取，以后大部分 TCⅡ被降解。钴胺则转化成甲基钴胺素（methylcobalamin，MeCb1）及腺苷钴胺素（adenosylcobalamin，AdoCb1）的形式留在细胞内。③TCⅢ属 $β_2$-球蛋白，亦来源于粒细胞，可能是 TCⅠ的异构体，其作用不明。

234. 为什么有多种因素会影响维生素 B_{12} 的吸收和转运

答：影响维生素 B_{12} 吸收和转运的因素可分为 5 大类：①维生素 B_{12} 肠肝循环的影响：每天约有 5~10μg 的钴胺随胆汁排入肠腔，这些胆汁中的维生素 B_{12} 90% 可被重新再吸收。故即使是严格的素食者也需要 10~15 年后才会发展为维生素 B_{12} 缺乏。②胃酸及胃蛋白酶的影响：由于食物中的维生素 B_{12} 需要胃酸及胃蛋白酶的作用才能释放出来被吸收，如胃酸及胃蛋白酶分泌减少，就会影响维生素 B_{12} 的吸收。③内因子对维生素 B_{12} 吸收和转运的影响：内因子是一种耐酸不耐热的糖蛋白，由胃底黏膜细胞分泌。分子量约为 50 000~60 000。在与维生素 B_{12} 结合时，内因子二个单体结合成二聚体。内因子与维生素 B_{12} 结合不易被蛋白酶水解。在全胃切除或恶性贫血患者内因子完全缺乏时，对维生素 B_{12} 吸收影响较大。④内因子抗体的影响：目前已知有 2 种内因子抗体：一种是阻断抗体，也称Ⅰ型抗体，能阻碍内因子与维生素 B_{12} 结合，影响维生素 B_{12} 的吸收；另一种是结合抗体，也称Ⅱ型抗体，能与内因子—维生素 B_{12} 复合体结合，影响维生素 B_{12} 在回肠末端的吸收。某些免疫性疾病（如甲状腺功能减退、萎缩性胃炎及糖尿病等）常同时有内因子抗体存在。⑤腺外分泌中的胰蛋白酶可帮助维生素 B_{12} 吸收。胰蛋白酶如缺乏，无法将 R-蛋白钴胺复合物降解，也会影响维生素 B_{12} 的吸收。

235. 为什么要检测机体的维生素 B_{12} 水平

答：维生素 B_{12} 是甲基丙二酰辅酶 A 转化为琥珀酰辅酶 A（CoA）的辅助因子；也是同型半胱氨酸合成甲硫氨酸的辅助因子，参与鞘磷脂的形成；与叶酸一起是 DNA 合成必需的物质。维生素 B_{12} 能促进红细胞的发育和成熟，使肌体造血功能处于正常状态，预防恶性贫血；在体内以辅酶的形式存在，可以增加叶酸的利用率，促进碳水化合物、脂肪和蛋白质的代谢；具有活化氨基酸的作用和促进核酸的生物合成，可促进蛋白质的合成，它对婴幼儿的生长发育有重要作用；维生素 B_{12} 能代谢脂肪酸，使脂肪、碳水化合物、蛋白质被身体适当运用；也是神经系统功能健全不可缺少的维生素，参与神经组织中一种脂蛋白的形成，维护神经系统健康。当血清维生素 B_{12} 降低对巨幼细胞贫血诊断有重要价值，而白血病患者血清维生素 B_{12} 含量明显增高，真性红细胞增多症、某些恶性肿瘤和肝细胞损伤时也可增加。

236. 为什么临床多采用化学发光免疫分析法测定血清维生素 B_{12}

答：化学发光免疫分析法（chemilumineseent immunoassay，CLIA）是将具有高灵敏度的化学发光技术与高特异性的免疫反应相结合，用于各种抗原、半抗原、抗体、激素、酶、脂肪酸、维生素和药物等的分析技术。化学发光免疫分析的灵敏度高，其灵敏度科达 $10 \sim 22mol/L$（放射免疫为 $10 \sim 12mol/L$），化学发光免疫分析能检出放射免疫分析和酶联免疫分析等无法检出的物质，对疾病的早期诊断具有十分重要的意义。同时用化学发光免疫分析有宽的线性动力学范围，与显色的酶免疫分析吸光度（OD 值）为 2.0 的范围相比，优势明显。化学发光免疫分析法检测维生素 B_{12} 准确性高，灵敏度强，线形范围宽、安全性好、分析方法简便快速、结果稳定性高，可测定到微量水平，因此，目前临床多采用化学发光免疫分析法进行的血清维生素 B_{12} 测定。

237. 为什么多种血液病会发生血清维生素 B_{12} 水平的变化

答：维生素 B_{12} 是 DNA 合成的必需辅酶，缺乏或代谢紊乱时 DNA 合成发生障碍，影响造血细胞在骨髓的增殖。某些血液病患者血细胞增殖异常，导致体内维生素 $_{12}$ 代谢紊乱。白血病患者治疗前血清维生素 B_{12} 可高于正常水平，叶酸因摄入不足或消耗过多而低于正常水平。因此建议在白血病巩固治疗中，结合化疗药物一同给予叶酸及（或维生素 B_{12}）以达到最佳治疗效果。

骨髓增生异常综合征（MDS）患者血清叶酸、维生素 B_{12} 含量显著高于正常人。经过有效治疗，患者病情好转时发现叶酸、维生素 B_{12} 含量明显下降，表明血清叶酸、维生素 B_{12} 检测具有提示 MDS 疗效的作用；另外，叶酸、维生素 B_{12} 水平的变化与 MDS 各个亚型有关。因此，血清叶酸、维生素 B_{12} 检测可能有指导 MDS 诊断、治疗甚至提示预后的作用。

238. 为什么要进行血清维生素 B_{12} 吸收试验

答：维生素 B_{12} 吸收试验又称 Schilling 试验，主要用于判断维生素 B_{12} 缺乏的病因，而非诊断是否存在维生素 B_{12} 缺乏。方法是：给患者口服放射性核素^{57}Co 标记的维生素 B_{12} $0.5\mu g$，2 小时后肌肉注射未标记的维生素 B_{12} $1000\mu g$，收集 24 小时尿测定^{57}Co 的排出量。吸收正常者尿排泄的^{57}Co 放射性活性为 7% 以上，巨幼细胞贫血患者及维生素 B_{12} 吸收不良者<7%，恶性贫血患者<5%。如在 5 天后重复此项试验，同时口服内因子 60mg，尿中 ^{57}Co维生素 B_{12} 排出量正常，表示患者的维生素 B_{12} 缺乏是由于内因子缺乏，否则是其他原因所致。如果给患者服用抗生素 $7 \sim 10$ 天后试验得到纠正，表示维生素 B_{12} 的吸收障碍是由于肠道细菌过量繁殖所致。此试验结果与尿量有关，准确收集 24 小时的尿量及事先了解受试者的肾功能是否正常非常重要。该试验虽有许多不足之处，但仍是目前检测维生素 B_{12} 吸收的重要试验。

239. 为什么可用核素标记法进行血清维生素 B_{12} 吸收试验

答：血清维生素 B_{12} 测定和放射性核素标记的维生素 B_{12} 吸收试验可以了解血清维生素 B_{12} 的水平和鉴定维生素 B_{12} 缺少的原因。基于恶性贫血的发生主要由于胃内因子的缺乏而引起维生素 B_{12} 吸收障碍，故维生素 B_{12} 吸收试验是判断恶性贫血的重要手段。

维生素 B_{12} 吸收试验的原理是在口服示踪剂的同时，注射冲击剂量的维生素 B_{12}，以饱和血浆中的转钴胺蛋白 II（TC II），促使过剩的维生素 B_{12} 很快从尿中排出，测定尿的维

生素 B_{12} 排出率作为胃肠道吸收功能的间接指标。尿排出率减少，则提示胃肠道维生素 B_{12} 吸收障碍。应用双核素标记维生素 B_{12} 吸收试验可一次观察到游离状态和内因子结合状态维生素 B_{12} 的吸收状况，且可兼得两者尿排出率的比值。在某些情况下，即使尿液收集不全而不能正确反映尿排出率时，参考比值仍可反映吸收状态。本方法灵敏、可靠。

240. 为什么要测定血清内因子阻断抗体的水平

答：内因子是一种耐酸不耐热的糖蛋白，由胃底黏膜细胞分泌。分子量约为 50 000 ~ 60 000。在与维生素 B_{12} 结合时，内因子二个单体结合成二聚体。内因子与维生素 B_{12} 结合不易被蛋白酶水解。在全胃切除或恶性贫血患者内因子完全缺乏时，对维生素 B_{12} 吸收影响较大。因为这类患者胆汁中的维生素 B_{12} 不能再吸收。

内因子阻断抗体（intrinsic factor blocking antibody，IFBA）能阻断维生素 B_{12} 与内因子的结合而影响维生素 B_{12} 的吸收，由维生素 B_{12} 缺乏引起的巨幼细胞贫血、恶性贫血等存在内因子抗体时表现为内因子阻断抗体阳性。该试验有助于查找维生素 B_{12} 缺乏的原因。IFBA 在恶性贫血患者血清中的检出率约为 50% 以上，可作为恶性贫血的筛查试验之一。

241. 为什么可用核素标记法进行血清内因子阻断抗体的测定

答：抗内因子（anti-intrinsic factor antibody，IFA）的血清抗体有两种类型：Ⅰ型或阻断性抗体（blocking antibody，B1Ab）和Ⅱ型或结合性抗体。B1Ab 能抑制维生素 B_{12} 与内因子结合，从而提供了抗体放射免疫测定的基础。将小量患者血清加至含提纯 IF 的溶液。将混合物在适合 IF 与 B1Ab 相结合的条件中进行孵育，然后加入小量 ^{57} 钴标记的维生素 B_{12}（$[^{57}Co]$ $VitB_{12}$）再作孵育。另加玻璃珠结合 IF，将游离的 $[^{57}Co]$ $VitB_{12}$ 移除，玻璃珠及其 IF-$VitB_{12}$ 复合物一起由离心除去。计算上清液放射活性，并与阳性对照进行比较。标本计数率/对照计数率的比值率超过阳性对照血清比值±0.10 为阳性。用此法，56% · 60% 的恶性贫血患者血清能检出 B1Ab，阳性结果是诊断恶性贫血强有力的依据。尤其是血清维生素 B_{12} 值减低的患者，IF-$VitB_{12}$ 试验更应选用。

242. 为什么叶酸或维生素 B_{12} 缺乏会引起贫血

答：叶酸和维生素 B_{12} 是 DNA 合成的必需辅酶，两者缺乏或代谢紊乱时，DNA 合成发生障碍，影响造血细胞在骨髓的增殖，表现为血细胞巨幼样变，引起巨幼细胞贫血。叶酸缺乏时，细胞内脱氧尿嘧啶核苷转为脱氧胸腺嘧啶核苷反应受阻，参与 DNA 合成的脱氧胸苷三磷酸被脱氧尿苷三磷酸替代，造成 DNA 复制紊乱和易受机械损伤及破坏，出现染色体断裂、染色质疏松等改变。细胞呈现核质发育不平衡，细胞体积增大并伴成熟障碍，称为巨幼细胞。骨髓内红系、粒系及巨核系均有 DNA 合成障碍和成熟障碍。

腺苷钴胺是维生素 B_{12} 的一种形式，腺苷钴胺作为辅酶参与琥珀辅酶 A 合成反应。腺苷钴胺缺乏，此反应不能进行，大量丙酰辅酶 A 堆积，形成的单链脂肪酸影响神经髓鞘磷脂的合成，造成神经的脱髓鞘改变，出现各种神经系统的症状。巨幼细胞贫血时，除红系细胞外，骨髓内粒系细胞、巨核系细胞和非造血细胞亦有 DNA 合成和成熟障碍，细胞呈巨幼变化。

243. 为什么血清叶酸或维生素 B_{12} 测定仅能作为其缺乏症的筛查试验

答：血清叶酸和维生素 B_{12} 测定目前可用放射免疫法测定。由于该两类物质主要存在于细胞内，而不是在血清中，所以测定血清叶酸或维生素 B_{12} 的水平只能作为筛查试验。就是说，单纯的血清叶酸或维生素 B_{12} 水平下降不能准确判断叶酸或维生素 B_{12} 缺乏症。叶酸缺乏症的诊断尚需结合红细胞叶酸测定；维生素 B_{12} 缺乏症的诊断尚需结合维生素 B_{12} 吸收试验（Schilling 试验）。

244. 为什么测定血清同型半胱氨酸和甲基丙二酸可鉴别叶酸/维生素 B_{12} 缺乏

答：维生素 B_{12} 和叶酸是同型半胱氨酸（homocysteine，Hcy）代谢过程中的重要辅酶，维生素 B_{12} 和叶酸分别为 Hcy 变为蛋氨酸的代谢循环中一碳单位的传递体、蛋氨酸合成酶的辅酶。在叶酸缺乏和维生素 B_{12} 缺乏时 Hcy 均升高；维生素 B_{12} 又是甲基丙二酰辅酶 A 转化为琥珀酰辅酶 A 的重要辅酶，缺乏时该代谢过程受阻，导致甲基丙二酸蓄积。甲基丙二酸水平升高仅见于维生素 B_{12} 缺乏，故可用同型半胱氨酸和甲基丙二酸水平同时测定作为维生素 B_{12} 缺乏与叶酸缺乏的鉴别和随访维生素 B_{12} 缺乏症疗效的一个有用的指标。血清甲基丙二酸和同型半胱氨酸的结果具有较高的敏感性。

检测血清甲基丙二酸和同型半胱氨酸仅限于以下患者：①血清维生素 B_{12} 和叶酸处于临界水平的患者；②难以解释血清维生素 B_{12} 和叶酸检测结果的患者；③当血清维生素 B_{12} 和叶酸均降低时，血清甲基丙二酸升高有助于确定维生 B_{12} 缺乏的诊断；④血清维生素 B_{12} 降低，但存在可解释血清维生素 B_{12} 降低的其他原因（如糖尿病患者或酗酒者出现周围神经病变，酗酒者 MCV 升高，血清维生素 B_{12} 降低但无贫血）。在这些情况下，血清甲基丙二酸和高半胱氨酸有助于维生素 B_{12} 缺乏的诊断。

245. 为什么产前需要测定叶酸和维生素 B_{12}

答：叶酸是广泛分布的水溶族维生素，是体内各种代谢途径中一碳单位转移酶的辅助因子，对于核酸和线粒体蛋白质合成、氨基酸代谢以及其他涉及一碳单位转移的细胞过程，叶酸是必需的。维生素 B_{12} 是甲基丙二酰辅酶 A（CoA）转化为琥珀酰 CoA 的辅助因子；另外，维生素 B_{12} 也是同型半胱氨酸合成甲硫氨酸的辅助因子，参与神经鞘磷脂的形成，并且它与叶酸一起，均为 DNA 合成必需的物质。妊娠期由于胃酸分泌减少，胃肠蠕动减弱，影响叶酸的摄取。此外，对叶酸的需要量也逐渐增加，特别是晚孕期胎儿对叶酸的需要量迅速增加。在此种情况下，若不注意叶酸的补充，孕妇很容易因叶酸缺乏所致的巨幼细胞贫血。缺乏维生素 B_{12} 还可能影响到胎儿中枢神经系统的正常发育。孕妇如患有严重贫血，血液携氧能力减弱，胎盘的氧供和营养物质不足。则会影响胎儿的正常生成，易造成孕妇发生妊高征及并发感染等，严重者可危及生命。因此，妊娠期妇女产前检查血清叶酸和维生素 B_{12} 水平的变化，对了解病情，评估胎儿的营养状态均具有十分重要的临床价值。

246. 为什么会发生巨幼细胞贫血

答：在我国，巨幼细胞贫血以叶酸缺乏者为主，而维生素 B_{12} 缺乏者较少见。巨幼细胞贫血的原因有以下几点：

（1）叶酸缺乏：①摄入减少：膳食不足（蔬菜缺乏或过分烹煮）或酗酒；②需要量增加：主要的原因是妊娠及哺乳、婴幼儿生长及青少年发育期或者是病理状态中的甲状腺功能亢进，溶血性疾病，恶性肿瘤及某些皮肤病（皮肤癌、牛皮癣）；③吸收利用障碍：由于空肠手术后导致的吸收障碍；或者热带性口炎性腹泻、麦胶肠病及乳糜泻，更或为某些药物的作用影响吸收，如：抗癫痫药、磺胺药、氨甲蝶呤、乙胺嘧啶、三甲氧苄氨嘧啶等药物及先天性导致，如缺乏 5，10-甲基四氢叶酸还原酶；④丢失增多：比如血液透析等。

（2）维生素 B_{12} 缺乏：①摄入减少：膳食不足（食物中缺少动物蛋白）；②吸收利用障碍：胃酸缺乏（萎缩性胃炎及全胃切除后）、内因子缺乏（全胃切除、胃黏膜损伤或萎缩、存在内因子抗体的恶性贫血）、慢性胰腺疾病、小肠细菌过多生长、回肠疾患（炎症、手术切除、肿瘤等）；③酶缺陷：先天性钴胺素传递蛋白 Ⅱ 缺乏。

（3）药物抑制 DNA 合成：①嘌呤合成抑制药：应用氨甲蝶呤、巯基嘌呤、硫鸟嘌呤等药物；②嘧啶合成抑制药：应用氨甲蝶呤、6-氮杂尿苷等药物；③胸腺嘧啶合成抑制药：应用氨甲蝶呤、5-氟尿嘧啶等药物；④DNA 合成抑制药：应用羟基脲、阿糖胞苷等药物。

247. 为什么巨幼细胞贫血会出现特殊的血象变化

答：巨幼细胞贫血是由于叶酸和（或）维生素 B_{12} 的缺乏使 DNA 合成障碍所引起的一组贫血。典型特征是造血细胞和非造血细胞因细胞核发育迟缓，出现巨幼改变。巨幼细胞贫血的外周血特点：①血红蛋白和红细胞均减少，为大细胞正色素性贫血：红细胞大小不均，以椭圆形大红细胞多见、着色深，偶见幼红细胞；亦可见巨红细胞、点彩红细胞、嗜多色性红细胞，偶见 Cabot 环、Howell-Jolly 小体及有核红细胞（中、晚巨幼红）；②网织红正常或轻度增多；③白细胞计数正常或轻度减少，粒细胞胞体偏大呈巨幼样变，中性分叶核粒细胞可有核右移现象，分叶增多，多者可达 6～9 叶以上。偶见少数幼稚巨粒细胞；④血小板计数减少，可见巨大血小板；⑤严重时全血细胞减少，有巨幼变。

248. 为什么大细胞性贫血不一定就是巨幼细胞贫血

答：大细胞性贫血是指红细胞平均体积（MCV）>100fl，红细胞直径>10μm 的贫血。导致大细胞性贫血的病因较为复杂，其中营养性巨幼细胞贫血是较为常见的病因，主要由于缺乏维生素 B_{12} 和（或）叶酸导致细胞核内脱氧核糖核酸（DNA）合成障碍，但核糖核酸（RNA）合成则所受影响不大，使得细胞内 RNA／DNA 比值增大，胞核发育滞后于胞质，造成细胞体积的增大。此外，大细胞性贫血还可见于骨髓增生异常综合征（MDS）、慢性再生障碍性贫血（aplastic anemia，AA）、溶血性贫血（hemolyticanemia，HA）和白血病等。因此，对于大细胞性贫血，诊治时应全面考虑，对部分不能确诊者可定期随访密切观察。由于大细胞性贫血不一定就是巨幼细胞贫血，因此既要仔细观察骨髓象中各系统有无病态造血，还要排除上述各种疾病。

249. 为什么巨幼细胞贫血会出现全血细胞减少

答：这是因为巨幼细胞贫血时，细胞的脱氧核糖核酸（DNA）合成减慢，细胞停留在有丝分裂前期，很多巨型的幼红细胞在骨髓内未到成熟阶段即遭到破坏。铁代谢动态的研究显示为红细胞的无效应生成，红细胞的寿命约为正常人的 $1/2 \sim 1/3$，血浆铁运转率比正常人高 $3 \sim 5$ 倍，而幼稚红细胞对铁的摄取率不高，血清铁及转铁蛋白饱和度增高，骨髓及肝内均有铁沉积。近年的研究提示，叶酸缺乏性巨幼细胞贫血时，骨髓红系造血祖细胞形成红细胞早期（爆式）集落形成单位（erythrocytic burst-forming unit，BFU-E）、红系集落形成单位（colony forming unit-erythroid，CFU-E）及巨核细胞集落形成单位（colony forming unit-megakaryocyte，CFU-MK）的数量较正常明显增多，而这些造血祖细胞分化发育至晚期成熟阶段的过程中大部分遭到了破坏，出现严重的无效造血现象。许多实验证实，叶酸缺乏时发生了细胞增殖受抑制和过度凋亡；粒细胞和血小板亦有减少，这与骨髓内粒系及巨核系细胞亦有类似的 DNA 合成障碍和成熟障碍有关。

250. 为什么骨髓形态学检查对巨幼细胞贫血的诊断起决定性作用

答：骨髓形态学检查对巨幼细胞贫血（巨幼贫）的诊断起决定性作用，特别发现粒系细胞巨幼变对疾病早期的诊断具有重要价值。巨幼贫的骨髓形态观察发现，有核细胞增生活跃或明显活跃，以粒、红、巨三系均出现巨幼变为特征。红系细胞增生明显增多，各系细胞均有巨幼变，以红系细胞最为显著。红系各阶段细胞的体积均较相应正常细胞为大，胞质比胞核发育成熟（核质发育不平衡），核染色质呈分散的颗粒状浓缩。类似的形态改变亦可见于粒细胞及巨核细胞系，以晚幼和杆状核粒细胞更为明显。骨髓形态学变化程度与叶酸和（或）维生素 B_{12} 水平有关，因此，骨髓涂片形态学检查不仅是诊断巨幼细胞贫血的好方法，而且也是了解患者营养缺乏程度的手段之一，在巨幼细胞贫血的诊治和疗效观察中都具有决定性意义。

251. 为什么细胞化学染色对巨幼细胞贫血的鉴别诊断有一定的价值

答：细胞化学染色是根据化学反应的原理对细胞的固有化学成分及其代谢产物作出定位、定性或半定量的判断，应用涂片染色的方法，观察细胞化学成分及其变化的重要方法。①过碘酸雪夫染色（PAS）：幼红细胞多数呈阴性，偶见弱阳性。巨幼细胞贫血在临床上要注意与其他疾病导致的巨幼变（类巨变）鉴别。后者与叶酸或维生素 B_{12} 缺乏无明显关系，由骨髓增生异常综合征、红血病等恶性疾病所致的巨幼样变，其 PAS 染色幼红细胞可呈阳性。所以通过 PAS 染色可辅助鉴别这两类疾病；②铁染色：骨髓细胞外铁与内铁常增加。通过铁染色可以确定患者是否同时存在缺铁或存在环形铁粒红细胞，从而有助于疾病的诊断及鉴别诊断。

（孙恒娟）

第三节　溶血筛查试验

252. 为什么将网织红细胞作为溶血筛查指标

答：网织红细胞（Ret）是晚幼红细胞脱核后到完全成熟的红细胞之间的过渡型细胞。网织红细胞离开骨髓进入血流后，逐渐丢失其嗜碱性物质核糖核酸（RNA），过程需 $2 \sim 3$ 天，其中约 24 小时在循环血液中，假如骨髓释放红细胞功能正常，在循环血中的时间正常，则血中网织红细胞计数是骨髓红细胞生成功能的最简单而有价值的指标。网织红细胞正常范围成人 0.5% ~ 1.5%，绝对值（24 ~ 84）×10⁹/L；新生儿 2.0% ~ 6.0%，绝对值（144 ~ 336）×10⁹/L。网织红细胞增多，反映骨髓红细胞系统增生旺盛，多见于溶血性贫血和失血性贫血等，但溶血性贫血增多尤为显著，故可将网织红细胞计数作为溶血筛查指标；网织红细胞减少，反映骨髓红细胞系统增生低下的标志，如再生障碍性贫血。网织红细胞也是抗贫血治疗疗效观察的一个重要指标，如出现网织红细胞高峰，则预示治疗有效；反之溶血性贫血患者网织红细胞下降往往表示溶血减轻。

253. 为什么检测网织红细胞需进行特殊染色

答：网织红细胞是晚幼红细胞脱核后到完全成熟的红细胞之间的过渡型细胞，由于其胞质中尚存在嗜碱性的 RNA 物质，且这种 RNA 以弥散胶体状态存在。常规血细胞染色法如 Wright 染色对细胞进行了固定，即使网织红细胞的核酸物质着色，也难以在普通显微镜下识别。网织红细胞必须经活体或特殊染色即煌焦油蓝染液染色后，背景颜色明亮清晰，胞质中可见有蓝黑色网状结构，才可用显微镜识别或经仪器分类计数。根据碱性物质染色结构，可将网织红细胞分为：Ⅰ 型，致密丝团状；Ⅱ 型，松散状；Ⅲ 型，枝点状；Ⅳ 型，细颗粒状。各型网织红细胞其实是其不同的发育阶段，由点粒型网织红细胞发育为成熟红细胞。生理状态下，Ⅰ 型、Ⅱ 型只存在于骨髓，Ⅲ 型仅有少量释放到外周血，故外周血中以 Ⅳ 型为主。在采用血液分析仪流式细胞法，将特殊荧光染料与网织红细胞中的 RNA 结合，可将网织红细胞分为：低荧光强度网织红细胞（low fluorescence reticulocytes，LFR）、中荧光强度网织红细胞（middle fluorescence reticulocytes，MFR）以及高荧光强度网织红细胞（high fluorescence reticulocytes，HFR）。荧光越高，表示网织红细胞含核酸越多，细胞也就越幼稚。LFR 参考范围在 87.8% ~ 98.6%；MFR 为 1.8% ~ 12.5%；HFR 为 1.8% ~ 12.5%。

254. 为什么网织红细胞相关参数的检测可作为贫血鉴别诊断的筛查试验

答：网织红细胞（Ret）是骨髓释放的未完全成熟的红细胞，它反映骨髓红细胞系的增生情况。全自动血液分析仪检测 Ret 是根据其成熟程度进行分群的，可分为低荧光强度网织红细胞（LFR）、中荧光强度网织红细胞（MFR）和高荧光强度网织红细胞（HFR），并计算出未成熟网织红细胞指数（immature reticulocytesfraction，IRF），以反映 Ret 的成熟程度。LFR 是接近成熟的 Ret，HFR 为较幼稚的 Ret，MFR 介于两者之间；IRF 是外周血中未成熟 Ret 与总 Ret 的比率，IRF 越大表示不成熟 Ret 越多，这种幼稚 Ret 水平的改变一般比血红蛋白和临床症状的变化更早，可反映最新从骨髓释放入血的红细胞数量，是评价红细胞生成活性的早期敏感指标。健康人外周血中幼稚 Ret 数量较少，IRF 较低，LFR%较高；在骨髓受到贫血刺激时，较多的幼稚 Ret 被释放到外周血中致使 HFR% 和 IRF 水平升高。Ret 的其他相关参数还包括：平均网织红细胞体积（mean reticulocytes volume，MRV）、平均球形红细胞体积（mean spherical red cell volume，MSCV）、强光散射网织红细胞绝对值（high light scatter reticulocyteabsolute value，HLR#）和强光散射网织红细胞百分比（high light scatter reticulocyte percentage，HLR%）等。在红细胞破坏增多或生成不足等原因所致的贫血中，检测 Ret 及其相关参数可作为贫血鉴别诊断的筛查指标以及骨髓造血系统抑制或恢复的敏感指标。网织红细胞相关参数在不同类型贫血中的检测结果见表 2-1。

表2-1　网织红细胞相关参数在不同类型贫血中的检测结果

贫血类型	Ret%	Ret#	IRF	HLR%	HLR#	MRV	MSCV
溶血性贫血	↑↑	↑↑	↑↑	↑↑	↑↑	↑↑	↑↑
缺铁性贫血	↑	↑	↑	↑	↑	↓↓	↓↓
再生障碍性贫血	↓↓	↓↓	↓↓	↓↓	↓↓	N	N
肾性贫血	N	N	↓↓	N	N	N	N
急性白血病	↓↓	↓↓	↓↓	↓↓	↓↓	N	N

注：↑，轻微升高；↑↑，显著升高；↓↓，显著降低；N，无显著变化

255. 为什么要检测尿含铁血黄素

答：当血管内溶血时，血中游离血红蛋白增多，大部分通过肾滤过从尿排出，小部分被肾小管上皮细胞吸收分解，以含铁血黄素的形式沉积于细胞内，而后随细胞脱落由尿排出。尿中含铁血黄素是不稳定的铁蛋白聚合体，其中的 Fe^{3+} 离子与亚铁氰化钾作用，在酸性环境下产生普鲁士蓝色的亚铁氰化铁沉淀。尿沉渣肾小管细胞内外可见直径 $1\sim3\mu m$ 的亮蓝色颗粒。尿含铁血黄素检查对诊断慢性血管内溶血有重要意义，阳性主要见于阵发性睡眠性血红蛋白尿症、行军性血红蛋白尿症、自身免疫溶血性贫血、严重肌肉疾病等。但急性溶血初期，虽然有血红蛋白尿，但上皮细胞内尚未形成可检出的含铁血黄素颗粒，或肾小管上皮细胞未处于新陈代谢的脱落期，此时本试验可呈阴性，故应反复检查。

256. 为什么可用普鲁士蓝反应检测尿含铁血黄素

答：含铁血黄素是一种血红蛋白源性色素，为金黄色或棕黄色颗粒，因其含铁呈金黄色，故称为含铁血黄素。当红细胞被吞噬细胞吞噬后，在溶酶体酶的作用下，血红蛋白被分解为不含铁的橙色血质和含铁的含铁血黄素。普鲁士蓝，化学名称亚铁氰化铁。普鲁士蓝反应又称为含铁血黄素染色，其染色原理为，亚铁氰化钾溶液使三价铁离子（Fe^{3+}）从蛋白质中被稀盐酸分离出来，Fe^{3+} 与亚铁氰化钾反应，生成一种不溶解的蓝色化合物即三价铁的亚铁氰化物普鲁士蓝，所以该反应被称为普鲁士蓝反应。当尿中存在含铁血黄素时，其中高铁离子与亚铁氰化物作用，在酸性环境中产生蓝色的亚铁氰化铁沉淀，存在于尿沉渣的上皮细胞内。普鲁士蓝反应是经典的组织化学染色，是显示组织内三价铁的一种敏感、传统的方法。该染色法可以很好地区分含铁血黄素与其他色素。

257. 为什么尿含铁血黄素检测不能反映早期血管内溶血

答：血管内溶血致使循环中游离血红蛋白增加，如果溶血轻微，释放的微量血红蛋白可与循环中的结合珠蛋白完全结合；当大量溶血时，结合珠蛋白耗尽，血红蛋白被溶酶体解离成分子量34 000的二聚物即铁蛋白微粒。后者集结成的色素颗粒，呈棕黄色，具折光性，含高铁成分，足以从肾小球滤过并被近曲小管重吸收，最终在肾小管上皮细胞内堆积，通过尿液排出，形成含铁血黄素尿。虽然尿含铁血黄素检测（Rous试验）对判断溶

血部位，特别是对诊断慢性血管内溶血有重要意义。由于在溶血初期，虽然有血红蛋白尿，但上皮细胞内尚未形成可检出的含铁血黄素颗粒，或肾小管上皮细胞未处于新陈代谢的脱落期，此时本试验可呈阴性，所以，Rous 试验阳性一般在血管内溶血的中后期出现，然而 Rous 试验阴性也不能排除血管内溶血存在的可能。

258. 为什么血浆游离血红蛋白测定是判断血管内溶血的直接证据

答：血浆游离血红蛋白（free hemoglobi，FHb），是测定血浆中血红蛋白的含量。正常情况下，红细胞寿命为 120 天，衰老的红细胞在脾脏等单核-吞噬细胞系统器官中被破坏，分解为血红蛋白，血红蛋白再逐步降解为铁、珠蛋白、胆红素等。正常 FHb 浓度为 0 ~ 40mg/L。在血管内溶血时，血红蛋白直接释放入血，血浆内游离血红蛋白含量增多。因此，血浆游离血红蛋白增高可作为判断血管内溶血的直接证据。血浆游离血红蛋白测定是检测有无溶血和判断血管内溶血的常规筛查方法。但当血管内发生少量溶血时，血浆中的游离血红蛋白（FHb）可与血清结合珠蛋白（haptoglobin，Hp）结合形成复合物（FHHp）而被肝脏单核-吞噬细胞系统清除，只有当血浆中 FHb 超过 Hp 的结合能力时，血浆 FHb 含量才增高，因此 FHb 测定不如 Hp 测定敏感。

259. 为什么血浆游离血红蛋白的测定会产生基质效应

答：样品中除分析物以外的组分，常对分析物的检测过程有干扰作用，并影响检测结果的准确性，这些影响和干扰被称为基质效应。产生基质效应的原因有检测的仪器、试剂、方法、质控和技术等。由于测定血浆游离血红蛋白是采用邻联甲苯胺法，其原理是基于 Hb 中亚铁血红素在过氧化氢的参与下使无色的邻-联甲苯胺脱氢而显蓝色，属于氧化还原反应。然而，血浆中有许多还原性物质（如维生素 C 等），多种还原性物质共同作用就会产生明显血浆游离血红蛋白测定的基质效应。

260. 为什么可用色原比色定量法测定血浆游离血红蛋白

答：测定血浆游离血红蛋白的方法有色原比色定量法、直接分光光度法和免疫学检测法等。临床上常用的是色原比色定量法。血红蛋白中亚铁血红素具有类过氧化物酶活性的作用，在过氧化氢（H_2O_2）参与下，可催化 H_2O_2 释放新生态氧，使无色的邻联甲苯胺发生脱氢氧化而呈蓝色，吸收峰在 630nm 处，加入强酸（pH 1.5）后呈黄色，吸收峰为 435nm。根据颜色深浅，与同时测定的标准血红蛋白液对照，可求出血浆游离血红蛋白的含量。经典方法虽用联苯胺做色原，因其具有致癌性，但可采用 2,4,6-三溴-三羟基苯甲酸（HBHBA）做色原，灵敏度及准确性都提高，且无毒性，因此，可用色原比色定量法来测定血浆游离血红蛋白。

261. 为什么血浆中会出现游离血红蛋白

答：血浆游离血红蛋白发生的原因有很多，多见于物理因素、非物理因素和其他因素：①物理因素：正常情况下，血液在血管内呈流线型流动，但使用体外循环如体外循环心脏手术、血液透析、心脏瓣膜置换术后等机械循环辅助装置后，由于血管管路的狭窄或阻塞、泵头转动，会产生"湍流"或"非流线型"血流，造成对红细胞的破坏；另外，血液在管道和插管中突然发生容积和剪切应力的改变，可导致明显的溶血。②非物理因素：主要有心脏手术及体外循环开始后，血浆系统及血细胞即被体外循环中各种非生理状况所激活，造成广泛性炎症细胞被活化，引发"瀑布"样级联反应，导致全身炎症反应综合征（systemic inflammatory response syndrome，SIRS）；红细胞为双凹圆盘状，细胞膜与血浆接触面积是机体细胞中最大者，红细胞不停地流经各组织的微循环时又需随时变形，这些结构和功能特点使红细胞在炎性介质的攻击中受损的程度远比其他细胞严重。自由基是机体正常代谢产物，同时也是一种极具破坏性的炎性介质，可攻击细胞膜的膜性结构，发生脂质过氧化反应。目前已知体外循环中氧自由基等炎性介质的增加是体外循环过程中造成红细胞损伤的重要非物理性因素。③其他因素：如免疫因素和遗传因素等。多见于遗传性和免疫性溶血性贫血、阵发性睡眠性血红蛋白尿症、阵发性冷性血红蛋白尿症、阵发性行军性血红蛋白尿症、黑尿热、冷凝集素病、溶血性输血反应等。

262. 为什么轻微溶血时不会出现血浆游离血红蛋白水平升高

答：血浆中的血浆游离血红蛋白（FHb）可与结合珠蛋白（Hp）结合后被输送至肝脏分解。Hp 的主要功能是结合 FHb，形成稳定的 Hp-Hb 复合物，Hp-Hb 复合物因分子量大，不能通过肾小球滤膜而经尿液排出，可阻止亚铁血红素的漏失并防止溶血导致的肾脏受损，血浆中的游离血红蛋白可与 Hp 结合而被肝脏单核-吞噬细胞系统清除。当血浆中增高的 FHb 超过结合珠蛋白的结合能力时，剩余的 FHb 少部分与血浆中的血结素结合；一部分转变为高铁血红蛋白，与血浆中白蛋白结合形成高铁血红素白蛋白，最后在肝脏降解；当血浆 FHb 浓度超过肾阈值时即通过肾脏排泄，形成血红蛋白尿。轻微溶血时，血浆中的游离血红蛋白尚未超过 Hp 的结合能力，故不会出现血浆 FHb 浓度的升高。

263. 为什么结合珠蛋白测定具有重要意义

答：结合珠蛋白（Hp）又称触珠蛋白，是血清 α_2 球蛋白组分中的一种酸性糖蛋白，广泛存在于人类和许多哺乳动物的血清及其他体液中，其主要功能是通过与游离血红蛋白结合形成 Hp-Hb 复合物，该复合物可被网状内皮细胞迅速清除；但该复合物因分子量大，不能通过肾小球滤膜而经尿液排出，Hp 将 Hb 运至肝中代谢，故可阻止亚铁血红素的漏失，且可防止溶血导致的肾脏受损。此外，结合珠蛋白作为一种急性期蛋白，在参与宿主抗感染、损伤组织的修复以及内环境稳定的过程中起到重要作用，其血清含量在感染、创伤、炎症、肿瘤、心肌梗死等病理状态时显著升高。除以上的功能外，Hp 尚有抗氧化活性、抑制前列腺素合成、抑制细菌、促进血管生成及重要的免疫作用。由于 Hp 功能广泛，所以，Hp 检测具有重要的临床意义。

264. 为什么溶血时血清结合珠蛋白含量会下降

答：结合珠蛋白的主要功能是与游离血红蛋白结合成稳定的复合物，然后被单核-吞噬细胞系统吞噬掉。当某种原因诱发红细胞在血管内破坏时，大量血红蛋白会释放到血液循环中，血红蛋白可以从人的肾脏滤过，造成肾脏损害。当结合珠蛋白与游离血红蛋白结合成稳定的复合物后，由于其分子较大，不能从肾脏排出，这样可以阻止血红蛋白从肾小球滤过，避免游离血红蛋白对肾小管的损害。结合珠蛋白与游离血红蛋白结合成复合物后，呈现出新的抗原决定簇，可被单核细胞、吞噬细胞表面的血红蛋白清除受体（CD163）所识别并结合，之后被吞噬降解，从而除去了血液循环中游离的血红蛋白，所以，发生溶血（尤其是血管内溶血）时会出现血清结合珠蛋白含量下降。

265. 为什么采用免疫比浊法测定血清结合珠蛋白含量

答：免疫比浊法是依据结合珠蛋白是一种人体蛋白质，蛋白质具有抗原性，本法是利用抗原抗体结合后产生凝聚的原理，设计的一种测定方法。利用血清样品中的结合珠蛋白（抗原）与试剂中相应的特异性抗体结合，形成不溶性的免疫复合物，反应液吸光度的改变与样品中结合珠蛋白的含量呈正相关。此法的优点是患者血清不需要特殊的处理，便可在全自动生化分析仪上进行常规测定，结果是直接显示结合珠蛋白的含量，具有简单、快速、准确度高、重复性好、有较强的抗干扰能力等特点。因此，目前主要采用免疫比浊法测定血清结合珠蛋白含量。

266. 为什么血清结合珠蛋白测定有助于区分血管外和血管内溶血

答：因为血管内溶血时，红细胞在血液循环中被破坏，血红蛋白直接释放于血浆中，血浆中的血红蛋白与结合珠蛋白（Hp）结合增多，使血清中 Hp 减少或消失，电泳中在其位置前面即可出现一条高铁血红素白蛋白区带。血管外溶血主要是由于红细胞膜骨架或血红蛋白结构异常等原因造成红细胞变形性下降，红细胞在单核-吞噬细胞系统的吞噬细胞内被破坏。由于血管外溶血时，血浆游离血红蛋白水平无显著升高，血清中结合珠蛋白含量足够，不会出现明显下降，电泳中也不会出现高铁血红素白蛋白区带，因此，血清结合珠蛋白有助于区分血管外和血管内溶血。

267. 为什么血清结合珠蛋白含量下降不一定是血管内溶血所致

答：结合珠蛋（Hp）的主要功能是能与红细胞破坏释放出的游离血红蛋白（FHb）结合，每个分子的 Hp 可以不可逆地结合 2 个分子的 Hb 形成复合物。该复合物在肝细胞内被降解，氨基酸和铁可被机体再利用。Hp 的生物合成主要在肝脏，脾、淋巴结、胸腺等单核-吞噬细胞系统细胞中合成，主要在肝脏被降解。所以，急性肝炎、重症肝炎以及肝硬化等情况下，肝脏合成 Hp 功能低下，会导致 Hp 水平下降；此外，先天性无结合珠蛋白血症患者也会出现血清结合珠蛋白水平下降。所以不能把血清结合珠蛋白含量下降作为血管内溶血的特异性指标。

268. 为什么测定血清结合珠蛋白时要注意发病与采血间隔时间

答：在急性血管内溶血突发时由于血液循环中的血清结合珠蛋白（Hp）可以结合 3g以上的 Hb，使 Hp 的含量急剧降低；在急性溶血后 1 周由于肝脏合成增加，此时测定 Hp降低可不明显。此外，Hp 的合成还受多种因素的影响，如肝脏疾病、感染性疾病、自身免疫性疾病、冠状动脉疾病及血管闭塞性疾病等。因此，为了排除多种因素的影响，应注意发病与采血的间隔时间。

269. 为什么在严重血管内溶血时血浆高铁血红素白蛋白试验阳性

答：血液中的白蛋白和血红素结合蛋白（hemopexin，Hx）均能特异地结合血红素，血红素与 Hx 的亲和力远高于与白蛋白的亲和力。溶血时，当血清结合珠蛋白（Hp）耗尽后，血浆中游离血红蛋白可被氧化为高铁血红蛋白，它再分解为珠蛋白和高铁血红素，后者先与血中 Hx 结合成复合物运送到肝脏降解；当 Hx 也消耗完后，高铁血红素与白蛋白结合形成高铁血红素白蛋白，后者与硫化铵形成一个易识别的铵血色原，用光谱仪或分光光度计检测，于绿光区或 558nm 波长处有一最佳吸收区带。所以检测血浆高铁血红素白蛋白可了解发生溶血的程度，只有严重溶血时血中 Hp 和 Hx 均耗尽时，高铁血红素才与白蛋白结合形成高铁血红素白蛋白，因此，血浆高铁血红素白蛋白试验阳性说明机体存在严重血管内溶血，是严重血管内溶血的一项指标，但阴性不能排除血管内溶血存在。因为轻中度溶血时，血中 Hp 和 Hx 均未耗尽，高铁血红素不会与白蛋白结合形成高铁血红素白蛋白。

270. 为什么可用分光光度法检测血浆高铁血红素白蛋白

答：分光光度法是通过测定被测物质在特定波长处或一定波长范围内光的吸光度或发光强度，对该物质进行定性和定量分析的方法。在分光光度计中，将不同波长的光连续地照射到一定浓度的样品溶液时，便可得到与不同波长相对应的吸收强度。如以波长（λ）为横坐标，吸收强度（A）为纵坐标，就可绘出该物质的吸收光谱曲线。血浆中游离血红蛋白可被氧化为高铁血红蛋白，它再分解为珠蛋白和高铁血红素，后者先与血中的血红素结合蛋白（Hx）结合；Hx 消耗完后，高铁血红素与白蛋白结合形成高铁血红素白蛋白，后者与硫化铵形成一个容易识别的铵血色原，用分光光度法观察结果，在绿光区 558nm 处有一最佳吸收区带。所以可以分光光度法检测血浆高铁血红素白蛋白。

271. 为什么要进行红细胞寿命测定

答：将标记放射性核素^{51}Cr 红细胞注入血液循环后，逐日观察其消失率，记录成活曲线，以其在血液循环中消失 1/2 所需要的时间（半衰期，T1/2）表示红细胞寿命。红细胞寿命测定已广泛应用于溶血性疾病的诊断、贫血原因不明时的鉴别诊断、溶血机制的探讨、溶血性贫血患者药物治疗和手术的效果观察，血库工作和免疫血液学的研究。由于红细胞正常寿命是 100～130 天（平均约 125 天），溶血性贫血时，红细胞寿命缩短，约为 14 天；再生障碍性贫血和脾功能亢进红细胞寿命缩短，为 15～29 天；慢性肾衰时，红细胞半衰期显著缩短。红细胞寿命测定能反映平均红细胞消亡状态，通过分析红细胞寿命缩短的原因，可确认是由于红细胞自身缺陷而致红细胞寿命缩短，还是由于患者体内某些外界因素而致细胞寿命缩短，而患者本身红细胞是正常的。因此需进行红细胞寿命测定。

272. 为什么严重溶血时红细胞寿命会缩短

答：红细胞内在缺陷（或）外在因素均可造成红细胞寿命缩短。

（1）内在缺陷：①红细胞表面积与体积之比（S/V）下降：形态上出现棘形，球形等变化，使膜骨架的网状结构稳定性及伸展性降低，与膜脂双层结合松弛，使红细胞膜骨架蛋白中的肌凝蛋白聚集增加，导致红细胞畸形，变形性降低，脆性增加；②血红蛋白氧化变性：形成高铁血红蛋白沉积于红细胞内，使红细胞内黏度增加，变形性下降；③红细胞膜的完整性遭破坏：脂质膜受损，形成膜孔，内液外漏，细胞皱缩，变形性下降；④膜上的 Na^+-K^+-ATP 酶活性降低：导致红细胞内 Na^+ 含量增加，水分被动进入细胞内，从而使红细胞体积增加，出现口形、类球形等异形改变膜通透性增加，细胞内钙离子超载，细胞肿胀，变形性下降。变形的红细胞促进吞噬细胞的识别，结合增加，脾脏清除增加，致红细胞寿命缩短。

（2）外在因素：①物理因素：如长时间行走导致的行军性血红蛋白尿，大面积烧伤等；②化学因素：砷化物、硝基苯、苯胺、药物等引起的血管内/外溶血；③生物因素：溶血性链球菌、疟原虫、产气荚膜杆菌、蛇毒、蜘蛛毒等引起的血管内溶血；④免疫因素：脾功能亢进等引起的血管外溶血。

因此，红细胞内在缺陷或外在因素导致溶血发生时，会引起红细胞寿命缩短。

273. 为什么服用维生素 C 或 3 周内输血的人不适宜红细胞寿命测定

答：采用放射性铬（^{51}Cr）法测定红细胞寿命是因为 ^{51}Cr 存在于化合物 $Na_2^{51}CrO_4$ 中，此种 Cr 为六价的阴离子型，能穿透红细胞膜而紧附在血红蛋白分子的珠蛋白上；同时，六价铬在细胞内变成阳离子三价铬，即不能穿透细胞膜，所以当标记 ^{51}Cr 的红细胞破坏后所释放出来的 ^{51}Cr 就不会再标记其他的红细胞。这样，随血液中红细胞的破坏及因之而放出的 ^{51}Cr 离开血流，血液中 ^{51}Cr 的浓度逐渐下降，由此来测红细胞寿命。因用 ^{51}Cr 标记红细胞的 ^{51}Cr 是放射性核素六价，而维生素 C 具有还原性，可使六价 ^{51}Cr 还原成三价而不能穿透红细胞，导致红细胞的标记率降低。因此服维生素 C 的人群不适宜红细胞寿命测定。另外，检查前 3 周及检查期间要避免输血，以保证 ^{51}Cr 标记的是自身红细胞以及标记红细胞不被非标记红细胞所稀释，否则会影响测定结果。

274. 为什么红细胞寿命测定不作为溶血常规筛查项目

答：红细胞寿命测定当前已应用于溶血性疾病的诊断、贫血原因不明时的鉴别诊断、溶血机制的探讨、溶血性患者药物治疗和手术治疗的疗效观察，但 ^{51}Cr 标记法测定红细胞寿命的方法学较为复杂，受到一定限制：①需用核素，价格昂贵及需专业技术人员和设施；②需做体内试验，且试验周期长，此期间不能输血或过多抽血，有可能干扰治疗；③存在生物差异；④^{51}Cr 有逸脱现象。因此，不作为溶血常规筛查项目。

275. 为什么可以用多种方法来筛查溶血

答：溶血即红细胞破坏，由于红细胞破坏后其内容物释放（血浆游离血红蛋白及其分解产物、乳酸脱氢酶同工酶）引起的诸多实验室指标变化（如血清结合珠蛋白、血红蛋白尿、含铁血黄素尿、高铁血红素白蛋白复合物、总胆红素、间接胆红素、尿胆原、粪胆原等），均可直接或间接反映红细胞的过度破坏，所以为了进行溶血的筛查，可选择针对性的实验室检测项目，见表 2-2。

表2-2　筛查溶血的实验室检测项目

检验项目	参考范围（方法）	筛查溶血性贫血意义
血清游离血红蛋白测定（FHb）	<0.05g/L（荧光光度法）	急性血管内溶血升高
血清结合珠蛋白测定（Hp）	<0.7~1.5g/L（荧光光度法）	急性血管内溶血减低/缺如
血红蛋白尿（HbU）	阴性	阳性见于急性血管内溶血
尿含铁血黄素测定（HS）	阴性（铁染色法）	阳性见于慢性血管内溶血
间接胆红素测定（UCB）与总胆红素测定（STB）	UCB 1.7~10.2μmol/L（重氮法 STB 3.4~17.1μmol/L 和氧化酶法）	UCB明显升高，STB增高
网织红细胞百分比（Ret%）与网织红细胞绝对值计数（Ret#）	Ret%0.5%~1.5% Ret# 24~84×10^9/L	Ret%和Ret#均增高
红细胞形态异常	无	血管内溶血可见，血管外溶血多见
红细胞寿命测定	25~32天（放射^{51}Cr法）	缩短

276. 为什么用外周血细胞涂片可以粗略判断骨髓红系代偿性增生

答：造成骨髓红细胞系统（红系）代偿性增生的原因：①造血原料缺乏，例如铁、叶酸和维生素 B_{12} 缺乏；②某种原因破坏增加，例如溶血性贫血；③失血过多：例如长期慢性失血或一次性大出血等。骨髓代偿性增生的外周血标志为：①网织红细胞增多：溶血性贫血时，外周血中网织红细胞可达5%~20%；②周围血中出现幼稚血细胞：多见晚幼红细胞、大红细胞、嗜多色性红细胞以及红系增生产物，如卡波环、豪-焦小体、嗜碱性点彩颗粒等。因此，利用外周血细胞涂片可以粗略判断骨髓红系代偿性增生。

277. 为什么血管内溶血和血管外溶血的临床及实验室特点有所不同

答：溶血分为血管内与血管外溶血，当红细胞受损伤程度较重时直接在血管内破坏即为血管内溶血；红细胞所受的损伤较轻，在肝、脾等单核-吞噬细胞系统内被吞噬细胞识别并破坏，称为血管外溶血。不同原因导致红细胞在不同场所被破坏后，其降解产物造成的临床和实验室特点各异。血管内溶血和血管外溶血的不同点见表2-3。

表2-3　血管内溶血和血管外溶血的特点对比

不同点	血管内溶血	血管外溶血
病因	获得性红细胞外在因素多见	遗传性红细胞内在因素多见
临床经过	多为急性，也可慢性	多为慢性
贫血	较重	较轻，溶血危象时加重
黄疸	明显	可轻、可重

不同点	血管内溶血	血管外溶血
红细胞形态异常	可见	多见
游离 Hb 增高	明显	无或轻
血红蛋白尿	常见	无
结合珠蛋白降低	明显	无或轻
含铁血黄素尿	慢性多见	无

（李　丹）

第四节　红细胞膜缺陷性溶血检验与疾病

278. 为什么红细胞渗透脆性试验是红细胞膜缺陷性溶血性贫血的筛查试验

答：正常红细胞呈双凹圆盘状，有利于摄取氧气；它具有柔韧性、易于变形并穿过微血管（直径 $2\sim3\mu m$），这一性能的完成，要依靠红细胞膜脂质双层。当先天或后天因素影响到红细胞的膜及其成分时，其表面积改变，变形能力下降导致红细胞破坏。红细胞渗透脆性试验（osmotic fragility test，OFT）是测定红细胞在不同浓度的低渗盐水溶液中的吸水膨胀能力。红细胞在低渗盐水溶液中，水分透过细胞膜进入细胞内，使红细胞逐渐胀大以至破裂、溶血。将红细胞加于一系列不同浓度的低渗盐水中，检测溶血程度，可以测定红细胞的抵抗力。渗透脆性主要受红细胞表面积和体积比率的影响。正常红细胞在低渗盐水中膨胀的适应性较大，当红细胞膜有缺陷时，其表面积/体积比例缩小（如球形红细胞）则脆性增加，抵抗力较小；比例增大（如靶形红细胞或镰刀状红细胞）则脆性减低，说明其对低渗盐水抵抗力较大。因此，该试验主要用于遗传性红细胞膜缺陷性溶血性贫血（如球形或椭圆形红细胞增多症等）和地中海贫血等的筛查。

279. 为什么红细胞渗透脆性试验可用于地中海贫血的筛查

答：红细胞渗透脆性试验（OFT）是测定红细胞对低渗溶液的抵抗能力，其抵抗力主要取决于红细胞表面积与体积的比值。表面积大而体积小者，对低渗盐水抵抗力较大（脆性小），反之则抵抗力较小（脆性大）。地中海贫血基因携带者的红细胞是呈小细胞低色素性，表面积较大的靶形红细胞增多。应用红细胞脆性低于正常值来判断地中海贫血携带者，可为诊断地中海贫血提供初步依据。红细胞渗透脆性试验中，如红细胞膜对渗透压的抵抗力降低，脆性结果将移前，故应选用开始溶血升高作为判断依据；如红细胞膜对渗透压抵抗力增大，脆性结果将移后，则宜用完全溶血的低渗盐浓度降低作为判断依据。因此，用 OFT 对地中海贫血进行检测时，应选用完全溶血作为检测指标。值得注意的是，红细胞脆性对基因型为 -αα/αα 地中海贫血和 α-地中海贫血合并缺铁性贫血以及缺铁性贫血样品容易漏检，其中以孕妇的漏检率最大，故不宜作为妊娠期间筛查地中海贫血的方法。

280. 为什么渗透脆性试验会有较多影响因素

答：通常采用不加抗凝剂或肝素抗凝的静脉血加入事先配好的一系列不同浓度的低渗

盐水中，进行红细胞渗透脆性试验。影响该试验的因素有：①抗凝剂：不用乙二胺四乙酸二钾（Ethylene diamine tetraacetic acid，EDTA-K_2）抗凝剂，因它会使血浆渗透压明显升高；不用枸橼酸钠抗凝剂，因它会使血浆渗透压降低；②其他影响因素还有：每次待检标本数不宜太多，20～25 例较佳；标本必须直接注入试剂中，不可沿管壁加入；严格控制水浴温度在37℃恒温水浴条件下测定，温育时间也须严格控制，否则容易导致红细胞脆性增大；检测前患者切勿饮酒，因乙醇分解后产生的乙醛浓度不断增加会导致对红细胞膜的固化修饰；注射高浓度葡萄糖对结果也有影响，可使渗透脆性增加和膜脂质过氧化损伤等。因此，在进行该试验时应考虑到上述因素对试验结果的影响。

281. 为什么有些患者需要做红细胞孵育渗透脆性试验

答：由于渗透脆性试验（OFT）对诊断遗传性球形红细胞增多症（hereditary spherocytosis，HS）的敏感度较低（约68%），且不易诊断轻型 HS。红细胞孵育渗透脆性试验（incubated osmotic fragility test，IOFT）是将红细胞经37℃孵育24小时后再进行渗透脆性试验。红细胞内渗透压的维持与钠泵功能密切相关，红细胞经孵育后，细胞内储存的腺苷三磷酸（adenosine triphosphate，ATP）大量消耗，钠泵功能减弱，钠离子在细胞内聚集，水分进入细胞内使其膨胀，脆性增加，该试验提高了渗透脆性试验的敏感性，表现为正常红细胞的渗透脆性仅轻度升高，而孵育加重了 HS 患者红细胞的缺陷，使渗透脆性更易显现出来，开始溶血时氯化钠（NaCl）浓度较正常对照高出 0.08% 则为阳性。HS、遗传性非球形红细胞溶血性贫血（Ⅱ型）在孵育后脆性明显增加，进行孵育渗透脆性试验对发现轻型 HS 有帮助，与自身溶血试验联合应用可以区别遗传性非球形红细胞溶血性贫血的不同类型。另外，丙酮酸激酶缺陷症者的红细胞经孵育后由于消耗的 ATP 不能经糖酵解途径得到补充，与正常红细胞比较，其渗透脆性也显著升高。因此，在这些情况下需要做红细胞孵育渗透脆性试验。

282. 为什么可以用一管定量法进行红细胞渗透脆性试验

答：红细胞渗透脆性试验一管定量法（简称一管法）是将红细胞在某一渗透压溶液中的溶解度之比换算成红细胞溶血百分率，能半定量测定红细胞脆性。适用于体外检测贫血等引起的红细胞渗透脆性病变，特别是红细胞渗透脆性降低一类的贫血症筛查（如地中海贫血、严重缺铁性贫血等）。一管法是利用地中海贫血基因携带者红细胞对低渗溶液的抵抗力增强及脆性减低的特点，定量检测红细胞溶血的百分率。该方法不需要特殊的仪器设备，操作简单，适合基层医院。但由于是手工操作，影响因素较多，因而结果误差较大。标本宜选用新鲜抗凝全血（肝素、EDTA、枸橼酸盐），置2℃～8℃保存。已发生溶血或有血凝块的标本为不合格样品。标本采集后，测试应在 3 日内完成。溶血率>65% 为正常溶血率；<55% 为溶血率降低（56%～64% 为溶血率轻度降低），常见于地中海贫血及其基因携带者、严重缺铁性贫血者等。

283. 为什么自身溶血及纠正试验难以鉴别遗传性球形及非球形红细胞溶贫

答：由于红细胞膜异常引起腺苷三磷酸（ATP）消耗过多或生成不足，导致 ATP 储备量减少，钠泵功能减弱，钠离子（Na^+）和水在细胞内蓄积，红细胞膨胀，破裂溶血，称为自身溶血试验；在红细胞 37℃ 48 小时孵育时，加入葡萄糖或 ATP 作为纠正物，观察溶血能否有一定的纠正，称为纠正试验。不加纠正物的溶血率一般<4.0%，加葡萄糖的溶血率<0.6%，加 ATP 纠正物的溶血率<0.8%（分光光度法）。遗传性球形红细胞增多症（HS）自身溶血率增加，能被葡萄糖或 ATP 纠正；遗传性非球形红细胞溶血性贫血自身溶血率增加，其中 Ⅰ 型主要由于葡萄糖-6-磷酸脱氢酶（glucose-6-phosphate dehydrogenase，G6PD）活性减低，自身溶血率增加，能被葡萄糖纠正；Ⅱ 型主要由于丙酮酸激酶（pyruvate kinase，PK）缺陷，不能利用葡萄糖产生 ATP，其自身溶血率明显增加，不能被葡萄糖纠正，但能被 ATP 纠正。本试验的敏感性和特异性均不高，难以鉴别遗传性球形及非球形红细胞溶贫，已趋于淘汰。

284. 为什么红细胞在酸化甘油溶液中溶血率会发生改变

答：当甘油存在于氯化钠磷酸缓冲液的低渗溶液时，可阻止低渗溶液中的水快速进入红细胞内，减慢溶血过程；但甘油与膜脂质又有亲和性，可使膜脂质减少，促进红细胞溶血。进行酸化甘油溶血试验（acidified glycerin hemolysis test，AGLT）时，吸光度随溶血的增加而下降。当红细胞膜蛋白及膜脂质有缺陷时，它们在 pH 6.85 的甘油缓冲液中较正常红细胞溶解速度快，导致红细胞悬液的吸光度下降至起始吸光度一半时所需的时间（$AGLT_{50}$）明显缩短。酸化甘油溶血试验的设计依据是膜有缺陷的红细胞在酸性甘油溶液中的溶血速度大于正常红细胞，通常标本中的球形红细胞越多则溶血的速度越快，该试验可用于诊断遗传性球形红细胞增多症（HS）。AGLT 阳性也可见于自身免疫性溶血性贫血（autoimmune hemolytic anemia，AIHA）、G6PD 缺陷症、PK 缺陷症，部分孕妇和肾衰竭透析患者等。AGLT 的灵敏度和特异度优于 OFT，但易受其他因素影响，如叶酸缺乏可使其敏感度降低。即使是网织红细胞正常和（或）外周血无球形红细胞的不典型患者，AGLT 和孵育渗透脆性试验（IOFT）的敏感度仍可达 99%。对于不典型 HS 患者，AGLT 的检出率较 IOFT 高，两者的缺点是特异度低。

285. 为什么自身免疫性溶血性贫血患者有时会出现酸化甘油溶血试验阳性

答：酸化甘油溶血试验（AGLT）是诊断球形红细胞增多症的简单而敏感的方法。外周血中球形红细胞增多则 AGLT 呈阳性结果。对于遗传性球形红细胞增多症（HS）患者，由于红细胞中参与膜骨架和脂双层间反应的各种相关蛋白的缺乏（如收缩蛋白、锚蛋白、带 3 蛋白等）导致膜不稳定或功能不全，从而使膜脂质容易丢失，膜表面积逐渐缩小，最终导致红细胞呈球形，对低渗溶液的抵抗力降低，从而使 $AGLT_{50}$ 缩短。对自身免疫性溶血性贫血（AIHA）患者，吞噬细胞膜上的受体识别由 IgG 和 C3 致敏的红细胞，直接被吞噬细胞吞没或被内化导致红细胞膜蛋白和脂质的丢失从而以球形红细胞的形式进入循环，这种球形红细胞的膜坚硬，变形性低，对低渗溶液的抵抗力降低，从而使 $AGLT_{50}$ 缩短。但是，当红细胞被 IgM 致敏时，由于 IgM 可以按经典途径激活补体系统而使红细胞在血管内被破坏发生血管内溶血，此时，患者的 AGLT 为阴性。因此，并非所有的 AIHA 患者的 AGLT 结果都是阳性，这取决于致敏红细胞的抗体的类型。此外，还取决于 AIHA 患者的溶血程度，溶血越严重，循环血液中球形红细胞就越多，AGLT 结果呈阳性的可能性也越大。

286. 为什么高渗冷溶血试验可作为遗传性红细胞膜缺陷的筛查试验

答：在高渗状态下，温度骤然变化影响红细胞膜脂质的流动性，并可能累及膜磷脂与膜骨架蛋白结合位点，红细胞容易破裂而发生溶血，此即高渗冷溶血试验。当膜蛋白缺陷致膜表面积与体积比值降低，溶血率明显增加；反之，溶血率降低。本试验是测定红细胞在不同浓度高渗缓冲液中，从37℃水浴立即置于0℃水浴一定时间的最大溶血率。溶血率增加见于遗传性球形红细胞增多症；降低见于地中海贫血和异常血红蛋白病；自身免疫性溶血性贫血时基本正常。本试验简便、易行，无需特殊试剂和仪器，因此是遗传性球形红细胞增多症等遗传性红细胞膜缺陷性疾病的筛查试验之一。

287. 为什么流式细胞术能快速而敏感地筛查遗传性红细胞膜缺陷性疾病

答：荧光染料伊红-5-马来酰亚胺（eosin-5-maleimide，EMA）可以与红细胞膜带3蛋白第一个细胞外环上的第430位赖氨酸（Lys430）形成共价键结合，在519nm吸收光，540nm放射光。伊红发色基团类似一个口袋结合在带3蛋白的跨膜核心区。带3蛋白结合了EMA后，其阴离子交换特性被部分抑制从而引起结构的改变。用EMA标记红细胞，采用流式细胞术测定其平均通道荧光强度（mean channel fluorescence，MCF），该法目前被认为是快速筛查遗传性红细胞膜缺陷性溶血性贫血尤其是遗传性球形红细胞增多症（HS）的方法，还可用于遗传性口形红细胞增多症（hereditary stomatocytosis，HST）和遗传性热异形红细胞增多症（hereditary pyropoikilocytosis，HPP）的鉴别诊断。EMA结合试验可作为遗传性红细胞膜缺陷性疾病的筛查方法，可以将HS及遗传性椭圆形红细胞增多症（HE）与其他溶血性疾病进行鉴别（如G6PD缺陷症，血红蛋白病及AIHA），前者MCF值明显低于正常人（为正常人的65%左右）及其他溶血性疾病。然而，EMA的结合不是特异性的，可检测到其他红细胞的异常，特别是与异常带3蛋白相关者，包括先天性红细胞生成异常性贫血（congenital dyserythropoietic anemia，CDA）和红细胞水化及黏度的异常如镰状细胞疾病。并且，标本必须快速处理，因为存放可影响试验结果。

288. 为什么可用电泳法分析红细胞膜蛋白

答：将制备的红细胞膜样品进行十二烷基硫酸钠聚丙烯酰胺凝胶电泳（sodium dodecyl sulfate polyacrylamide gel electrophoresis，SDS-PAGE），以PAGE为载体，在电场作用下，膜蛋白能分离出各种区带。根据样品中各蛋白相对分子质量的不同，分离得到红细胞膜蛋白的电泳图谱，从而求得各膜蛋白组分百分率，此即红细胞膜蛋白电泳分析。红细胞膜是双层磷脂结构，其间镶嵌着多种膜蛋白。膜蛋白有包埋在脂质双分子层中的整合蛋白以及存在于膜内侧的细胞膜骨架蛋白。经SDS-PAGE凝胶电泳，可发现整合蛋白主要包括带3蛋白（band 3）和血型糖蛋白。外周蛋白的固定较松散，在高盐、低盐或高pH的情况下即可分离。主要包括收缩蛋白（spectrin，带1、2蛋白）、锚蛋白（ankyrin，带2.1蛋白）、带4.1蛋白（band 4.1）、带4.2蛋白（band 4.2，pallidin）、带4.9蛋白（dematin）、肌动蛋白（actin，带5蛋白）及少量其他蛋白如2.2、3a、6及7等。这些蛋白去除后血影的形状变得不规则，膜蛋白的流动性增强，被称为"膜骨架蛋白"。正常人红细胞膜蛋白经SDS-PAGE电泳后依次出现下列主要区带：区带1、2（收缩蛋白）、区带2.1（锚蛋白）、区带3（阴离子通道）、区带4.1、区带4.2、区带4.5（葡萄糖运转蛋白）、区带4.9、区带5（肌动蛋白)、区带 6(3-磷酸甘油醛脱氢酶)和区带 7 等(图 2-1)。各实验室可根据自己的条件制定参考范围。许多遗传性和获得性溶血性贫血都伴有红细胞膜蛋白异常,可检出收缩蛋白等含量减低或结构异常。本试验可直接反映红细胞膜蛋白的缺陷,有助于溶血性贫血病因查找,是红细胞膜缺陷性疾病诊断的主要依据。

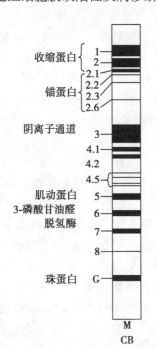

图 2-1 正常人红细胞膜蛋白经 SDS-PAGE 电泳结果示意图

289. 为什么不同情况下的红细胞膜蛋白电泳分析的结果不同

答:不同红细胞膜蛋白的相对分子质量各不同,将低渗法制得的红细胞膜样品进行 SDS-PAGE 分析,分离得到各红细胞膜蛋白的电泳条带,从而检测各膜蛋白含量的相对变化。SDS-PAGE 膜蛋白分析敏感度一般,尤其是测定含量少的蛋白,如测定锚蛋白时,因幼稚红细胞中锚蛋白含量较成熟红细胞高,因此网织红细胞增高会掩盖锚蛋白缺失;带 3 蛋白和带 4.2 蛋白的降低也会影响锚蛋白电泳带含量。SDS-PAGE 能发现导致遗传性球形红细胞增多症(HS)的膜蛋白缺失,但大约有 10% 的 HS 患者不能确定缺陷蛋白。总之,显性 HS 多是锚蛋白与收缩蛋白联合缺乏,遗传性椭圆形红细胞增多症(HE)/遗传性热异形红细胞增多症(HPP)采用 SDS-PAGE 分析可发现收缩蛋白缺乏或 α/β-收缩蛋白相对分子质量异常,4.1 蛋白缺失或迁移异常,结合其他方法可对收缩蛋白二聚体作定量分析。

(王也飞)

290. 为什么红细胞膜蛋白的表达受不同的基因控制

答:红细胞膜蛋白主要由存在于脂质双分子层中的整合蛋白以及存在于膜内侧的细胞膜骨架蛋白构成。其中收缩蛋白 α 和 β 亚基先形成二聚体,两个二聚体相连形成四聚体,其尾端通过带 4.1 蛋白和肌动蛋白与另外的四聚体相连,构成膜骨架蛋白的水平结构。膜骨架蛋白通过锚蛋白固定于双层脂质中的整合蛋白(带 3 蛋白),锚蛋白一端结合于收缩

蛋白的 β 链尾部的自身连接点，另一端与带 3 蛋白连接，带 4.2 蛋白加固上述连接；带 4.1 蛋白通过 P55 蛋白和血型糖蛋白 C 将膜骨架蛋白连接在膜上。红细胞膜骨架蛋白的横向连接为收缩蛋白-带 4.1 蛋白-肌动蛋白-收缩蛋白；膜骨架蛋白的垂直连接有两种，一种为收缩蛋白-锚蛋白-带 3 蛋白，另一种为收缩蛋白-带 4.1 蛋白-P55 蛋白和血型糖蛋白 C。红细胞的膜蛋白由不同的基因编码。

（1）带 3 蛋白：是红细胞的主要跨膜蛋白，约占总膜蛋白的 25%。它介导氯离子和碳酸氢根横跨磷脂双层的交换，在二氧化碳呼吸链中发挥重要作用。编码带 3 蛋白的基因为 SLC4A1，位于人染色体 17q21，基因全长 19 777bp，含有 20 个外显子和 19 个内含子，编码 911 个氨基酸残基，相对分子量为 101 792 道尔顿。带 3 蛋白由两个独立的区域组成，C-端多肽编码阴离子转运跨膜结构域，位于胞质的 N 端结构域通过锚蛋白结合位点将膜蛋白细胞骨架锚定至细胞膜。

（2）收缩蛋白：是红细胞膜骨架的主要成分，对于维持膜的形状和可变形性非常重要。它由 2 个独立的亚基构成，α 亚基相对分子质量 200 000；β 亚基相对分子质量 220 000，两个亚基由不同的基因编码。编码 α 收缩蛋白的基因为 SPTA1（Spectrin Alpha，Erythrocytic 1），位于人染色体 1q22-q23，基因全长 76 219bp，含有 52 个外显子和 51 个内含子，编码 2429 个氨基酸残基。通过数据库和系统发育分析显示 SPTA1 基因为哺乳动物特有，它通过 SPTAN1（spectrin alpha，non-erythrocytic 1）基因的重复形成，SPTA1 不仅含有与收缩蛋白 β 链头-头相互作用的位点，其序列还能决定二聚体相互作用的强度。因此 SPTA1 适于四聚体快速形成和打开，从而有助于红细胞膜的变形。编码 β 收缩蛋白的基因为 SPTB（spectrin beta，erythrocytic），位于人染色体 14q23-q24.1，基因全长 133 611bp，含有 32 个外显子和 31 个内含子，编码 2137 个氨基酸残基。两个亚基链为反平行排列，扭曲为麻花状，形成异二聚体。两个异二聚体头头连接形成 200nm 长的四聚体。收缩蛋白主要以四聚体的形式存在于红细胞膜中，通过与肌动蛋白和蛋白 4.1 连接形成二维网格结构。

（3）锚蛋白：是一种比较大的细胞内连接蛋白。编码锚蛋白的基因为 ANK1（ankyrin 1），基因位于人染色体 8p11.2，基因全长 243 543bp，含有 42 个外显子和 41 个内含子，编码 1880 个氨基酸残基。多数锚蛋白通常有三个结构域：氨基末端结构域有多个锚蛋白重复序列，含有同带 3 蛋白结合的位点；具有高度保守的收缩结合区的中心区域和最为保守的羧基末端调节结构域。锚蛋白一方面与收缩蛋白相连，另一方面与跨膜的带 3 蛋白的细胞质结构域分相连，因此，锚蛋白借助带 3 蛋白将收缩蛋白连接到细胞质膜上，也就将骨架固定到质膜上。

（4）带 4.2 蛋白：是一个 ATP 结合蛋白。编码带 4.2 蛋白的基因为 EPB42，位于人染色体 15q15-q21，基因全长 119 637bp，含有 13 个外显子和 12 个内含子，编码 691 个氨基酸残基。带 4.2 蛋白可调节带 3 蛋白与锚蛋白的结合。它可能在红细胞形状和可变形性的调节中发挥作用。

因此，红细胞膜蛋白因种类不同，其表达亦受不同的基因控制。

291. 为什么红细胞膜蛋白基因突变会导致红细胞膜缺陷性疾病

答：完整的红细胞膜是依靠多种膜蛋白和骨架蛋白间相互横向和纵向连接组装完成

的，膜蛋白的遗传变异可影响膜蛋白的生成和相互间的连接，导致红细胞形态改变，易破裂溶血。多种膜蛋白基因均被报道存在影响蛋白表达或功能的基因变异，变异以点突变为主，还有 mRNA 加工异常、基因缺失或低表达等，且未发现存在特定人种、地区高频概率的突变热点。参与纵向连接的膜蛋白合成减少、不稳定或功能不全，会导致膜双层脂质和骨架蛋白垂直连接的缺陷，使双层脂质不稳定，膜表面积丢失，使红细胞形成球形；参与横向连接中的膜蛋白出现异常可导致椭圆形红细胞的增多。OMIM 数据库和 Clinvar 数据库数据显示，膜蛋白基因变异与不同疾病的发生相关。*SLC4A1* 基因突变与 4 型球形红细胞症相关，外周血涂片中可见特征性的蹄形红细胞；EPB42 基因突变与 5 型球形红细胞症有关；*ANK1* 基因突变会造成 1 型球形红细胞症；不同类型的 *SPTA1* 基因突变会分别造成 3 型球形红细胞症、2 型椭圆形红细胞症和热异形红细胞增多症的发生；*SPTB* 基因不同位置的突变也会分别造成 2 型球形红细胞症、3 型椭圆形红细胞症和贫血及新生儿溶血的发生。因此，红细胞膜蛋白基因突变会导致红细胞膜的遗传性缺陷，从而引起红细胞形态学改变。

292. 为什么红细胞膜蛋白基因分析要遵循一定的策略

答：红细胞膜蛋白基因序列分析主要采用 PCR-Sanger 测序法，由于膜蛋白基因大且外显子多，测序工作量大。建议先根据红细胞膜蛋白电泳结果及血涂片上红细胞的形态，推测异常蛋白，有针对性进行基因检测。当外显子未检测到突变时，可进一步做基因拷贝数变异和 RNA 剪切异常分析。目前二代测序技术已广泛运用于临床实践，检测费用也不断降低，今后对红细胞膜缺陷病的患者可以直接使用二代测序靶标基因的方法，同时检测组成红细胞膜的所有蛋白的编码基因序列。

（林 琳）

293. 为什么遗传性红细胞膜缺陷性疾病有多种类型

答：红细胞膜主要由脂质双分子层和镶嵌其间的蛋白质所构成。部分膜蛋白参与保持红细胞内外阳离子和水的平衡，此外多种膜骨架蛋白在膜胞浆侧相互连接构成网络状结构，对维持红细胞正常形态、稳定性和变形性起重要作用。遗传性红细胞膜缺陷性疾病是由基因突变导致红细胞膜蛋白缺陷，引起红细胞形态改变和破坏增加的遗传性溶血性疾病。根据红细胞膜蛋白的不同缺陷以及细胞内阳离子和水合状况的不同，可造成红细胞形态发生不同变化，从而引起包括遗传性球形红细胞增多症（HS）、遗传性椭圆形红细胞增多症（HE）、遗传性热异形红细胞增多症（HPP）、东南亚卵圆形红细胞增多症（Southeast Asian ovalocytosis，SAO）和遗传性口形红细胞增多症（HST）等多种类型的遗传性红细胞膜缺陷性疾病。这类疾病临床表现多样，少数患者无家族史，部分地中海贫血、自身免疫性溶血等临床表现与之相似，造成部分患者被误诊或漏诊。随着分子生物学技术的发展，不断有新的实验方法用于遗传性红细胞膜缺陷性疾病的检测。

294. 为什么红细胞会发生球形改变

答：正常红细胞形态为双凹圆盘状，基因突变导致红细胞膜骨架蛋白缺陷（合成减少或蛋白不稳定），红细胞膜骨架结构异常，如收缩蛋白缺乏（45%）、收缩蛋白和锚蛋白联合缺乏（16%）、红细胞膜带 3 蛋白缺乏（22%）、红细胞膜带 4.2 蛋白缺乏（3%）等，导致细胞膜不稳定，影响膜骨架蛋白的垂直连接，主要有：①膜收缩蛋白（四聚体）-锚蛋白-带 3 蛋白；②膜收缩蛋白-带 4.1 蛋白-血型糖蛋白 C。膜骨架蛋白缺陷不能提供对红细胞膜双层脂质的支持，膜脂质大量丢失，最终导致膜表面积减少，形成球形红细胞。Na^+-K^+-ATP 酶活性增高，水分和钠离子进入胞内增多；膜蛋白带 4.2 减少或缺失；膜收缩蛋白 α 及 β 不能进行磷酸化；Ca^{2+}-Mg^{2+}-ATP 酶活性降低，使红细胞由双凹圆盘形变成球形。脾不仅扣留球形红细胞，而且加速其膜丢失和球形红细胞的形成。血涂片中此类细胞胞体直径缩小、染色深、中央淡染区消失。

295. 什么是遗传性球形红细胞增多症

答：遗传性球形红细胞增多症（HS）是一种遗传性溶血性贫血，男女患病机会相等。以不同程度贫血、黄疸、脾肿大、球形红细胞增多及红细胞渗透脆性增加为特征。本病主要是由于调控红细胞膜骨架蛋白的基因突变造成红细胞膜缺陷所致。发病年龄越小，症状越重。新生儿期起病者出现急性溶血性贫血和高胆红素血症；婴儿和儿童患者贫血的程度差异较大，大多为轻至中度贫血。黄疸可见于大部分患者，多为轻度，呈间歇性。几乎所有患者都有脾肿大，且随年龄增长而逐渐显著，溶血危象时肿大明显。肝脏多为轻度肿大。未行脾切除术患者可并发色素性胆石症，常见于年长儿。长期贫血可因骨髓代偿造血而致骨骼改变，但程度一般较地中海贫血轻。在慢性病程中，常因感染、劳累或情绪紧张等因素诱发溶血危象，即贫血和黄疸突然加重，伴有发热、寒战、呕吐，脾肿大显著并伴疼痛。目前，该病尚无根治方法，脾切除术可改善患者的症状。

296. 为什么临床怀疑为遗传性球形红细胞增多症需行多项实验室检测

答：遗传性球形红细胞增多症（HS）的实验室特征表现为：①网织红细胞升高；②MCV下降，MCH 和 MCHC 可增加；白细胞和血小板多正常；③外周血涂片可见球形红细胞增多，常>10%；④慢性溶血者以血管外溶血为主：血清结合珠蛋白降低；血清总胆红素和间接胆红素升高，尿胆原增高等；红细胞渗透脆性和 24 小时孵育脆性增加；红细胞自身溶血试验阳性，加入葡萄糖或 ATP 可以纠正；酸化甘油溶血试验阳性；⑤SDS-PAGE 膜蛋白分析可发现异常，膜蛋白基因分析有助于确定突变位点。既往认为红细胞渗透脆性试验（OFT）是诊断 HS "金标准"，它敏感度低，不能鉴别轻型 HS，孵育后 OFT 的敏感度虽然提高，但特异性下降，而酸化甘油溶血试验（AGLT）敏感度高于 OFT，是 HS 重要的筛查试验。因此，临床怀疑为遗传性球形红细胞增多症时需进行上述多项实验室检测以明确诊断。

297. 为什么提倡用优化组合实验诊断遗传性球形红细胞增多症

答：2011 年，英联邦 HS 诊疗指南推荐，患者若有 HS 家族史、有典型的 HS 临床特征（脾肿大）和血象参数（MCHC 增高、网织红细胞增高、有球形红细胞），无须进一步检查即可明确诊断。目前尚没有单独诊断 HS 的实验室检测，推荐用高预测值的实验组合进行分析，首推伊红-5-马来酰亚胺（EMA）结合试验+AGLT，EMA 直接针对 HS 膜结构缺陷，AGLT 反映膜表面积与体积之比的变化，两种方法结合使用，可使敏感度几乎达

100%。其他组合实验的敏感度，孵育 OFT+AGLT 为 97%，EMA+孵育 OFT 为 95%。血涂片形态学检查是基础，如发现典型的球形红细胞的患者，应对有溶血而抗球蛋白试验（Coombs 试验）阴性者的家族成员进行检查确诊，首选的筛选试验是孵育 OFT 和 EMA。双亲正常的 HS 患者应做分子缺陷方面的检查，这些患者可能为隐性遗传，是由于 *SPTB*、*ANK1* 基因新的突变所导致。分析 *SPTB*、*ANKl* 基因表达，从其基因多态位点扩增互补脱氧核糖核酸（complementary deoxyribonucleic acid，cDNA）的分析中能提示 *SPTB*、*ANK1* 基因表达单独减低的 HS 患者和其隐性遗传的双亲，事实上是这些基因新的单等位基因表达所致。

298. 为什么遗传性球形红细胞增多症患者的双亲可无临床症状

答：遗传性球形红细胞增多症（HS）的遗传缺陷表现为异质性，即有不同遗传方式和不同的临床严重程度。虽然阳性家族史是 HS 的临床特点之一，约 75% 的 HS 患者为常染色体显性遗传，家族史明显，以 ANK1 基因突变最为常见，其次为 *SLC4A1* 和 *SPTB* 基因。但仍有约 25% 的患者无家族史，可能与基因突变、表现型变异、常染色体隐性遗传或新生突变有关。大多数 HS 突变具有独立性，即每个个体有自己突变位点或方式。当在一个或多个同胞发现有 HS，而其父母却无异常，或者受累家族成员中 HS 严重程度存在很大差别，可能有以下几种原因：①影响膜蛋白表达的修饰等位基因的遗传，导致临床表型不同；②基因缺陷外显率不同；③新发突变；④一种轻型的隐形遗传的 HS；⑤缺陷为组织特异性嵌合体。阳性家族史的患者以轻、中型居多，重型 HS 的患者以无阳性家族史居多。锚蛋白、带 3 蛋白、β-收缩蛋白的缺陷患者主要表现为显性遗传；α-收缩蛋白、4.2 蛋白的缺陷患者主要表现为隐性遗传。鉴于上述原因，某些遗传性球形红细胞增多症患者的双亲可无临床症状。

299. 为什么球形红细胞增多会引起溶血

答：球形红细胞主要是由于膜骨架的异常，红细胞膜蛋白与脂质间连接缺陷，导致脂质双层中的脂质丢失，膜表面积缩小而形成的。红细胞膜蛋白磷酸化功能减弱，同时红细胞膜阳离子通透性增加，细胞内水钠潴留，继发钠泵作用增强，导致 ATP 不足，钙清除减少并沉积于红细胞膜上使膜硬化。最终球形红细胞的膜稳定性、变形性、流动性下降，脆性增加而柔韧性下降易胀破，在通过脾血窦时因无法变形而大量滞留，加重脾内葡萄糖和 ATP 的消耗，造成 pH 低、缺氧的非生理性环境，更促进其脆性升高，易被吞噬破坏而溶解，发生血管外溶血。遗传性球形红细胞增多症（HS）的溶血程度与红细胞球形发生率及红细胞寿命缩短程度关系密切。

300. 为什么需多方面考虑遗传性球形红细胞增多症的诊断和鉴别诊断

答：根据贫血、黄疸、脾肿大等临床表现，外周血球形红细胞增多，红细胞渗透脆性增加即可作出诊断，阳性家族史有助于确诊。诊断遗传性球形红细胞增多症（HS）应该综合考虑以下 5 方面：①具有慢性溶血性贫血的临床表现及溶血的实验室证据；②阳性家族史是诊断的有力证据，但无家族史不能否定诊断；③外周血出现球形红细胞，但球形红细胞数量不是诊断的必备条件，球形红细胞<10%，不可轻易否定诊断，此时需做红细胞

渗透脆性试验，若增高可帮助诊断；④红细胞渗透脆性试验是诊断的重要指标，如常规红细胞渗透脆性试验阴性，则应做孵育渗透脆性试验，通常 100% 病例阳性；⑤排除引起球形红细胞增多及红细胞渗透脆性增高的其他溶血性疾病。此外，需注意，①骨髓细胞学检查对本病无确诊意义，但若为增生性贫血骨髓象，有支持诊断意义；②铁缺陷时红细胞渗透脆性可降低，当本病合并缺铁时，红细胞渗透脆性可能正常；③自身免疫性溶血患者既有溶血的表现，球形红细胞亦明显增多，易与本病混淆；④轻型 HS 溶血发作时可误认为黄疸型肝炎，但后者呈急性起病，病程较短，肝功能异常较严重，肝炎病毒阳性，一般无贫血，应注意鉴别；⑤本病新生儿发病时可出现新生儿高胆红素血症，故在分析新生儿高胆红素血症的病因时，应考虑本病。

301. 为什么脾切除能改善遗传性球形红细胞增多症患者的贫血症状

答：脾脏在遗传性球形红细胞增多症（HS）病理生理中起着重要的作用，脾脏是破坏变形能力减低的红细胞造成其溶血的主要场所。由于变形能力降低，球形红细胞不能通过脾索的缝隙，球形红细胞在脾索滞留并被脾脏吞噬细胞吞噬破坏，脾脏的扣押和滞留是 HS 患者红细胞生存的主要决定因素。所以，脾切除可以治愈或缓解绝大多数 HS 患者的贫血，被认为是治疗 HS 可靠、有效的方法。脾切除虽不能根治 HS 和改变红细胞的形态，但能使红细胞的破坏大幅度减少，使其寿命接近正常，网织红细胞计数降至正常或接近正常水平。对于所有严重的球形红细胞增多症患者，即有明显贫血的症状和体征，包括生长障碍、骨骼改变和下肢溃疡的患者，伴有重要脏器血管损伤的老年 HS 患者应实施切脾治疗。对于轻型 HS 和代偿性溶血的患者，可进行随访，如有临床指征，可行脾切除治疗。鉴于婴幼儿期脾切除术后发生败血症的高风险，手术应尽可能推迟到 5～9 岁，即使这期间需依赖慢性输血，如可行至少应等到 3 岁。10 岁以上的孩子发生胆石症的风险加剧，再延迟手术反而有害。近年 HS 诊疗指南有所更改，认为 Hb 在 60～80g/L 者，可在 5 岁后切脾；Hb<60g/L，可在 3 岁后切脾。

302. 为什么会发生遗传性椭圆形红细胞增多症

答：遗传性椭圆形细胞增多症（HE）是一组由红细胞膜蛋白缺陷引起的，以外周血象中出现椭圆形、雪茄形红细胞为特征的遗传性红细胞膜缺陷性疾病，多数为常染色体显性遗传，少数为染色体隐性遗传或基因突变所致，多数患者为杂合子，少数为纯合子或复合杂合子。正常人外周血中有 1%～14% 的椭圆形红细胞；HE 时可增至 50%～90%。HE 主要的缺陷在于膜骨架 α 收缩蛋白、β 收缩蛋白、4.1 蛋白和血型糖蛋白 C 缺陷，或带 3 蛋白造成锚蛋白结合受阻，收缩蛋白突变会削弱或破坏膜骨架的二维空间水平的完整性。红细胞膜缺陷导致膜不稳定，造成溶血性贫血和红细胞碎片形成。多数 HE 患者是无症状的，但也可能会出现溶血性贫血、脾肿大和间歇性黄疸。

303. 为什么血涂片检查对遗传性椭圆形细胞增多症有重要的筛查意义

答：遗传性椭圆形细胞增多症（HE）者红细胞膜收缩蛋白二聚体结合障碍、带 4.1 蛋白异常或糖蛋白缺陷，基因突变影响了收缩蛋白四聚体的形成，红细胞膜骨架的机械性减弱或脆性增强。带 4.1 蛋白对降解的易感性增强，血型糖蛋白 A 与带 4.1 蛋白两者的异常涉及及垂直相互作用的收缩蛋白-带 4.1 蛋白-血型糖蛋白 A 接触障碍，从而引起红细胞形态变异，椭圆形改变，以及红细胞功能异常。国际上将 HE 分为四型：普通型 HE、遗传性热异形细胞增多症（HPP）、球形红细胞性 HE 和口形红细胞性 HE。正常人外周血中可有 1%～14% 的椭圆形红细胞，而 HE 时血涂片中椭圆形红细胞达到 25% 以上（椭圆形红细胞平均长 8.1μm、宽 5.3μm，最长可达 12.2μm，最窄 1.6μm，细胞横径与纵径之比小于 0.78。）、棒状红细胞占 10% 以上。球形红细胞性 HE 中有少量小球形和小椭圆形红细胞；HPP 者，能见到大量异型、球形红细胞及红细胞碎片；在口形红细胞性 HE 患者中则有许多细胞膜僵硬的口型红细胞，细胞中央又棒状分割。红细胞形态的检查结合临床表现及家族调查，绝大多数 HE 可以得到明确的筛查和诊断。故血涂片观察异形红细胞形态及数量对疾病的诊断非常重要。值得注意的是，血涂片制备过程中也会出现假性椭圆形红细胞，多位于涂片尾部，且细胞的长轴互相平行，需要与真正的椭圆形红细胞（排列不规则）鉴别。

304. 为什么会发生遗传性热异形红细胞增多症

答：遗传性热异形红细胞增多症（HPP）是一种罕见的引起严重溶血性贫血的病因，其特征是红细胞形态与遭受严重烧伤的患者相似。该症的特点是外周血红细胞对热不稳定，在加温至 46℃ 时即出现异红细胞乃至红细胞碎片（正常要 49℃ 才出现）。HPP 为常染色体隐性遗传病，通常被认为是遗传性椭圆形红细胞增多症（HE）的一个亚型，患者常在婴幼儿期出现严重的溶血性贫血。收缩蛋白严重缺陷是本病的基本原因。HE 和 HPP 关系非常密切。约 1/3 的 HPP 患者的父母或同胞有典型的 HE，许多家庭成员的红细胞收缩蛋白都有相同的突变。而且，HPP 患者往往在儿童期发生严重的溶血性贫血，之后进展为典型的 HE。其主要分子病变是纯合子 α-收缩蛋白基因突变，或一种收缩蛋白基因突变同时携带 α-收缩蛋白低表达等位基因（α^{LELY}）（low expression Lyon），导致 α-收缩蛋白与 β-收缩蛋白连接发生严重缺陷。

305. 为什么遗传性椭圆形红细胞增多症患者有不同的临床表现

答：遗传性椭圆形红细胞增多症（HE）的临床表现具有异质性，可以从无症状的携带者至威胁生命的严重贫血。绝大多数 HE 患者无症状，是在检查不相关疾病时偶然发现而得以诊断。蛋白分析显示，大多数 HE/遗传性热异形红细胞增多症（HPP）病例的主要缺陷在于收缩蛋白异二聚体转变成异四聚体，收缩蛋白的缺陷和无效性四聚体形成造成了混合的表现型。在正常人，红细胞膜中二聚体的 <5%，在 HE/HPP 患者，则增加到 60%～80%，而且这与临床的严重性高度相关。带 4.1 蛋白的杂合缺陷者常见于一些阿拉伯和欧洲人种，导致蛋白的部分缺陷从而引起轻度溶血，甚至不发生溶血，外周血涂片中可见明显的椭圆形细胞增多；纯合缺陷者则引起蛋白的完全缺陷从而引起显著的溶血，外周血象类似 HPP。在许多遗传性椭圆形红细胞增多症家系中，部分成员会出现严重的溶血性贫血，诊断为 HPP，而其他成员仅有轻度的症状，临床诊断为 HE。重症的患者可能是遗传了另外的一个低表达等位基因，而这个基因在携带者中呈静止状态，病情加重时形成结构突变的等位基因。α 收缩蛋白多态性与这个等位基因有关。在这个称之为 α^{LELY} 的等位基因中，内含子 45 的一个突变导致约 50% 的 mRNA 的外显子 46 跳过。由于这个外显子编码

的残基缺失，导致与 β 收缩蛋白直接相关的 α 收缩蛋白成核位点丧失，同时，突变的 α 收缩蛋白无法与膜结合。这个等位基因常与其他的收缩蛋白突变相互作用，可能也是导致 HE 临床表现多样化的原因之一。

306. 为什么遗传性椭圆形红细胞增多症有不同的实验室检测方法

答：国际上将遗传性椭圆形红细胞增多症（HE）分为四型：普通型 HE、遗传性热异形红细胞增多症（HPP）、球形红细胞性 HE 和口形红细胞性 HE。HPP 为常染色体隐性遗传，另三型为常染色体显性遗传。普通型 HE 最常见，多为杂合子，该型一般无贫血和脾肿大，仅有轻度溶血。少数杂合子普通型 HE 可有严重溶血，纯合子 HE 主要为慢性溶血表现。HPP 可有轻中度甚至威胁生命的溶血，球形红细胞性 HE 和口形红细胞性 HE 可有轻中度溶血性贫血表现。HE 的血涂片上可见到雪茄形的椭圆形红细胞，红细胞轴率（短径/长径)<0.78 的椭圆形红细胞达 25% 以上，可伴有少量异形红细胞或球形红细胞和破碎红细胞，无阳性家族史者椭圆形红细胞可达 50% 以上。球形红细胞性 HE、HPP、纯合子普通型 HE 时红细胞渗透脆性增高；普通型 HE、口形红细胞性 HE 时渗透脆性多为正常。HPP 和球形红细胞性 HE 时自身溶血试验溶血率增高，可被纠正。网织红细胞通常低于 5%，但在严重溶血时可能会更高。红细胞膜蛋白（包括 α 收缩蛋白、β 收缩蛋白、4.1 蛋白、带 3 蛋白）异常，多数病例可检测到 *SPTAl*、*SPTB*、*EPB41*、*SLC4A1* 等基因突变，分别定位于 1q22-23、14q23-24.1、1p36.2-p34、17q21-q22 染色体，编码 α 收缩蛋白、β 收缩蛋白、4.1 蛋白、带 3 蛋白。其他的实验室检测结果类似于其他类型的溶血性贫血，以及红细胞生成和破坏增加的非特异性标志，如血清胆红素增高，尿中尿胆原增加，血清结合珠蛋白减少，均表明红细胞破坏增加。

307. 为什么会发生东南亚卵圆形细胞增多症

答：东南亚卵圆形细胞增多症（SAO）是一种少见的显性 HE 变异型，为常染色体显性遗传病。主要分布在疟疾流行地区，多见于马来西亚，巴布亚新几内亚，菲律宾和其他东南亚国家，有研究表明 SAO 患者红细胞膜较坚硬，能减少疟原虫侵入而预防疟疾。本病特征是外周血出现中央淡染区有棒状裂缝的卵圆形红细胞，这类细胞中有很多包含一或两个横向的脊或一个纵向的裂缝。多数 SAO 患者是无症状的，少数可有轻度溶血。与其他膜缺陷疾病相比，SAO 的红细胞是刚性的和高稳定性的，而不是不稳定的。这类细胞的膜僵硬，是由于带 3 蛋白基因编码区 27 个核苷酸缺失，导致带 3 蛋白胞质和跨膜区连接处的第 400～408 位氨基酸丢失。SAO 的带 3 蛋白阴离子运输能力削弱，而在膜内发生线性聚集的趋势增加。带 3 蛋白胞质和胞膜连接区的第 400～408 位氨基酸缺失，该缺失和所谓的"Memphis I"多态性（AAG→GAG；赖氨酸 56 谷氨酸）相关。

308. 为什么红细胞会发生口形改变

答：口形红细胞是以宽的横向裂口或口状为特征的红细胞，其形态特点是在细胞边缘有一处血色素浓度不明显，类似一个缺口，中央苍白区呈狭长条状裂缝，裂缝中央较两端更为狭窄，裂缝边缘清晰，类似微张鱼口。可见于各种获得性和遗传性疾病。其中遗传性类型常伴有遗传性红细胞阳离子渗透性异常，由于红细胞膜结构组成发生异常变化，膜上离子通道异常，对一价阳离子的通透性发生较罕见的遗传性障碍而引起。这种异常与红细胞水化或膜脂质异常有关。红细胞水化紊乱从一个极端的脱水至另一个极端的水过量。位于 16q23-24 的基因往往和一些脱水遗传性口形红细胞增多症（dehydrated hereditary stomatocytosis，DHS）有关。过度水化的遗传性口形红细胞增多症（overhydrated hereditary stomatocytosis，OHS）时，口形蛋白质（stomatin，或蛋白 7.2b）减少或缺陷。

309. 为什么会发生不同类型的遗传性口形红细胞增多症

答：遗传性口形红细胞增多症（HST）是一种以外周血出现大量口形红细胞为特征的常染色体显性遗传病。根据胞内钠离子和钾离子浓度不同可将 HST 分为两型：

（1）水肿细胞型 HST：红细胞内钠离子浓度明显增加导致细胞水肿，体积增大。有研究发现患者红细胞膜内 7.2b 蛋白含量减少，导致细胞膜对阳离子通透性增高，但具体分子病变机制不明，尚未发现相应的基因突变。

（2）脱水细胞型 HST：该型常见。患者红细胞内钠离子浓度基本正常，但钾离子大量外渗使胞内阳离子和水分减少，细胞脱水。HST 为遗传性疾病，由常染色体显性传递，男女均可得病。多为幼年发病，可出现贫血、黄疸、脾肿大等。各家族间溶血的程度很不一致。HST 患者不全都有溶血现象，临床上发生溶血性贫血者仅占 10%～15%。在部分患者中，本病的基因与 Rh 血型的基因位于同一染色体上。两种基因不联接时，则溶血较严重。隐匿型患者口形红细胞虽增多，但无溶血表现；溶血代偿型由于造血功能的代偿，多不出现贫血，绝大多数患者属于这一类型；严重的可在新生儿期出现高胆红素血症，甚至需要换血治疗。过度疲劳或合并感染时可出现溶血危象，亦有合并胆石症的报道。

310. 为什么血涂片检查对遗传性口形红细胞增多症具有重要诊断价值

答：除一般溶血性贫血的实验室特点，如红细胞寿命比正常稍短、网织红细胞轻度增高和结合珠蛋白低于正常外，遗传性口形红细胞增多症（HST）患者外周血涂片中可见到成熟红细胞形状呈卵圆形、口形、棒形或腊肠形，其横径与纵径之比不超过 0.78。在干血涂片中，红细胞中央苍白区呈狭长的裂缝，裂缝的中央较两端更为狭窄，裂缝边缘清晰，类似微张的鱼口；在湿血涂片中，红细胞双凹面消失成单凹面，似碗状。正常人的外周血液中亦可有少数口形红细胞，但超过 5% 即可认为口形红细胞增多。目前认为口形细胞达到 10%～50%，加上家族史调查和临床表现即可诊断，更多见的是超过 75%，甚至多达90%。所以观察血涂片中口形红细胞数量对诊断 HST 具有重要诊断价值。此外，由于口形红细胞在扫描电镜下比普通光学显微镜下更容易确定，且准确率高；扫描电镜下口形红细胞呈单凹面似口形，故扫描电镜对诊断本病具有重要价值，但由于受设备等影响而未能普及。

（王也飞）

第五节　红细胞酶缺陷性溶血检验与疾病

311. 为什么葡萄糖-6-磷酸脱氢酶缺陷会导致高铁血红蛋白还原率降低

答：正常红细胞的葡萄糖-6-磷酸脱氢酶（G6PD）催化磷酸戊糖旁路使烟酰胺腺嘌呤

二核苷酸磷酸（nicotinamide adenine dinucleotide phosphate，NADP）（氧化型辅酶Ⅱ）变成还原型烟酰胺腺嘌呤二核苷酸磷酸（reduced nicotinamide adenine dinucleotide phosphate，NADPH）（还原型辅酶Ⅱ），脱下的氢通过亚甲蓝的递氢作用和高铁血红蛋白（methemoglobin，MHb）还原酶的作用，使高铁血红蛋白（Fe^{3+}）还原成亚铁血红蛋白（Fe^{2+}），溶液从暗褐色变为红色。正常情况下，高铁血红蛋白还原率≥75%（脐血≥78%）；当红细胞G6PD缺陷时，由于NADPH生成减少或缺陷，MHb不被还原或还原速度显著减慢，导致高铁血红蛋白还原率<75%，溶液仍保持褐色。G6PD活性中间缺乏值（杂合子）为31%～74%（脐血为41%～77%）；严重缺乏值（纯合子或半合子）为<30%（脐血<40%）。高铁血红蛋白还原试验因耗时较长，且特异性不高，若标本不新鲜还可出现假阳性结果，故只能作为G6PD缺陷症的筛查项目。

312. 为什么红细胞中会出现变性珠蛋白小体

答：变性珠蛋白小体又称海因（Heinz）小体，可在多种红细胞疾病中被发现。Heinz小体是由于氧化等因素对血红蛋白造成损害而变性形成的细胞内包涵体，沉积于细胞膜上并对其造成损害，受损红细胞易被脾脏的吞噬细胞吞噬。Heinz小体的形成过程不可逆。光镜下可见红细胞内1～2μm大小颗粒状折光小体，位于细胞边缘或分布于胞膜上。亚甲基蓝染色较吉姆萨染色更为清晰。电镜观察，Heinz小体使红细胞膜变形并有皱纹，原有双层膜消失。含有5个以上变性珠蛋白小体的红细胞，正常人占0～28%，平均值为11.9%。其中G6PD缺陷红细胞产生的机制可能是因还原型辅酶Ⅱ（NADPH）供应不促，红细胞氧化-抗氧化体系平衡受破坏，血红蛋白被氧化成高铁血红蛋白，进而转变为高铁血色原，后者不稳定，与带3蛋白不可逆地共价结合，并促进带3蛋白的进一步聚合，最终沉积在红细胞膜上。不稳定血红蛋白在红细胞内容易变性和沉淀形成Heinz小体，一旦形成就不易再溶解。亚硝酸盐类及苯的氨基、硝基化合物在体内经代谢转化产生的中间代谢物可直接作用于珠蛋白分子的巯基（—SH），使珠蛋白变性，沉积于红细胞中，亦可形成Heinz小体。Heinz小体的形成略迟于高铁血红蛋白，中毒后2～4天可达高峰，1～2周左右才消失。但高铁血红蛋白形成和消失的速度、溶血作用的轻重等与Heinz小体的形成和消失均不相平行。

313. 为什么要检测葡萄糖-6-磷酸脱氢酶活性

答：葡萄糖-6-磷酸脱氢酶（G6PD）存在于所有细胞和组织中，具有高度的多态性；G6PD是X染色体上结构基因转录翻译产生的多肽，由515个氨基酸残基组成。G6PD是磷酸戊糖旁路途径的第一个催化限速酶，能催化6-磷酸葡萄糖生成6-磷酸葡萄糖酸，同时生成还原型辅酶Ⅱ（NADPH）。NADPH不仅是体内多种物质合成的供氢体，也可维持谷胱甘肽的还原状态，保护红细胞免受氧化性损伤。检测G6PD活性有助于了解是否存在磷酸戊糖旁路代谢途径异常。若在急性溶血期，如果G6PD活性测定结果正常而又高度怀疑为G6PD缺陷症，应采取下列措施用以确定是否存在G6PD活性下降：①急性溶血后2～3个月复查G6PD活性；②低渗处理红细胞，测定处理后溶血液的G6PD活性；③将全血高速离心沉淀后，取底层红细胞测定其G6PD活性。若在溶血发作期输注了红细胞，会使G6PD活性水平升高。新生儿或高网织红细胞的标本，G6PD活性也会高些，故测定G6PD

活性应考虑到各方面因素对它的影响。

314. 为什么葡萄糖-6-磷酸脱氢酶缺陷会引起溶血

答：葡萄糖-6-磷酸脱氢酶（G6PD）缺陷会导致磷酸戊糖旁路途径受阻，从而在红细胞内无法生成还原型辅酶Ⅱ（NADPH）。后者的主要功能是使氧化型谷胱甘肽（GSSG）还原成还原型谷胱甘肽（reduced glutathione，GSH）。GSH有助于红细胞内自由基和H_2O_2的清除。由于缺陷G6PD，自由基和H_2O_2会过度堆积，对机体组织细胞造成氧化损伤，包括对细胞内和细胞膜蛋白质的氧化损伤，最终引起组织细胞结构和功能异常。G6PD缺陷的红细胞抗氧化能力减弱，氧化剂通过多方面的作用来抑制与膜带3蛋白（band 3）相连的磷酸酪氨酸磷酸酶（phosphotyrosine phosphatase，PTPs）活性，从而增加磷酸酪氨酸的含量。除了机械性破坏外，膜蛋白的氧化聚集和非酶糖基化促使自身抗体黏附在红细胞膜上，引发单核吞噬细胞的清除。研究发现，G6PD缺陷症患者红细胞膜蛋白的改变主要是收缩蛋白、带3蛋白和带2.1蛋白（band 2.1）减少；另外有大量的高相对分子质量（high molecular weight，HMW）的物质存在，该物质是由于膜巯基的氧化促使膜蛋白彼此以二硫键聚合而形成，主要是由收缩蛋白、锚蛋白和带3蛋白聚合而成。带3蛋白是一个多个功能红细胞膜蛋白，在红细胞膜内的带3蛋白及其聚合物具有阴离子交换功能，并在维持细胞骨架结构、细胞形态和糖代谢等方面有非常重要的作用。氧化性损伤会造成带3蛋白或其聚合物结构改变，引起细胞收缩，变形性下降以及红细胞代谢能力的改变，最终引起溶血。

315. 为什么要检测丙酮酸激酶活性

答：丙酮酸激酶（PK）使磷酸烯醇式丙酮酸（phosphoenolpyruvate，PEP）和二磷酸腺苷（adenosine-diphosphate，ADP）变为ATP和丙酮酸，是糖酵解过程中的主要限速酶之一。PK天然同工酶分为L型（肝型）和M型（肌型），基因位点分别定位在染色体1q21和15q22，在组织特异性基因启动子作用下L基因产物为组织同工酶PKR和PKL，而M基因产物经选择性剪切生成组织同工酶PKM1和PKM2。PKR存在于红细胞；PKL主要分布在肝脏；PKM1分布于骨骼肌、脑；PKM2分布于白细胞、血小板、胎儿组织、肺、脾、肾、脂肪组织以及有核红细胞。成熟红细胞中PKR为四个L亚基（L'_2L_2，网织红细胞中为L'_4）构成的四聚体，亚基相对分子质量6.3×10^4，由574个氨基酸构成，编码基因有12个外显子，cDNA全长1629个核苷酸碱基。测定PK活性是诊断红细胞PK缺陷症的确诊试验。若临床上高度怀疑为PK缺陷症，而PK活性正常时，应进行低底物PK活性定量测定，以确定有无PK活性降低。另外，红细胞PK缺陷时，白细胞PK并不缺陷，且其活性为红细胞的300倍，故要尽量减少白细胞所含PK对测定红细胞PK活性的影响。

316. 为什么丙酮酸激酶缺陷会引起溶血

答：PK缺陷导致糖酵解途径受阻，从而使酵解终产物腺苷三磷酸（ATP）缺陷。ATP缺陷后Na^+-K^+泵、Ca^{2+}泵功能失调，细胞内K^+外流，红细胞内通透性降低，导致红细胞肿胀或黏稠、僵硬，变形性下降；红细胞体积减小，出现各种皱缩红细胞；其相互间黏度增加，难于通过脾脏血窦而被破坏，导致血管外溶血的发生。PK缺陷的红细胞二磷酸腺苷（ADP）和氧化型辅酶Ⅰ（NAD⁺）合成受损，ADP和NAD⁺会加剧由于PK缺陷导致的葡萄糖代谢量的减低，由此而加重PK缺陷患者的溶血。此外PK缺陷的红细胞中2,3-二磷酸甘油酸（2,3-diphosphoglycerate，2,3-DPG）积聚，2,3-DPG产生比正常多2~3倍，而2,3-DPG是己糖激酶的抑制物，这样亦加剧PK缺陷引起的葡萄糖代谢量的减低，ATP生成量进一步减少，因而影响红细胞膜的功能，使PK缺陷症患者的溶血加重。

317. 为什么要检测谷胱甘肽还原酶活性

答：谷胱甘肽还原酶（glutathione reductase，GR）为谷胱甘肽代谢中一个重要的酶，是一种利用还原型辅酶Ⅱ（NADPH）将氧化型谷胱甘肽（GSSG）催化反应成还原型（GSH）的酶。谷胱甘肽广泛分布于人体肝、肾细胞和红细胞。由还原型谷胱甘肽（GSH）和氧化型谷胱甘肽（GSSG）组成，两种形式，可以互变，两者的正常比例约为100:1。GSH、GSSG、谷胱甘肽氧化酶（glutathione peroxidase，GP）和谷胱甘肽还原酶（GR）共同组成了谷胱甘肽氧化还原系统。GSH是由谷氨酸、半胱氨酸和甘氨酸组成，含有疏基（—SH）的三肽。它参与体内三羧酸循环及糖代谢，并能激活多种酶，从而促进糖、脂肪和蛋白质代谢，并能影响细胞的代谢过程，是一种细胞内重要的调节代谢物质。它可通过直接清除自由基和H_2O_2，防止其对血红蛋白、膜蛋白和众多酶蛋白上的疏基进行氧化，保证疏基酶和膜蛋白处于还原状态，调节离子分布，抑制细胞因子合成，减少效应细胞活化，减轻靶细胞损伤，调节凋亡相关基因的平衡等从而保持红细胞的正常功能和寿命，对维持细胞的正常代谢，保护细胞膜的完整性，具有重要的生化功能。GR是维持红细胞中GSH含量的主要黄素酶，尽管此酶可有先天性缺陷，但红细胞GR的活性很大程度上受饮食中核黄素的含量影响。检测GR活性可诊断谷胱甘肽还原酶缺乏症。

318. 为什么紫外分光光度法可测定谷胱甘肽还原酶活性

答：谷胱甘肽还原酶（GR）在许多组织中都有分布，GR可以还原氧化型谷胱甘肽（GSSG）生成还原型谷胱甘肽（GSH），以此维持细胞内充足的GSH水平。GSH可以清除自由基和一些有机过氧化物，或作为谷胱甘肽氧化酶（GP）的底物来清除一些过氧化物。GR能选择性将还原型辅酶Ⅱ（NADPH）转化成其氧化形式（NADP⁺），参与红细胞的氧化还原反应，对于保护红细胞不受氧化性损害，维持红细胞膜的稳定性具有重要的作用。NADPH在340nm有吸收峰，因此可以通过测定340nm处吸光度（A340）的减少来计算出GR的活性。值得注意的是，该方法牵涉到氧化还原反应，所有氧化剂或还原剂都会干扰GR活性的测定。另外，硫酸钠、硫酸铵和铁氰化物都会干扰测定，应尽量避免。为了精确测定GR的活性，A340每分钟的变化幅度宜在0.005~0.06 A340/min。即相当于样品测定时的最终活力单位宜在0.8~10mU/ml。如果酶活力过高可以用样品稀释液进行适当稀释；如果酶活力过低，可以设法加大样品的用量。所谓的酶活力单位即1个酶活力单位（1unit）在25℃、pH 7.5的条件下，在1分钟内可以还原化1微摩尔GSSG。1U = 1000mU。对于GR活力：

1mU/ml = 1nmol NADPH/min/ml = (A340/min)/0.00622，即相当于：

[检测体系中GR活力] = [A340/分（样本）－A340/min（空白对照）]/0.00622。

（王也飞）

319. 为什么要检测葡萄糖-6-磷酸脱氢酶基因

答：葡萄糖-6-磷酸脱氢酶（G6PD）是一个典型的管家基因，其基因序列在进化中高度保守。*G6PD* 基因定位于 X 染色体长臂 2 区 8 带（Xq28），由 13 个外显子和 12 个内含子组成，全长 20 114bp。*G6PD* 基因的 cDNA 编码区约 1.5kb，编码 515 个氨基酸，编码产物是 G6PD，二聚体和四聚体形式有催化活性。G6PD 是磷酸戊糖途径的主要调节酶，对维持细胞内还原型辅酶 II（NADPH）和氧化还原反应的平衡起着重要作用，在成熟的红细胞中只有这条途径能产生 NADPH。NADPH 为维持谷胱甘肽（GSH）还原状态所必需，还原型 GSH 可与过氧化氢（H_2O_2）和氧游离基反应，从而保持红细胞中血红蛋白和其他蛋白质如含巯基酶的还原状态。G6PD 基因缺陷造成的 G6PD 缺乏将使红细胞不能维持还原状态，由此引发红细胞氧化性损伤而导致溶血。G6PD 缺乏症是最早确定的与溶血性贫血有关的遗传性红细胞酶病，是遗传性溶血性贫血的主要原因之一，也是发病率最高的酶病。因此，当怀疑是因为 G6PD 缺乏引起的疾病时，需要检测 G6PD 基因，以明确发病原因。

320. 为什么葡萄糖-6-磷酸脱氢酶基因突变有不同的特点

答：葡萄糖-6-磷酸脱氢酶（G6PD）基因突变几乎遍及该基因所有的 13 个外显子。目前发现的基因突变绝大多数为点突变，即 1 或 2 个碱基替换，极少涉及基因片段缺失，也没有发现诸如启动子突变、框架突变及多聚 A 位点突变。大多数错义突变造成的氨基酸置换，导致酶结构域活性中心改变，或酶蛋白空间结构改变，使 G6PD 酶活性降低。地区性大样本分析各基因型发病率的研究结果表明，*G6PD* 基因突变具有种族和地区异质性，有地域性突变热点。目前全世界已报道了 180 多种 *G6PD* 基因突变类型，迄今中国人群中发现的突变有 33 种，其中 G1388A、G1376T 和 A95G 是最常见的突变，前 2 个突变是中国人特有的，有超过 90% 的酶缺乏患者是由于这 3 种突变引起的；其他常见的突变还有 C1387T、G1381A、G1360T、C1004T、G871A、A835T、A835G、C592T 和 T517C 等。

321. 为什么会有多种方法进行葡萄糖-6-磷酸脱氢酶基因检测

答：目前编码葡萄糖-6-磷酸脱氢酶（G6PD）的 DNA 一级分子结构已完全清楚，热点突变类型也较明确，因此可以用多种分子生物学技术对 G6PD 基因突变进行分析。常用于检测 *G6PD* 基因型的方法有：

（1）位点特异性的寡核苷酸探针杂交法：聚合酶链式反应（PCR）技术扩增特定基因片段，再与芯片上特异性核酸探针杂交以区分特定的基因型别的基因芯片诊断方法，也称为基因芯片法。芯片法结果判断已完全实现自动化，只能用于已知突变位点的检测。

（2）突变特异性扩增系统（amplification refractory mutation sytem，ARMS）：ARMS 又称等位基因特异性扩增是一种可以用来筛查任何已知点突变的方法，它操作简单快速，结果可靠，一次 PCR 就可以检出结果。成功关键在于引物设计。ARMS 法是目前用于筛查已知突变最佳选择。

（3）变性高效液相色谱（denaturing high performance liquid chromatography，DHPLC）：是一种新的 DNA 突变分析方法。检测 G6PD 时，在部分变性条件下，序列的变异可以形成野生型和变异 DNA 的杂交双链和纯合双链的混合体，不同的错配在同一给定温度下会显示出不同的结合稳定性。因而不同的 DNA 变异型形成可区分的杂交双链和不同的洗脱峰形式，在此基础上对基因型进行分析和解释。

（4）荧光 PCR 熔解曲线法：采用荧光 PCR 的方法，根据不同突变类型 PCR 产物溶点差异，熔解曲线不同的特点，检测 *G6PD* 基因突变。该方法实现了全程闭管、自动化操作和检测，具有操作简便、速度快、结果准确等特点，非常适合用于临床。

（5）DNA 直接测序法：Sanger 测序法直接进行基因序列的分析，可用于已知和未知突变的检测，被公认为基因诊断的"金标准"，与其他基因检测方法相比，Sanger 测序法常被用作标准的鉴定方法以及最终确定突变确切位置和类型的手段。但由于该方法操作繁琐，流程长，工作量大，不适合用于 G6PD 已知突变位点的快速筛查。

目前，获得国家食品药品监督管理总局批准用于临床检测的试剂盒分别采用基因芯片法和荧光 PCR 溶解曲线法，这两种方法均只能检测已知突变类型。基因芯片法检测的试剂盒可检出 7 种常见突变。荧光 PCR 溶解曲线法检测试剂盒可检出 12 种常见突变，覆盖中国人群常见突变类型的 95%。但当患者高度怀疑 *G6PD* 基因突变，而又未检测出热点突变时，建议对患者的 *G6PD* 基因进行直接测序，测序是 G6PD 缺乏症确诊检测最有价值的方法。

（林　琳）

322. 什么是红细胞葡萄糖-6-磷酸脱氢酶缺陷症

答：红细胞葡萄糖-6-磷酸脱氢酶（G6PD）缺陷症是指红细胞 G6PD 活性减低和（或）酶性质改变导致以溶血为主要表现的疾病，是人类最常见的遗传性红细胞酶病，在全球呈多种族、多民族分布。G6PD 基因在许多人群中高频出现，说明 G6PD 缺乏给予一种选择优势。G6PD 缺陷具有抗疟疾发病的作用，非洲热带、中东、亚洲热带、巴布亚-新几内亚地区和地中海某些地区为 G6PD 缺陷症高发区。在我国此病发生率有地区差异，主要分布在广东、广西、海南、四川、云南和贵州等地。G6PD 缺陷症是 X 连锁不完全显性遗传性疾病，患者常在进食蚕豆、服用药物或感染等诱因作用下产生急性溶血、黄疸和贫血，患有 G6PD 缺陷症的新生儿重者常会出现核黄疸导致死亡，或者终生智力低下，危害极大。基因点突变是引起 G6PD 缺陷的主要原因。G6PD 缺陷症的表型和严重程度是多变的，但可以从分子水平进行推测。

323. 为什么有人吃了蚕豆后会发生急性溶血

答：葡萄糖-6-磷酸脱氢酶（G6PD）缺陷患者食用蚕豆、蚕豆制品或接触蚕豆花粉、吮吸吃过蚕豆乳母的乳汁等后会发生的急性溶血性贫血，俗称蚕豆病，是 G6PD 缺陷症的一种临床类型。蚕豆中富含蚕豆嘧啶葡萄糖苷和异戊氨基巴比土酸葡萄糖苷，两者在 β-糖苷酶作用下分别生成的蚕豆嘧啶和异戊巴比土酸，是导致 G6PD 缺陷红细胞溶血的两种主要物质。此外，研究发现蚕豆中含有左旋多巴，在苏氨酸酶的催化下能转变为多巴醌，后者与还原型谷胱甘肽（GSH）结合再生成氧化型谷胱甘肽（GSSG），使体内 GSH 水平进一步下降，红细胞的代谢和膜受到进一步损伤，这就是 G6PD 缺陷的患者平时虽然体内 G6PD 水平低下却无溶血现象，只有在蚕豆的诱导下才会出现溶血的原因。G6PD 和苏氨酸酶分别由 2 个不同的遗传基因控制，只有当 2 个遗传基因均异常并同时存在时，进食蚕豆才可能发病，这就是蚕豆病患者不是每次吃了蚕豆都发病的原因。该病大多发生于每年蚕豆成熟季节（3~5 月份）和播种蚕豆季节（9~10 月份），可发生于小儿任何年龄，但以 9 岁以下男孩较为多见。该病随年龄增长发病率逐渐降低，可能与婴幼儿胃消化不良，肠壁通透性异常，蚕豆蛋白质易进入人体有关。随着年龄增长，酶的质和量也逐渐完善，脾脏功能及各种生理功能更加完善，免疫球蛋白（Ig）特别是 IgA 含量明显增加，对蚕豆成分及氧化性药物有某种中和作用，故对蚕豆病的发病起遏制作用。此外，可能幼年发病以后，大多数患儿以后就禁食蚕豆，故在青少年及老年发病减少。患者多于进食蚕豆后数小时至数天内发生急性血管内溶血，持续 1~2 天至 1 周左右。根据急性溶血的三大临床特征（即贫血、黄疸、血红蛋白尿）、溶血诱发因素（触食蚕豆）、阳性家族史或过去史，再结合实验室检测（血红蛋白含量及红细胞显著降低、网织红细胞增加、高铁血红蛋白还原试验及变性珠蛋白小体生成试验阳性、大量血红蛋白尿、尿胆原增加等），一般可以作出诊断。在条件有限的基层卫生院，凡遇到轻度黄疸伴有明显贫血的患儿应高度警惕蚕豆病的可能。

324. 为什么葡萄糖-6-磷酸脱氢酶缺陷症患者会有不同的临床类型

答：葡萄糖-6-磷酸脱氢酶（G6PD）缺陷症的表型和严重程度是多变的，疾病的严重性取决于不同 *G6PD* 基因突变对蛋白功能的影响。常见临床类型有：①急性溶血：因感染、药物（氧化剂）及摄入蚕豆诱导急性血管内溶血，溶血具有自限性，一般摄入后 24~72 小时发生，4~7 天终止。哺乳期摄入氧化剂可通过母乳引起 G6PD 缺陷导致婴儿发生急性溶血；②遗传性非球形红细胞性溶血性贫血：见于少数患者，伴不常见的但功能上较严重的遗传学 G6PD 变异的患者发生慢性溶血，该紊乱命名为遗传性非球形红细胞性溶血性贫血（hereditary non-spherocytic hemolytic anemia，HNSHA）；③新生儿高胆红素血症：特别要注意在出生后 24 小时内发生的黄疸，与 Gilbert 综合征合并存在，黄疸严重而贫血不明显。轻度 G6PD 缺陷时（主要包括一些基因缺陷携带者），溶血仅发生于感染或应用氧化性药物等造成的应激及进食蚕豆后。新生儿黄疸，大部分是由于胆红素结合缺陷，是临床上 G6PD 缺陷最危险的并发症。29%~52% 的 G6PD 缺陷症者在出生后几天发生溶血性黄疸，重者会发生新生儿核黄疸而导致死亡或终生智力低下。

325. 为什么遗传性非球形红细胞性溶血性贫血会有不同的临床类型

答：遗传性非球形红细胞性溶血性贫血（HNSHA）是一组红细胞酶缺陷所致的慢性溶血性贫血。丙酮酸激酶（PK）缺陷是最常见的病因，约 1/3 的病例则由葡萄糖-6-磷酸脱氢酶（G6PD）缺陷所致。某些 G6PD 缺陷症由于 G6PD 的特定亚基出现突变，因此其酶功能受到的影响更大，在没有特殊诱发因素的情况下也会出现溶血，即 HNSHA。G6PD 缺陷伴 HNSHA 是一种少见的临床类型。该病主要为不同程度的慢性自发性血管外溶血，感染或药物可加重溶血，引起溶血危象。临床表现可分为三型：①重型：新生儿期发病（1/3~1/2），呈持续性溶血性黄疸 1 至数月，幼儿期呈中至重度贫血，多有黄疸、贫血，多数肝、脾肿大明显；②中间型：儿童或青少年发病，感染诱发急性溶血性黄疸后呈慢性轻至中度溶血性贫血，无明显肝、脾肿大；③轻型：青年期发病，代偿性溶血，感染或药物诱发轻度溶血性贫血和黄疸。大多数 HNSHA 患者仅表现慢性溶血的一般症状和体征。这组疾病中，贫血程度差异很大。有些很严重的 PK 缺陷病例可出现重度贫血。

326. 为什么葡萄糖-6-磷酸脱氢酶缺陷症多数是男性发病

答：葡萄糖-6-磷酸脱氢酶（G6PD）缺陷症为 X 连锁不完全显性遗传性疾病，具有遗传多态性。编码 G6PD 的基因位于 Xq2.8，男性只有一条 X 染色体，男性的 G6PD 缺陷称为半合子。男性半合子（X 染色体带有变异基因）和女性纯合子（2 条 X 染色体均带有变异基因）呈显性表现，表现为 G6PD 活性缺陷或严重降低。由于男性半合子比女性同型合子在发生概率上多 1 倍，故男性发病率比女性高。临床上以男性半合子的患者多见。女性杂合子（1 条 X 染色体带有变异基因）的 2 条 X 染色体仅 1 条有活性，由于存在 X 染色体随机失活现象（Lyon 假说），G6PD 缺陷与正常的红细胞呈一定比例的嵌合状态，不同个体嵌合比例不同而 G6PD 缺陷的程度也不同，故可能出现患病或不患病两种情况，即使有相同的突变，但其酶活性水平可能会有区别，可表现为正常或 G6PD 活性轻度下降。杂合子母亲携带了 G6PD 突变基因的个体，其儿子有 1/2 机会患病，女儿也有 1/2 机会是杂合子。杂合子除本身可能患病外，还会将病因传给下代。前瞻性研究表明，G6PD 杂合子发生新生儿高胆红素血症的危险要显著高于 G6PD 正常纯合子，这就说明 G6PD 缺乏杂合子是新生儿高胆红素血症发生的独立危险因素之一。由于男性 G6PD 缺陷患者 G6PD 活性一般很低，可以 100% 检出；女性杂合子的 G6PD 活性有时可以很低，以致可以溶血，有时又很高，甚至接近正常活性。因此，女性杂合子人群的 G6PD 活性变化范围大而难于根据酶活性进行准确诊断，漏检的较多，故而检出杂合子是预防本病的重要环节。

327. 为什么葡萄糖-6-磷酸脱氢酶缺陷症患者发生感染后会出现溶血

答：某些病原微生物的感染可使葡萄糖-6-磷酸脱氢酶（G6PD）缺陷症患者出现感染性溶血，在感染后数日出现血管内溶血，通常表现轻微，但有时也可导致严重溶血。在发热性疾病开始几天内，G6PD 缺陷症者常突然发生贫血。贫血一般相对较轻，Hb 下降 30g/L 或 40g/L。诱发 G6PD 缺陷症溶血的感染，常见的是细菌性肺炎、病毒性肝炎、伤寒、流行性感冒、传染性单个核细胞增多症、钩端螺旋体病、水痘、腮腺炎、细菌性痢疾、坏死性肠炎、沙门菌属、变形杆菌属、大肠杆菌、β 链球菌、结核分枝杆菌和立克次体感染等。溶血在肺炎和伤寒热的患者中特别明显。黄疸不是临床上突出的特点，除非溶血与感染性肝炎有关。若是此类情况，黄疸可相当严重。可能因为感染的影响，网织红细胞常不增多，贫血的恢复一般延迟到活动性感染减轻后。

328. 为什么葡萄糖-6-磷酸脱氢酶缺陷症患者用药时要谨慎

答：氧化剂类药物可以诱发葡萄糖-6-磷酸脱氢酶（G6PD）缺陷症患者发生溶血，这些药物是①止痛退热药：阿司匹林、乙酰苯胺、非那西丁、安替比林、匹拉米洞等；②磺胺类和砜类：磺胺、醋酰磺胺、磺胺甲基异噁唑、磺胺吡啶、氨苯磺胺、噻唑砜、磺胺甲氧、大艾松等；③抗疟药：伯氨喹啉、扑疟喹、阿的平、奎宁、氯喹等；④非磺胺类抗生素：呋喃唑酮、呋喃西林、呋喃坦啶、氯霉素、对氨水杨酸等；⑤中药：川连、牛黄、珍珠粉等；⑥其他：丙磺舒、樟脑丸、催产素、水溶性维生素 K、美蓝、复方番泻叶合剂、苯肼、奎尼丁、溴丙胺太林、三硝基甲苯、二巯丙、萘啶酸等。故 G6PD 缺陷症患者在使用上述药物时必须考虑到发生溶血的可能性，尽量避免此类药物的服用。

329. 为什么药物诱发葡萄糖-6-磷酸脱氢酶缺陷症患者的溶血各有特点

答：药物诱发的溶血常为服药后 1～3 天内出现急性溶血，最初表现为头晕、头痛、食欲缺乏、恶心、呕吐、倦怠，继而出现发热、黄疸、腹背疼痛、血红蛋白尿；同时，出现进行性贫血，贫血程度不一，外周血涂片上红细胞轻度大小不等、球形、碎片、嗜多色性红细胞等，网织红细胞正常或轻度增加，可出现肝脾肿大。少数严重病例可出现少尿、无尿，伴酸中毒和急性肾衰竭而死亡。若反复持续用药可发生慢性溶血性贫血。药物诱发的溶血在临床上可分为 2 期：①急性溶血期：一般为 10～14 天，1 周左右时贫血最严重，7～10 天开始好转，贫血减轻；②恢复期：20～30 天，网织红细胞增多后渐降至正常，血红蛋白渐升至正常。不同的药物诱发溶血的危险性不同，不同的 G6PD 缺陷症患者对同一种药物的敏感性也有很大差别。

330. 为什么有些试验只能用于葡萄糖-6-磷酸脱氢酶缺陷症的筛查

答：目前用于葡萄糖-6-磷酸脱氢酶（G6PD）缺陷症筛查较常用的试验有：

（1）高铁血红蛋白还原试验：G6PD 活性正常者，高铁血红蛋白还原率在 75% 以上（脐血在 78% 以上）；中间缺陷者在 31%～74%（脐血为 41%～77%）；严重缺陷者在 30% 以下（脐血在 40% 以下）。该试验简单易行，筛查 G6PD 缺陷敏感性高，特异性差；若存在 HbH 病、不稳定血红蛋白病、NADPH-高铁血红蛋白还原酶缺陷、高脂血症、巨球蛋白血症或标本不新鲜等，可出现假阳性结果。

（2）变性珠蛋白小体（Heinz 小体）生成试验：G6PD 缺陷红细胞易氧化变性，变性珠蛋白在红细胞内沉淀，用结晶紫活体染色或相差显微镜检查，可见红细胞上有蓝色颗粒。正常人红细胞一般不具有 Heinz 小体，但 Heinz 小体对 G6PD 缺陷的诊断不具有特异性，也可见于其他原因引起的溶血。

（3）G6PD 荧光斑点试验：G6PD 活性正常者，10 分钟内出现荧光；中间缺陷者 10～30 分钟之间出现荧光；严重缺陷者 30 分钟仍不出现荧光。此法是国际血液学标准化委员会（ICSH）推荐用于筛查 G6PD 缺陷的方法，敏感性和特异性均较好，但其对试剂的要求较高。

（4）硝基四氮唑兰（nitroblue tetrazolium，NBT）纸片法：G6PD 活性正常者，滤纸片呈紫蓝色；中间缺陷者呈淡紫蓝色；严重缺陷者滤纸片仍为红色。该法敏感性和特异性均较好，但靠肉眼辨色判断结果，影响因素较多。

各实验室根据自身条件，可选择上述试验作为 G6PD 缺陷症的筛查试验。

331. 为什么不能用一个标准评价葡萄糖-6-磷酸脱氢酶活性定量测定的结果

答：酶活性定量测定能准确地反映酶活性。通过单位时间生成还原型辅酶Ⅱ（NADPH）的量反映红细胞葡萄糖-6-磷酸脱氢酶（G6PD）活性。目前用于的酶活性定量测定有多种方法：①世界卫生组织（WHO）推荐的 Zinkham 法，参考范围（12.1±2.09）IU/gHb（37℃）；②国际血液学标准化委员会（ICSH）推荐的 Glock 和 McLean 法，参考范围（8.34±1.59）IU/g Hb（37℃）；③Chapman-Dern 法，参考范围 2.8～7.3IU/gHb（25℃）；

④硝基四氮唑兰（NBT）定量，参考范围 13.1～30.0NBT 单位；⑤G6PD/6 磷酸葡萄糖酸脱氢酶（6PGD）即 G6PD/6PGD 比值法，参考范围 ≥0.95（WHO 推荐法），≥0.98（NBT 法）。因此，各实验室必须注意，采用不同的检测方法，参考范围各异，不能用同一个标准评价不同方法所得的测定结果。

332. 为什么红细胞丙酮酸激酶缺陷症患者会有多项实验指标的异常

答：丙酮酸激酶（PK）为糖酵解途径中最常见的缺陷酶，国际血液学标准委员会（ICSH）将红细胞 PK 缺陷症列为发病率居第二位的遗传性红细胞酶病。PK 缺陷症为常染色体隐性遗传，偶有呈常染色体显性遗传。一般来说，只有纯合子或复合杂合子才会出现溶血表现。杂合子患者尽管红细胞中有葡萄糖中间产物改变，则无溶血表现。大部分 PK 缺陷症患者为复合杂合子，真正的纯合子很少。红细胞 PK 缺陷症患者的实验室特征表现为网织红细胞计数增加，多在 2.5%～15.0%；外周血涂片可见大红细胞、皱缩红细胞，偶有棘形红细胞，白细胞和血小板多正常。慢性溶血者以血管外溶血表现为主，包括血清结合珠蛋白降低，血清总胆红素和间接胆红素升高，尿胆原增高等；红细胞渗透脆性多为正常，部分患者 24 小时孵育脆性增加；红细胞自身溶血试验阳性，加入葡萄糖不能纠正，加腺苷三磷酸（ATP）可以纠正，但目前多不主张采用该试验作为红细胞酶病的实验诊断依据。PK 活性降低。可见糖酵解通路中间代谢产物如 2,3-二磷酸甘油酸（2,3-DPG）、磷酸烯醇式丙酮酸（PEP）等的增加。目前认为，2,3-DPG/ATP 比值升高，对诊断 PK 缺陷有较大意义，特别是对于 2,3-DPG 增高不明显的病例。

333. 为什么丙酮酸激酶活性测定会有不同的参考范围

答：丙酮酸激酶（PK）活性测定的参考范围会随着测定方法的不同而各异：①荧光斑点法 PK 活性筛查：活性正常者 25 分钟荧光消失，活性缺陷者 25 分钟荧光不消失；②PK 活性定量（ICSH 推荐的 Blume 法）：（15.0±1.99）IU/g Hb（37℃），低 PEP 浓度的正常红细胞 PK 活性参考值 14.9%±3.71%（37℃），低 PEP 浓度加果糖二磷酸（FDP）刺激后正常红细胞 PK 活性 43.5%±2.46%（37℃）。PK 缺陷症纯合子为正常值的 25% 以下，杂合子为正常值的 25%～35%。PK 缺陷症者的实验室诊断特点包括：①PK 荧光斑点试验为 PK 活性缺陷；②PK 活性定量测定属纯合子范围；③PK 活性定量测定属杂合子范围，伴有明显的家族史和（或）2,3-DPG 两倍以上增高或其他中间代谢产物的改变。若临床高度怀疑 PK 缺陷症，而 PK 活性测定正常时，应进行底物系统的 PK 活性定量测定，以确定有无 PK 活性降低。

334. 为什么评价红细胞丙酮酸激酶活性时会受到诸多因素的影响

答：在评价酶缺陷程度时，通常将酶活性为正常值的 50%～75% 界定为杂合型酶缺陷，低于 50% 则为纯合型酶缺陷。丙酮酸激酶（PK）缺陷诊断较葡萄糖-6-磷酸脱氢酶（G6PD）缺陷及其他酶缺陷诊断困难，因为许多患者 PK 活性下降不明显，有些甚至明显高于正常活性测值。PK 是年龄依赖性酶，即细胞年龄越轻，酶活性越高，所以以患者外周血网织红细胞计数增高可以影响酶活性测定值，出现代偿性增高；溶血发作期骨髓红系增生明显活跃，大量新生红细胞进入循环也使得酶活性测定值升高；若输血近期测定酶活性，患者酶缺陷可能被掩盖。因此，评价 PK 活性时应注意网织红细胞计数，并建议溶血发作或输血 3 个月后复查酶活性。白细胞中同工酶 PKM2 活性比红细胞同工酶 PKR 活性高300 倍左右，测定操作中白细胞过滤去除不净将明显影响活性测定值；PKM2 亦存在于有核红细胞中，溶血严重的患者外周血常出现晚幼红细胞，可能影响测定值。

335. 为什么可用多项实验指标评价红细胞丙酮酸激酶缺陷

答：目前丙酮酸激酶（PK）缺陷的评价指标包括：国际血液学标准化委员会（ICSH）推荐使用荧光筛查、酶活性测定、低底物利用率、同类底物利用率、米氏常数（Km）与最大反应速率（V_{max}）、抑制剂或激活剂敏感性、热稳定性、pH 曲线与最适 pH、电泳迁移率等。定性或半定量的荧光法方便大样本流行病学调查和个样筛查；临床上从可操作性和诊断价值考虑，通常以酶活性定量测定值作为确诊指标。由于 PK 缺陷症实验室表现的特殊性，对疑有 PK 缺陷症的患者样本除了测定酶活性，还应做 PK 低底物利用率测定；在 PK 活性偏高的 PK 缺陷症患者，低底物利用率往往明显低下，可以提示诊断；热稳定性试验也是提示诊断的选用指标。此外，还应注意红细胞形态。PK 缺陷症红细胞由于能量代谢障碍、失 K^+、脱水，可以形成致密皱缩的小棘球形红细胞，仔细观察外周血涂片，可以在部分患者样本中见到，提示诊断。然而，家系调查结果是 PK 缺陷症确诊的重要依据。PK 缺陷症为常染色体隐性遗传，杂合子双亲多无临床症状，可以检出年龄相关酶的缺陷，为确诊提供有力证据；家系调查还可以检出具有两种不同类型红细胞缺陷的双重杂合子。因此，对溶血性贫血患者同时进行红细胞酶、红细胞膜、血红蛋白等方面的系统分析，可提高确诊率。

336. 为什么会发生红细胞嘧啶 5'-核苷酸酶缺陷症

答：红细胞嘧啶 5'-核苷酸酶（pyrimidine 5'-nucleotide，P5'N）缺陷症是一种常染色体隐性遗传性非球形红细胞溶血性贫血，其发生率在红细胞酶病中仅次于葡萄糖-6-磷酸脱氢酶缺陷（G6PD）症和丙酮酸激酶（PK）缺陷症。这是一种与核糖核酸（RNA）分解代谢有关的常染色体隐性遗传病，表现为遗传性非球形红细胞溶血性贫血（HNSHA），红细胞中有两种嘧啶 5'-核苷酸酶，分别是 P5'N-1 和 P5'N-2。P5'N 缺陷症是由于 P5'N-1基因突变所致。目前，已经发现 20 种 P5'N-1 的基因突变，突变位点与溶血程度无关，所有的突变均对酶的活性和热稳定性具有不同程度的影响，尚未发现与 P5'N-2 缺陷相关的疾病。P5'N 缺陷可致网织红细胞内聚集大量胞苷和尿苷复合物，干扰了红细胞腺苷三磷酸（ATP）产生和膜磷脂的分布，引起轻至中度溶血性贫血，仅 12% 的患者发生严重贫血，部分病例甚至能完全代偿，说明 P5'N 的缺陷可被其他核苷酸酶或核苷酸代谢途径补偿，因此 P5'N 的活性检测不能成为该病的最后指标。P5'N 缺陷症患者的血液学特点与其他的非球形红细胞溶血性疾病类似，包括贫血、网织红细胞增多、血清间接胆红素升高等，血涂片上可见明显的嗜碱性点彩红细胞（2% ~12%，正常<3%），这是由于 P5'N 缺陷患者红细胞中，嘧啶类核苷酸过多的积累反馈性地使 RNA 降解减慢，RNA 渐在胞质内聚集，致使红细胞具有嗜碱性点彩特征。球形红细胞约占 7% ~10% 的（大多数为棘状）。红细胞渗透脆性一般正常。

337. 为什么红细胞嘧啶5'-核苷酸酶缺陷会造成溶血

答：当红细胞嘧啶5'-核苷酸酶（P5'N）严重缺乏时，嘧啶类核苷酸在红细胞内堆积，扩大了核苷酸池，而其中嘧啶类核苷酸可占80%以上，腺嘌呤核苷酸池相对缩小。正常成熟红细胞主要依靠糖酵解产生能量，其核苷酸池中97%以上为腺嘌呤核苷酸，仅不足3%的核苷酸为嘧啶类核苷酸。所以，红细胞存在能源危机致使红细胞寿命缩短。此外，高浓度的嘧啶类核苷酸可能通过竞争抑制干扰腺苷三磷酸（ATP）的合成，这种抑制或是通过竞争ATP或二磷酸腺苷（ADP）在糖酵解限速酶上的附着部位，或是通过改变ATP/ADP比率。总之，通过干扰ATP的产生使红细胞寿命缩短，表现为非球形溶血性贫血。

338. 什么是诊断嘧啶5'-核苷酸酶缺陷症的特异性试验

答：红细胞内嘧啶5'-核苷酸酶（P5'N）酶活性和酶突变位点的检测是目前P5'N缺陷症的确诊方法。P5'N筛查试验胞嘧啶核苷酸比率增高，提示P5'N活性低下；P5'N活性定量测定，参考范围成人12.15±2.52，新生儿19.18±3.62（无机磷法），低于此范围为P5'N活性低下；红细胞内总核苷酸含量高于正常1.3~5.0倍，还原型谷胱甘肽（GSH）含量增加。正常红细胞内的核苷酸多数为嘌呤衍生物（在260nm处有最大吸收峰），嘧啶核苷酸（在280nm处有最大吸收峰）水平较低，正常成熟红细胞主要依靠糖酵解产生腺苷三磷酸（ATP）获得能量，其核苷酸池中97%以上为腺嘌呤核苷酸，仅不足3%的核苷酸为嘧啶类核苷酸，260nm下吸光光度（OD260）：280nm下吸光光度（OD280）即OD260：OD280比值为1.8~2.0。当P5'N严重缺乏时，嘧啶类核苷酸在红细胞内堆积，扩大了核苷酸池，而其中可达80%以上为嘧啶类核苷酸，腺嘌呤核苷酸池相对缩小，红细胞中的嘧啶核苷酸聚集导致OD260：OD280比值下降。因此，这一试验被国际血液学标准化委员会（ICSH）推荐为诊断P5'N缺陷症的特异性试验。

339. 为什么嘧啶5'-核苷酸酶缺陷症需要与铅中毒进行鉴别

答：嘧啶5'-核苷酸酶（P5'N）缺陷症主要的临床表现有：①终生慢性溶血性贫血：多为新生儿开始发病，轻至中度贫血，溶血频发，感染或妊娠时加重，脾肿大常见；②智能低下：可伴智能发育滞后或障碍，个别有惊厥。尽管血片中的嗜碱点彩红细胞为P5'N缺乏症的诊断提供了线索，但该血液学特点并不特异。嗜碱点彩红细胞并非本病特有，有些先天/获得性的疾病也存在嗜碱点彩红细胞如β-地中海贫血、一些血红蛋白病、铁粒幼细胞贫血或铅中毒等，应注意与这些疾病鉴别，尤其是铅中毒患者，其P5'N-1活性也降低。铅是P5'N强烈的抑制剂，阻止P5'N的活性中心对核苷酸的识别和催化，发生铅中毒时可产生与P5'N缺陷症相似的临床表现，通过仔细询问职业病史并检测血中铅的含量不难诊断。铅中毒导致的P5'N缺陷症是可以治疗的，而遗传性的P5'N缺陷症目前无法根治，除个别严重贫血的病例外，常无需输血，可适量补充锌、镁等元素有助于激活红细胞内少量残存的P5'N，脾切除并不能阻止溶血的发生。

340. 什么是葡萄糖6磷酸异构酶缺陷症

答：葡萄糖6磷酸异构酶（glucose-6-phosphate isomerase，GPI）亦是红细胞糖酵解酶。在糖酵解途径中催化第二步反应，是一种二聚体酶，单体由557个氨基酸残基构成，相对分子质量为 63 000。*GPI* 基因位于 19q13.1，约 50kb。GPI 二聚体有酶催化功能，但是其单体是一种细胞因子，具有自分泌运动因子、成熟分化因子的功能。GPI 缺陷症与 P5'N 缺陷症并列为发病率第 3 位的遗传性红细胞酶病，是一种常染色体隐性遗传病，复合型杂合子和纯合子表现出严重的遗传性非球形红细胞溶血性贫血（HNSHA），同时有神经、肌肉等多系统症状。GPI 单体作为细胞因子的非酶作用可能与其溶血伴多系统病症有关。GPI 的参考范围为（60.8±11.0）37℃ 活性 IU/gHb。

341. 为什么会发生遗传性高铁血红蛋白血症

答：遗传性高铁血红蛋白血症（methaemoglobinaemia，MetHb）是一种常染色体隐性遗传病，是由于红细胞内还原型烟酰胺腺嘌呤二核苷酸-细胞色素 b5 还原酶缺陷所致的 MetHb 异常堆积。国内外已发现 26 种不同的基因突变，其中至少有 11 种变异酶的活性正常，属于酶的多态性。分为 2 型①Ⅰ型又称单纯红细胞型：只造成红细胞内细胞色素 b5 还原酶的不稳定，很少见，患者出生后即有发绀，MetHb 占血红蛋白总量的 8%～50%。一般病例无症状，有些患者除红细胞外同时伴有白细胞、血小板及成纤维细胞中 b5 还原酶活性的降低。②Ⅱ型又称全身型：较常见，突变可引起各种细胞内的细胞色素 b5 还原酶完全失活，患者表现为严重的智力及发育障碍以及神经精神系统异常（如小头颅、角弓反张、手足颤动全身肌张力减退等），所以Ⅱ型患者预后不良，多于出生后 3 个月后夭折。此外，另有些病例为 b5 还原酶缺陷的杂合子，酶活性消失 50% 左右，血中 MetHb 仅 1%～2%，患者无任何症状，如果接触氧化剂（药物）时则生成比正常人高得多的 MetHb。Ⅰ型 MetHb 临床仅有发绀的发生，通过酶活性及 MetHb 水平检测可以诊断，且一般不需治疗；而Ⅱ型 MetHb 则需及早治疗，并进行孕妇的产前检查。

（王也飞）

第六节　血红蛋白异常检验与疾病

342. 为什么血红蛋白是一种非常重要的蛋白质

答：血红蛋白（Hb）是人体内氧的运输载体，每个 Hb 由四条珠蛋白肽链组成，其中包含两个 α 类亚基（α、ζ）和两个 β 类亚基（β、γ、δ、ε），每个亚基又分别携带一个血红素。Hb 的每个亚基由一条肽链和一个血红素分子构成，肽链在生理条件下会盘绕折叠成球形，把血红素分子包在里面，这条肽链盘绕成的球形结构又被称为珠蛋白（图 2-2）。珠蛋白肽链在血红素的携氧中发挥着协同的作用，游离状态的血红素与氧分子（O_2）结合时，亚铁血红素被氧化成高铁血红素，不能再结合 O_2，而由于肽链中与 O_2 结合的位点局部特殊的空间构象，与珠蛋白结合后的血红素能与 O_2 可逆性结合。未结合 O_2 时，Hb 结构紧密，与 O_2 的亲和力小，与第一个氧分子结合后，亚基的结构变松弛，可以促进另一个亚基更易与后续的氧分子结合，即具有相互促进的协同效应。

组织内氧的释放也同样存在协同效应的过程。此外，人体内环境的变化，如 pH 降低或二氧化碳浓度的增加会降低 Hb 对氧的亲和力，使氧合曲线右移，即波尔定律。Hb 特定的空间构象、亚基间的正协同效应及波尔效应，有利于 Hb 在氧分压高的肺迅速地结合 O_2，在氧分压低的组织迅速释放出 O_2，完成运输 O_2 的生理功能。因此，血红蛋白是一种

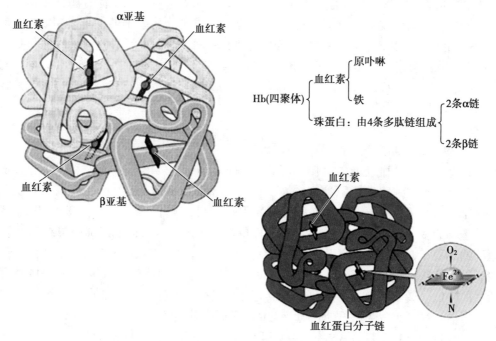

图2-2 血红蛋白分子结构

非常重要的蛋白质。

（吴蓓颖）

343. 为什么人体内有不同类型的血红蛋白

答：人体内血红蛋白（Hb）是由血红素和4条珠蛋白肽链组成的四聚体蛋白。珠蛋白肽链的类型有α、β、γ、δ、ε及ζ链。人体由不同发育阶段和不同场所合成的α和β类珠蛋白肽链组成血红蛋白四聚体至少可分为6种，胚胎型3种：Hb Gower Ⅰ、Hb Gower Ⅱ、Hb Protland；胎儿型1种：HbF；成人型2种：HbA、HbA$_2$。每种血红蛋白都含有两条α类珠蛋白肽链和两条β类珠蛋白肽链，这两种蛋白的表达始终保持平衡。

（1）血红蛋白A（hemoglobin A，HbA）：是成人体内主要的血红蛋白，由一对α链和一对β链（α$_2$β$_2$）组成，占成人血红蛋白的98%。新生儿中HbA占所有血红蛋白的20%左右，出生后迅速增加，出生6个月后成为血红蛋白的主要成分，占所有血红蛋白的90%以上。

（2）血红蛋白A$_2$（hemoglobin A$_2$，HbA$_2$）：是正常人红细胞中的次要血红蛋白，它是由一对α链和一对δ链（α$_2$δ$_2$）组成。在整个正常人血红蛋白中HbA$_2$的含量少，出生6个月后HbA$_2$仅占所有血红蛋白总量的2%~2.5%，但它在各红细胞中分布上是均匀的。HbA和HbA$_2$在氨基酸组成、化学结构和理化性质方面各有不同，各具特点。但两者在生理功能上的特性几乎一样。成人体内由于HbA$_2$含量低，行使生理功能的主要是HbA。

（3）血红蛋白F（hemoglobin F，HbF）：又称胎儿血红蛋白，由一对α链和一对γ链（α$_2$γ$_2$）组成，是胎儿第2个月后和新生儿血液中的主要血红蛋白。脐带血中HbF的含量占总血红蛋白的70%~90%，出生后很快减少，至6个月后，绝大部分被HbA替代。成人中 HbF 约占总 Hb 的 1% 左右。这种血红蛋白有许多性质与 HbA 不同，它具有明显的抗酸性和抗碱性，抗原性也强，最重要的是它在生理条件下对氧的亲和力明显高于 HbA，这就意味着在任何一定的氧分压情况下，HbA 放出氧到 HbF 上，将氧从母体转移至胎儿的环境中，这对处于低氧状态的胎儿极为有利。

（4）胚胎血红蛋白：在早期胚胎中 ζ 链和 ε 链首先合成，其后 α 链和 γ 链开始合成。最早出现的血红蛋白是由两条 ζ 链和两条 ε 链组成的 Hb Gower Ⅰ（$\zeta_2\varepsilon_2$）和由两条 α 链和两条 ε 链组成的 Hb Gower Ⅱ（$\alpha_2\varepsilon_2$），随后才出现有 2 条 ζ 链和 2 条 γ 链组成的 Hb Protland（$\zeta_2\gamma_2$）。

在人体的不同发育阶段合成的 α 和 β 类珠蛋白肽链水平各异，因此形成了不同类型的血红蛋白，出生后的血红蛋白主要是 HbA，仅有少量的 HbF 和 HbA_2。

344. 为什么会出现异常血红蛋白

答：异常血红蛋白是指组成血红蛋白的珠蛋白基因突变，使珠蛋白肽链的单个或多个氨基酸被替代或缺如，导致肽链分子结构异常，形成血红蛋白变异体。这种变异可发生在 α、β、γ 和 δ 珠蛋白链，但变异并不都导致 Hb 功能的重要变化，严重影响 Hb 功能的变异会导致严重贫血的发生，也被称为异常血红蛋白病。异常血红蛋白发生涉及的基因突变类型有：单个碱基置换，多为错义突变，也存在无义突变和终止密码突变；缺失插入造成的移码突变；不改变读码框的肽链延长或缩短突变以及不同肽链的融合等。

异常血红蛋白病主要有镰状细胞贫血（HbS 病）、HbE 病、不稳定血红蛋白病、血红蛋白 M 病（HbM 病）和氧亲和力改变的血红蛋白病。

（1）HbS 病（即镰状细胞贫血）：HbS 是编码 β 链基因的第 6 个密码子中的腺嘌呤（A）被胸腺嘧啶（T）所替代，导致 β 链中第 6 位亲水的谷氨酸（Glu）被疏水的缬氨酸（Val）取代的血红蛋白变异体。由于 HbS 表面疏水区的出现，在缺氧情况下 HbS 分子相互连接形成丝状的多聚体，6 个丝状体扭曲在一起形成螺旋形缆状，使红细胞扭曲成镰状细胞。HbS 病是世界范围内常见的异常血红蛋白病，主要表现为慢性溶血性贫血和偶发的血管阻塞事件。

（2）HbE 病：HbE 是由于 β 链第 26 位上的谷氨酸（Glu）被赖氨酸（Lys）取代而形成的血红蛋白变异体，HbE 病是世界范围内第二常见的异常血红蛋白病。临床上分为三种类型：①HbE 特征（HbA+E），为 HbE 基因的杂合子状态。突变造成 β 珠蛋白基因的一个外显子内剪接位点发生改变，从而引起 HbE 的 β 链较正常成人 HbA 的 β 链合成减少，结果形成 HbAE 杂合子，此型无临床症状，HbE 的含量约为 30%～50%，这种患者其双亲中，至少一人可检出 HbE，一般在普查时才发现；②HbE 病（HbE+E），为 HbE 基因的纯合子状态，可出现小细胞低色素性贫血，贫血、肝脾肿大均呈轻度，HbE 的含量为 72%～98%；③HbE 复合地中海贫血，此为 HbE 基因与地中海贫血基因的双重杂合突变，分为 HbE 复合 α-地中海贫血和 HbE 复合 β-地中海贫血。当 HbE 与 β-地中海贫血复合形成双重杂合子时，由于 HbE 与 β-地中海贫血基因的突变均存在于 β 珠蛋白肽链上，使 β 链合成减少或完全缺乏，过剩的 α 链可形成包涵体，引起严重血管外溶血，故其临床与血液学表现和重型 β-地中海贫血类似，可以出现严重的溶血性贫血。

（3）不稳定血红蛋白病：血红蛋白 α 或 β 珠蛋白肽链与血红素紧密结合的氨基酸发

生替代或缺失，使之易受氧化而丢失血红素，使血红蛋白变性在红细胞内发生沉淀，形成变性珠蛋白小体，附着于红细胞膜上，致红细胞膜脂、膜蛋白氧化损伤直至溶血。临床可分为四种类型：①无症状型，无临床症状和常规检查可见的溶血异常，仅能在体外检出不稳定血红蛋白的存在；②轻型，可有溶血危象发作，平时呈代偿性或轻度溶血性贫血，脾肿大不常见；③中间型，在年长儿或青春期后发病，有中度溶血性贫血，出现黄疸和脾肿大，脾切除后症状改善；④重型，有严重的溶血性贫血，婴儿期即可见明显的贫血和黄疸，脾切除对大多数病例无效。

（4）HbM 病：α 和 β 链的螺旋处与血红素连接的组氨酸或邻近铁原子的氨基酸被替代，导致局部的铁原子呈高铁状态，从而构成异常稳定的高铁血红蛋白，使血红蛋白不能输送氧，临床表现为发绀。α 链异常的 HbM 病患者出生时即有发绀；β 链异常的 HbM 病患者，要在出生后 6 个月至 1 岁才表现发绀，因其 γ 链此时才被 β 链所取代；γ 链异常的 HbM 病也有发现，患者出生时即有发绀，但在出生 6 个月后随着 γ 链被 β 链代替而症状消失。

（5）氧亲和力改变的血红蛋白病：正常血红蛋白的功能状态，取决于其立体构象的转变，从而伴有氧的结合和释放。当血红蛋白处于脱氧构象时，对氧的亲和力降低；当血红蛋白处于处于氧合构象时，对氧的亲和力增高。一旦脱氧和氧合构象的动态平衡被任何氨基酸突变所打破，均可影响血红蛋白功能，产生氧亲和力异常的异常血红蛋白。氧亲和力增高的异常血红蛋白可引起组织缺氧和代偿性红细胞增多症；氧亲和力降低的异常血红蛋白可引起贫血和发绀。

345. 为什么要用多种方法进行血红蛋白病的实验诊断

答：现阶段用于血红蛋白病的实验室诊断技术主要有血液学表型筛查法和基因型诊断法两大类。表型筛查方法主要包括基础红细胞指标和血红蛋白分析，常用检测方法有全血细胞分析、红细胞形态学检查、红细胞渗透脆性试验、血红蛋白分析，如电泳技术（醋酸纤维薄膜电泳、琼脂糖凝胶电泳、高效液相色谱分析、毛细管电泳）、抗碱血红蛋白检测、血红蛋白 H 包涵体检测、HbF 酸洗脱试验、热变性试验以及异丙醇沉淀试验等。上述筛查方法对占相当比重的轻型患者仍具有漏检的缺陷，临床上最好是表型与基因型联合检测来提高血红蛋白病的确诊率。在表型分析结果的引导下，可采用不同的方法进行基因型分析，常用方法有多重 PCR 扩增、缺口 PCR 扩增、PCR-等位基因特异性寡核苷酸探针斑点杂交、PCR 结合反向点杂交试验、DNA 芯片技术以及直接测序等。因此，血红蛋白病的实验诊断需进行多种方法联合应用。

346. 为什么电泳技术可以分析血红蛋白是否异常

答：人类正常血红蛋白是由 4 个 Hb 单体按一定的空间构象形成的四聚体结构，每个 Hb 单体由一个珠蛋白肽链与血红素组成，珠蛋白肽链由一系列带电荷的氨基酸排列组成，所以血红蛋白也是带有电荷的蛋白质。在电场中，根据不同类型血红蛋白的带电荷量、等电点、分子大小的不同，移动速度不同可以区分血红蛋白的类型。电泳分析是最为常用且有效的分离鉴定血红蛋白方法。血红蛋白在电泳中可被分离出正常血红蛋白 A（HbA）、血红蛋白 A_2（HbA_2）、胎儿血红蛋白 F（HbF）成分，其中 HbA_2 和 HbF 是诊断血红蛋白疾病的重要分析指标。由于基因突变而导致结构异常的异常血红蛋白（如 HbS、HbH、HbB 等）具有与正常血红蛋白不同的电泳行为，因此用电泳的方法可以将其检出。血红蛋白电泳因支持物的不同而分别有滤纸电泳、醋酸纤维素薄膜电泳、琼脂糖凝胶电泳、毛细管电泳以及高效液相色谱法等。不同的电泳方法，对 Hb 各成分的分离效果也各有不同。

347. 为什么可用醋酸纤维薄膜电泳法分析血红蛋白

答：血红蛋白是一种两性电解质，在一定 pH 的缓冲液中带不同电荷，在电场中向正极或负极移动，不同类型血红蛋白的带电荷量、等电点、分子量大小又有不同，在电场中移动的速度也不同，从而可将血红蛋白中的不同组分区分开。醋酸纤维素薄膜（醋纤膜）是均匀的微孔物质，对蛋白质的吸附极少，几乎无"拖尾"现象，因膜的亲水性比较小，所以分离速度快，电泳时间短，同时样品用量少，分离清晰，易于洗脱定量，透明后的薄膜可以长期保存。在用醋酸纤维素膜（醋纤膜）电泳法分析血红蛋白时，由于 HbF 与 HbA 等电点接近，通常两者分不开，难分辨出在 HbA 稍后的 HbF 区带，因此醋酸纤维素膜电泳对 HbF 分辨率有一定的局限性，在 Hb 分析时需要同时进行抗碱血红蛋白检测来检测 HbF 水平，为 β-地中海贫血的诊断提供依据。此外，在碱性条件下，血红蛋白 E（HbE）与 HbA_2 也因有相同的迁移率而难以分开。

348. 为什么醋酸纤维薄膜电泳法检测血红蛋白会受多种因素影响

答：用醋酸纤维薄膜（醋纤膜）电泳法进行血红蛋白分析的实际应用中，影响因素众多，样本保存条件、电泳样本浓度和电泳条件都会影响分析结果，要完成好的电泳图谱有一定的难度。在具体实验过程中有下列注意事项：①检测使用 EDTA 抗凝全血样本，样本可置于 4℃ 环境保存，避免使用溶血样本；②制备好的血红蛋白溶液置于 4℃ 保存不能超过 1 周，冷冻时可保存数月，避免反复冻融；③严格控制各种实验条件，以免影响电泳的分析结果，若检测到异常血红蛋白，又与常见的异常血红蛋白 S、C、D、E 不同时，可使用其他方法检测；④血红蛋白电泳的样本宜稀释 1~2 倍，使区带更为清晰、整齐，HbA 与 HbA_2 之间应距离 6mm 以上的空白区域。HbA_2 定量时点样量宜为 10μl，对于中度或重度贫血的病例，点样量应增大为 15μl 或 20μl，以提高检测结果的准确度；⑤电泳时间不能太长，电泳时醋纤膜不能变干，故应观察到 HbA 和 HbA_2 清晰分开就停止电泳，电泳时间太长区带反而扩散模糊；⑥应同时作正常人和必要的已知异常血红蛋白的标本对照。

349. 为什么可用琼脂糖凝胶电泳法进行血红蛋白分析

答：琼脂糖凝胶电泳检测血红蛋白的原理与醋酸纤维薄膜法类似。琼脂糖是由琼脂分离纯化而得，凝胶孔径较大，对一般蛋白质不起分子筛作用，最大优点是几乎不吸附蛋白质，因此电泳斑点几乎无拖尾现象，分辨力强，区带整齐，重复性好。目前琼脂糖凝胶电泳对 HbF 分辨率已有较大提高，HbF 水平增高时扫描定量与 HbF 碱变性实验结果相符，但在低浓度时点用扫描图谱仍未能显出 HbF 区带，碱变性实验检测水平在正常范围内的 HbF（正常 1%~3%），琼脂糖凝胶电泳胶片上较难分辨出 HbF 区带，不能扫描定量给出含量。琼脂糖凝胶电泳与醋纤膜一样也不能区分 HbE 和 HbA_2、HbH 和 Hb Bart's，需要筛查后进一步检测。在血红蛋白 H（HbH）病的检测中，HbH 区带大多较淡染，有些标本甚至出现 HbBart's 区带浓于 HbH 区带的现象，导致假阴性的结果，因此琼脂糖凝胶电泳对 HbH 病的检测尚有一些欠缺。

350. 为什么血红蛋白电泳分析需要在不同酸碱度缓冲液中进行

答：血红蛋白电泳是依照不同的血红蛋白（Hb）所带电荷、等电点和分子量不同，在一定电压和时间的电泳下，根据 Hb 泳动方向和速度不同分离出各自的区带。在一定的 pH 缓冲液中，Hb 的等电点小于缓冲液的 pH 时带负电荷，电泳时在电场中向阳极泳动；反之，Hb 带正电荷向阴极泳动。

在 pH 8.6 的碱性缓冲液中电泳时，各种血红蛋白都带负电向阳极泳动，HbA 因其所带电荷最多故向阳极泳动速度最快，又因其含量最多区带颜色最深。其后有一较浅的区带为 HbA$_2$，HbF 与 HbA 的等电点接近，通常与 HbA 分不开。HbS 比 HbA 少带两个负电荷，因此，向阳极移动的速度比 HbA 慢，出现于 HbA 与 HbA$_2$ 之间。碱性缓冲液适合于检出 HbA、HbA$_2$、HbS 和 HbC，但 HbF 不易与 HbA 分开，HbH 与 HbBart's 不能分开。

pH 6.5 的酸性缓冲液电泳可用来分离那些在碱性缓冲液电泳中不能分离开的 Hb，如 HbH、HbS、HbC 和 HbE。HbH 等电点为 5.6，在酸性缓冲液中电泳向阳极泳动；HbBart's 等电点为 6.5，则在点样位不动；其余的血红蛋白都向阴极移动。HbC 在碱性缓冲液中迁移速度与 HbA$_2$ 和 HbE 相同，在酸性缓冲液中则可分开，HbC 诊断主要在于检出 HbC 电泳区带。HbE 在碱性缓冲液中泳动速度快于 HbC，在酸性缓冲中则略慢于 HbS。

因此，血红蛋白电泳分析需要在不同酸碱度缓冲液中进行以分辨出不同类型的血红蛋白。

351. 为什么可用聚丙烯酰胺凝胶电泳分析血红蛋白

答：聚丙烯酰胺凝胶电泳（polyacrylamide gelelectrophoresis，PAGE）是由丙烯酰胺单体和亚甲双丙烯酰胺交联单体通过自由基聚合而成，所形成的凝胶是一种多孔网状结构，与其他电泳相比对样品分子的分离除了电泳作用外还有分子筛的效应。当血红蛋白分子通过网孔时，较小分子所受到的阻力比大分子物质受到的阻力小，泳动速度快，跑在凝胶前面，而分子量较大的则在后，这样当遇到具有相似电荷量的蛋白组分时，可以很好地将它们分离开来，达到较高的分辨率。血红蛋白分子的珠蛋白变性解离成多肽后，通过 PAGE 将其分离成不同的区带，当被检样品中各种血红蛋白的比例或其珠蛋白氨基酸结构发生变异时，其珠蛋白肽链的电泳带相互间的含量比例或电泳迁移位置可出现与正常不同的改变。PAGE 可检出在一般 Hb 电泳与 HbA 不易分离的潜在性异常血红蛋白及绝大部分 α 地中海贫血患者，并能明确区别 β^{0}β$^+$ 地中海贫血。同时通过各区带间含量比例的检测，可了解各珠蛋白基因表达的信息。

352. 为什么可用等电聚焦电泳法分析血红蛋白

答：等电聚焦电泳（isoelectric focusing electrophoresis，IEF）是在电泳介质中放入两性电解质，当通以直流电，两性电解质就会形成一个由正极到负极逐渐增加的 pH 梯度，即正极附近是低 pH 区，负极附近是高 pH 区。蛋白质分子具有两性解离及等电点的特征，这样在碱性区域蛋白质分子带负电荷向阳极移动，直至某一 pH 位点时失去电荷而停止移动，此处介质的 pH 恰好等于聚焦蛋白质分子的等电点（pI）。同理，位于酸性区域的蛋白质分子带正电荷向阴极移动，直到它们的等电点上聚焦为止。IEF 时，等电点是蛋白质组分的特性量度，将等电点不同的蛋白质混合物加入有 pH 梯度的凝胶介质中，在电场内经过一定时间后，各组分将分别聚焦在各自等电点相应的 pH 位置上，形成分离的蛋白质区带。

当血红蛋白进入电场，不同类型的血红蛋白组分带有不同性质和数量的电荷，向着一定方向移动，迁移到与其等电点相同的 pH 位置即停留下来，并聚焦在一个狭窄的区带内得以分离。IEF 能较好地确定和分析异常血红蛋白，可从 HbE 中分离 HbC，从 HbD 和 HbG 中分离 HbO 和 HbS。除此以外，HbA 和 HbF 也可清楚地被分辨出来。此外，IEF 产生的狭窄的血红蛋白电泳区带比传统电泳技术具有更高的精确度和准确性。

353. 为什么可用高效液相色谱法分析血红蛋白

答：高效液相色谱法（high performance liquid chromatography，HPLC）是一种以物理化学原理为主的分离分析方法，以液体为流动相，采用高压输液系统，将具有不同极性的单一溶剂或不同比例的混合溶剂、缓冲液等流动相泵入装有固定相的色谱柱，在柱内各成分被分离后，进入检测器进行检测，从而实现对试样的分析，其分离率比较高。不同种类的血红蛋白，其化学构成及物理性质存在差异。HPLC 对血红蛋白的分离常利用离子交换树脂作为固定相，根据各血红蛋白的理化性质不同，使其在分离柱中停留的时间也不同，使各种组分按顺序被洗脱出来。从 Hb 色谱图的出峰顺序与时间确定血红蛋白亚型，根据出峰的面积进行定量，进而初步判断地中海贫血的类型。

354. 为什么高效液相色谱法分析血红蛋白会受多种因素的影响

答：高效液相色谱法（HPLC）分析血红蛋白是基于其化学构成及物理性质的差异，影响蛋白理化特性的因素（如样本保存条件、样本纯度、样本浓度及电泳条件等）均会影响检测结果。在具体实验操作中有以下注意事项：①检测使用 EDTA 抗凝全血样本，样本可置于 4℃ 环境保存，避免使用溶血样本；②制备好的血红蛋白溶液置于 4℃ 保存不能超过 1 周，冷冻时可保存数月，避免反复冻融；③检测样本有浓度上限，超出上限时检测结果误差较大，须对样本进行稀释后重新检测；④操作中严格按操作说明用标准品进行定标，且保证定标、质量控制和受检样本的色谱条件一致。

355. 为什么目前广泛应用高效液相色谱法来分析血红蛋白

答：基于阳离子交换的高效液相色谱法（HPLC）由于其可快速、准确地定量检测 HbA_2 和 HbF，已广泛应用于临床检测地中海贫血。HPLC 法用于分析血红蛋白有以下优点：①HPLC 法重复性好，不受脂浊、黄疸标本的干扰，且检测速度极快等；②HPLC 法对 β-地中海贫血和中间型 α-地中海贫血（HbH 病）有良好的快速诊断能力，其结果与基因检测结果符合率较高；③HPLC 可对其他 Hb 亚型准确定量，能分离出 HbS 等异常 Hb 带，还能分离出常规 Hb 电泳无法区分的条带，利用 HPLC 可获得 Hb 亚型定量的最佳结果。但对于静止型和标准型 α-地中海贫血，经 HPLC 法确诊与经基因确诊的符合率较低，因此 HPLC 法对该型 α-地中海贫血的筛查有一定的局限性，应结合临床资料和基因分析降低漏诊率。HPLC 是国际上公认的 HbA$_2$ 和 HbF 定量的标准方法，也是国际地中海贫血协会推荐的血红蛋白分析的参比方法。

356. 为什么可用毛细管电泳法分析血红蛋白

答：毛细管电泳（capillary electrophoresis，CE）又称高效毛细管电泳，以毛细管为分离通道，以高压直流电场为驱动力，依据样品中各组分的淌度（单位电场强度下的迁移速度）和分配行为的差异进行液相微分离分析。CE 实际上包含电泳、色谱及其交叉内容，它使分析化学得以从微升水平进入纳升水平。毛细管区带电泳除具有一般的电泳迁移外，也受到电渗的影响，因此具有更高的敏感性、分辨率。在充满电泳液的石英毛细管中进行电泳，在溶血试剂中进行稀释的红细胞样品，会被注射到毛细管的负极端，在高压电的作用下竞相电泳分离．然后血红蛋白会被靠近正极端的 415nm 光波检测装置检测到。通过 CE 将蛋白质分离，采用波长为 200nm 氘光源和电荷耦合器件（CCD）探测器，对血红蛋白成分分析，具有较高的灵敏度和精确度，且操作简便、检测耗时短，可准确定量分析各种血红蛋白成分。CE 可快速高效、高稳定性、高精确度的检测 HbA$_2$。

357. 为什么毛细管电泳法分析血红蛋白有独特的优势

答：毛细管电泳（CE）进行血红蛋白分析具有自动化程度高、操作简单（不需要进行标本预处理）、所需样品少，成本低，操作模式多、高灵敏度、高分辨率、高效快速（最快可在 60s 内完成）等优点。CE 对 HbF 的最小检测限可达 0.9%，当 HbF 在正常范围（≤3.0%）、轻度增高（>3.0%）和显著增高时与 HbF 碱变性试验检测结果基本一致，可替代碱变性试验用于 HbF 异常时对 β-地中海贫血的综合分析。CE 与琼脂糖凝胶电泳相比能更准确区分 HbA、HbA$_2$、HbF、HbH、Hb Bart's、HbCS 各组分的百分比，对地中海贫血筛查有良好的效果。但是和其他常规方法一样，CE 不能将 HbE 和 HbA$_2$ 两者分开，也难以将 HbF 和 HbA 完全分离，在某些 HbF 增高的地中海贫血突变类型筛查时，有一定局限性。

358. 为什么在血红蛋白电泳中会出现不同泳动速度的异常条带

答：电泳是带电粒子在电场的作用下发生迁移的过程。不同血红蛋白的带电性质（正电荷或负电荷）、等电点、相对分子质量不同，其泳动方向和泳动速度各异。人类血液中正常的血红蛋白包含 HbA、HbA$_2$、HbF 等种类。由于基因突变可导致形成结构异常的异常血红蛋白（如 HbS、HbH、Hb Bart's、HbE 等），它们具有与正常血红蛋白不同的电泳行为，因此用电泳的方法可以将其检出。在 pH 8.6 的碱性缓冲液中，根据泳动速度与 HbA 进行比较，较 HbA 更快向阳极泳动的血红蛋白称为快速泳动异常血红蛋白；反之，在 HbA 之后出现的异常血红蛋白称为慢速泳动异常血红蛋白。HbE 区带位于 HbA$_2$ 区带位置上，是泳动速度较慢的一种异常 Hb，难与 A$_2$ 区分开，当 HbA$_2$ 定量在 10% 以上，应考虑为 HbE；HbS 区带多在 HbA$_2$ 位置的前后，含量低，2% 左右，很不稳定，有时还可分开成三或四小区带；HbH、Hb Bart's 为快速异常蛋白带，Hb Bart's 区带在 HbH 区带后，泳动速度比 HbH 稍慢，有 Hb Bart's 带一般都有 Hb H 带，Hb H 含量高达 30%，但不会超过 40%。

359. 为什么诊断地中海贫血需要进行血红蛋白电泳分析

答：地中海贫血有多种不同的表现型，其血红蛋白电泳情况也各不相同，可以通过血红蛋白电泳结果推测患者患地中海贫血的类型。α-地中海贫血有四种表型：①静止型患者无症状，出生时脐带血中 Hb Bart's 含量为 1% ~ 2%，但 3 个月后即消失；②轻型（标准型）患者，HbA$_2$ 和 HbF 含量正常或稍低，患儿脐血 Hb Bart's 含量为 3.4% ~ 14%，于生后 6 个月时完全消失；③血红蛋白 H 病，临床表现差异较大，出现贫血的时间和贫血轻重不一，HbA$_2$ 及 HbF 含量正常，出生时血液中含有约 25% Hb Bart's 及少量 HbH，随年龄增长，HbH 逐渐取代 Hb Bart's，其含量为 5% ~ 30%；④重型又称 Hb Bart's 胎儿水肿综合征，胎儿常于 30 ~ 40 周时流产、死胎或娩出后半小时内死亡，实验室检查血红蛋白中几乎全是 Hb Bart's 或同时有少量 HbH，无 HbA、HbA$_2$ 和 HbF。传统的血红蛋白电泳分析法虽可检测出 HbH 病及 Hb Bart's 胎儿水肿综合征等较为严重的 α-地中海贫血类型，但其对静止型和标准型患者的漏诊率较高，需借助分子生物学手段进行基因分析以达到确诊目的。β-地中海贫血同样有四种表型：①重型：临床表现明显，患儿出生时无症状，3 ~ 12 个月开始发病，如不治疗，多于 5 岁前死亡，实验室检查中 HbF 含量明显增高，大多大于 40%；②中间型：多于幼童期出现症状，中度贫血，实验室检查中 HbF 含量为 40% ~ 80%，HbA$_2$ 含量正常或增高；③轻型：患者无症状或轻度贫血，实验室检测中 HbA$_2$ 含量增高通常超过 3.5%，HbF 含量正常或轻度增高。④静止型：患者无症状，血红蛋白电泳显示 HbA$_2$ 含量偏高，HbF 含量正常或轻度增高。

针对具有小细胞低色素血液学指标的受检标本，检测所有珠蛋白基因缺陷类型太不现实。血红蛋白组分变化是地中海贫血的另一特征性指标，依据血红蛋白电泳分析结果，可以指导下一步分子诊断的目标及方法，即确定是检测 α 还是 β 珠蛋白基因缺陷，甚至某种具体的突变类型，将大大提高分子诊断的效率及准确性。

360. 为什么血红蛋白电泳结果可以用于异常血红蛋白病的诊断

答：异常血红蛋白病是由于珠蛋白肽链基因发生突变而形成结构异常的血红蛋白所产生的疾病。常见的镰状细胞贫血（HbS 病）、血红蛋白 E（HbE）病和血红蛋白 C（HbC）病均会出现异常血红蛋白，特异性的血红蛋白电泳结果可帮助疾病的明确诊断。镰状细胞贫血患者血红蛋白电泳可出现明显 HbS 区带，HbF 可轻度增高，HbA 明显减少。纯合子基因型的镰状细胞贫血者，血红蛋白组成为：HbS>90%、HbF<10%、HbA$_2$<3.2%；杂合子基因型的镰形细胞特征者，其血红蛋白组成为：HbS 35% ~ 45%、HbA$_2$<3.2%、其余为 HbA。HbE 病患者血红蛋白电泳可见明显的 HbE 区带，一般电泳条件 HbE 和 HbA$_2$ 移动是一致的，两者不能被区分，但由于 HbA$_2$ 含量低，HbE 含量高，所以对 HbE 含量检测影响不大。HbC 病是由于 β 链上第 6 位的谷氨酸被赖氨酸取代后产生 HbC 导致，疾病诊断依赖于血红蛋白电泳发现 HbC。纯合子型突变的 HbC 病患者 97% 的血红蛋白是 HbC；杂合子 HbC 特征者 30% ~ 40% 的血红蛋白是 HbC。

361. 为什么将抗碱血红蛋白检测作为血红蛋白 F 定量检测的方法

答：抗碱血红蛋白检测是胎儿血红蛋白（HbF）定量检测的筛查试验。HbF 是胎儿期（8 周 ~ 出生）的主要血红蛋白，其肽链组成为 α$_2$γ$_2$，具有抗碱变性的能力。HbF 的抗碱性能比 HbA 强，在碱性溶液作用下，加入硫酸铵，可以把抗碱性能较低的血红蛋白沉淀下来，而抗碱性较强的 HbF 则没有被变性沉淀，继续保留在溶血上清中，过滤后可用比色法检测未变性的血红蛋白含量（%），临床常以此作为 HbF 的定量方法。健康成人：1.0%~3.1%；新生儿：55%~85%，2~4 个月后逐渐下降，1 岁左右接近成人。但某些血红蛋白如 Hb Bart's 和 HbH 也都有抵抗碱变性的作用，需要通过电泳加以鉴别。

抗碱血红蛋白检测主要用于溶血性贫血的病因诊断。抗碱血红蛋白增高见于 β-地中海贫血，纯合子时，抗碱血红蛋白升高可达 80%~90%；杂合子时，抗碱血红蛋白轻度升高，一般在 2%~5%，有的也可正常。α-地中海贫血该试验检测结果略高，因为 Hb Bart's 也具有抗碱性。某些疾病时，HbF 相对增加，包括镰状细胞贫血、白血病、淋巴瘤、多发性骨髓瘤、恶性贫血、再生障碍性贫血、阵发性睡眠性血红蛋白尿症、遗传性球形红细胞增多症、真性红细胞增多症，HbF 可超过 10%；青少年慢性髓系白血病，HbF 可超过 30%。HbF 亦可见于非血红蛋白疾病，如糖尿病、甲状腺功能亢进或减退、巨球蛋白血症。胎儿血输入母体、妇女妊娠期和新生儿期，HbF 的增加为生理性。胎龄不足的早产儿或有宫内窒息，可出现持续性 HbF 增加。

在实验操作过程中要注意以下事项：①尽量使用新鲜抗凝血制备血红蛋白溶液，血液放置 2 小时以上会影响检测结果；②试验所用试管，吸管和仪器应避免沾污酸碱，否则可影响检测结果；③每次试验最好重复 2 次，并用正常人血样和脐带血作对照。

362. 为什么血红蛋白 F 酸洗脱试验可用于血红蛋白 F 的检测

答：血红蛋白 F 酸洗脱试验是胎儿血红蛋白（HbF）检测的筛查试验。HbF 不仅有较强的抗碱能力，还有较强的抗酸性能力。将经过固定的血涂片放入酸性溶液中保温一定时间，只有含 HbF 的红细胞不被洗脱。伊红染料染色后，含 HbF 的红细胞会被染成鲜红色，即为阳性红细胞；不含 HbF 的红细胞染色后仅能见到红细胞膜的淡影，即为阴性红细胞。检测结果为计算 500~1000 个红细胞中阳性红细胞所占的百分比。健康成人血片中着色的含 HbF 的红细胞不超过 1%；新生儿可达 55%~85%；2 岁后<2%。HbF 酸洗脱试验是地中海贫血筛查方法之一。β-地中海贫血时重型显著增高，轻型轻度增高。遗传性 HbF 持续综合征时可终生达 100%。再生障碍性贫血、铁粒幼细胞性贫血及正常孕妇等可轻度增高。

在实验操作过程中要注意以下事项：①采用枸橼酸盐抗凝血，可使用在 4℃冰箱内保存 3 日内的全血标本；②血片制成后，需在 2 小时内染色，否则可出现假阳性反应，要求血片薄，细胞平铺分散；③严格把握缓冲液的 pH、温度、洗脱时间，否则影响检测结果。

363. 为什么抗碱血红蛋白检测与血红蛋白 F 酸洗脱试验的检测价值不同

答：抗碱血红蛋白检测是利用比色法最终得到检测结果，操作简便快速，结果客观可靠，重复性较好，是重要的 HbF 定量检测方法。该法检测的是抗碱血红蛋白，除 HbF 外，Hb Bart's 和部分 HbH 也具有抗碱能力，需通过电泳鉴别。与之相比，血红蛋白 F 酸洗脱试验无需特殊试剂和仪器，适用于基层医院对 HbF 增高的疾病筛查。但其结果判断主要依靠实验人员的操作水平与经验，主观性较强，结果的客观性不如抗碱血红蛋白检测，因此只能作为 HbF 的筛查试验，进一步确定诊断应直接进行血红蛋白的分析，确定 HbF 含量。

364. 为什么在红细胞内会出现血红蛋白 H 包涵体

答：血红蛋白 H（HbH）病、不稳定血红蛋白病和 G6PD 缺乏症患者的红细胞内会出现血红蛋白包涵体。HbH 病是 3 个 α 基因缺失的中间型 α-地中海贫血，由于 α 珠蛋白肽链合成不足使 β 珠蛋白肽链形成四聚体，即 HbH。HbH 是一种不稳定的血红蛋白，可形成包涵体沉积在红细胞内。不稳定血红蛋白病（unstable hemoglobin disease，UHD）系珠蛋白发生肽链基因突变，维持血红蛋白稳定性的氨基酸被替换或缺失，故生成不稳定血红蛋白。后者可自发性或在氧化性物质诱导下变性沉淀，形成变性珠蛋白包涵体，呈颗粒状，附着于红细胞膜上，使红细胞寿命缩短。G6PD 缺乏症患者因为 G6PD 缺乏，红细胞不能维持还原状态，在溶血期红细胞内也会出现血红蛋白包涵体；包涵体还可见于红细胞还原酶缺乏及化学物质中毒等患者。

365. 为什么要检测血红蛋白 H 包涵体

答：血红蛋白 H（HbH）包涵体检测用以检测不稳定血红蛋白。红细胞内不稳定血红蛋白（如 HbH）极易被氧化变性沉淀，形成变性珠蛋白小体，呈颗粒状，弥漫而均匀分散在红细胞内。检测时在新鲜血液中加入煌焦油蓝，37℃孵育后 HbH 被氧化变性，形成沉淀颗粒，被染成墨绿蓝色，弥散均匀分散在红细胞内。吸取一滴置玻片上，推成薄片，油镜下观察。观察 1000 个红细胞，计算含墨绿蓝色小体，即含 HbH 的红细胞百分率。HbH 包涵体检测用于诊断 HbH 病特异性较高。HbH 病患者阳性的红细胞可达 50% 以上；轻型 α-地中海贫血时，偶见 HbH 包涵体；中等和严重 G6PD 缺乏症患者阳性的红细胞大于 40%。

在实验操作过程中要注意以下事项：①血红蛋白 H 包涵体需用新鲜血立即检测；②观察结果时，应注意与网织红细胞鉴别。后者一般呈蛛网状，与煌焦油蓝混合后 10~15 分钟内显现出来；而 HbH 一般在 10 分钟后至 1 小时产生包涵体；③潮湿、阴雨天时应将玻片放入 37℃干燥箱烘干。

366. 为什么可用热变性试验来检测不稳定血红蛋白

答：热变性试验又名热不稳定试验，用于检测不稳定血红蛋白。不稳定血红蛋白（unstable hemoglobin，UHb）是一类可以引起溶血性贫血的异常血红蛋白。至今已发现 120 种以上。因有半数以上的 UHb 不能用电泳方法分离出异常区带，故采用异丙醇沉淀试验、热稳定性试验和毛细玻管热变性试验等是临床上鉴定 UHb 的主要依据。当血红蛋白所含亚单位改变或结构异常时，血红蛋白遇热即不稳定而发生沉淀。UHb 比正常 Hb 更容易遇热变性。将经洗涤的红细胞溶血后，在 pH 7.4 磷酸缓冲液中 50℃孵育 1 小时，UHb 容易裂解而沉淀，可计算其沉淀率，同时作对照。要注意的是健康人热沉淀血红蛋白多<1%；血红蛋白沉淀率增加（>5%），提示 UHb 的存在。健康人检测管加热 2 小时不会或仅有轻微沉淀，在有 HbF、HbH、HbE，或 G6PD 缺陷时可出现假阳性。

367. 为什么不稳定血红蛋白会在异丙醇溶液中裂解沉淀

答：异丙醇是一种非极性溶剂，可以减弱血红蛋白分子内部的氢键结合力，降低血红蛋白的稳定性；异丙醇沉淀试验可用于筛查不稳定的血红蛋白。不稳定血红蛋白较正常血红蛋白更易裂解，在37℃，17%异丙醇缓冲液中不稳定血红蛋白的稳定性下降，比正常血红蛋白更快地沉淀，5分钟内即可出现混浊，20分钟后形成絮状沉淀；而正常血红蛋白则在40分钟后才会开始沉淀，这样即可判断待检样本中是否存在不稳定血红蛋白。健康人异丙醇沉淀试验为阴性（40分钟内不沉淀）；异丙醇沉淀试验阳性提示不稳定血红蛋白或HbH存在，需做进一步检测。

在实验操作过程中要注意以下事项：①检测尽量用新鲜抗凝血制备血红蛋白溶液，不使用凝血或溶血样本；②血红蛋白溶液应控制在100g/L，如浓度过低，可产生假阴性结果，如血红蛋白溶液中HbF含量超过4%，就可发生假阳性；③即使HbF含量低于4%，但在室温存放3天，也可出现假阳性。故应采用新鲜的溶血液或存于4℃两周以内的全血。

368. 为什么异丙醇沉淀试验阳性不一定就是不稳定血红蛋白病

答：异丙醇沉淀试验用于筛查不稳定的血红蛋白，其阳性结果不仅见于不稳定血红蛋白病患者，而且还见于HbH、Hb Bart's、HbE、HbF及G6PD缺陷患者。HbH和Hb Bart's是α链合成减少或缺如，血红蛋白分别由β链和γ链组成四聚体，属于不稳定的血红蛋白，在非极性溶剂异丙醇中容易形成沉淀。HbF（$\alpha_2\gamma_2$）和HbE的稳定性也均低于HbA，在异丙醇中放置时间长也会裂解形成沉淀。另外，影响本试验的因素较多，若血红蛋白浓度太高或陈旧性的血红蛋白，可因自然氧化为高铁血红蛋白以及预热不够等均可产生假阳性，故要排除这些因素对试验结果的影响。

（林 琳）

369. 为什么会有不同种类珠蛋白肽链的缺陷

答：执行特定生物功能的蛋白质是基因表达的最终产物。影响细胞中某种蛋白质终浓度的任何环节都是调节基因表达的环节。人类血红蛋白（Hb）中的珠蛋白由6种肽链即α、β、γ、δ、ε和ζ组成，其合成过程受不同基因控制。

（1）人类编码α类珠蛋白：基因位于第16号染色体短臂末端（16p13.3）的α-珠蛋白基因簇，其功能涉及5功→3功顺次排列的ζ-α2-α1三个基因成员，在人体发育的不同时期次序开启和关闭，转录翻译出ζ-珠蛋白肽链和α-珠蛋白肽链。正常人每条16号染色体上有两个高度同源的α基因：α1和α2，分别长约1kb。正常情况下，α2较α1基因的功能更强，α2约占基因表达量的2/3，α1基因占1/3，故α2基因的突变一般比α1基因突变减低基因产物的作用更大。

（2）人类编码β类珠蛋白：基因位于第11号染色体短臂1区短臂（11p15.5）的β-珠蛋白基因簇，其功能基因涉及5'→3'顺次排列ε-^{G}γ-^{A}γ-δ-β五个基因成员，在人体发育的不同时期次序开启和关闭，转录翻译出ε-珠蛋白肽链、γ-珠蛋白肽链、δ-珠蛋白肽链和β-珠蛋白肽链。β-地中海贫血的杂合子通常表现为轻型，纯合子或者双重杂合子通常表现为重型，另有少数β-显性突变的，表现为中型。

（3）珠蛋白联合体缺陷：如果轻型β-地中海贫血合并α-三联体（或四联体、五联体）、异常血红蛋白突变、δβ-地中海贫血等的，均可造成β/α链的相对比例明显下降，导致中间型地中海贫血；如果重型β-地中海贫血合并α-地中海贫血或其他原因引起γ-珠蛋白表达代偿性增高，减轻了β/α链比例失衡的，也可表现为中间型地中海贫血。

因此，当编码珠蛋白肽链的基因发生改变时，合成的血红蛋白即可发生异常变化。

370. 为什么会发生地中海贫血

答：珠蛋白肽链的分子结构及合成是由基因决定的。α-和 ζ-珠蛋白基因组成"α-基因族"，γ-、δ-、ε-和 β-珠蛋白基因组成"β-基因族"。正常人自父母双方各继承 2 个 α-珠蛋白基因（αα/αα）合成足够的 α-珠蛋白肽链；自父母双方各继承 1 个 β-珠蛋白基因合成足够的 β-珠蛋白肽链。由于珠蛋白基因的缺失或点突变，肽链合成障碍导致发病。地中海贫血分为 α 型、β 型、δβ 型和 δ 型 4 种，其中以 α-和 β-地中海贫血较为常见。

珠蛋白基因的突变可分为缺失型和非缺失型两种。①缺失型：如果缺失了 1 个 α-基因，则该基因功能丧失，α-珠蛋白肽链的产量减少，还保留的 3 个 α-基因，表现为静止型 α-地中海贫血；如果同一条染色体缺失了 2 个 α-珠蛋白基因，则该条染色体完全不能合成 α-珠蛋白肽链，其杂合子为典型的轻型 α-地中海贫血。目前发现的中国人的 α-地中海贫血缺失突变中，有几种大片段突变除了涉及 2 个 α-珠蛋白基因外，还同时丢失了胚胎期表达的 ζ-珠蛋白基因，此类缺失的纯合子或双重杂合子的发病会更早，临床表现会更严重。②非缺失型：α-地中海贫血主要通过信使核糖核酸（messenger ribonucleic acid，mRNA）加工突变，翻译突变（起始密码子突变、终止密码子突变和移码突变），翻译后的调节突变影响蛋白合成。β-珠蛋白基因突变主要是由于转录突变、核糖核酸（ribonucleic acid，RNA）加工突变、RNA 翻译突变以及特殊的显性突变影响基因的功能。

371. 为什么地中海贫血有不同的类型

答：通常根据缺如或合成减少的珠蛋白肽链的种类来分，可将地中海贫血分为 β-地中海贫血和 α-地中海贫血两种主要类型，它们又各自分为多个亚类。β-地中海贫血发生的分子机制相当复杂，已知有 100 种以上的 β-珠蛋白基因突变，主要是由于基因的点突变，少数为基因缺失；后者是由于 α-珠蛋白基因的缺失所致，少数是由基因点突变造成。

根据病情轻重的不同，也可将地中海贫血分为以下 3 型：

（1）重型：即出生后即出现常见表现：贫血、肝脾肿大进行性加重、黄疸和发育不良。特殊表现有：头大、眼距增宽、马鞍鼻、前额突出、两颊突出，长骨易骨折，少数患者在肋骨及脊椎之间发生胸腔肿块，亦可见胆石症、下肢溃疡。

（2）中间型：即轻度至中度贫血。包括血红蛋白 H 病（HbH）和中间型 β-地中海贫血两类。表型轻重不一，贫血程度有很大的差异。患者大多能存活至成年。

（3）轻型：即基因的携带者。个体没有明显的临床症状，智力、寿命和生长发育基本都不受到影响。

372. 为什么重型 β-地中海贫血患儿出生时不会有明显的临床表现

答：重型 β-地中海贫血患儿，由于突变使 β-珠蛋白基因明显受到抑制而不能表达或很低水平地表达，导致 γ-珠蛋白基因代偿性表达增加引起胎儿血红蛋白（HbF）增加。但是，正常情况下因为 β-珠蛋白基因主要在出生后才有很高的表达水平，在胎儿发育直至出生时，该基因基本处于关闭状态，只有低水平表达，而此时 γ-珠蛋白基因处于开放状态，导致 β-地中海贫血的突变对基因的抑制作用在出生时难以显现，因此重型 β-地中海贫血患儿出生时不会出现疾病表型。一般情况下，患儿会在出生后 3 ~ 6 个月发病，并随着生长发育逐渐加重。患儿发病的年龄和疾病严重程度与基因突变类型和基因型有密切关系。在 β-地中海贫血的纯合子病例中，在出生后原本处于关闭状态的 γ-珠蛋白基因重新开放出现代偿性表达增加而使 Hb F 升高，患儿才表现出贫血的临床症状。

373. 为什么血红蛋白 H 病和血红蛋白 Bart's 病不属于异常血红蛋白病

答：血红蛋白病包括异常血红蛋白病和地中海贫血。前者是由于组成血红蛋白的珠蛋白肽链存在质的异常，即蛋白质的一级结构发生改变而引起。HbH 病和血红蛋白 Bart's（Hb Bart's）病（胎儿水肿综合征）是由于组成血红蛋白的珠蛋白肽链合成量的不足而引起，分别属于 α-地中海贫血中间型和重型。α-地中海贫血类型如下：

（1）静止型：红细胞形态正常，出生时脐带血中血红蛋白 Bart's（Hb Bart's）含量为 1% ~ 2%，但 3 个月后即消失。

（2）轻型：红细胞形态有轻度改变，如大小不等、中央浅染、异形等；红细胞渗透脆性降低；变性珠蛋白小体阳性；HbA$_2$ 和 HbF 含量正常或稍低。患儿脐血 Hb Bart's 含量为 3.4% ~ 14%，于生后 6 个月时完全消失。

（3）中间型：外周血象和骨髓象的改变类似重型 β-地中海贫血；红细胞渗透脆性减低；变性珠蛋白小体阳性；HbA$_2$ 及 HbF 含量正常。出生时血液中含有约 25% Hb Bart's 及少量 HbH；随年龄增长，HbH 逐渐取代 Hb Bart's，其含量为 2.4% ~ 44%。包涵体生成试验阳性。

（4）重型：外周血成熟红细胞形态改变如重型 β-地中海贫血，有核红细胞计数和网织红细胞计数明显增高。血红蛋白中几乎全是 Hb Bart's，或同时有少量 HbH，无 HbA、HbA$_2$ 和 HbF。

因此，不能把 HbH 病和血红蛋白 Bart's（Hb Bart's）病误认为是异常血红蛋白病。

374. 为什么血液学表型分析是地中海贫血的一线筛查指标

答：临床上，绝大多数地中海贫血的基因携带者（杂合子型、轻型）是无症状的，但常表现出一些异常改变的血液学特征，如小细胞低色素血症、HbA$_2$ 和 HbF 含量变化等，是筛查地中海贫血的指标。并可根据这些表型指标改变的不同组合进行血红蛋白病的分类。血液学表型分析的指标包括红细胞指标如红细胞（RBC）计数、血红蛋白（Hb）含量、红细胞比容（HCT）、平均红细胞容积（MCV）和平均红细胞血红蛋白含量（MCH）等的测定和血红蛋白分析（异常血红蛋白检测、HbA$_2$ 和 HbF 定量测定），必要时辅以铁代谢状态的分析。血液学表型分析的准确性是指导后续采用脱氧核糖核酸（DNA）诊断方法鉴定地中海贫血个体基因型的基本前提。在此结果的指导下，借助分别针对不同类型血红蛋白病的 DNA 诊断技术，可以准确、快速地筛查和确认那些地中海贫血基因携带者个体。

375. 为什么 β-地中海贫血会出现多项实验室检测的异常

答：各型 β-地中海贫血的实验室检测结果各不相同，各型都有多项指标的异常。

（1）重型：外周血象呈小细胞低色素性贫血，红细胞大小不等，中央淡染区扩大，出现异形、靶形红细胞、有核红细胞、点彩红细胞、嗜多染性红细胞、豪-乔小体等；网织红细胞正常或增高。骨髓象呈红细胞系统增生明显活跃，以中、晚幼红细胞占多数，成熟红细胞改变与外周血相同。红细胞渗透脆性明显减低。HbF 含量明显增高（大多>40%），这是本型的重要依据。HbF 的增多，由于其氧亲和力提高，组织缺氧，促红细胞生成素释放增加致使红骨髓大量扩展，骨骼发生改变。颅骨 X 线片可见颅骨内外板变薄，板障增宽，在骨皮质间出现垂直短发样骨刺。

（2）轻型：成熟红细胞有轻度形态改变，红细胞渗透脆胜正常或减低，血红蛋白电泳显示 HbA$_2$ 含量增高（3.5%~7%），这是本型的特点。HbF 含量正常或略高。

（3）中间型：外周血象和骨髓象的改变如重型，红细胞渗透脆性减低，HbF 含量为 40%~80%，HbA$_2$ 含量正常或增高。

因此，在诊断 β-地中海贫血过程中应注意根据各项指标的不同变化明确判断亚型。

376. 为什么不同基因型 β-地中海贫血的实验室检测有明显差异

答：β-地中海贫血的杂合子通常表现为轻型。纯合子或双重杂合子通常表现为重型。中间型的分子机制最为复杂，例如 β0/β^N 或 β+/β^N 合并 α 三联体、异常血红蛋白突变、遗传性胎儿血红蛋白持续存在综合征（HPFH）或 δβ-地中海贫血等，均可造成 β/α 链的相对比例明显下降，导致中间型地中海贫血；如果 β^0/β$^+$ 或 β^0/β^0 合并 α-地中海贫血或其他因素引起的 γ-珠蛋白表达代偿性增高，由于减轻了 β/α 链比例失衡，也可表现为中间型地中海贫血。各基因型的实验室特点也会因血红蛋白的变化而异。血红蛋白变化与基因型关系见表2-4。

表2-4 血红蛋白变化与基因型关系

基因型	HbA（%）	HbF（%）	HbA$_2$（%）
β^0/β^0	0	90	正常或增高
β^0/β$^+$	4~16	>50	正常或增高
β$^+$/β$^+$	24~66	>25	正常或增高
β^0/β	<95	正常或略高	3.5~7.0
β$^+$/β	>95	正常或略高	3.5~7.0

377. 为什么 α-地中海贫血会出现不同的实验室检测异常

答：各型 α-地中海贫血的实验室指标各不相同，每个型别都有多项指标的异常。

（1）静止型：红细胞形态正常，出生时脐带血中 Hb Bart's 含量为 1%~2%，但 3 个月后即消失。

（2）轻型：红细胞形态有轻度改变，如大小不等、中央浅染和形态异常等；红细胞渗透脆性降低；变性珠蛋白小体阳性；HbA$_2$ 和 HbF 含量正常或稍低。患儿脐血 Hb Bart's 含量为 3.4%~14%，于生后 6 个月时完全消失。

（3）中间型：外周血象和骨髓象的改变类似重型 β-地中海贫血；红细胞渗透脆性减低；变性珠蛋白小体阳性；HbA$_2$ 及 HbF 含量正常。出生时血液中含有约 25% Hb Bart's 及少量 HbH；随年龄增长，HbH 逐渐取代 Hb Bart's，其含量为 2.4% ~ 44%。包涵体生成试验阳性。

（4）重型：外周血成熟红细胞形态改变如重型 β-地中海贫血，有核红细胞计数和网织红细胞计数明显增高。血红蛋白中几乎全是 Hb Bart's，或同时有少量 HbH，但无 HbA、HbA_2 和 HbF。

因此，在诊断 α-地中海贫血过程中应注意根据各项指标的不同变化明确判断亚型。

378. 为什么重型和轻型 α-地中海贫血的实验室检测有明显差异

答：重型和轻型 α-地中海贫血的实验室检测差异主要取决于其基因型。α-珠蛋白基因的突变分为缺失型和非缺失型两种。

（1）缺失型：①如果缺失了 1 个 α-基因，则该基因功能丧失，α-珠蛋白肽链的产量减少，还保留的 3 个 α-基因，表现为静止型 α-地中海贫血；②如果同一条染色体缺失了 2 个 α-基因，则该条染色体完全不能合成 α-珠蛋白肽链，其杂合子表现为典型的轻型 α-地中海贫血。目前发现的中国人 α-地中海贫血缺失突变中，有几种大片段突变除了涉及 2 个 α-基因外，还同时丢失了胚胎期表达的 ζ-基因，此类缺失的纯合子或双重杂合子的发病会更早，临床表现会更严重。

（2）非缺失型：α-地中海贫血主要通过信使核糖核酸（mRNA）加工突变，翻译突变（起始密码子突变、终止密码子突变和移码突变）和翻译后的调节突变等影响蛋白合成。因此，有些非缺失型 α-地中海贫血的纯合子可以表现为 HbH 病；同样，部分点突变导致的 α-地中海贫血合并轻型 α-地中海贫血可能比 HbH 病临床表现更为严重。Hb Bart's 胎儿水肿综合征一般是 α^0 的纯合子，但有报道小部分的（$--/\alpha^T\alpha$）也可以表现为 Hb Bart's 胎儿水肿综合征。

379. 为什么确诊地中海贫血基因携带者是开展遗传咨询和产前诊断的基础

答：遗传筛查是指在人群中对某种特定致病基因进行检测，以确定携带该基因的个体，适用对象是地中海贫血高发区的全体人群，从中找出地中海贫血发生高风险家庭，作为产前诊断重点服务对象。高风险家庭是指可能出生重型地中海贫血患儿的育龄夫妇，包括：①曾经生育过重型或中间型 α-或 β-地中海贫血患儿的夫妇；②夫妇双方均为 α-或 β-地中海贫血携带者；③夫妇一方为 α-或 β-地中海贫血携带者，配偶为 β-地中海贫血复合 α-地中海贫血携带者。欲想有效地预防本病，则需抽血进行肽链检测和基因分析，若证实受检者及其配偶同属极轻型或轻型 β-地中海贫血患者，其子女将有 1/4 的机会为正常人、1/2 的机会成为轻型患者，1/4 的机会成为中型或重型患者。鉴于本病缺少根治的方法，故在婚配方面医生有责任向有阳性家族史或患者提出忠告和建议，进行婚前检查和胎儿产前基因诊断，避免下一代患儿的发生。

380. 为什么珠蛋白基因诊断要以表型诊断为基础

答：进行 DNA 检测的基因诊断需以血液学表型分析为基础。血液学表型分析可将检测对象进行初步分类，然后为 DNA 检测提供有价值的线索，指明下一步的检测是针对 α-还是 β-珠蛋白基因，或两者都要检测。没有血液学表型分析结果的指导，DNA 诊断是漫无目的的判断，会造成大量人力、财力的浪费。由于血红蛋白病的基因突变及其基因频率具有明显的种类特异性和地域性，故应首先考虑的是针对本民族和本地区的突变进行相应的检测；虽然目前我国已鉴定出 22 种以上 α-地中海贫血，46 种以上 β-地中海贫血，6 种 δβ-地中海贫血及遗传性胎儿血红蛋白持续存在综合征（HPFH）基因，但试剂盒仅能提供检测 α-地中海贫血的 6 种突变以及 β-地中海贫血的 17 种点突变，若此 23 种突变都未检出，则需继续检测人群中的罕见突变。

381. 为什么产前诊断可以避免重型地中海贫血胎儿的出生

答：地中海贫血具有遗传性、终身性和家族性的特点。目前大部分的遗传性疾病尚无理想的根治方法，患者需终身忍受疾病痛苦或幼年夭折，家庭也需付出高昂的代价。为了切断遗传病的遗传链锁，目前只能采取阻止胎儿出生作为预防措施。公共卫生教育是地中海贫血预防的基石，要做到让公众知情和参与，需要做好专科医师和其他相关专业技术人员的教育和培训。杂合子筛查是人群预防的主要技术策略，产前诊断是实现疾病预防目标的最后屏障。在地中海沿岸的西方国家，已开展全国地中海贫血预防计划，显著减少了该病患儿的出生率，甚至达到了"零出生"的预防效果。

382. 为什么不同类型地中海贫血对产前诊断的需求有所不同

答：和所有遗传性疾病一样，优生对地中海贫血患者来说至关重要，在高发地区婚配必须慎重。

（1）携带者：α-地中海贫血可分为 $α^+$ 和 $α^0$，β-地中海贫血可分为 β+ 和 β0，地中海贫血携带者是指携带前述各种 α- 或 β-珠蛋白缺陷基因（单倍型）的个体。除部分 α+ 或 β+ 的携带者在成人期无任何可检测的表型外，一般均有地中海贫血表型，但无临床症状且终生稳定，对个体精神和身体发育无碍，无需进行产前诊断。

（2）HbH 病：临床表现变异范围广泛，从轻度贫血到需要依赖输血的严重贫血均有发生。对于基因型为（$--^{SEA}/α^{WS}α$）等病情较轻的个体，此类胎儿是否需要产前诊断可由父母决定。基因型为（$--^{SEA}/α^{CS}α$）或（$--^{SEA}/α^{QS}α$）的表型较重的个体，建议对此类胎儿进行产前诊断，并在知情选择的情况下，对胎儿适时进行引产。

（3）Hb Bart's 病（胎儿水肿综合征）：为致死性疾病，受累胎儿通常在出生前因严重贫血发生宫内死亡。由于通常水肿胎引起的巨大胎盘会在母亲分娩时造成大出血而危及母体，因此，临床上对高风险夫妇进行产前诊断，若为 Hb Bart's 水肿胎时，需在知情同意和选择的情况下，对水肿胎儿适时引产。

（4）重型 β-地中海贫血：重型患儿多在出生后 3~6 个月内发病，且发病年龄越早、病情越重。目前对患儿尚无理想的治疗办法，通过产前诊断确诊为重型 β-地中海贫血的胎儿，需及时与双亲沟通，在知情选择的情况下，对受累胎儿适时进行引产。

（5）中间型 β-地中海贫血：由于该类型的患者表型差异度大，且很难根据基因型预测表型，因此针对中间型 β-地中海贫血胎儿的产前诊断尚待在实践中探索。医师应尊重父母的决定来进行产前诊断及其后续处置胎儿的操作。

（6）β-地中海贫血复合 α-地中海贫血：自身为复合地中海贫血的父母，与另一方结合，可能产生 α-携带者、β-携带者、α-纯合子、β-纯合子、HbH 病以及同样是复合型的患儿。对于几种表型较重的患儿，生存质量会受到较大影响，当面临此疾病风险时，要求产前诊断且同意接受进行受累胎儿的终止妊娠操作时，其选择应得到尊重。

综上所述，产前诊断对于预防重型地贫患儿的出生，提高人口质量有着重要的作用。通过血液学分析联合基因诊断进行早期产前诊断是目前防治重型地中海贫血患儿出生的有效办法。

383. 为什么红细胞会发生镰刀状改变

答：正常人的血红蛋白是有两条 α 链和两条 β 链相互结合成的四聚体，α 链和 β 链分别有 141 和 146 个氨基酸顺序连接而成。镰状细胞贫血患者因 β 链第 6 位上的谷氨酸被缬氨酸代替形成 HbS，HbS 在脱氧状态下相互聚集，形成多聚体。这种多聚体由于其 HbS 的 β 链与邻近的 β 链通过疏水键连接而非常稳定，水溶性较氧合 HbS 低 5 倍以上。纤维状多聚体排列方向与细胞膜平行，并与细胞膜紧密接触，故当有足够的多聚体形成时，红细胞即由正常的双凹形盘状变为镰刀形（或称为新月形），此过程称为"镰刀状改变"。这种僵硬的镰状红细胞不能通过毛细血管，加上 HbS 的凝胶化使血液的黏滞度增大，阻塞毛细血管，引起局部组织器官缺血缺氧，产生脾肿大、胸腹疼痛等临床表现。

384. 为什么镰状细胞贫血患者的实验室检测存在一定的差异

答：镰状细胞贫血患者出生半年内血红蛋白主要是 HbF，故临床表型无异常；半年后，HbF 逐渐由 HbS 代替，症状和体征逐渐出现。一方面表现为慢性溶血性贫血，平时有比较恒定的轻度贫血，伴有巩膜轻度黄染，肝轻、中度肿大，婴幼儿可见脾大，随年龄增长脾脏因纤维化而缩小。长期患病者出现慢性器官损害，患者瘦弱、易疲劳、易感染各种疾病，伴营养不良。血红蛋白的含量为 50～100g/L 不等，危象时进一步降低。血红蛋白电泳常显示 HbS 占 80% 以上，HbF 增多至 2%～15%，HbA$_2$正常而 HbA 缺如。实验室的各项检测随患者的病情发展以及身体一般情况而有所差异。临床上有三种形式：①纯合子状态，是一种常染色体显性遗传血红蛋白病；②杂合子状态，即镰状细胞形状；③HbS 与其他异常血红蛋白的双杂合子状态，包括 S-β 地中海贫血、血红蛋白 C 病、血红蛋白 D 病等。

385. 为什么血红蛋白 E 病存在多种类型

答：HbE 病是由于才珠蛋白基因发生突变，即第 26 位上的谷氨酸被赖氨酸取代的异常血红蛋白。但因谷氨酸和赖氨酸理化性质相似，对血红蛋白分子的稳定性和功能影响不大。属于常染色体不完全显性遗传。HbE 病临床上分为三种类型：

（1）HbE 特征（HbA+E）：为 *HbE* 基因的杂合子状态。突变造成 β 珠蛋白基因的一个外显子内剪接位点发生改变，从而引起 HbE 的 β 链较正常成人 HbA 的 β 链合成减少，结果形成 HbAE 杂合子。此型无临床症状，HbE 的含量约为 30%～50%，这种患者其双亲中，至少一人可检出 HbE，一般在普查时才发现。

（2）HbE 病（HbE+E）：为 *HbE* 基因的纯合子状态，可出现小细胞低色素性贫血，但贫血、肝脾肿大均呈轻度，HbE 的含量约为 72%～98%。

（3）HbE 复合地中海贫血：此为 *HbE* 基因与地中海贫血基因的双重杂合突变，分为

HbE 复合 α-地中海贫血以及 HbE 复合 β-地中海贫血。当 HbE 与 β-地中海贫血复合形成双重杂合子时，由于 HbE 与 β-地中海贫血基因的突变均存在于 β 珠蛋白肽链上，使 β 链合成减少或完全缺乏，过剩的 α 链可形成包涵体，引起严重血管外溶血，故其临床与血液学表现和重型 β-地中海贫血类似，可以出现严重的溶血性贫血。

386. 为什么会发生血红蛋白 C 病

答：HbC 病是由于 β-珠蛋白基因发生突变，使 β-珠蛋白基因发生突变，第 6 位上的谷氨酸被赖氨酸取代的异常血红蛋白，为常染色显性遗传。HbC 的氧亲和力较低，氧化后易在红细胞内形成结晶体，含结晶体的红细胞僵硬，变形性降低，不易通过微循环时丢失部分细胞膜而使红细胞变成小球形红细胞，小球形红细胞变形能力低，易被单核吞噬系统吞噬破坏，产生溶血性贫血。此病多见于西非，欧美各国也有散发病例。本病可分为三种类型：①血红蛋白 C 病；②血红蛋白 C 性状；③镰状细胞血红蛋白 C 病。

387. 为什么血红蛋白 C 病患者的实验室检查特点各异

答：HbC 病可以分为三类：

（1）血红蛋白 C 病：即纯合子状态，患者有轻至中度溶血性贫血，伴有脾肿大，一过性的腹痛，血涂片中有靶型红细胞，红细胞渗透脆性显著降低，血红蛋白显示几乎均为 HbC。

（2）血红蛋白 C 性状：即杂合子状态。患者血涂片中可见靶形红细胞增多，无贫血、溶血，也无症状，血红蛋白显示 28% ~44% 为 HbC，其余为 HbA。

（3）镰状细胞血红蛋白 C 病：为既有 HbC，又有 HbS 的双重杂合子状态，多数患者无症状，半数患者出现脾大，也可发生急性栓塞。血涂片显示靶型红细胞增多，很少能见镰状细胞。血红蛋白显示 HbC 和 HbS。

不同的基因型产生不同的临床表型，因此，HbC 患者的实验室特点各不相同。

388. 为什么会发生不稳定血红蛋白病

答：不稳定血红蛋白病是 Hb 的 α-珠蛋白肽链或 β-珠蛋白肽链发生某个氨基酸被置换或缺失，使 Hb 分子变得不稳定，容易发生变性沉淀。此类异常 Hb 至少已发现有 100 余种。属常染色体显性遗传性疾病。通常为杂合子，大部分病例为散发，有些患儿也无明显家族史，临床表现轻重不一。重症患儿出生后 1 年即可很显著，因不稳定 Hb 在红细胞内发生变性、沉淀，形成变性珠蛋白小体（Heinz 小体），从而引起慢性溶血性贫血。主要有 6 种因素可导致不稳定血红蛋白的形成：①血红素结合的氨基酸被替代，使血红素易脱失；②非极性氨基酸被极性氨基酸替代，改变了血红蛋白结构；③替代发生在 α1 链与 β1 链接触处，使珠蛋白肽链间连接不稳；④氨基酸替代发生在 α-螺旋第 3 位，使螺旋易折断；⑤氨基酸替代发生在 β-和 ε-螺旋接触处，影响了血红素与珠蛋白肽链的结合；⑥氨基酸的缺失化插入发生在 α-螺旋关联位置，使血红素易自珠蛋白肽链上解离。上述各种改变可使血红蛋白呈不稳定性而发生沉淀，在红细胞内形成变性珠蛋白小体，附着于红细胞膜上，使膜的变形性降低，在微循环中被破坏。

389. 为什么不稳定血红蛋白病会出现多项实验室检测的异常

答：目前不稳定血红蛋白约近 200 种，但引起临床症状的不稳定血红蛋白病非常少见，目前所发现的病例均为杂合子，偶见双重杂合子。不稳定血红蛋白的种类不同，其稳定程度也不一致，因此，该病的临床表现有很大差异。多数不稳定血红蛋白患者由于骨髓红系代偿性增生而不出现贫血，或仅有轻度的溶血性贫血，但当发生感染或服用氧化剂类药物时不稳定血红蛋白沉淀加剧，溶血性贫血加重。在实验室检测上会发生血红蛋白正常或降低；低色素、红细胞大小不均、可见多色性、嗜碱性点彩红细胞；变性珠蛋白小体生成试验、热变性试验和异丙醇试验阳性；血红蛋白电泳有时可见异常，但大多数时候与正常血红蛋白无异常。聚丙烯酰胺凝胶电泳可清晰地分离出不稳定血红蛋白和潜在的异常血红蛋白。做有关珠蛋白肽链的氨基酸序列分析，可确定不稳定血红蛋白异常的部位。

（吴蓓颖）

第七节　免疫性溶血检验与疾病

390. 为什么要进行抗球蛋白试验

答：抗球蛋白试验或称 Coombs 试验，包括直接法和间接法，主要用于免疫性疾病的诊断及鉴别。直接抗球蛋白试验（direct antiglobulin test，DAT/DAGT）是检测患者红细胞表面存在的不完全抗体，间接抗球蛋白试验（indirect antiglobulin test，IAT/IAGT）是检测患者血清中游离的不完全抗体。抗球蛋白抗体是完全抗体，可与多个不完全抗体的 Fc 段相结合，导致红细胞凝集，这种现象称为抗球蛋白试验阳性。导致抗球蛋白试验阳性原因可有：①红细胞被自身抗体或补体成分致敏（可能是药物及输血引起，药物抗体与红细胞膜结合、红细胞膜变异）；②母体抗体通过胎盘，致敏胎儿红细胞（孕妇血清中高效价的抗-RhD 抗体导致的新生儿溶血性疾病）；③献血者的血液制品中的抗体与受血者红细胞抗原反应；④非抗体介导的免疫球蛋白与高 γ 球蛋白贫血患者的红细胞结合。因此，为鉴别上述情况需要进行抗球蛋白试验。

391. 为什么直接抗球蛋白试验对自身免疫性溶血性贫血的诊断价值更高

答：自身免疫性溶血性贫血（AIHA）由于体内免疫功能紊乱产生自身抗体，该抗体吸附于红细胞表面引起抗原抗体反应，导致红细胞破坏增速、增多，寿命缩短而引起的溶血性贫血。检测自身抗体的试验称抗球蛋白试验（Coombs 试验），Coombs 试验分为两种，即能检测红细胞表面有无不完全抗体的试验是直接抗球蛋白试验（DAT），能检测血清中有无不完全抗体的试验是间接抗球蛋白试验（IAT）。DAT 是用抗球蛋白试剂（抗 IgG、IgM、IgA、抗 C）与受检红细胞混合孵育，若红细胞表面存在自身抗体，可出现凝集反应；IAT 是用 Rh（D）阳性 O 型红细胞与受检血清混合孵育，若血清中存在不完全抗体可使红细胞致敏，再加入抗球蛋白血清，可出现凝集。由于 DAT 将受检红细胞进行洗涤处理，一方面使其更容易暴露靶抗原，促进红细胞与抗体反应的快速凝集；另一方面，有效避免其他蛋白、杂质的混入，有效地防止抗原抗体反应的干扰。DAT 主要用于检测新生儿溶血病患儿的红细胞被母体不完全抗体致敏，溶血性（血管外）输血反应时，献血者红细胞被受血者体内不完全抗体致敏，以及自身免疫性溶血性贫血患者红细胞被自身抗体致敏等。IAT 主要用于血型鉴定，血清中不完全抗体的检测，输血前交叉配血试验，尚有助于 D 抗原的检测，因此，对 AIHA 的诊断，Coombs 试验的直接法优于间接法。

392. 为什么抗球蛋白试验阴性不能排除自身免疫性溶血性贫血

答：抗球蛋白试验（Coombs 试验）是诊断自身免疫性溶血性贫血（AIHA）最有价值的试验，但 AIHA 患者中有 2% ~ 10% 该试验阴性，其原因：①红细胞表面免疫球蛋白（Ig）过低，低于检测试剂的阈值；②低亲和力 IgG，常温洗涤红细胞时抗体脱落，改用 4℃ 低温条件下和低渗溶液洗涤处理，则阳性；③患者为 IgA 或 IgM 型抗体，而检测试剂常常仅包括 IgG，C3；若改用单独特异性抗 IgA 或 IgM 抗体，则可呈阳性；④AIHA 患者体内存在着针对不同阶段红细胞的自身抗体，发育不同阶段的红细胞上结合的抗体量有所不同，部分患者的自身抗体只针对有核红细胞，而产生原位溶血，常规的直接抗球蛋白试验（DAT）则不能检出。提高 Coombs 试验灵敏度的方法包括：微柱凝胶法、流式细胞术、红细胞表面免疫球蛋白定量分析等。另外，骨髓单个核细胞 DAT 可弥补外周血 DAT 仅检测成熟红细胞自身抗体的不足，对于怀疑为 AIHA 的患者同时进行常规 Coombs 试验及骨髓单个核细胞 DAT，对外周血 DAT 阴性 AIHA 的诊断具有重要意义。因而，当临床表现及相关实验室检测均支持 AIHA、而 Coombs 试验阴性时不能排除本病。

393. 为什么直接抗球蛋白试验会受诸多因素影响

答：直接抗球蛋白试验（DAT）用于检测结合在红细胞膜上的不完全型温抗体。其原理是利用抗球蛋白抗体结合致敏红细胞膜上的不完全型温抗体进而引起致敏红细胞凝集。

（1）在下述情况时，DAT 可呈假阴性：①红细胞膜上结合的温抗体 IgG 分子数小于 500；②红细胞未充分洗涤，使悬液内混有的血清残存非温抗体类球蛋白中和了抗球蛋白抗体；③某些温抗体与红细胞亲和力低，脱落入血浆内。

（2）在下述情况时，DAT 可能出现假阳性：①某些正常人由于感染而使红细胞被 C3 致敏；②某些疾病（如肾炎、阵发性睡眠性血红蛋白尿等）使体内 C3 水平提高；③红细胞 C3 受体结合循环免疫复合物；④某些抗生素（如头孢菌素类）使红细胞非特异性地吸附血浆球蛋白；⑤如果在 3 个月内接受过输血，受体出现同种异体免疫反应，针对的是输入的红细胞抗原产生的相应抗体；⑥造血干细胞或实体器官移植的患者，由于同种异体器官或干细胞中的淋巴细胞能产生针对受体红细胞抗原的特异性抗体。

综上所述，进行直接抗球蛋白试验时应考虑到这些影响因素从而正确分析实验结果。

394. 为什么采用抗原抗体可逆反应原理可区分直接抗球蛋白试验真假阳性

答：临床上，直接抗球蛋白试验（DAT）有真阳性和假阳性之分，究其原因前者是红细胞的自身抗体，后者是很多疾病的免疫复合物黏附在红细胞膜上受体，因此两者的鉴别非常重要。自身抗体是由于致病因素引起自身抗原的变异及破坏致使免疫调节功能紊乱而产生的，自身抗体大部分与 Rh 阳性红细胞有高度亲和性，显示抗体呈血型抗原特异性；而免疫复合物中的抗体不会对红细胞产生特异的凝集作用。所以利用抗原抗体在适当温度下的可逆反应原理，把 DAT 阳性患者红细胞在 56℃ 放散洗脱，当患者放散液中有自身抗体存在时，它与 Rh 阳性的抗体筛查细胞一般均可出现凝集反应，以区别是真实的自身抗体（真阳性）还是免疫复合物（假阳性）引起的，所以，采用抗原抗体可逆反应原理可区分直接抗球蛋白试验真假阳性。

395. 为什么阵发性冷性血红蛋白尿症抗球蛋白试验结果与疾病发作相关

答：阵发性冷性血红蛋白尿症（paroxysmal cold hemoglobinuria，PCH）是全身或局部受冷后出现的发作性自身免疫性溶血性贫血（冷抗体型 AIHA）。血红蛋白尿为特征性症状。本症是体内产生与自身红细胞抗原起反应的冷反应性抗体，称 D-L 抗体（Donath-Landsteiner 抗体或冷热双相溶血素）。D-L 抗体（IgG）与自身较冷部（0～4℃）血液循环中红细胞反应，造成补体（C3、C4）不可逆结合于红细胞上，然后抗体在较高温度（37℃）中解离，最后仅有补体成分包被在红细胞上，补体继续活化而损伤红细胞膜（膜上形成空洞），发生血管内溶血，致使血浆游离血红蛋白增高，游离血红蛋白由尿排出，形成血红蛋白尿。直接抗球蛋白试验（DAT）是检测被检红细胞上有无不完全抗体，PCH患者溶血发作时或发作后短时间内，补体 C3、C4 结合在红细胞上，用广谱的抗球蛋白试剂（抗 IgG+抗补体 C3）或单纯抗补体的试剂（抗 C3 或 C4）作 DAT，结果均为阳性。在溶血发作后，固有补体结合的红细胞大部分已被破坏，且在 37℃温度下 D-L 抗体与红细胞抗原解离，已不能再激活补体使之结合于红细胞上，所以间歇期 DAT 转阴。间接抗球蛋白试验（IAT）通常为阴性，但如果试验是在低温下进行的则为阳性，所以，阵发性冷性血红蛋白尿症抗球蛋白试验结果与疾病发作相关。

396. 为什么冷凝集素综合征抗球蛋白试验结果具有特殊性

答：冷凝集素综合征（cold agglutinin syndrome，CAS），又称冷凝集素病（cold agglutinin disease，CAD），是 IgM 冷抗体引起的一种自身免疫性溶血性贫血。正常人血清中 IgM 的抗 I 冷凝集效价一般为 1∶8～1∶16（效价<1∶32），温度超过 20℃即失去活性。CAS 患者血清中的病理性冷凝集素的特点是：①效价高，0～4℃时效价常>1∶1000，可高达1∶100 000 以上；②高热幅度，37℃时仍可检测到红细胞凝集；③部分冷凝集素除识别 Ii 抗原外，还能特异识别 Pr、Cd、Sa、FL、Vo、Lud 抗原；④除极少数为 IgA、IgG，多数为 IgM 抗体。CAS 具有单一的直接抗球蛋白试验（DAT）阳性；单一 IgM 的 DAT 亦为阴性，因为在制备患者的红细胞悬液时，先要在 37℃温育 30 分钟，再用生理盐水洗涤 3 次，在此过程中，红细胞表面的 IgM 抗体已与红细胞分离并洗去。CAS 患者间接抗球蛋白试验（IAT）结果为阴性，但试验必须在 37℃下进行，如果试验时温度下降则可得阳性结果。由于病理性冷凝集素血清学的上述特点，因此，冷凝集素综合征抗球蛋白试验结果具有特殊性。

397. 为什么冷凝集素试验在 4℃时红细胞凝集最明显

答：冷凝集素试验（cold agglutinin test，CAT）用于检测患者体内是否存在异常冷凝集素。冷凝集素是 19S 的 IgM 冷抗体，由于分子大，超越了两个带负电荷互相排斥的红细胞间的距离，能直接凝集红细胞，故是完全抗体。它能作用于所有成人红细胞表面的 i 抗原，但与新生儿红细胞（i 抗原）和少数成人无抗原的红细胞都无反应。此抗体在 37℃时对红细胞抗原无作用，在 31℃以下时出现凝集活性，最适温度为 4℃。进行冷凝集素试验时，患者血清或血浆加同型或 "O" 型红细胞，在 31℃以下可见红细胞凝集，4℃最明显。

当温度回升至31℃以上时，凝集消失。异常冷凝集素具有高效价高热幅度的特点，作用的温度谱广，少数在37℃仍有活性，但多数在31℃以下作用于自身红细胞抗原而发生可逆性凝集，而补体（C3，C4）在细胞膜上固定的最适温度亦恰好在10~15℃以上（或20~25℃）。所以，冷凝集素试验在4℃时红细胞凝集最明显。

398. 为什么会出现冷凝集素试验凝集效价增高

答：冷凝集素是一种自身抗体，正常人血清中的冷凝集素的效价在4℃时一般不超过1∶16；但在某些病理情况下，冷凝集素的效价可异常增高。引起冷凝集素效价增高的相关疾病有支原体肺炎、传染性单核细胞增多症、系统性红斑狼疮、自身免疫性溶血性贫血、阵发性睡眠性血红蛋白尿症、肝硬化、慢性淋巴细胞白血病和淋巴瘤等。病毒和其他微生物感染产生的免疫反应的副产物中有冷凝集。多数CAS患者冷凝集效价高低与溶血程度呈正相关。一般冷凝集素1∶1000以上即可引起溶血。冷凝集素效价在1∶4000以上时，则应考虑为原发性冷凝集素病。轻度增高常见于非特异性炎症，间质性肺炎，自身免疫性疾病，多发性骨髓瘤，非霍奇金淋巴瘤等。如低于此效价又明显高于正常值，患者血清支原体抗体IgM阴性，则可排除支原体肺炎、病毒感染、慢性肝病、淋巴瘤、慢性淋巴细胞白血病、结缔组织病等，结合临床表现应考虑继发性冷凝集素病的可能。

399. 为什么进行冷热溶血试验时需要先冰浴再温育

答：冷热溶血试验（Donath-Landsteiner试验）是检测阵发性冷性血红蛋白尿症患者血清中存在的一种特殊冷反应抗体，即D-L抗体的试验。该抗体在20℃以下（常为0~4℃）时与红细胞结合，同时吸附补体，但不引起溶血。当温度升至37℃时，补体被激活，红细胞膜破坏而发生急性血管内溶血。以血型相同的正常人红细胞加入新鲜的豚鼠血清（供给补体）和患者血清（抗体），以正常血清为对照，先置于冰水中（0~4℃）约30分钟，让D-L抗体结合至红细胞上，再置于37℃水浴中2小时以激活补体。可通过观察溶血的发生检测D-L抗体的存在。若发生溶血表示有D-L抗体存在，正常对照者不溶血。本试验是确诊阵发性冷性血红蛋白尿症的依据，试验为阳性，D-L抗体效价可高于1∶40。所以，进行冷热溶血试验时需要先冰浴再温育。

400. 为什么冷热溶血试验对阵发性冷性血红蛋白尿症诊断价值较高

答：阵发性冷性血红蛋白尿症（PCH）是一种罕见的冷反应性自身抗体引起的自身免疫性溶血性贫血，以全身或局部受寒冷刺激后出现发作性血管内溶血和血红蛋白尿为特征。患者体内产生的与自身红细胞抗原起反应的冷反应性抗体（D-L抗体），是一种IgG冷反应性抗体，能结合与几乎所有正常人红细胞均有的P血型抗原，而与I或i抗原无关。D-L抗体与自身较冷部（<20℃）血液循环中红细胞反应，造成补体（C3、C4）不可逆结合于红细胞上，然后抗体在较高温度（37℃）中解离，最后仅有补体成分包被在红细胞上，补体继续活化而损伤红细胞（膜上形成空洞），发生血管内溶血，致使血浆游离血红蛋白。血红蛋白由尿排出，形成血红蛋白尿。D-L抗体低温时结合到红细胞上，当温度回升到37℃时，抗体虽与红细胞解离，但已结合在红细胞上的补体却依次激活，造成溶血，

属于冷热双相溶血素，冷热溶血试验阳性是诊断 PCH 的基础。所以，冷热溶血试验对阵发性冷性血红蛋白尿症诊断价值较高。

401. 为什么会发生自身免疫性溶血性贫血

答：自身免疫性溶血性贫血（AIHA）发生机制相当复杂。患者体内 T、B 淋巴细胞构成比例失调，免疫耐受及免疫调节功能紊乱，细胞表面信号分子表达异常，淋巴细胞分泌因子和抗体综合作用导致免疫系统全面失衡，促发 AIHA 和其他自身免疫性疾病。

（1）调节性 T 细胞（Treg）数量功能异常，$CD4^+ CD25^+$ Treg 占 $CD4^+$ T 细胞总数 10%~15%，为机体保持对自身抗原特异性免疫耐受及 T 细胞稳定状态极为重要。自然性 Treg 细胞通过细胞-细胞相互作用发挥抑制功能，而适应性 Treg 通过分泌白介素-10（IL-10）、肿瘤生长因子-β（TGF-β）等具有抑制功能的细胞因子发挥抑制作用。Treg 有低反应性和免疫抑制功能，其下调促发多种自身免疫性疾病。

（2）Th1/Th2 细胞比例失衡辅助性 T 细胞亚群中 Th1 细胞主要分泌白介素-2（IL-2）、干扰素-γ（IFN-γ）介导细胞免疫，Th2 细胞主要分泌白介素-4（IL-4）、白介素-5（IL-5）、IL-10 等介导体液免疫。IFN-γ 可针对红细胞 RH-D 抗原产生免疫应答；IL-10 可抑制 Th1/Th2 细胞介导的免疫应答，IL-10 又能刺激、激活 B 细胞导致体液免疫亢进产生抗自身红细胞抗体，研究发现 AIHA 患者 Th1 类细胞因子减少，而 Th2 类细胞因子增多，其失衡促发 AIHA。

（3）B 淋巴细胞数量及功能和其受调控异常 AIHA 患者骨髓 B 细胞数增多，$CD5^+$ $CD19^+$B 细胞中 $CD5^+$B 细胞增多，胞质中含免疫球蛋白量增多，且与病情相关。克隆性研究支持为多克隆性，不是单克隆性。AIHA 不但 B 细胞数量多且功能亢进。

402. 为什么自身免疫性溶血性贫血会有多种类型

答：自身免疫性溶血性贫血根据抗体反应的血清学特征可分为温抗体型、冷抗体型以及混合型。

（1）温抗体型：是最常见的类型，占 AIHA 的 80%，温性抗体作用于红细胞的最适温度为 37℃，主要为 IgG 或补体 C3，是不完全抗体，在盐水介质中不能使红细胞凝集，多吸附于红细胞表面使红细胞致敏，所致贫血称为温抗体型自身免疫性溶血性贫血（warm autoimmunehemolyticanemia，WAIHA）。本病根据病因可分为原发性和继发性两种。临床上，①原发性温抗体型自身免疫性溶血性贫血约占 60% 左右，多为慢性起病，易于反复。以女性为主，除贫血和溶血外，一般无其他特殊症状。部分患者有急性发作，可见畏寒、发热、黄疸、腰背酸痛等。②继发性患者约占 40%，常伴发于淋巴系统恶性增殖性疾病及与免疫有关的疾病，如淋巴瘤、慢性淋巴细胞白血病、多发性骨髓瘤等以及系统性红斑狼疮（systemic lupus erythematosus，SLE）、类风湿关节炎、某些细菌、病毒感染以及药物（止痛退热片、磺胺、甲基多巴、左旋多巴、降压药等）、妊娠等。

（2）冷抗体型：主要包括冷凝集素综合征（CAS）和阵发性冷性血红蛋白尿症（PCH）。冷性抗体在 20℃ 以下作用最活跃，冷抗体有两种：①冷凝集素多为 IgM，多见于 CAS。CAS 多数为原发性，继发性多发生于淋巴系统恶性肿瘤性疾病；某些感染如，支原体肺炎、传染性单核细胞增多症血清中冷凝集素效价增高，但一般效价较低不产生临床症状；②冷热溶血素（D-L 抗体），多为 IgG，引起 PCH。PCH 多数为继发性，继发于梅毒者多见，亦有继发于其他自身免疫性疾病及病毒感染，如麻疹、流行性腮腺炎等。

403. 为什么自身免疫性溶血性贫血时发生溶血的部位会有所不同

答：自身免疫性溶血性贫血分为温抗体型、冷抗体型以及混合型。温性抗体在盐水介质中不能使红细胞凝集，多吸附于红细胞表面使红细胞致敏，致敏红细胞上抗体的 Fc 段与吞噬细胞上的 Fc 受体结合而被捕获吞噬。若红细胞膜部分被吞噬时，细胞逐渐成球形，在通过脾脏时由单核-吞噬细胞系统介导易被撕裂破坏。血管外溶血是由单核-吞噬细胞系统介导的，而血管内溶血则是由补体介导。温抗体型自身免疫性溶血性贫血无补体参与，不会使红细胞发生溶解，所以温抗体型自身免疫性溶血性贫血导致血管外溶血。而冷抗体介导多为血管内溶血，原因是高效价即病理性冷凝集属完全抗体，与红细胞结合后可直接导致红细胞凝集。在低于 32℃ 温度下与红细胞结合并激活补体，但多数停留在 C3b 阶段，故该抗体多引起红细胞凝集而非溶血。少数经过经典反应最终形成攻膜复合物（C5b-9）破坏红细胞膜，导致隐性血管内溶血。冷热双相溶血素或 D-L 抗体在低温时结合到红细胞上，当温度回升到 37℃ 时，抗体虽与红细胞解离，但已结合在红细胞上的补体却依次激活，造成血管内溶血。因此，自身免疫性溶血性贫血时发生溶血的部位会随介导的抗体类型不同而异。

404. 为什么自身免疫性溶血性贫血会产生抗红细胞自身抗体

答：产生抗红细胞自身抗体的原因可有以下几种：①免疫细胞异常,免疫系统本身的改变极易改变抗体的性质;病毒、细菌等感染可激活多克隆 B 细胞导致自身抗体的产生;②抗原变异,外来抗原或半抗原(如药物、病原微生物的毒素或化学物质等)与红细胞膜的结合,改变了膜结构,使红细胞抗原性改变,或暴露出隐蔽抗原,或使原来的半抗原变为全抗原;③淋巴组织感染或肿瘤、胸腺疾患、免疫缺陷疾病等,使机体免疫监视功能紊乱,不能识别自身细胞,有助于产生自身抗体;④T 细胞平衡失调学说:抑制性 T 细胞减少和功能下降,辅助T 细胞中特定亚群活化,使相应 B 细胞反应过强,产生自身抗体;⑤交叉抗体学说:某些外来物质,如病毒、细菌的某些抗原可能与人红细胞膜抗原有共同或类似的抗原决定簇,机体产生的针对这些外来物质的抗体,同时与自身红细胞发生反应。

405. 为什么 IgG-C3 型自身免疫性溶血性贫血溶血最严重

答：自身免疫性溶血性贫血（AIHA）按免疫分型分为 IgG-C3 类型、C3 型和 IgG 型。但各型抗体造成红细胞破坏的机制是不同：

（1）由于患者的红细胞结构已经被破坏，IgG-C3 型 AIHA 的致敏红细胞在患者体内分别与吞噬细胞的 Fc 受体和 C3b 受体结合，IgG-C3 型 AIHA 和与吞噬细胞的 Fc 受体、C3b 受体之间进行两者协同作用，并且在协同作用过后患者红细胞再次受血浆中游离 IgG 的竞争被抑制，这样的竞争模式使患者体内红细胞的破坏程度再次被大大加强，导致 IgG-C3 类型患者的贫血症状非常明显，溶血主要发生在血流丰富的肝脏。

（2）若红细胞仅为补体 C3 所致敏，则溶血一般较轻微，因为此时致敏红细胞仅附着在吞噬细胞表面，不被摄入吞噬。同时血浆 C3 灭活剂也可破坏红细胞与吞噬细胞的结合。因此，C3 类型患者溶血现象并不明显。

（3）单独由温抗体 IgG 致敏的红细胞，溶血主要发生在脾，即红细胞上 IgG 的 Fc 部分与脾内吞噬细胞的 IgG-Fc 受体结合，导致红细胞的破坏。若红细胞仅为 IgG 所致敏，则溶血并不严重，由于血浆中存在大量正常 IgG，可以与致敏红细胞上的 IgG 抗体竞争吞噬细胞的 IgG-Fc 受体而抵消吞噬细胞的作用，使红细胞的溶血概率减少。因此，单纯型 IgG 抗体免疫溶的血程度会减轻。

所以，IgG-C3 型的溶血程度比单纯 C3 或 IgG 型的溶血程度重得多。

406. 为什么自身免疫性溶血性贫血患者的血象和骨髓象会出现异常

答：自身免疫性溶血性贫血（AIHA）是由于机体免疫调节功能异常，产生抗自身红细胞的抗体，与红细胞膜上抗原相互作用，或在补体参与下导致红细胞寿命缩短而引起以溶血性贫血为特征的一组疾病。由于此类贫血不是营养缺乏导致，且是成熟红细胞自身抗体的破坏，所以血象为正细胞正色素性贫血；由于红细胞与自身抗体和（或）补体 C3 结合后成为致敏红细胞，红细胞上抗体的 Fc 段与吞噬细胞上的 Fc 受体结合而被捕获吞噬。若红细胞膜部分被吞噬时，细胞逐渐成球形，所以中度和重度溶血性贫血可见多量球形红细胞和有核红细胞，排除遗传性球形红细胞增多症后，该现象是 AIHA 的诊断标志。溶血性贫血时，大量网织红细胞因骨髓受到缺氧和大量红细胞破坏后产物的刺激而增加，并提前进入外周血，因此网织红细胞常增高，但在疾病早期，有 1/3 以上患者可能因网织红细胞也存在自身抗体，引起了网织红细胞选择性破坏出现短暂网织红细胞减少，此时骨髓红系仍增生或正常。骨髓象呈现出红系代偿性增生，以中幼红细胞增生为主，易见核分裂象，幼红细胞偶见轻度巨幼样变。所以，自身免疫性溶血性贫血患者的血象和骨髓象会出现异常。

407. 为什么温抗体型自身免疫性溶血性贫血需与遗传性球形红细胞增多症鉴别

答：遗传性球形红细胞增多症（HS）是一种红细胞膜骨架蛋白结构异常所致的遗传性溶血病，其特点是外用血中出现较多球形红细胞。其原因是红细胞中参与膜骨架和脂双层间反应的各种相关蛋白的缺乏（如收缩蛋白、锚蛋白、带 3 蛋白等）导致膜不稳定或功能不全，从而使膜脂质容易丢失，膜表面积逐渐缩小，最终导致红细胞呈球形改变。变形性和柔韧性减低的球形红细胞，在通过脾脏时易被截留后在吞噬细胞内被破坏，发生血管外溶血。温抗体型自身免疫性溶血性贫血（WAIHA）则是由于红细胞上存在不完全抗体，导致细胞僵硬度增加，在通过单核-吞噬细胞系统时发生滞留破坏，从而引起血管外溶血。这两种疾病在临床上均可表现为贫血、黄疸和肝脾肿大，血象中均可见较多球形红细胞，红细胞渗脆性增加，骨髓红系增生亢进，网织红细胞增加等。因此，需要进行鉴别诊断。虽然两者在临床表现和某些实验室特点上有高度的相似性，但仍存在显著差异。HS 属于红细胞内在结构缺陷造成的遗传性溶血性贫血，进行红细胞膜蛋白分析可发现明显异常，对脾切除治疗有效；WAIHA 则为免疫因素破坏红细胞而导致的获得性溶血性贫血，多数可呈 Coombs 试验阳性，对激素治疗有效。

408. 为什么 Evans 综合征患者会出现特殊的血清学变化

答：Evans 综合征是一种少见的自身免疫性疾病，是由于自身抗体的存在，导致红细胞以及血小板的破坏过多，同时或先后发生的自身免疫性血小板减少和自身免疫性溶血性贫血为特征的血液病，其临床表现主要为不同程度的出血、溶血。由于免疫功能失调，免疫监视和自身识别发生障碍，不仅可产生针对骨髓血细胞（红细胞、血小板，甚至白细胞）的自身抗体而引起相应血细胞破坏增多，还可以产生针对骨髓血细胞以外的多系统自身抗体而并发多脏器受累。因此，Evans综合征是全身性疾病，会出现多种血清学的变化：①抗红细胞自身抗体，多数为温抗体型，以不完全抗体形式存在，少数为冷抗体型（冷凝集素、D-L抗体）；②抗血小板抗体，血小板表面可检测到血小板相关免疫球蛋白（platelet associated immunoglobulin，PAIg）；③抗白细胞抗体，个别患者表现为抗白细胞抗体而引起血细胞减少；④抗多系统抗体，部分患者也同时产生抗核抗体（antinuclear antibodies，ANA）、类风湿因子（aheumatoidfactors，RF）、抗双链DNA抗体（anti double stranded DNA antibody，dsDNA）、抗单链DNA抗体（anti-single-stranded DNA antibody，ssDNA）、抗线粒体抗体、抗甲状腺抗体、抗Sm抗体、抗促甲状腺素受体抗体、抗胰岛素抗体及抗磷脂抗体等。因此，Evans综合征患者也会出现特殊的血清学变化。

409. 为什么冷凝集素综合征患者会出现多项实验室检测的异常

答：冷凝集素综合征的冷凝集素在低温时引起肢体末端血管内红细胞凝集，导致皮肤微循环阻塞为特征的一种自身免疫性疾病。常见于寒冷季节，中年患者多见。患者除贫血和黄疸外，在寒冷环境下因红细胞大量凝集致微循障碍，出现手足发绀，复温后症状消失。贫血程度与接触寒冷密切与否相关。网织红细胞可轻度增高，红细胞渗透脆性增加，部分患者酸化血清溶血试验可呈阳性。免疫学特点表现为冷凝集素效价显著增高，广谱的抗球蛋白血清或单抗补体的抗血清进行直接抗球蛋白试验，均可呈阳性反应。冷凝集素以在一定温度下凝集红细胞为特性，易导致红细胞计数、红细胞比容偏低以及平均红细胞容积、平均红细胞血红蛋白含量、红细胞分布宽度的数值偏高。因此，冷凝集素综合征患者会出现多项实验室检测的异常。若发生血管内溶血者，血浆游离血红蛋白增高，可出现尿含铁血黄素阳性。

410. 为什么阵发性冷性血红蛋白尿症多项检测指标随溶血发作而变化

答：阵发性冷性血红蛋白尿症（PCH）是全身或局部受寒后出现发作性血管内溶血和血红蛋白尿的一种罕见疾病。患者血清内存在一种补体结合性的冷反应性自身抗体（D-L抗体），在低温时有溶血作用。患者的贫血、网织红细胞增多、高胆红素血症和血红蛋白血症的程度，因发作的轻重和频度而有很大差异。多数患者贫血由于发作时间短而不太严重，但溶血发作严重时血红蛋白可突然明显下降，周围血液可见红细胞大小不一及畸形，并有球形红细胞、红细胞碎片、嗜碱点彩及多色性红细胞，甚至幼红细胞出现，可看到红细胞被单核细胞吞噬的现象。血清结合珠蛋白消失，出现血红蛋白尿、高胆红素血症，反复发作后有含铁血黄素尿。血红蛋白尿可在几小时后消失。白细胞计数在发作时减低，发作后常增高。血小板计数变化不大。冷热溶血试验阳性。发作时有补体参与，所以，Coombs试验广谱或单抗C3型阳性，溶血发作后即转阴。

411. 为什么药物会诱发免疫性溶血性贫血

答：药物诱发免疫性溶血性贫血（drug induced immune hemolytic anemia，DIHA）即

药物或其代谢产物与红细胞膜相互作用，与膜结合或改变了膜结构，从而产生了抗药物抗体或抗红细胞抗体，发生血管外或血管内的免疫性溶血性贫血。此类溶血性贫血可占溶血性贫血的12%，其主要特征是近期内具有相关的服药史。引起该类溶血的抗体可分为两大类：一类为药物依赖性抗体；另一类为自身抗体。前者为IgG或IgM抗体，可激活补体引起急性溶血；后者主要为IgG，一般不引起补体结合反应。由药物引发的抗体可出现直接抗球蛋白试验（DAT）阳性。且该类溶血性贫血不同于自身免疫性溶血性贫血和某些红细胞酶缺陷等接触一些氧化药物引起的溶血性贫血。通常不涉及补体，属B类不良反应，多数与药物剂量和疗程无直接相关。DIHA按免疫反应的机制又可分为自身抗体型、半抗原型、免疫复合物型、非特异性型和混合型。目前认为，不论大剂量或常规剂量应用均可导致溶血，通常仅是轻度的，属血管外型，极少发生血管内溶血。停药后溶血很快减轻，数周后血象可恢复正常。

412. 为什么药物诱发的免疫性溶血性贫血涉及不同的抗体类型

答：药物诱发的免疫性溶血性贫血可涉及不同的抗体类型：

（1）半抗原细胞型：青霉素或其代谢产物可作为半抗原与红细胞膜在内的组织蛋白起非特异性结合形成数种不同的半抗原基因，并吸附血清蛋白形成抗原，使用大剂量青霉素的患者红细胞膜上均可见青霉素，从而刺激机体产生抗青霉素抗体，血浆中的IgG型青霉素抗体与红细胞上青霉素分子结合后被脾内吞噬细胞吞噬破坏而溶血，主要为血管外溶血。

（2）非免疫蛋白吸附型：头孢菌素类产生免疫性溶血性贫血比较罕见。但采用头孢噻吩治疗的患者及各别应用头孢拉啶患者，则可发生Coombs试验阳性。目前有三种学说：①该种抗生素通过非免疫机制，像海绵吸水样吸附血浆中蛋白而使红细胞膜改变；②与青霉素相似的方式与红细胞膜结合。由于头孢噻吩的化学结构与青霉素相似，故青霉素抗体可与结合在细胞膜上的头孢噻吩起交叉反应；③该药与细胞膜结合，头孢噻吩的特异性抗体与细胞膜上的该药起交叉反应。

（3）补体介导型：药物在初次进入机体时，作为半抗原与血清蛋白结合成为完全抗原刺激机体产生抗体（多为IgG或IgM）。当药物再次进入机体时，药物与药物抗体在血液循环中形成免疫复合物附着于红细胞上（尤其是有Rh抗原者）激活补体破坏红细胞。抗体对药物和红细胞形成的新抗原起作用。由于药物与抗体结合力超过了药物与红细胞膜的结合力，造成药物复合物与红细胞解离，再吸附于其他红细胞膜上。因此，少量药物即可于数日内引发溶血，此型溶血发病突然，严重，常伴血红蛋白尿，易发生肾衰竭，由于主要由补体介导反应，故为血管内溶血。

（4）自身抗体型：长期应用甲基多巴等药物，药物改变了红细胞膜上Rh抗原的蛋白结构，使之产生能与其交叉反应的抗体。在体外，从患者血清和红细胞膜上得到的抗体，在无药物存在的情况下与自身免疫性HA的特发性抗体相似，能直接与正常红细胞起反应，提示在无药物存在的情况下，血清中的抗体也可以和红细胞发生作用。引起血管外溶血，属于自身抗体型。

413. 为什么甲基多巴诱发的溶血要与温抗体型溶血性贫血鉴别

答：长期应用甲基多巴等药物，药物或其代谢产物作用于红细胞膜蛋白，使红细胞自身的抗原决定簇发生变化，刺激机体产生抗自身红细胞的抗体，引起血管外溶血。甲基多巴诱发的免疫性溶血性贫血是药物性溶血性贫血中最常见的一种类型，通过这种机制发生的免疫性溶血性贫血很难诊断，因为它与温性抗体型自身免疫性溶血性贫血（WAIHA）非常相似，难以鉴别。接受甲基多巴治疗的患者中有 12%～15% 可发生直接抗球蛋白试验（DAT）阳性，其中有 1%～3% 的患者发生溶血性贫血，这种患者产生的抗体对检测细胞的反应比较微弱，而且表现出来到特征与 WAIHA 患者的抗体非常相似。在 DAT 试验中，如用抗 IgG，则呈强阳性反应，如用抗 C3 则呈阴性反应。患者停药后，这种免疫学反应还可持续 2 年。根据临床表现和实验室检查，如有肯定的近期用药史，停药后溶血症状迅速消失，可以确定诊断。

414. 为什么药物诱发的免疫性溶血性贫血会出现多种检测结果异常

答：药物诱发的免疫性溶血性贫血主要是半抗原吸附，药物、抗体、红细胞形成的三重复合物，诱发自身抗体造成红细胞的破坏（除少数药物通过非免疫球蛋白吸附途径破坏红细胞外），大部分患者仅表现为中等或轻度贫血，预后较好，其中引发严重贫血并发展为肾衰竭或死亡的病例极少。药物免疫性溶血性贫血与一般溶血检查和温抗体、冷抗体、溶血性贫血存在很多共性。通常可表现为红细胞计数、红细胞比容下降，网织红细胞计数明显增高。免疫复合物型可造成白细胞和血小板计数减少，并出现 IgM 或 IgG 型 DAT 阳性；半抗原细胞型常出现 IgG 型或较少见的补体 C3 型 DAT 阳性。半抗原型和免疫复合物型患者的 DAT 阳性可在停药后较短时间内转阴。而自身免疫型者，由于机体长期药物，药物或其代谢产物作用于红细胞膜蛋白使红细胞自身的抗原决定簇发生变化，已刺激机体产生抗自身红细胞的抗体，当未服药时，由于机体已存在抗自身红细胞的抗体，IgG 型 DAT 阳性可在停用药物后持续数周至数年。因此，药物诱发的免疫性溶血性贫血会随发生机制不同而出现多种实验室指标的变化。

（李　丹）

第八节　微血管病性溶血性贫血检验与疾病

415. 为什么机械因素会致溶血性贫血

答：机械因素所致溶血性贫血是指红细胞本身无异常，红细胞受到生存环境和循环回路中的机械剪切力作用及在粗糙环境中摩擦割裂，导致红细胞破坏的一种溶血性疾病。各种原因引起的小动脉上血小板和纤维蛋白沉积造成微血管病性溶血性贫血，如血栓性血小板减少性紫癜（thrombotic thrombocytopenic purpura，TTP）、溶血尿毒症综合征（hemolytic uremic syndrome，HUS）、妊娠相关的微血管病性溶血性贫血、肿瘤播散或/及化疗相关的微血管病性溶血性贫血等。这些疾病一般表现为轻度贫血，红细胞破坏增加和外周血中存在红细胞碎片。

416. 为什么会发生微血管病性溶血性贫血

答：发生微血管病性溶血性贫血的原因有：①微血管内有纤维蛋白性微血栓形成，纤维蛋白呈网状分布，当循环着的红细胞黏在网状的纤维蛋白网上，由于血流的不断冲击，引起红细胞破裂；②缺氧、酸中毒使红细胞变形能力降低：此种红细胞强力通过纤维蛋白网孔时更易受到机械性损伤或破坏；③微循环血管内有纤维蛋白性微血栓形成时，红细胞就有可能通过肺、脾、肝、肾等组织的毛细血管内皮细胞间的裂缝到组织去，这种通过裂缝时的机械作用能使红细胞扭曲、变形和破裂；④在红细胞扭曲、变形和破裂过程中出现的获得性球形红细胞增多症，球形红细胞因表面张力增加，脆性提高，容易破坏；⑤内毒素损伤血管内皮细胞和（或）红细胞膜，使其形态改变，硬度增加，分泌多种细胞化学物质或因子，破坏红细胞。

417. 为什么血栓性血小板减少性紫癜患者会出现血管内溶血的表现

答：血栓性血小板减少性紫癜（TTP）是一种罕见的微血管病性血栓-出血综合征。这是一组由于微循环中形成了血小板血栓，血小板数因大量消耗而减少所形成的紫癜。由于小动脉与微血管的栓塞，导致器官缺血性功能障碍乃至梗死，进而出现微血管病性溶血性贫血、血小板聚集消耗性减少，以及微血栓形成造成器官损害（如肾脏、中枢神经系统等）为特征。临床表现为五大特征，即血小板减少性紫癜、微血管病性溶血、中枢神经系统症状、发热以及肾脏损害。现知本症是由于血管性血友病因子裂解酶（von Willebrand factor cleaving protease，VWFCP）或称 ADAMTS-13 缺乏所致。vWFCP 是正常止血过程中必须成在高剪切力血流状态时内皮细胞表现、血小板表面受体和 vWF 多聚体三者之间相互作用，导致血小板与内皮细胞黏附。vWF 水平过高会造成慢性内皮细胞损伤，可导致血栓性疾病。当这种血栓性疾病一旦形成就会造成管径的狭窄，红细胞流经时在血液循环的压力作用下强行通过或阻挂在纤维蛋白丝上而被压碎、割裂，遂发生血管内溶血。检测血清 vWF-CP 或 ADAMTS-13 是诊断 TTP 的"金标准"，血浆置换是治疗 TTP 的首选。

418. 为什么会发生溶血尿毒症综合征

答：溶血尿毒症综合征（HUS）是一种以微血管病性溶血性贫血、血小板减少和肾功能损害等"三联症"为特征的急性病症（少见神经症状）。已知多种因素与 HUS 的发生有关：①遗传因素：HUS 通过常染色体隐性或常染色体显性遗传方式遗传；②感染：细菌（如志贺痢疾杆菌、沙门菌、假单胞菌属等感染与肺炎链球菌 HUS 发病有关）、病毒（如柯萨奇病毒、流感病毒和水痘病毒等）、其他（如立克次体和支原体感染）；③肿瘤：如胃癌和前列腺癌等可伴随 HUS；④药物或某些化学物质：除一些抗肿瘤药物外，避孕药或其他含雌激素的药物、青霉素、氨苄西林、免疫抑制剂、环孢素、奎宁、可卡因等可诱发 HUS；⑤其他因素：成人 HUS 也常见于急进性高血压、风湿性疾病、骨髓移植或肾移植后、内分泌代谢异常如前列环素不足、α-生育酚不足、维生素 B_{12} 代谢异常等均可为本病的诱发因素。目前认为，本病主要由被大肠埃希杆菌 O157：H7 污染的食物而引起的。儿童的发生率（88%）高于成人（12%）。诊断以在血样腹泻便中培养大肠埃希杆菌 O157：H7 阳性或血清抗大肠埃希杆菌 O157 抗体 IgM、IgG 效价增高为准。本病在病因治疗同时，及早行血液透析有效。

419. 为什么微血管病性溶血性贫血会出现实验室指标的多样性

答：由于多种原因可导致微血管病性溶血性贫血的发生，故其实验室指标可具有多样性，主要表现为：①溶血性贫血：各种溶血指标可阳性（如乳酸脱氢酶升高），但抗球蛋白试验（Coombs 试验）阴性；②末梢血涂片：可见到怪异形状红细胞、盔形细胞和破碎的红细胞；③血小板减少：常见，但很少低于 $20\times10^9/L$；④特殊试验：包括肾功能、凝血象、免疫试验、水电解质和某些特殊试验等。

420. 为什么外周血涂片检查对微血管病性溶血性贫血诊断有临床意义

答：微血管病性溶血性贫血主要是因为微血管内有大量纤维蛋白性微血栓形成，纤维蛋白呈网状，当循环中的红细胞黏在网状的纤维蛋白网上，在血流的不断冲击下，造成红细胞扭曲、变形和破裂，引起溶血；再者缺氧、酸中毒使红细胞变形能力降低，此种红细胞强力通过纤维蛋白网孔时更易受到机械性损伤。在红细胞扭曲、变形和破裂过程中出现的获得性（或继发性）球形红细胞增多症，球形红细胞因表面张力关系，脆性提高，容易破坏，产生溶血。因此，在外周血涂片上破碎的红细胞形如盔性、棘形、三角形或见到较小的红细胞和球形细胞，对微血管病性溶血性贫血的诊断具有一定临床意义。

（孙恒娟）

第九节　阵发性睡眠性血红蛋白尿症检验与疾病

421. 为什么要进行酸化血清溶血试验检测

答：酸化血清溶血试验即 Ham 试验，是诊断阵发性睡眠性血红蛋白尿症（paroxysmal nocturnal hemoglobinuria，PNH）的试验之一，具有较高的特异性。PNH 患者的红细胞由于膜有缺陷，对补体溶血效应的敏感性增加，这类红细胞在酸化（pH 6.4~6.5）的正常血清中，37℃温箱中孵育 1~2 小时后，可被激活的补体破坏，产生溶血，即为阳性；而正常红细胞不被破坏，无溶血现象，即为阴性；如血清经 56℃加热 30 分钟，使补体灭活，患者红细胞即不被溶解。该试验阳性主要见于 PNH 患者，是诊断 PNH 的重要依据。根据红细胞对补体的敏感性不同，可将 PNH 分为三型：Ham 试验为强阳性，呈补体敏感型；Ham 试验为弱阳性，呈补体不甚敏感型；Ham 试验为阴性，呈补体不敏感型。

422. 为什么酸化血清溶血试验阴性不能排除阵发性睡眠性血红蛋白尿症

答：酸化血清溶血试验（Ham 试验）有较高的特异性，但其敏感度较低，有30%以上的阵发性睡眠性血红蛋白尿症（PNH）患者呈阴性反应。Ham 试验假阴性常见于：①溶血发作期，大量 PNH 红细胞被破坏，补体敏感性细胞比例下降，留在体内的反而是正常红细胞，故 Ham 试验会呈现假阴性结果；②骨髓增生不良时，补体敏感性细胞生成减少，亦可出现假阴性；③在发作间歇期，有缺陷的红细胞在酸性条件和补体的作用下未被破坏呈现出阴性结果；④曾经多次输血的患者，血中补体敏感红细胞的数量相对减少，Ham 试验可呈阴性反应。因此，酸化血清溶血试验阴性不能马上排除 PNH。

423. 为什么酸化血清溶血试验会出现假阳性结果

答：酸化血清溶血试验的假阳性结果会出现在其他的某些疾病患者中，例如遗传性球形红细胞增多症（HS）、自身免疫性溶血性贫血（AIHA）、葡萄糖-6-磷酸脱氢酶

147

（G6PD）缺陷症、阵发性冷性血红蛋白尿症（PCH）、再生障碍性贫血（AA）和骨髓增生异常综合征（MDS）等。出现这种情况的原因可能是混合血清中存在多种抗体，可与患者红细胞膜上抗原发生反应，这种抗原-抗体复合物吸附在红细胞上可激活补体，造成溶血，使部分非 PNH 患者出现假阳性。

424. 为什么阵发性睡眠性血红蛋白尿症患者要做蔗糖溶血试验

答：蔗糖溶血试验是指将红细胞置于低离子浓度的蔗糖溶液中，在 37℃ 条件下，可促进补体和红细胞结合，观察红细胞是否破坏发生溶血。阵发性睡眠性血红蛋白尿症（PNH）患者的红细胞由于膜有缺陷，对补体溶血效应的敏感性增高。蔗糖溶液离子强度低，在含同型正常血清（含补体）条件下，经孵育后，可促进补体与红细胞膜结合，使对补体敏感的红细胞膜受补体攻击损伤形成小孔，蔗糖溶液进入红细胞内，导致渗透性溶血，健康人的红细胞则不发生溶血。本试验敏感性高，常与酸化血清溶血试验一起使用，作为 PNH 的组合筛查试验。该试验的正常参考值为阴性。阳性可见于 PNH（溶血率＞10%）、少数再生障碍性贫血、遗传性球形红细胞增多症、自身免疫性溶血性贫血、某些粒细胞白血病、骨髓纤维化以及某些红细胞增生异常的贫血等。

425. 为什么建议用三项组合试验筛查阵发性睡眠性血红蛋白尿症

答：血管内溶血是衡量阵发性睡眠性血红蛋白尿症（PNH）患者病情的一个重要临床指标，建议应用酸化血清溶血试验（Ham 试验）、蔗糖溶血试验和尿含铁血黄素试验（Rous 试验）这三项组合试验作为 PNH 的筛查试验。Ham 试验对 PNH 的诊断特异性强，是临床上确诊 PNH 的主要依据，但仅 Ham 试验确诊 PNH 是不够的，因为约有 10% 的 PNH 患者 Ham 试验始终阴性。蔗糖溶血试验和 Rous 试验在 PNH 患者中敏感性更高而特异性不如 Ham 试验。PNH 患者及再生障碍性贫血（AA）-阵发性睡眠性血红蛋白尿症（PNH）综合征（AA-PNH）患者的三项联合筛查一般均为阳性，其他贫血患者的三项联检通常为阴性。因此三项联检对 PNH 和 AA-PNH 综合征有相对较好的检出率和特异性。若三项联检有连续两次阳性，在排除自身免疫性溶血性贫血（AIHA）后即可确诊 PNH。随着流式细胞仪应用，检测 GPI 缺陷细胞已成为诊断 PNH 最特异、最敏感且可以定量的最佳方法，但昂贵的检测费用使流式细胞术难以广泛应用。

426. 为什么蛇毒因子溶血试验可用于阵发性睡眠性血红蛋白尿症的诊断

答：从眼镜蛇毒中提取的一种蛇毒因子可与备解毒系统中的 B 因子结合，形成旁路途径的 C3 转化酶，激活血清中的补体 C3，促使阵发性睡眠性血红蛋白尿症（PNH）患者补体敏感红细胞破坏，发生溶血反应，即为蛇毒因子溶血试验本试验。正常人本试验结果为阴性。蛇毒因子溶血试验呈阳性，可以确诊为 PNH。临床证明，PNH 红细胞Ⅲ型（补体高度敏感）对本试验最敏感，PNH 红细胞Ⅱ型（补体中度敏感）次之，PNH 红细胞Ⅰ型（补体敏感度正常）对本试验不敏感。

427. 为什么补体敏感试验可将阵发性睡眠性血红蛋白尿症细胞分为 3 型

答：根据分化抗原决定簇（CD）55（即 CD55）、59（即 CD59）的缺乏程度可以将阵发性睡眠性血红蛋白尿症（PNH）红细胞分为 3 型：PNH 红细胞 I 型（补体敏感度正常或接近正常）即正常红细胞；PNH 红细胞 II 型（补体中度敏感，补体敏感性是正常的 3 ~ 5 倍）和 PNH 红细胞 III 型（补体高度敏感，补体敏感性是正常的 25 ~ 30 倍），临床溶血程度主要取决于 III 型红细胞的多少。建立 PNH 诊断至少要有一系以上的两种糖基磷脂酰肌醇（glycosylphophatidylionositol，GPI）锚连蛋白缺失。CD59 敏感度高于 CD55。CD59 阴性的粒细胞可最早被检出，有早期诊断价值，且不受输血影响。对 PNH 克隆 GPI 锚连蛋白的不同缺失程度进行量化，可以对 PNH 细胞进行分型，以便进一步了解并检测病情进展及疗效。

428. 为什么阵发性睡眠性血红蛋白尿症要进行 CD55 和 CD59 检测

答：CD55、CD59 是表达于健康人红细胞与白细胞表面的糖基磷脂酰肌醇（GPI）锚连蛋白。用流式细胞术分析红细胞和白细胞膜上 CD59/CD55 分子的表达量，并计数其表达阴性的细胞数量，来确定 GPI 缺失的血细胞数量或比例，GPI 缺失的血细胞的比例就称为阵发性睡眠性血红蛋白尿症（PNH）克隆数，对 PNH 诊断与鉴别诊断有重要的临床意义。CD55 是细胞膜上补体 C3 转化酶衰变加速因子（decay accelerating factor，DAF），CD59 又被称为膜反应性攻击复合物抑制剂（membrane inhibitor reactive lysis，MIRL），参与阻止膜攻击单位形成，达到抑制补体终末攻击反应的作用。这两种蛋白质能够保护红细胞免于补体介导的溶血。因此，CD55 及 CD59 这两种蛋白质的缺乏将直接导致血管内溶血及血红蛋白尿。这样，检测细胞表面 CD55、CD59 的缺乏是诊断 PNH 最直接的证据。最常用的是抗 CD55 及 CD59 抗体，可以与细胞表面 CD55 及 CD59 特异性结合（抗原抗体结合在孵育时发生，流式细胞仪用于检测）。而未被 CD55、CD59 结合的细胞即视为 PNH 细胞。通过分析荧光抗体量，可以确定 CD55⁻、CD59⁻的细胞数量，从而判定 PNH 克隆的大小。值得注意的是，CD55 和 CD59 缺失其表达缺陷并非仅仅存在于再生障碍性贫血（AA）-阵发性睡眠性血红蛋白尿症（PNH）综合征（AA-PNH）、PNH，部分 AA、骨髓增生异常综合征（MDS）、急性白血病（acute leukemia，AL）等患者表达亦可低下，有时仍需综合分析，以免误诊。

429. 为什么 CD59 和 CD55 检测重要性不同

答：在应用流式细胞术检测阵发性睡眠性血红蛋白尿症（PNH）初期，人们认为 CD55 在 PNH 的红细胞溶血中有重要作用，并以此来解释 PNH 的红细胞对补体的敏感性；然而后来人们发现单纯 CD55 缺乏并不能导致溶血，这在先天性 CD55 缺乏症患者中得到了证实。先天性 CD59 缺乏症患者，其表现出众多 PNH 的典型表现，如血管内溶血、血红蛋白尿和静脉血栓。因此，目前认为 PNH 的典型表现，即血管内溶血和血栓是由于 CD59 缺乏所致。CD59 对膜溶解破坏抑制作用更强，CD59 的缺失会增加补体的敏感性，故 CD59 较 CD55 抗原表达率更敏感。用 CD59 单抗检测 PNH 很少有漏诊，临床上以 CD59 缺失作为诊断 PNH 的标准。

430. 为什么要进行白细胞嗜水气单胞菌溶素变异体检测

答：嗜水气单胞菌毒素能特异地与细胞膜上糖基磷脂酰肌醇（GPI）锚连蛋白结合，

随后立即聚合成多聚体，插入细胞膜脂质双层，在膜上形成孔洞致细胞破裂溶血。阵发性睡眠性血红蛋白尿症（PNH）细胞缺乏 GPI 锚连蛋白而抵抗毒素保持细胞完好。荧光素标记的嗜水气单胞菌溶素（fluorescein-labeled aerolysin，FlAER）变异体是经绿色荧光染料 Alexa-488 标记的无活性气单胞菌溶素前体的变异体，它同野生型气单胞菌溶素相似，可特异地与 GPI 锚连蛋白结合，但不引起细胞破裂和溶血，因此不会导致细胞死亡。该标志类似于荧光素，可在一定条件下被激发出荧光，可以通过流式细胞术进行检测，并区分 GPI$^-$ 和 GPI$^+$ 细胞。FlAER 作用于所有 GPI 锚连蛋白，不会因细胞表达 GPI 锚连蛋白种类和数量的不同造成误差。FlAER 在所有具有 GPI 锚连蛋白的白细胞上均有特异性表达，故正常人和非 PNH 贫血患者 FlAER 呈 100% 阳性。在 GPI 锚连蛋白缺失的单核细胞和粒细胞上，FlAER 检测为阴性。通过流式细胞术检测 FlAER 是诊断 PNH 更敏感、特异的方法。

431. 为什么目前白细胞嗜水气单胞菌溶素变异体检测只用于有核细胞

答：目前荧光素标记的嗜水气单胞菌溶素（FlAER）变异体一般只用于有核细胞的检测，不能评价红细胞的阵发性睡眠性血红蛋白尿症（PNH）克隆。由于红细胞表面没有嗜水气单胞菌溶素前体产生所需要的蛋白水解酶类，因此限制了 FlAER 在红细胞中的应用。有少数 PNH 患者只有粒细胞表达糖基磷脂酰肌醇（GPI）的异常，对于此种情况来说只能采用白细胞分析法才能检测到 PNH 克隆。PNH 血栓事件的发生可能与 PNH 白细胞克隆大小有关，粒细胞 PNH 克隆大于 50%，则血栓形成的风险增加。所以可以这样理解，以 FlAER 为基础的多参数分析对白细胞检出率有高敏感性。

432. 为什么流式细胞术对诊断阵发性睡眠性血红蛋白尿症有重要价值

答：随着对阵发性睡眠性血红蛋白尿症（PNH）发病机制研究的逐步深入及流式细胞术的广泛应用，通过流式细胞术检测细胞表面补体调节蛋白 CD55、CD59 及 FlAER 分析法逐渐成为诊断 PNH 的"金标准"，并可以对 PNH 血细胞进行定量分析。建立 PNH 诊断至少有一系及以上的两种糖基磷脂酰肌醇（GPI）锚连蛋白缺失。CD59 敏感度高于 CD55，CD59 阴性的粒细胞可最早被检出，有早期诊断价值，且不受输血影响。对 PNH 克隆锚连蛋白的不同缺失程度进行量化，可以对 PNH 细胞进行分型，以便进一步了解并检测病情进展及疗效。抗体与细胞表面的抗原充分孵育结合后，通过流式细胞术，分析荧光抗体量，可以确定细胞表面的抗原数量。荧光素标记的嗜水气单胞菌溶素（FlAER）变异体分析法更能反映 PNH 克隆的变化情况，对 PNH 微小克隆的检测及治疗具有重要价值。

433. 为什么流式检测阵发性睡眠性血红蛋白尿症的结果同一患者前后也会出现较大的差异

答：在阵发性睡眠性血红蛋白尿症（PNH）克隆分析前，要了解：①患者有无多次输血或重度溶血史，影响检测结果；②患者有严重再生障碍性贫血（AA），可能导致粒细胞数量减低，影响检测分析；③骨髓中 CD55、CD59 细胞检测比外周血更有意义，且骨髓中的有核红细胞不受输血和溶血的影响，可避免漏检。因此，选用流式细胞术诊断 PNH 时应注意上述特殊要求，以合理解释标本对试验结果的影响。

434. 为什么检测骨髓中粒细胞 CD55 和 CD59 比外周血更有意义

答：与外周血相比，检测骨髓粒细胞中 CD55 和 CD59 有三个优点：①由于阵发性睡眠性血红蛋白尿症（PNH）的异常细胞起源于造血干细胞，若是骨髓粒细胞已出现 CD55 和 CD59，就能比检测外周血更早期地诊断 PNH；②检测结果相对稳定，由于骨髓不受溶血和输血的影响，检测结果更稳定更可靠；③骨髓环境中没有补体，粒细胞所处的环境比外周血简单，未遭补体破坏，因此，检测骨髓中粒细胞 CD55 和 CD59 比外周血有更早、更高的检出率。

435. 为什么检测粒细胞 CD59 比测定其他细胞更能准确反映患者情况

答：通常情况下，阵发性睡眠性血红蛋白尿症（PNH）克隆累及造血细胞依次为粒细胞、单核细胞、红细胞和淋巴细胞，且在骨髓中比外周血中更早出现。在以下三种情况，可能会导致 CD59 表达率产生不同的检测结果：①有少数 PNH 患者只有粒细胞表达异常；②溶血后，患者的缺陷红细胞破坏，往往检测不到缺陷细胞；③患者输血后，检测到新输注的血细胞。由于贫血患者采用输血作为治疗手段，所以，患者红细胞数容易因输血而影响 CD59 检测结果；淋巴细胞 CD59 细胞数较粒细胞低且表达恢复也迟。所以，检测粒细胞 CD59 表达率能比较准确反映患者 CD59 表达情况。另外，可能由于循环中的异常 PNH 红细胞的寿命被补体介导的溶血所影响，而 PNH 粒细胞则有着正常的寿命且更新快，受影响小，故而 PNH 粒细胞的比例更接近于反映 PNH 克隆的大小。因此检测粒细胞 CD59 表达率相对其他细胞来说更准确。

436. 为什么检测白细胞嗜水气单胞菌溶素变异体比 CD55、CD59 更具优势

答：由于很多干细胞疾病（如再生障碍性贫血、骨髓增生异常综合征等）和免疫性疾病（如系统性红斑狼疮等）患者中均可检出 CD55$^-$/CD59$^-$ 细胞，反映 CD55、CD59 检测对于阵发性睡眠性血红蛋白尿症（PNH）的诊断仍有一定的局限性。与传统检测 CD55、CD59 相比，荧光素标记的嗜水气单胞菌溶素（FlAER）变异体检测对微小 PNH 克隆较为敏感，且不受输血和溶血的影响。对临床上高度怀疑，然而 CD55、CD59 检测不能确诊的患者，可以结合 FlAER 分析结果作出诊断；且可以将 PNH 红细胞精确地分出 Ⅱ、Ⅲ 型细胞，为判断病情和治疗提供依据。此外，应用 FlAER 直接检测糖基磷脂酰肌醇（GPI）锚连蛋白，有助于鉴别真正的 PNH 克隆和由于非自身抗体造成的假性 PNH 克隆。

437. 为什么会发生阵发性睡眠性血红蛋白尿症

答：阵发性睡眠性血红蛋白尿症（PNH）是一种罕见的获得性造血干细胞克隆缺陷性疾病，病变细胞 X 染色体上磷脂酰肌醇聚糖 A 类（phosphatidylinositol glycan class A，PIGA）基因发生突变，引起糖基磷脂酰肌醇锚（GPI）合成障碍，导致 GPI 锚链蛋白（GPI-AP）表达减少或者缺失，使得血细胞（红细胞、粒细胞及血小板）膜对补体异常敏感而被破坏，出现持续性血管内溶血，临床主要表现为与睡眠有关的、间歇发作的血红蛋白尿，可伴有溶血性贫血、血栓形成和造血功能障碍等症状。PNH 的发病机制是：①造血干细胞在某些因素作用下发生突变，产生 GPI 缺陷的 PNH 克隆，其中有两个 GPI 锚连蛋白即 CD55、CD59，由于在补体调节中的重要作用，始终在 PNH 发病机制、临床表现、诊

断和治疗被密切关注；②由于某些因素如免疫因素，PNH 细胞发生多种免疫逃避机制，如由于 PNH 细胞缺少 GPI 锚连的 ULl6 结合蛋白（NKG2D 的配体蛋白），故可逃避 NKG2D 阳性的 NK 细胞和细胞毒性 T 细胞的杀伤。上述两种因素的作用导致 PNH 患者发生造血功能损伤或造血功能衰竭，PNH 克隆获得增殖优势，超过正常克隆。PNH 克隆的细胞，尤其是红细胞，在补体的共同作用下，被破坏而发生血管内溶血，导致了阵发性睡眠性血红蛋白尿症。

438. 为什么需要检测阵发性睡眠性血红蛋白尿症克隆

答：怀疑和确诊阵发性睡眠性血红蛋白尿症（PNH）的患者均需检测 PNH 克隆。

（1）筛查 PNH 克隆的指征：①以血红蛋白尿、尿含铁血黄素阳性和（或）血清游离血红蛋白增高为主要表现的血管内溶血；②无法解释的溶血伴有铁缺乏、腹痛或食管痉挛、血栓栓塞、血小板减少和（或）白细胞减少；③抗球蛋白试验（Coombs 试验）阴性、无明显肝脾肿大、极少见红细胞碎片、非感染性溶血性贫血；④骨髓衰竭：怀疑或确诊的再生障碍性贫血或低增生性贫血；难治性血细胞减少伴一系发育异常；不明原因的血细胞减少症；⑤血栓形成：非常见部位的血栓形成（肝静脉）、其他腹腔内静脉（门静脉、脾静脉等）、海绵窦、皮肤静脉；伴有溶血征象的血栓形成；伴有全血细胞减少的血栓形成。

（2）需常规随访 PNH 克隆的患者：确诊 PNH 患者，应常规监测 PNH 克隆变化，若病情稳定，可每年监测 1 次；出现任何临床或血液学参数变化时应缩短监测间隔；出现溶血和血栓，若可靠的实验室检查证实 PNH 克隆存在，则无需密切监测 PNH 克隆。

PNH 克隆的演变贯穿于 PNH 病程的始终。弄清 PNH 克隆演变的规律，是阐明 PNH 整个发病机制的关键，对其治疗也十分重要。一旦发现促进 PNH 克隆增殖的因素，将有可能采取措施及时给予预防。

439. 为什么阵发性睡眠性血红蛋白尿症与再生障碍性贫血关系密切

答：阵发性睡眠性血红蛋白尿症（PNH）需要与引起贫血及全血细胞减少的其他疾病相鉴别。非发作期 PNH 与慢性再生障碍性贫血（AA）十分相似，极易混淆而造成误诊，故需要通过一些特殊实验室检查与之鉴别。有时 AA 会转化为 PNH，或发展为 AA-PNH 综合征，即同时兼有两种疾病的特征但以某病为主，可将 AA-PNH 综合征的分型简述如下：①AA-PNH：指原有肯定的 AA 或未能肯定的 PNH 早期表现转化为确定的 PNH，AA 的表现已不明显；②PNH-AA：指原有肯定的 PNH 转为明确的 AA，PNH 的表现已不明显；③PNH伴有 AA 特征：指临床及实验室检测所见均说明病情仍以 PNH 为主，但伴有 1 个或 1 个以上部位骨髓增生低下、有核细胞减少、网织红细胞减低等 AA 表现者；④AA 伴有 PNH 特征：指临床及实验室检测所见均说明病情仍以 AA 为主，但具有 PNH 的实验室诊断结果阳性者。因此 PNH 与 AA 关系密切，有时可相互转化。

440. 为什么阵发性睡眠性血红蛋白尿症会出现多项实验室检测的异常

答：由于阵发性睡眠性血红蛋白尿症（PNH）克隆的出现，会导致红细胞及粒细胞在血管内的破坏，由此造成的一系列病理生理的改变，而引起多项实验室检测的变化。常规项目的变化如下：①血象：患者大多有不同程度贫血，网织红细胞增高，可见有核红细胞及红细胞碎片，白细胞和血小板常减少，多数为全血细胞减少；②骨髓象：粒、红、巨三系细胞增生活跃，尤以红系造血显著。随病情变化表现不一，不同穿刺部位增生程度可有明显差异；增生低下者应注意穿刺部位，必要时作骨髓活检；③血管内溶血：血浆游离血红蛋白增高，血清结合珠蛋白减低；尿潜血阳性，尿含铁血黄素试验阳性或见血红蛋白尿；④特异性补体溶血试验：Ham's 试验、蔗糖溶血试验、蛇毒因子溶血试验、微量补体敏感试验可呈阳性；⑤流式细胞术检测外周血成熟红细胞和成熟粒细胞 CD55、CD59 及 FlAER 等呈不同程度表达缺失。

441. 为什么阵发性睡眠性血红蛋白尿症会出现血管内溶血表现

答：典型的阵发性睡眠性血红蛋白尿症（PNH）表现为睡眠性、发作性血红蛋白尿及含铁血黄素尿等血管内溶血症状。但大多数患者常不典型，发病隐袭，病程迁延，病情轻重不一。PNH 的发病高峰年龄在 20~40 岁，个别发生在儿童或老年，男性显著多于女性。我国 PNH 的首发症状为贫血的占 56.7%，血红蛋白尿占 12.8%，黄疸合并贫血占 5.9%。磷脂酰肌醇聚糖 A 类（PIGA）基因突变是导致 PNH 患者发生血管内溶血的分子机制。PIGA 编码的蛋白参与糖基磷脂酰肌醇锚（GPI）生物合成的第一步，该基因突变导致 GPI 合成缺陷。GPI 缺陷导致 CD55 和 CD59 不能结合到细胞膜上，不能抑制补体活化，因此发生补体攻击型红细胞的血管内溶血、血红蛋白尿等各种临床表现。由于血管内溶血造成的游离血红蛋白的释放引起血管内一氧化氮（NO）的消耗，使得血管和其他平滑肌的收缩、激活血小板、随之出现血栓。

442. 为什么聚合酶链反应可检测阵发性睡眠性血红蛋白尿症克隆

答：目前，可以通过聚合酶链反应（PCR）法检测导致糖基磷脂酰肌醇锚（GPI）锚连蛋白缺失的磷脂酰肌醇聚糖 A 类（PIGA）基因。PIGA 基因位于染色体 Xp22.1 上，全长约 17 000b，编码含 484 个氨基酸的蛋白产物，编码区由 1452bp 组成，共有 6 个外显子。由于基因比较长，一般通过扩增逆转录 RNA 得到的 cDNA，来检测 PIGA 是否有突变。据报道，中国人的突变多以 2 号外显子的点突变或小缺失为主，罕见大片段的缺失，PCR 扩增可以检测出基因的突变。由于 PNH 为体细胞突变，普通 PCR 不能检测出克隆性的突变，临床上往往通过巢式 PCR 来增加突变基因的检出效率。

（吴蓓颖）

第十节　再生障碍性贫血检验与疾病

443. 什么是再生障碍性贫血

答：再生障碍性贫血（AA）简称再障，是一组由于化学、物理、生物因素及不明原因引起的造血红髓被脂肪组织代替，骨髓功能衰竭而导致的全血细胞明显减少的高度异质性疾病。临床表现为贫血、出血、发热和感染，根据症状发生的急缓、贫血的严重程度可分为急性再障和慢性再障，临床表现和治疗也不全相同。其发病机制复杂，包含造血干/祖细胞的内在缺陷、异常免疫反应的损伤、造血微环境支持功能缺陷以及遗传因素等。再障有先天性和获得性两大类。一般所指再障为获得性再障。在中国，再障发病不多，每年

0.74/10 万人口，其中每年有 0.14/10 万人口为重型再障，男性发病率略多于女性，原发性稍多于继发性。

444. 为什么急性再生障碍性贫血要进行外周血和骨髓涂片检查

答：急性再生障碍性贫血（acute aplastic anemia，AAA）外周血象特征性较强，有助于临床诊断。①细胞计数及分类：白细胞计数和粒细胞绝对值均低。白细胞计数 $<2\times10^9/$ L，多数在（1~2）$\times10^9/$L；中性粒细胞绝对值 $\leq0.5\times10^9/$L，甚至为 0，幼稚粒细胞绝对不会出现；单核细胞和淋巴细胞的绝对值亦减少，但分类中淋巴细胞比例相对明显增高，多在 60% 以上，甚至高达 90% 以上；②血红蛋白及红细胞：一般为正细胞正色素性贫血。患者经过大量输血，血红蛋白虽然有所提高，但维持时间短，很快下降；③网织红细胞：网织红细胞在外周血液中的数值可反映骨髓红细胞的生成功能，对再障的诊断和观察治疗反应均有重要意义。急性再生障碍性贫血时，网织红细胞计数，多数病例在 0.5% 以下，有时某些病例甚至低至 0；④血小板：多数在 $20\times10^9/$L 以下，最少可在约 $2\times10^9/$L。

骨髓涂片检查是诊断血液系统疾病的重要手段之一，在结合临床和血象的情况下，能特异地诊断急性再生障碍性贫血。成功的骨髓穿刺仅可以获得少量的骨髓小粒，红骨髓被黄骨髓替代，脂肪滴则显著增多，多部位骨髓象显示增生减低或极度减低。粒细胞系统细胞数量明显减少，粒系细胞中以成熟粒细胞为最多见，淋巴细胞相对而言则明显增多。红细胞系统细胞数量明显减少，幼稚阶段细胞比例下降，有核红细胞中以"炭核"样晚幼红细胞为最多，成熟红细胞形态多无明显变化。骨髓小粒中浆细胞、组织嗜碱性粒细胞、网状细胞等非造血细胞比例增多。绝大多数患者的骨髓涂片中找不到巨核细胞。无明显病态造血。

445. 为什么慢性再生障碍性贫血要进行外周血和骨髓涂片检查

答：慢性再生障碍性贫血（chronic aplastic anemia，CAA）的外周血象特征也较为明显，也存在三系降低等情况，但降低程度较急性再生障碍性贫血来得较轻。①白细胞计数及分类：白细胞计数和粒细胞绝对值均降低。白细胞计数多数在（2~3）$\times10^9/$L，最少可在 $1\times10^9/$L 以下；中性粒细胞绝对值最少可在 $0.5\times10^9/$L 以下，淋巴细胞比例也相对明显增高；②血红蛋白及红细胞：慢性再生障碍性贫血时，红细胞可有轻度增大和大小不均，血红蛋白一般比急性再生障碍性贫血时稍高；③网织红细胞：慢性再生障碍性贫血时，网织红细胞也明显减少，但可以在 1% 以上，但其绝对值仍低于正常；④血小板：多数在（20~50）$\times10^9/$L，最少可在 $10\times10^9/$L 以下。血片中可见较多体积较小的血小板。

慢性再生障碍性贫血时，骨髓呈现灶性造血，至少有一个部位有核细胞增生减低，部分骨髓增生低下或极度低下，而部分骨髓可以增生活跃或明显活跃，如增生活跃也需有巨核细胞明显减少。增生不良的部位似急性再生障碍性贫血时的骨髓表现，但一般浆细胞、组织嗜碱性粒细胞、网状细胞的增多不及急性再生障碍性贫血时；增生良好部位，粒细胞系正常或低于正常，红细胞系增多，以晚幼红细胞为主。淋巴细胞、网状细胞及浆细胞等也增多，巨核细胞仍明显减少，以此可以与其他增生性贫血的骨髓象相鉴别。当外周血细胞计数值难以对急、慢性再生障碍性贫血做出判断时，骨髓多点穿刺涂片检查能够给出较为明确的诊断。

446. 为什么诊断重型再障外周血和骨髓象检查必不可少

答：重型再生障碍性贫血（severe aplastic anemia，SAA）包括急性再生障碍性贫血，称为"SAAⅠ"型；以及慢性再生障碍性贫血在病程中病情恶化，临床血象和骨髓象与AAA相似，称为"SAAⅡ"型。

1976年Camitta提出重型再障和非重型再障的诊断标准，重型再障的诊断标准如下：①临床表现：发病急，贫血呈进行性加剧，常伴严重感染、内脏出血；②血象：除血红蛋白下降较快外，需具备下列3项中的2项：白细胞明显减少，中性粒细胞$<0.5\times10^9$/L；网织红细胞$<1\%$（绝对值$<15\times10^9$/L）；血小板$<20\times10^9$/L。若中性粒细胞$<0.2\times10^9$/L，则为极重型再障（very severe aplastic anemia，VSAA）；③骨髓象：多部位增生减低，骨髓细胞增生程度小于正常的25%，如小于正常的50%，则造血细胞应小于30%；三系造血细胞明显减少，非造血细胞增多；骨髓小粒中非造血细胞和脂肪细胞增多。所以诊断重型再生障碍性贫血需要做外周血和骨髓检查。

447. 为什么外周血和骨髓象检查是非重型再障诊断的常规检查项目

答：非重型再障（non-severe aplastic anemia，NSAA），是指未达到重型再生障碍性贫血和极重型再生障碍性贫血标准的再生障碍性贫血，即慢性再生障碍性贫血（CAA），其诊断标准如下：①临床表现：发病缓慢，贫血、感染、出血症状均较轻；②血象：全血细胞减少，血红蛋白下降速度较慢，网织红细胞、白细胞、中性粒细胞绝对值和血小板值较急性再生障碍性贫血为高；③骨髓象：骨髓增生减低，三系或二系减少，骨髓多点穿刺至少一个部位增生不良，增生良好部位，红系中常有晚幼红细胞比例增高，巨核细胞明显减少；骨髓小粒中非造血细胞（淋巴细胞、网状细胞、浆细胞、肥大细胞等）和脂肪细胞增多。所以血象和骨髓象检查在诊断非重型再障时非常重要。

448. 为什么网织红细胞检测对再生障碍性贫血的诊断与治疗有重要意义

答：网织红细胞为晚幼红细胞脱核后至红细胞完全成熟的过渡细胞，是不完全成熟红细胞。它可以反映出人体内红细胞的更新速度，反映红细胞增生情况，是反映骨髓造血功能的重要指标，在不同原因引起的贫血中，会有明显的变化。网织红细胞在再生障碍性贫血的诊断及疗效观察中作用明显。典型的再障病例，网织红细胞百分比常低于0.5%，其绝对值低于5×10^9/L，提示骨髓红细胞系统造血功能不良，是诊断再障的重要指标之一。经过治疗以后，凡疗效好时，网织红细胞数即见增高，其增多程度与原有红细胞数量成反比；如在治疗过程中，网织红细胞不见升高，则说明该种治疗无效。因此网织红细胞检测是对再障患者的常规随访检查项目之一。随着医学检验技术的不断进步，全自动血液分析仪的广泛应用，作为评价骨髓造血功能的网织红细胞检测已由最初的1、2项参数发展到现在的超过10项的新参数，可为临床提供更丰富的网织红细胞信息。网织红细胞多参数的综合分析对再生障碍性贫血的诊断、分型以及预后、疗效的评估有着重要意义。

449. 为什么对再障的诊断骨髓活检比骨髓涂片更有价值

答：再生障碍性贫血时，由于患者体内不同部位的骨髓造血情况常常不同，故有时需要进行多部位反复穿刺；由于脂肪组织较多，抽取骨髓液时操作难度较大，骨髓液涂片的质量难以保证；获取骨髓活组织做病理学检查可以反映骨髓造血功能，对于骨髓增生低下、难以取材的再生障碍性贫血患者来说，骨髓活检的正确度高于骨髓涂片。

骨髓活检采用组织学的切片方法，较完整地保存空间的定位，保留造血成分与间质的关系，人为的影响较涂片少。骨髓活检在某些方面可以补充骨髓涂片的不足，骨髓活检切片中可观察各细胞的形态和分类，骨髓增生程度，血细胞、脂肪细胞、骨小梁、血管构型与结缔组织基质间的解剖关系，了解骨髓组织病理学全貌，骨髓局灶性病变，明确干抽的原因或骨髓纤维化。所以在不典型再生障碍性贫血诊断有困难时可做骨髓活检。骨髓活检与涂片同步观察能有效提高再生障碍性贫血的诊断准确率。

450. 为什么中性粒细胞碱性磷酸酶积分在再障的诊治中有重要意义

答：中性粒细胞碱性磷酸酶（NAP）存在于成熟中性粒细胞的胞质内，可以通过偶氮耦联法使之着色来显示，然后计算出反应的阳性率和积分，即可表示 NAP 活性的高低。计算方法：显微镜下观察 100 个成熟中性粒细胞，有阳性反应的细胞数即为阳性率；再按下列标准评分，将每个细胞的积分相加，即得出积分：0 分——中性粒细胞内无异常着色或颗粒；1 分——胞质内呈弥散的浅棕色或少许细微颗粒；2 分——胞浆内有棕色散在颗粒沉淀；3 分——胞质内有分布不均匀的棕黑色颗粒；4 分——胞质全部被均匀一致的棕黑色颗粒所充满，甚至形成块状沉淀，遮盖胞核。正常人的 NAP 活性：阳性率平均为 20% ~40%，积分平均为 20~60 分。

NAP 的活性受到中性粒细胞的成熟度、血红蛋白 F、内分泌功能等因素的影响。再生障碍性贫血（AA）不管早期、晚期、典型、不典型，其 NAP 活性均处于极高的特异性和敏感性状态，NAP 积分较正常者明显升高，阳性率大于 90%，积分可大于 340，这是其他任何贫血都无法相比的。因此 NAP 可作为 AA 重要的特异性诊断指标。随着 AA 病情的好转，NAP 积分可逐渐下降至正常，以此对治疗效果及预后进行监测。阵发性睡眠性血红蛋白尿症（PNH）和骨髓增生异常综合征（MDS）时，NAP 积分一般减低。因此 NAP 检测不但在再障的诊断、疗效观察、预后评估中有相当大的价值，而且有助于与 PNH、MDS 等易混淆疾病的鉴别诊断。

451. 为什么把急性造血停滞称之为急性再障危象

答：急性造血停滞（acute arrest of hemopoiesis，AAH）是一组由于多种原因而引起的骨髓造血功能停顿的疾病，实际上它是单纯红细胞再生障碍性贫血（pure red cell aplasia，PRCA；简称纯红再障）的一种类型。AAH 通常仅累及红细胞系造血，少见累及三系造血呈急性再障样表现，由于起病急，故称急性再障危象。本病是在原有慢性贫血或其他疾病的基础上，在某些诱因作用下，促使造血功能紊乱和代偿失调，血细胞暂时性减少或缺如。本病最突出的临床特征为：一旦诱因去除，危象也可随之消失，常于短期内自然恢复。常见的原发病有各种遗传性慢性溶血性贫血、营养型贫血，或在其他原发病基础上，又患感染（如上呼吸道感染或肺炎）、多种营养素缺乏和免疫调节紊乱。也可因服用某些药物影响了 DNA 的合成而致发病。AAH 来势凶险，常以发热起病，有咽部肿痛，可有出血或贫血。

452. 为什么急性造血停滞需要进行血象和骨髓象检查

答：急性造血停滞来势汹汹，需通过血象及骨髓象的检查，明确诊断，尽快找出病因，缓解危象。本病有以下特征：

（1）血象：贫血比原有疾病严重，约半数病例血红蛋白少于 50g/L，多为重度贫血，网织红细胞极度减低甚至不见；白细胞数可正常，淋巴占绝大多数，可见异淋，中性粒细胞可有中毒颗粒和空泡变性；血小板一般正常。诱因去除后，以上血象可逐渐恢复，先是网织红细胞和粒细胞上升，血红蛋白则恢复较慢。

（2）骨髓象：有核细胞多增生活跃或明显活跃，个别病例增生减低；幼红细胞严重减少或消失，大多占 1% ~ 4%，且主要是晚幼红细胞，粒红比增大，病程早期可出现巨大原红细胞为特征，胞体呈圆形或椭圆形，20 ~ 50μm，有少量灰蓝色胞质内含蓝色颗粒，周边有钝伪足，染色质细致网点状，核仁 1 ~ 2 个，隐显不一；粒系由于幼红细胞严重减少，而呈相对性增多，早幼粒细胞和中幼粒细胞高于正常，可见核左移，出现成熟停滞现象；巨核系数量、形态大致正常。

453. 为什么急性造血停滞需要与再生障碍性贫血鉴别

答：临床上急性造血停滞突然出现贫血或贫血迅速加剧，实验室检查外周血血红蛋白和红细胞数明显减少，网织红细胞减少或缺乏，部分病例可呈现全血细胞（红细胞、白细胞和血小板）减少。骨髓中粒、红、巨核细胞系统减少程度不一、严重者增生低下，与急性再生障碍性贫血十分相似，因此易与之混淆，但两者防治和预后迥然不同，需进行明确的区分。

急性造血停滞患者在临床上出血与感染症状较轻，骨髓有核细胞增生活跃或明显活跃，粒红比例明显升高，红系明显减少或消失，并出现巨大原始细胞，粒细胞系有成熟停滞现象，巨核细胞数量大多在正常范围。急性造血停滞只要消除病因，积极对症和支持治疗，约经 1 个月左右骨髓就会恢复。有人称它为"自限性再生障碍性贫血"或"叮逆性急性再生障碍性贫血"。而急性再生障碍性贫血患者出血和感染症状严重，三系细胞严重减少，不见巨大原始红细胞，且预后不佳，据此可与三系细胞严重减少的急性造血停滞病例相鉴别。

454. 什么是范科尼贫血

答：20 世纪初，Fanconi 报道了兄弟 3 人出生时同患一种疾病，表现为先天性畸形、贫血和骨髓脂肪化等症状，将该病称为范科尼贫血（Fanconi anemia，FA）即先天性再生障碍性贫血（congenital aplastic anemia，CAA），系一组遗传型和临床表型高度异质性疾病。本病系常染色体隐性遗传的疾病，家族中可有同样病例，10% ~ 30% 父母为近亲结婚。男女发病比例约为 2∶1，常在 10 岁以前发病。范科尼贫血的临床表现多种多样，轻重不一，而且有一个发展过程。大多数患者以全血细胞减少，骨髓增生不良或伴先天畸形为主要特征。出生时常无贫血，多于 4 ~ 5 岁出现贫血症状、面色苍黄、疲乏无力、精神不振、活动后心悸气促；易感染；常有自发性皮肤黏膜出血；无肝、脾、淋巴结肿大。先天性畸形常见的有骨骼畸形，皮肤色素沉着，眼、耳、肾及生殖器畸形，先天性心脏病等。先天畸形的多少和严重程度，各病例间差别很大。

455. 为什么范科尼贫血的临床表现呈多样性

答：目前，已发现了多种范科尼贫血相关基因亚型，包括FANC-A、B、C、D1、D2、E、F、G、I、J、L、M、N等。相同基因型的范科尼贫血（FA），其临床表现型可明显不同，而相同临床表型的FA又可有不同的基因型所导致，所以不能单纯地从基因型来预测临床表现，也不能由单纯的临床表现来推测基因型，但FA的临床型和基因型还是有一定的关联的。相关研究表明，一些临床表型仅见于某些特定基因型，如回复嵌合体现象仅见于 *FANC-A*、*FANC-C* 基因型；*FANC-D1* 和 *FANC-N* 基因型患者恶性肿瘤发生风险极高、发生时间更早。除 *FANC-D1* 和 *FANC-N* 基因型外，其他 *FA* 基因型的基因突变对临床表现型的影响更大。FA基因突变类型包括：移码突变、终止突变、剪切点突变、错义突变和大片段缺失突变等。如发生于FANC-A蛋白不同区域的突变与其表现型的严重程度密切相关。除基因型和突变类型外，尚有许多其他因素影响临床表型，如基因修饰、环境因素、偶然效应、人种以及其他未知因素。因此，即使基因型和基因突变类型完全相同，个体间FA临床表型也可不完全相同，所以范科尼贫血可有多种多样的临床表型。

456. 为什么阵发性睡眠性血红蛋白尿症需要与再生障碍性贫血鉴别

答：典型的阵发性睡眠性血红蛋白尿症（PNH）常有血红蛋白尿发作，与再生障碍性贫血易鉴别。不典型PNH患者无血红蛋白尿发作，临床上主要为慢性贫血，外周血全血细胞减少，骨髓可增生减低，易被误诊为再生障碍性贫血。但PNH时，一般网织红细胞百分率和绝对值较正常值高，骨髓红细胞系统增生明显活跃；酸化血清溶血试验、蔗糖溶血试验、尿含铁血黄素试验皆可阳性，表明存在溶血，应诊断为PNH。红细胞的胆碱酯酶活性明显降低，中性粒细胞碱性磷酸酶积分明显减少，均有助于与再生障碍性贫血鉴别。流式细胞术检测促衰变因子（CD55）、同源限制因子（CD59）也是诊断PNH的敏感方法，更有助于早期的鉴别诊断。

457. 为什么检测 CD55、CD59、CD34 有助于 AA-PNH 综合征的早期诊断

答：CD55、CD59是细胞膜表面的糖基磷脂酰肌醇链接蛋白，CD55是补体衰变加速因子，CD59是膜反应性溶解抑制物。PNH时，造血干细胞基因（PIG-A）突变，使患者细胞膜上糖基磷脂酰肌醇生成障碍，导致糖基磷脂酰肌醇链接蛋白（CD55、CD59）异常，于红细胞系表现最明显，导致红细胞加速破坏，而发生血管内溶血。AA-PNH综合征和PNH一样，CD55、CD59抗原阳性表达率较正常人明显减少，异常率明显增多；而AA时，CD55、CD59抗原表达率正常。

CD34是造血干细胞特征性免疫表型，检测骨髓中的CD34发现，AA患者由于干细胞生成欠缺，所以CD34表达极低。当AA演变成AA-PNH综合征时，CD34抗原的表达率明显升高，并伴有CD55、CD59抗原明显减低，且仅有3%微量异常细胞即可检出，敏感度极高。因此，CD55、CD59、CD34可作为AA演变成AA-PNH综合征的早期敏感、准确的诊断指标。

458. 为什么骨髓增生异常综合征需要与再生障碍性贫血作鉴别诊断

答：低增生性骨髓增生异常综合征（hypoplasia myelo dysplastic syndrome，Hypo-MDS），

是 MDS 的一种特殊亚型，约占 10%。Hypo-MDS 与再障的病理特征和临床表现相似，亦有全血细胞减少，网织红细胞有时不高甚至降低，骨髓增生减低，因此易与再障混淆。鉴于两者的治疗及预后明显不同，因此 Hypo-MDS 与再障的鉴别诊断具有非常重要的临床意义。MDS 有以下特点：MDS 外周血和骨髓血细胞伴有一系或一系以上的病态造血（尤其指粒细胞和巨核细胞病态造血，因为红系的病态造血再障中亦可见），血片或骨髓涂片中出现异常核分裂象；MDS 大部分患者骨髓增生活跃或明显活跃，CD34$^+$细胞较再障明显增高；MDS 可伴骨髓纤维化，而再障不会伴骨髓纤维化，可与之鉴别。骨髓细胞遗传学检查对于再障与 MDS 的鉴别很重要，一般认为，尽管 MDS 染色体畸变缺乏特异性，但只要出现克隆性染色体异常，常被归为 MDS，如有少部分所谓"非典型再障"在诊断时出现了细胞遗传学异常，那么这是真正的再障还是 MDS，有待进一步的跟踪检查。

459. 为什么再生障碍性贫血需要与骨髓纤维化鉴别

答：骨髓纤维化（myelofibrosis，MF）患者可出现中度贫血，多为正细胞正色素性贫血，可进行性加重，伴有乏力、发热、皮肤紫癜等与再生障碍性贫血相似的临床症状。外周血涂片可有全血细胞减少，骨髓造血组织被纤维组织所替代，可造成骨髓穿刺多次"干抽"，骨髓穿刺涂片显示造血细胞很少，被误认为骨髓增生减低，因而易与再生障碍性贫血混淆。但骨髓纤维化属于骨髓增殖性疾病，与再生障碍性贫血不难鉴别。骨髓纤维化患者外周血会出现幼稚粒细胞和（或）有核红细胞，有数量不等的泪滴形红细胞；脾脏肿大，常为巨脾；因存在髓外造血，所以脾、肝、淋巴结病理检查显示有造血灶；骨髓活检提示纤维组织增生。这些特点均非再生障碍性贫血所有。

460. 为什么病毒性肝炎与再生障碍性贫血关系密切

答：病毒性肝炎和再障的关系已较肯定，肝炎相关性再生障碍性贫血（hepatitis associated aplastic anemia，HAAA）又称病毒性肝炎相关性再障或肝炎后再障，是病毒性肝炎最严重的并发症之一。引起再障的肝炎类型至今尚未肯定，文献报道少数甲型、乙型、丙型和戊型肝炎可继发再障，但更多见于病毒血清学检测阴性的肝炎（指非甲、非乙、非丙、非丁、非庚型肝炎）恢复期或治愈后。HAAA 的发病机制可能是肝炎病毒对肝脏、造血干细胞的双重直接损害作用，但近年来更倾向于是病毒感染后，机体异常的免疫反应损伤骨髓造血干细胞和（或）造血微环境所致。HAAA 多表现为重型再障或极重型再障，来势凶险，发病 1 年时的死亡率高达 90%。此类患者用抗胸腺细胞球蛋白等免疫抑制剂治疗时可能加重患者病情，使用胸腺肽进行支持治疗，通过调整细胞免疫，辅助清除或抑制病毒。

461. 为什么妊娠与慢性再障可相互产生不良影响

答：妊娠合并慢性再障是一种较为严重的妊娠合并症。关于妊娠与慢性再障的关系目前业内看法并不一致：有人认为妊娠是再障的诱发因素，因为有些再障患者确实在妊娠期发病，且妊娠期发病者母婴死亡率明显高于妊娠前发病者；也有人认为妊娠期发生再障只是时间上的巧合，或在孕前已有再障，妊娠后病情加重或恶化才被发现。妊娠与慢性再障可相互产生不良影响。妊娠期由于母体血液循环系统的一系列生理性变化使贫血加重，由于骨髓功能衰竭、血细胞减少，在妊娠期及分娩期可发生致命性出血或严重感染；同时作为慢性再障患者，其产科并发症的发生率显著增加，重度贫血可导致心肌缺血，加之小动脉痉挛，外周阻力增加，容易发生妊娠高血压综合征，病情较重，子宫胎盘缺血，使胎儿缺氧，宫内生长发育迟缓，可导致早产甚至发生胎儿宫内死亡。随着近年来慢性再障的治疗进展，坚持定期产前检查配合适当治疗，监测各项血液指标，将并发症减少到最低程度，再障患者多数都能顺利地分娩。需要指出，如在妊娠早期，再障病情得不到很好的控制，甚至进行性加重者，则以终止妊娠为宜，以免增加母婴风险。

462. 为什么再生障碍性贫血需要进行细胞遗传学检查

答：再生障碍性贫血（AA）的细胞遗传学异常可以出现在病程的任何阶段，遗传学异常的持续存在可能导致了病情加剧，部分 AA 患者的异常核型可以被药物逆转。核型分析发现大约 4% ~ 11% 的 AA 本身存在克隆性细胞遗传学异常，采用荧光原位杂交（FISH）可将异常检出率进一步提高至约 26%。在 AA 患者中，已发现的最常见的细胞遗传学异常有：7 号染色体部分或全部缺失（-7/7q-）、三体 8（+8）、三体 6（+6）、-13/13q-、-Y、5q-、+9/9q+，以及染色体异位和复杂核型等。不同的细胞遗传学异常可能预示着不同的预后，如-7、+6 染色体结构异常和复杂核型异常的 AA 治疗效果欠佳，应尽早进行骨髓移植治疗；而+8、13q-的 AA 患者其免疫抑制治疗的疗效相对较好。AA 出现细胞遗传学异常（特别是 AA 治疗过程中）是 AA 转化为 MDS/AML 的高危因素之一。因此，AA 患者同样建议进行细胞遗传学检查，有助于准确判断预后、制订个体化治疗方案、并对疗效进行有效监测。

463. 为什么再生障碍性贫血需要进行分子生物学检测

答：近年来随着二代测序技术逐渐用于临床，发现再障（AA）患者中也存在克隆性造血，某些基因的突变与临床预后相关。在髓系白血病候选基因中，约 1/3 的 AA 患者存在少数基因的体细胞突变，在 AA 病程初期突变等位基因频率较低，但随着病程进展，突变等位基因频率会随之增高；突变的频率还会随着年龄的增长而升高，具有年龄相关性。AA 中突变基因的预后分层研究发现，良好突变组：BCOR/BCORL1 和 PIGA 突变基因，对免疫抑制剂效果较好；不良突变组：ASXL1、DNMT3A、TP53、RUNX1、JAK2、JAK3 和 CSMD1，预后最差；无突变组居中。在总生存率和疾病进展率上，良好突变组较无突变组更佳；不良突变组较无突变组更差。此外，DNMT3A、ASXL1 突变克隆似乎随着病程延长而增多。检测 AA 患者的基因突变、观察其与治疗反应和预后的关联性，将为 AA 的诊断、分型和治疗给出指导。

464. 为什么要对儿童再障进行细胞遗传学和分子生物学检测

答：细胞遗传学和分子生物学检测常被应用于不典型或疑难病例的诊断。近年来，在儿童专科医院得到广泛地开展和应用。多用于先天性再生障碍性贫血与获得性再生障碍性贫血的鉴别诊断。前者常在 10 岁之前发病，逐渐出现贫血、出血、感染等症状，也可以三系减少为主要特征，易与儿童慢性再生障碍性贫血相混淆。先天性再生障碍性贫血患者除 15 号染色体外，其他染色体都可见到断裂、缺失、互换、环形和畸变等不稳定表现；

获得性再生障碍性贫血则无细胞遗传学的改变。同时还可以对前者进行分子生物学如 FAC 基因各种突变的检测，都有助于两者的鉴别。

（葛雅芳）

465. 什么是单纯红细胞再生障碍性贫血

答：单纯红细胞再生障碍性贫血（PRCA）简称纯红再障是一组单纯累及骨髓红系祖细胞的生长、分化和成熟的综合征，PRCA 的特点是骨髓单纯红系细胞再生障碍，表现为严重贫血和粒细胞和巨核细胞系无明显受累，外周血白细胞和血小板计数基本正常。PRCA 可分为先天性和获得性两大类：先天性 PRCA 又称 Diamond-Blackfan 贫血，是一种以纯红再障和畸形为特征的遗传性疾病，常于出生后 2～3 个月发病，除贫血外无出血、发热和肝脾肿大；获得性 PRCA 又可分为急性和慢性两型：急性型又名急性造血功能停滞，慢性型是一种少见的疾病。需要指出的是在纯红再障的病程中可能会发生白细胞和血小板减少，使疾病转变成一般的再障。

466. 为什么会发生单纯红细胞再生障碍性贫血

答：获得性 PRCA 除原发性外，继发性可由下列因素所致，①多种药物：如苯妥英钠、硫唑嘌呤、氯霉素、普鲁卡因、异烟肼等或毒素；②合并恶性肿瘤：如胸腺瘤、恶性淋巴瘤、慢性淋巴细胞白血病；③免疫性疾病：如重症肌无力、系统性红斑狼疮、类风湿关节炎、多发性内分泌腺功能不全、自身免疫性溶血性贫血或其他免疫性疾病；④感染性疾病：如 EB 病毒、肝炎病毒、成人 T 淋巴细胞白血病病毒、B19 微小病毒、细菌等。据报道合并胸腺瘤的 PRCA 患者占 20%～50%。切除胸腺瘤后仅有 25%～30% 的患者可获得 PRCA 的缓解。Krantz 认为，胸腺的任何异常，均可导致异常免疫机制，产生抗幼稚红细胞或抗促红细胞生成素的抗体，从而使红细胞的生成发生障碍。

467. 为什么在诊断单纯红细胞再生障碍性贫血时寻找病因非常重要

答：单纯红细胞再生障碍性贫血（PRCA/纯红再障）的临床表现多为贫血，无出血、发热及肝、脾肿大。纯红再障的实验特点：骨髓各阶段红系细胞明显减少，粒系与巨核系细胞增生正常；外周血红细胞减少，而白细胞与血小板正常；网织红细胞显著减少甚至消失；红细胞结合铁的能力明显降低。然而患者血浆内存在一种抑制红细胞生成的物质：在大多数病例中，可直接测出抑制红系祖细胞的 IgG 型抗体（A 型）；少数患者具有直接抑制促红细胞生成素的抑制因子（B 型）。一般诊断并不困难，但须积极寻求原发病及诱因，如进行胸部 X 线或 CT 检查确定有无胸腺瘤，有无慢性淋巴细胞增殖性疾病，有无自身免疫性疾病，用药史及有无毒物接触史等，以确定是否为继发性。注意发病年龄及有无先天畸形，父母是否近亲婚配等，以考虑是否为先天性因素所致。

468. 为什么肾移植伴微小病毒 B19 感染会引起纯红再障

答：微小病毒 B19（human parvovirus B19，HPV B19）是目前发现的最小的单链 DNA 病毒，骨髓组织对 HPV B19 有高度亲和性，红细胞、巨核细胞膜上的 P 抗原是病毒的受体，HPV B19 对有细胞有毒性作用，可致细胞凋亡。此外 HPV B19 感染还产生肿瘤坏死因子、γ 干扰素以及病毒直接破坏造血细胞而发生 PRCA。在肾移植受体中，HPV B19 感染最常见的症状是发热、贫血，偶发全血细胞减少，一般无皮疹及关节肿痛。国内报道肾移植受体 HPV B19 的感染率为 18.75%，主要表现为贫血、尿液异常、血肌酐水平升高和肾小球滤过率降低。因此，对于肾移植术后出现不明原因的贫血患者，应疑诊 HPV B19 感染并进行 HPV B19 的检测。HPV B19 感染所导致的 PRCA 的骨髓象主要表现是红系成熟障碍，如果发现原始和幼稚红细胞内可出现巨大空泡，有伪足和（或）核内嗜酸包涵体形成，对 HPV B19 感染导致 PRCA 的诊断有确诊意义。

469. 为什么血象和骨髓象检查对诊断急性纯红再障有重要意义

答：急性纯红细胞再生障碍性贫血又称记性造血功能停滞或急性再障危象，本病的实验室检查特点如下：

（1）血象：贫血呈正细胞正色素型，网织红细胞减少或消失，粒细胞与血小板计数中度减少，也可正常或增多。恢复期血片内易查见有核红细胞。

（2）骨髓涂片细胞形态：危象早期显示涂片内各阶段幼红细胞减少或耗竭，粒系和巨核系增生正常；恢复期涂片内可见成堆的原始与早幼红细胞，酷似红系成熟阻滞；某些患者涂片内可见强嗜碱性的巨大原始红细胞；随着病情的稳定，红系细胞发育成熟逐渐恢复，中、晚幼红细胞增生十分活跃；粒系细胞左移现象很常见，巨核细胞数量与形态无明显改变。

（3）骨髓切片组织病理：切片显示增生活跃或异常活跃，正常造血区与脂肪区相续存在；主质内幼红细胞簇（岛）消失，仅见孤立性的单个（偶见 2~3 个）幼红细胞散布于造血区内；恢复期可见红系前体细胞簇，红系无病态造血现象；切片内粒系、巨核系细胞生成与定位无明显异常；易见局限性淋巴细胞浸润现象，铁染色显示基质细胞内伴广泛的含铁血黄素沉积。

470. 为什么慢性纯红再障需要进行血象和骨髓象检查

答：慢性纯红细胞再生障碍性贫血的实验室检查特点如下：

（1）血象：贫血呈正细胞正色素性，网织红细胞减少甚至消失；白细胞与血小板计数正常或稍低；并发脾功能亢进时也可引起全血细胞减少。

（2）骨髓涂片：骨髓增生活跃或明显活跃，但红系细胞增生极度减低，粒/红比例明显增高，残存的少量幼红细胞病态发育和类巨幼红细胞变很明显；粒系和巨核系细胞形态正常，浆细胞、单核细胞和淋巴细胞量与质无明显改变。

（3）骨髓组织病理：显示骨髓增生活跃或明显活跃，粒/红比例明显增高，幼红细胞簇减少或消失，易见单个（或 2~3 个）分布的孤立性中、晚幼红细胞；粒系和巨核系细胞形态与定位无明显异常，骨型碱性磷酸酶染色无网状纤维增生现象。

471. 为什么骨髓抑制物能引起慢性纯红再障

答：骨髓抑制物有两类：

（1）对任何机体皆可发生骨髓损害：如 X 射线、放射性物质或核爆炸的电离辐射；各种细胞毒药物，如氮芥、环磷酰胺、6-巯基嘌呤、阿糖胞苷、氨甲蝶呤和阿霉素等；某些有机溶质如苯等。

（2）对个体有特异性反应的物质，某些物品只对小部分人发生作用，且剂量与骨髓抑制程度不成比例。这些物品中多为药物，最常见的如已被弃用的氯霉素；此外，如保泰松、氨基比林、苯妥英钠、三甲双酮，阿的平等；其他如化肥、染料和杀虫剂等。

（张如霖）

第十一节　继发性贫血

472. 为什么造血系统以外的疾病也会引起贫血

答：贫血的病因和发病机制十分复杂，除了造血系统本身异常能导致原发性贫血（primary anemia）外，来自造血组织以外的、由机体的其他脏器所引起的贫血，称为继发性贫血（secondary anemia），也称症状性贫血。继发性贫血的病因、发病机制和治疗效果与原发病密切相关。常见类型：

（1）慢性疾病贫血：慢性疾病中出现的贫血，如慢性感染（如结核、肺脓肿、亚急性细菌性心内膜炎等）、慢性炎症（如类风湿关节炎、溃疡性结肠炎等）、恶性肿瘤（如乳腺癌和肺癌等）。贫血一般不重，治疗主要针对原发病。

（2）肾性贫血：慢性肾功能不全时发生的贫血，主要因红细胞生成素减少所致，也可因出血和红细胞破坏过多造成。

（3）骨髓病性贫血：正常骨髓造血组织被异常组织或细胞侵犯后失去正常造血功能引起的贫血。

（4）肝病贫血：在肝病基础上合并的贫血，原因可能是消化道出血、造血原料缺乏及溶血等。

（5）内分泌疾病：起因于甲状腺、肾上腺皮质和性腺功能低下等内分泌疾病的贫血。

473. 为什么感染性疾病会导致贫血

答：许多病原微生物侵入人体后，在引起炎症或感染的过程中，使红细胞生成减少，破坏增加或失血，由此产生的贫血称感染性疾病所致贫血。这种贫血临床可分为两大类：一类是感染后迅速发生，常以急性溶血性贫血表现为主；另一类是在慢性感染或炎症时逐渐发生，表现为慢性病贫血。

感染性疾病所致贫血的发病机制可分以下三种：失血、红细胞生成减少和红细胞破坏增加。

（1）失血：胃肠道感染合并出血常见于钩虫病、志贺痢疾杆菌所致细菌性痢疾、伤寒、幽门螺旋杆菌等可引起胃和十二指肠溃疡引起出血。细菌感染引起膀胱炎常有血尿。肺内结核分枝杆菌和铜绿假单胞菌感染可产生肺空洞引起咯血。

（2）红细胞生成减少：许多感染性疾病可对骨髓造血祖细胞产生不同程度的抑制作用，如这种抑制作用主要针对红系，即产生贫血，如累及髓系或巨核系，可导致白细胞及血小板减少。

（3）红细胞破坏增多：当机体受到细菌、病毒或原虫的侵袭而发生感染性疾病时，由于机体产生干扰素-α（interferon-α，INF-α）、白细胞介素-1（IL-1）、肿瘤坏死因子（tumor necrosis factor，TNF）等细胞因子可使单核-巨噬细胞活化，巨噬细胞吞噬能力增强，使红细胞在脾、肝脏破坏过多，可产生血管外溶血。

474. 为什么感染性疾病会导致红细胞生成减少

答：感染导致红细胞生成减少的机制可分以下三种。

（1）再生障碍性贫血：感染所致的再生障碍性贫血又分：①肝炎和其他病毒感染后再生障碍性贫血：临床罕见，0.1%~0.2%的肝炎患者可发生再障，而再障中有5%有近期肝炎病史。丙肝后再障比乙肝后再障多见。肝炎后再障常发生在肝炎恢复期，发生与肝炎严重程度无关，预后较差。除肝炎病毒外，自身免疫缺陷病病毒、EB病毒、B19微小病毒等感染后亦可引起再障。②正常组织骨髓被取代及骨髓坏死：结核和组织胞浆菌病可在骨髓内形成肉芽肿，取代正常造血组织，引起骨髓病性贫血。革兰阳性和阴性细菌感染均可引起骨髓坏死，导致全血细胞减少和骨髓功能衰竭。

（2）慢性病贫血：指伴随某些慢性感染、自身免疫病、转移癌等发生的贫血。贫血常为中度，血红蛋白在70~110g/L，无明显症状，一般不需治疗。贫血一般在感染持续1~2个月后发生。

（3）急性感染性贫血：常见于儿童，如嗜血杆菌脑膜炎，儿童感染后网织红细胞减低，提示骨髓造血功能受抑制。

475. 为什么感染性疾病所致贫血需要进行相关实验室检测

答：因为感染性疾病所致贫血常具有以下实验室检测特点：

（1）急性感染所致贫血：①血常规：据感染轻重不同贫血程度不一，可以从轻度贫血至严重贫血，贫血为正细胞、正色素性。周围血涂片据感染不同可能有不同血细胞形态特点，如：疟疾可在血片中找到疟原虫，溶血发作时可见有破碎红细胞、小球形等异形红细胞。白细胞计数常增高，但也有减低者，中性粒细胞可有核左移，细胞出现中毒性颗粒、空泡、杜勒小体等。血小板计数可正常或减少；②溶血相关检测：血清总胆红素和间接胆红素增加，游离血红蛋白增加，触珠蛋白减少。有免疫机制参与的溶血性贫血者抗人球蛋白试验可阳性，可分IgG和IgM两型。也可抗人球蛋白试验阴性，如抗感染药物所致溶血性贫血。

（2）慢性感染所致贫血：①血常规：可能出现低色素性贫血，血片中红细胞轻度大小不等，中心淡染，红细胞平均血红蛋白浓度低于31%，红细胞平均体积低于80fl。白细胞、血小板计数不恒定；②铁代谢：为血清铁、总铁结合力下降，铁饱和度降低，血清铁蛋白正常，有一定辅助诊断价值；③骨髓象：有核红细胞及骨髓粒/红比值大致正常，无明显红系增生表现。铁粒幼细胞减少，单核-巨噬细胞内铁贮存量增加；④红细胞寿命缩短：用^{51}Cr标记红细胞测定其寿命缩短。所以感染性疾病所致贫血常需要做这些实验室检测。

476. 为什么肝脏疾病会导致贫血

答：肝脏疾病所致贫血是指在肝脏疾病的病程中出现的贫血并发症，常见于大多数慢性肝病患者。肝脏疾病所致贫血最常见于酒精性肝硬化、肝炎后肝硬化、胆汁性肝硬化、坏死后肝硬化、肝豆状核变性等。

肝病贫血的发病机制尚未完全明了，与以下因素有关：

（1）造血原料缺乏：肝脏是机体新陈代谢的重要器官，对血液系统正常生理功能的维持也起着重要作用。包括：①造血原料的储备；②凝血因子的合成；③分泌部分促红细胞生成素。因此，当肝病时上述功能发生障碍，可引起叶酸、维生素B_{12}缺乏导致巨幼细胞贫血；凝血机制障碍导致出血。

（2）红细胞生存期缩短。

（3）骨髓造血功能降低：大部分肝病患者的血浆铁更新率、红细胞内铁利用率、红细胞内铁更新率正常或下降，说明骨髓造血功能减退。

（4）血浆容量增加：慢性肝病患者大多数合并贫血，其血浆容量较正常人增加约15%，部分贫血患者红细胞容量并不减少，因而血液稀释也是肝病贫血的原因之一。

（5）出血：肝硬化合并出血者为24%～75%，酒精性肝硬化患者主要出血部位为胃肠道，其次为痔疮、子宫出血等。

477. 为什么肝脏疾病会导致红细胞寿命缩短

答：关于肝脏疾病中红细胞寿命缩短的确切原因仍未充分明了。患者与健康人交叉输血，则患者红细胞生存期在健康人体内明显延长，而健康人红细胞在患者体内则缩短。经研究证明，以下因素与患者红细胞寿命缩短有关：

（1）脾大：肝病时充血性脾肿大可伴有脾功能亢进，使红细胞在脾脏破坏过多。

（2）红细胞代谢异常：肝病患者红细胞内磷酸戊糖途径代谢低下使细胞内还原型谷胱甘肽生成减少，血红蛋白易被氧化，而导致海因小体（Heinz Body）形成，红细胞易破坏。磷酸戊糖途径代谢低下原因可能与烟酰胺腺嘌呤二核苷酸磷酸（nicotinamide adenine dinucleotide phosphate，NADP）减低或其他仍不明了的原因有关。此外，患者常合并低磷血症，使红细胞内腺嘌呤核苷三磷酸（adenosine triphosphate，ATP）水平下降，膜变形性降低可产生溶血。

（3）红细胞膜脂质异常：红细胞膜由双层脂质构成，膜的外侧以游离胆固醇和两种磷脂即磷脂酰胆碱和鞘磷脂为主，膜的内侧两种磷脂以磷脂酰丝氨酸及磷脂酰乙醇胺为主。在肝炎、肝硬化、阻塞性黄疸患者，其红细胞膜外侧的游离胆固醇及磷脂酰胆碱比正常增加20%～50%，导致红细胞表面积增大而形成特异性的薄型巨细胞和靶型红细胞，使其通过脾脏血窦时滞留时间过长，易被单核-巨噬细胞吞噬破坏。

（4）棘形红细胞（acanthocyte）溶血性贫血。

478. 为什么肝脏疾病会导致棘形红细胞溶血性贫血

答：肝脏疾病患者红细胞膜上胆固醇明显增多而磷脂酰胆碱无相应增加，致使红细胞变形性降低，在通过脾脏时，细胞膜被单核-巨噬细胞部分地吞噬，使红细胞表面积不断缩小，最后变成棘形红细胞。红细胞膜脂类改变的机制已知与下列因素有关：①血中低密度脂蛋白中胆固醇与磷脂比例。成熟红细胞本身不能合成脂类，需要依靠血浆中脂蛋白供给来进行更新。血浆中脂蛋白异常使得红细胞膜上脂类成分改变，但为何部分患者未发生血浆脂蛋白异常机制仍不清楚；②血浆内磷脂酰胆碱-胆固醇酰基转移酶活性降低；③血浆内胆汁潴留；④其他因素。酒精中毒性肝病患者常产生酒精诱发维生素E缺乏而导致红细胞膜上多种不饱和脂肪酸下降，使膜变形、对氧化剂抵抗性下降。此外，门脉高压、脾肿大也可能是肝病溶血部分原因。

479. 为什么肝脏疾病所致贫血需要进行相关实验室检测

答：因为肝脏疾病所致贫血具有以下实验室特点：无合并症的肝病贫血是正细胞、正色素性贫血。也可呈巨幼细胞贫血，见于以下三种情况：①叶酸、维生素B_{12}缺乏：红细胞体积大于115fl，骨髓中有细胞巨幼变表现；②失血：刺激骨髓红细胞增生，新生红细胞体积稍大；③部分无并发症肝病贫血患者可有红细胞体积增大。肝病贫血的红细胞可分三类：①薄型：其红细胞直径增加而体积不增加；②靶型：比薄型直径更大，常见于长期肝内、肝外胆道梗死患者；③厚型：其体积增加。血涂片：薄型和靶型红细胞在血片上看像低色素性，实际上仅是由于细胞直径增加，而血红蛋白并无减少，这种形状改变有利于红细胞提高对渗透压改变的抵抗。棘形红细胞表现为红细胞表面有 5 ~ 10 个棘状的突起；口型红细胞见于红细胞中心淡染区有条状裂口，见于急性脂肪肝及酒精中毒患者，可引起一过性溶血性贫血发作；网织红细胞计数常增加，网织红细胞大于15%，在无合并症的肝病贫血中很少见，要考虑合并有出血、棘形红细胞溶血性贫血及其他合并症；血小板计数降低见于50%肝硬化患者，一般不低于$50×10^9$/L；白细胞一般正常，分类可见淋巴细胞比例减少，中性粒细胞减少或增多，血浆中可测定出中性粒细胞趋化抑制因子。如肝硬化患者脾大、可因脾功能亢进导致全血细胞减少。骨髓增生正常或明显活跃，红系增生常明显活跃，使粒/红比值下降，常见有"大幼红细胞"，即指红细胞体积增大而染色质结构正常的幼红细胞，约20%患者骨髓中可见巨幼红细胞增多。除血液学以外的检测因肝病病因不同而各异。

所以肝脏疾病所致贫血常需要做这些实验室检测。

480. 为什么肾脏疾病会引起贫血

答：由于各种器质性肾脏疾病，引起慢性肾衰竭所致贫血称为慢性肾性贫血（chronic renal anemia）。慢性肾衰竭时肾脏的外分泌和内分泌功能减退或丧失，其贫血发病机制复杂，临床贫血表现常常被原发肾脏疾病所掩盖。最常见引起肾衰竭的前三位肾脏器质性疾病分别是：慢性肾小球肾炎、肾小动脉硬化性肾病、慢性肾盂肾炎。晚期慢性肾衰竭患者大多数合并贫血。

慢性肾性贫血发病机制复杂，包括：

（1）肾脏排泄功能衰竭：①血液稀释：慢性肾衰竭患者常常因肾脏排泄水、钠盐功能减退而反复发生水钠潴留和脱水。因此，其红细胞和血红蛋白常有范围较大变动。当血容量明显增加时可产生血液稀释；②溶血：应用^{51}Cr测定尿毒症患者红细胞半衰期，发现其红细胞寿命比正常人轻度或中度缩短，20%患者明显缩短，且与血尿素氮水平呈线性相关。说明红细胞生存期缩短为红细胞外原因，与代谢产物蓄积有关，使红细胞在脾脏过早被破坏形成血管外溶血；③红细胞生成减少：多种因素造成慢性肾衰竭患者红细胞生成减少；④出血倾向：约有 1/3 至 1/2 尿毒症患者可发生紫癜、胃肠道及泌尿生殖道出血，可使原有贫血加重。此外，血透时透析机内血液残留、透析前后的抽血检验均可加重失血；⑤营养缺乏：铁、叶酸、蛋白质缺乏，影响血红蛋白合成。

（2）肾脏内分泌功能衰竭：肾脏内分泌功能即指其可分泌促红细胞生成素（erythropoietin，EPO），EPO 的减少使血细胞增生、分化能力减低，是慢性肾性贫血的主要原因。

481. 为什么慢性肾衰竭会导致红细胞生成减少

答：慢性肾衰竭患者红细胞生成减少，与以下因素有关：①红系祖细胞增生及红细胞内血红素合成受抑制；②体外造血祖细胞培养实验证明尿毒症患者的 CFU-E、BFU-E 数在自身血清中低于正常，而在正常人 AB 型血清中其数正常。临床上有效的腹膜透析和血液透析能改善患者贫血，说明尿毒症患者血清中存在抑制红细胞生成的因子。这些因子包括高、中及低相对分子质量的多肽、脂类、胍类及甲状旁腺激素等，但这些抑制因子在体外对三系血细胞生成均有抑制作用，不仅仅作用于红细胞；③红系祖细胞对促红细胞生成素

（EPO）反应性降低。实验证明，对尿毒症患者和正常人给予相同剂量的 EPO，尿毒症患者红细胞增加数量仅为正常人的 1/10。

482. 为什么慢性肾衰竭患者会有造血原料缺乏

答：慢性肾衰竭患者主要是铁、叶酸、蛋白质缺乏，与以下因素有关：①铁缺乏：常见于尿毒症患者失血后未能及时补充铁；肾脏炎性损伤引起血清铁下降，铁再利用降低；透析液中的铝离子可干扰铁与红细胞结合；上述原因所致缺铁可并发低色素小细胞性贫血；②叶酸缺乏：叶酸可经腹膜透析中损失；③蛋白缺乏：尿毒症患者低蛋白饮食、食欲缺乏，可使蛋白摄入和合成减低，影响血红蛋白合成。

483. 为什么慢性肾衰竭会导致促红细胞生成素分泌减少

答：慢性肾衰竭患者肾脏内分泌功能衰竭。肾脏内分泌功能即指其可分泌促红细胞生成素（EPO），主要由肾小管外周的毛细血管内皮细胞受缺氧刺激产生，分泌入血。肾外器官如肝脏亦可分泌少量 EPO，但人体内绝大多数 EPO 由肾脏分泌。EPO 可促进红系各阶段造血细胞的增生、分化，促进血红蛋白合成，促进网织红细胞的成熟和释放。慢性肾衰竭患者血中 EPO 减少可分为两种：①相对减少：指虽然患者血中 EPO 高于正常人，但低于相同程度贫血的缺铁性贫血患者，见于早、中期慢性肾衰竭患者；②绝对减少：血中 EPO 明显降至低值，见于晚期慢性肾衰竭患者，其肾脏功能性肾单位受到破坏，使 EPO 产生亦明显减少。EPO 的减少使红细胞增生、分化能力减低，是慢性肾性贫血的主要原因。

484. 为什么慢性肾衰竭会引起血象异常

答：（1）红细胞：肾性贫血大多为正细胞、正色素性贫血，但也可因出血、溶血等原因使患者呈小细胞或大细胞贫血表现。网织红细胞大多在正常范围，有时稍增加或减低。血涂片常可见棘形、盔形、三角形等各种异形红细胞及红细胞碎片，也可见多染性和点彩红细胞。棘形红细胞是肾衰贫血的特点之一。红细胞携带氧的能力在尿毒症时并没有受到明显损害，原因与高磷脂血症及红细胞内 2,3-二磷酸甘油酸增多，使血红蛋白与氧的亲和力下降有关。此外，酸中毒时可使氧解离曲线右移，进一步使血红蛋白与氧亲和力下降，有利于在组织中释放氧。患者经强力透析后初期可由于红细胞内有机磷减少，体液酸中毒纠正可使血红蛋白与氧亲和力增加，造成组织中暂时缺氧而导致发生一系列症状，即所谓"透析失衡综合征"。此外，血红蛋白 A_1 比例升高，可由正常 7.1% 升高至 10% 以上。

（2）白细胞和血小板：白细胞计数和分类及血小板在肾性贫血时大多正常。但尿毒症本身及血液透析治疗可对白细胞和血小板功能、数量有一定影响。粒细胞吞噬功能尿毒症时下降，且透析膜可激活补体产生肺内白细胞淤滞，血中白细胞一过性减少，细胞免疫力下降可使患者易合并感染。血小板聚集功能、黏附功能减退。

485. 为什么慢性肾衰竭会引起骨髓象及铁代谢异常

答：①骨髓象基本正常：红系、粒系、巨核系增生及幼稚细胞各阶段比例均在正常范围以内，在尿毒症晚期，可见骨髓增生低下，幼红细胞成熟受阻现象；②铁代谢：血清铁一般正常或轻度减低。随肾衰原发病因不同或合并症不同铁代谢亦可成相应变化，如合并慢性感染则可见血清铁下降，总铁结合力及铁饱和度均下降。如合并出血或因患者胃钠不佳，摄食过少则可呈缺铁性贫血表现，血清铁下降，总铁结合力上升，铁饱和度明显下降。反之，如反复输血，可导致铁过剩。促红细胞生成素（EPO）水平和铁更新率一般正常，红细胞对铁的利用在尿毒症晚期降低。但原发肾脏疾病本身可使上述指标发生改变而加重肾衰贫血。此外，胆红素一般正常，红细胞内原卟啉正常或中度增高，但增高者大都伴有血清铁降低。乳酸脱氢酶正常。在并发微血管病性溶血性贫血时，可见纤维蛋白原减少等凝血因子异常。

486. 为什么慢性肾性贫血的输血治疗需要把握输血指征

答：除非存在需要快速纠正贫血的并发症，如急性出血、急性冠脉综合征等，慢性肾性贫血患者通常无需输注红细胞治疗。因其不仅存在输血相关风险，而且可导致致敏状态影响肾移植疗效。输血治疗对肾性贫血患者可产生副作用：①高钾血症；②血细胞比容上升，使血液黏滞性增加，引起肾脏血流量下降，导致肾小球滤过率降低；③有感染乙型肝炎、丙型肝炎、人类免疫缺陷病毒等输血传染性疾病的风险；④输血过多导致含铁血黄素沉着症；⑤刺激机体产生针对白细胞和血小板上组织相容性抗原的抗体，使将来肾移植手术成功率降低。因此，对肾衰贫血者，应避免过多、过频输血。输注洗涤红细胞或用白细胞、血小板滤过器输血，可减少白细胞和血小板输入，减少患者组织相容性抗原抗体生成。

487. 为什么内分泌疾病会引起贫血

答：许多内分泌激素参与调节骨髓红系的造血功能，如：①促红细胞生成素（EPO）：由肾脏分泌，调控红系各阶段造血细胞的增殖和分化；②调节 EPO 分泌：EPO 分泌受组织缺氧调控，许多内分泌激素可调节组织代谢水平，改变组织内氧的张力，间接影响 EPO 的分泌；③很多激素通过酶的代谢、受体影响血红蛋白和其他红细胞结构。当机体内分泌功能紊乱时，通过上述三种途径影响红细胞的生成，从而引起不同程度的贫血。垂体、甲状腺、肾上腺、性腺等疾病是比较常见的引起贫血的内分泌疾病。

内分泌疾病引起的贫血多为隐匿性发生，血红蛋白很少低于 90g/L，一般为正细胞、正色素性贫血或正细胞、低色素性贫血，小细胞低色素性贫血罕见。贫血发生常是几种因素综合作用的结果，在不同的内分泌疾病中有各自不同的特点。常与 EPO 分泌减少、红细胞内血红蛋白及其他细胞成分合成减低、铁代谢障碍等有关。实验室检测特点为：血清铁下降，总铁结合力减低，转铁蛋白饱和度下降，骨髓铁粒幼细胞减少，贮存铁正常或增加。发病初期贫血可无症状，随内分泌疾病进展，贫血程度逐渐加重时，才会出现乏力、心悸、气短等临床表现。

488. 为什么甲状腺功能减退症会引起贫血

答：甲状腺功能减退症（hypothyroidism）简称甲减，是由各种原因导致的低甲状腺激素血症或甲状腺激素抵抗而引起的全身性低代谢综合征，其病理特征为黏多糖在组织和皮肤堆积，表现为黏液性水肿。成人甲减的主要病因是①自身免疫损伤：最常见的原因是自身免疫性甲状腺炎，包括桥本甲状腺炎、萎缩性甲状腺炎、产后甲状腺炎等；②甲状腺破坏：包括甲状腺手术、I^{131} 治疗等；③碘过量：碘过量可引起具有潜在性甲状腺疾病者发生甲减，也可诱发和加重自身免疫性甲状腺炎，含碘药物胺碘酮诱发甲减的发生率是 5%～22%；④抗甲状腺药物过量等。

甲减所致贫血按血细胞形态可分为三类：①小细胞低色素性贫血：几乎均为合并缺铁引起，缺铁的常见原因为胃纳减退，铁摄入减少及女性的月经出血等；此外，胃酸减少，甲状腺激素降低也能部分影响铁吸收；甲减合并铁缺乏的诊断主要依据血清铁水平；②正细胞正色素性贫血：为甲减所致贫血中最常见的类型，主要原因为红细胞生成减少，甲状腺激素降低使造血组织代谢率降低、血浆和红细胞内铁更新率减低、组织耗氧量下降导致促红细胞生成素（EPO）分泌减少有关；③大细胞性贫血：常由于甲减合并叶酸、维生素 B_{12} 缺乏所致，与自身免疫因素造成胃黏膜萎缩，内因子缺乏有关；此外，部分患者 2,3-二磷酸甘油酸减少，即使无叶酸、维生素 B_{12} 缺乏亦使红细胞体积增大，血象呈大细胞贫血表现；④自身免疫性溶血性贫血：自身免疫性内分泌疾病常累及多个内分泌腺体和器官，如甲状腺、肾上腺、胃壁细胞、甲状旁腺等，机体存在多种自身抗体，少数人可有抗自身红细胞抗体，引起自身免疫性溶血性贫血。

489. 为什么甲状腺功能减退症所致贫血的检验结果呈异质性

答：甲状腺功能减退症所致贫血按血细胞形态可分为三类，分别有各自实验室检测特点：①小细胞低色素性贫血：与一般缺铁性贫血相同；②正细胞正色素性贫血：见于甲减无合并症的患者，贫血多为轻至中度，血红蛋白通常不低于 $80 \sim 90g/L$；网织红细胞减少；外周血涂片异形红细胞少见，约20%的患者可见棘形红细胞；白细胞和血小板一般正常或轻度降低；骨髓增生程度轻度降低；血清铁和红细胞内铁更新率轻度降低；红细胞生存时间正常；红细胞内血红蛋白 A_2 量轻度减少；③大细胞性贫血：贫血多为轻至中度，血红蛋白大多不低于 $80g/L$，叶酸、维生素 B_{12} 测定往往减低，血液及骨髓改变与巨幼细胞贫血类似，血清铁和红细胞内铁更新率降低，红细胞生存时间正常；④少数合并自身免疫性溶血性贫血的患者抗人球蛋白试验可呈阳性。

490. 为什么甲状腺功能亢进症会引起贫血

答：甲状腺功能亢进症（hyperthyroidism）简称甲亢，是指甲状腺腺体本身产生甲状腺激素过多而引起的甲状腺毒症，其病因包括弥漫性毒性甲状腺肿、结节性毒性甲状腺肿和甲状腺自主高功能腺瘤等。甲亢的患病率为1%，其中80%以上是弥漫性毒性甲状腺肿引起的。甲亢合并贫血者约占甲亢患者的10%～25%，多为较严重或病程较长的患者，贫血为轻度。甲亢严重者可有白细胞和粒细胞减少，平均红细胞体积（MCV）正常或轻度减低，但无合并铁缺乏，红细胞内血红蛋白 A_2 轻度升高。甲亢合并贫血的发病机制尚未完全明了，与以下原因有关：①血浆容量增加：造成血液相对稀释；②无效造血：骨髓多数显示增生活跃，但铁利用不良，提示部分红系造血细胞为无效造血；③红细胞内 2,3-二磷酸甘油酸含量增加：使血红蛋白与氧亲和力下降，向组织供氧增多，使组织缺氧相对减轻，因而使肾脏分泌促红细胞生成素（EPO）减少，刺激红细胞生成作用降低；④亚急性和慢性甲状腺炎及自身免疫性内分泌疾病患者机体中可存在甲状腺过氧化物酶抗体、甲状腺球蛋白抗体、促甲状腺激素受体刺激性抗体及促甲状腺激素受体刺激阻断性抗体等，这些抗体有可能引起血管内或血管外的自身免疫性溶血性贫血，使红细胞生存期缩短；⑤甲亢可合并腹泻、吸收不良，减少铁、叶酸、维生素 B_{12} 的吸收，导致造血原料缺乏引起贫血。临床表现以甲亢症状为主，贫血多为轻度，无明显症状。一般不需治疗，甲亢纠正后贫血会自行恢复。

491. 为什么甲状旁腺功能亢进症会引起贫血

答：甲状旁腺功能亢进症可分为原发性、继发性和三发性三种。原发性甲状旁腺功能亢进症是由于甲状旁腺本身病变（肿瘤或增生）引起的甲状旁腺激素（parathyroid hormone，PTH）合成与分泌过多，通过其对骨和肾的作用，导致血钙升高和血磷降低。主要临床表现为反复发作的肾结石、消化性溃疡、精神改变与广泛的骨吸收。继发性甲旁亢是由于各种原因所致的低钙血症刺激甲状旁腺，使之代偿性分泌过多的 PTH，常见于肾功能不全、骨质软化症和小肠吸收不良等。三发性甲旁亢是在继发性甲旁亢的基础上，由于腺体受到持久和强烈的刺激，部分增生组织转变为腺瘤伴功能亢进，自主的分泌过多的 PTH，主要见于肾衰竭患者。甲旁亢合并贫血罕见，表现为正细胞正色素性贫血，网织红细胞正常，合并贫血者甲旁亢多病情严重，溶骨明显，血钙、碱性磷酸酶、PTH 都明显异常。体外造血祖细胞培养实验证明，甲旁亢患者红细胞增生减低，提示 PTH 可直接抑制红系造血。同时也发现 PTH 可促进骨髓纤维化，因而产生骨髓病性贫血，但临床上骨髓纤维化多无表现。甲状旁腺手术切除后，贫血常能得到纠正。

492. 为什么腺垂体功能减退症会引起贫血

答：腺垂体功能减退症（hypopituitarism）指腺垂体激素分泌减少，可以是单种激素减少，也可为多种垂体激素同时缺乏。腺垂体功能减退可以原发于垂体病变，也可继发于下丘脑病变，表现为甲状腺、肾上腺、性腺等靶腺功能减退和（或）鞍区占位性病变。临床症状变化较大，可长期延误诊断，但补充所缺乏的激素治疗后症状可迅速缓解。成人腺垂体功能减退症又称为西蒙病（Simmond disease），生育后妇女因产后腺垂体缺血性坏死所致者称为席汉综合征（Sheehan syndrome），儿童期发生腺垂体功能减退可因生长发育障碍而导致垂体性矮小症。任何原因所致腺垂体功能减退症均能引起中度非进行性贫血，由于患者常有血浆容量下降，常常掩盖其贫血程度。患者贫血的主要原因为红细胞生成减少，而红细胞生存期正常或延长。红细胞生成减少的机制为腺垂体功能减退，其靶腺内分泌功能降低，甲状腺、肾上腺皮质、雄激素水平下降，机体新陈代谢水平下降，组织耗氧量下降，使促红细胞生成素（EPO）的分泌减少，骨髓红系造血增生减低。此外，其他激素如生长激素、催乳素等也可能对红系造血有一定刺激作用。贫血多为中度，不进展，常为正细胞正色素性贫血，部分患者表现为低色素或大细胞贫血，可能是合并铁、叶酸、维生素 B_{12} 缺乏。白细胞常减少，淋巴细胞比例升高，骨髓增生减低，红细胞寿命多正常。患者贫血治疗亦用激素替代疗法，即用甲状腺、肾上腺皮质、生长激素及性腺激素联合治疗，可使骨髓造血功能恢复正常，贫血纠正，单一激素治疗疗效不佳。

493. 为什么肾上腺皮质功能减退症会引起贫血

答：原发性慢性肾上腺皮质功能减退症（chronic adrenocortical hypofunction）又称 Addison 病，由于双侧肾上腺绝大部分被毁所致。

原发性肾上腺皮质功能减退症常见病因为肾上腺结核或自身免疫性肾上腺炎；少见的病因包括深部真菌感染、免疫缺陷、病毒感染、恶性肿瘤、肾上腺广泛出血和手术切除等。

继发性肾上腺皮质功能减退症，最常见于长期应用超生理剂量的糖皮质激素，也可继发于下丘脑-垂体疾病，如鞍区肿瘤、自身免疫性垂体炎、外伤、手术切除及产后大出血引起腺垂体缺血性坏死等。

多数患者可合并轻至中度贫血，患者常因肾上腺皮质激素降低而合并脱水，血容量下降部分掩盖了贫血症状。使用肾上腺皮质激素替代治疗开始后短期内，因血容量恢复正常，血红蛋白可比治疗前下降20%左右，使贫血症状明显。贫血发生的主要原因为红细胞生成减低，由于肾上腺皮质功能减退，糖皮质激素分泌不足，机体新陈代谢水平下降，促红细胞生成素（EPO）分泌减少。患者皮肤和黏膜有明显色素沉着，消瘦、脱水，贫血症状可被掩盖，白细胞常减少，嗜酸性粒细胞常增多，淋巴细胞比例相对增多，且多为大淋巴细胞。本病治疗应用肾上腺皮质激素，随着肾上腺皮质功能减退症状逐渐消退，网织红细胞升高，红细胞、血红蛋白逐渐恢复正常。

494. 为什么性腺功能失调会引起贫血

答：由于性腺功能失调引起的贫血临床少见，多为轻度。性激素中的雄激素可促进红细胞生成，性成熟期男性血红蛋白较女性高 $10 \sim 20g/L$。雄激素刺激造血的作用机制主要为促进肾脏分泌促红细胞生成素（EPO）和促进红系造血细胞进入周期，还可增强骨髓造血祖细胞对 EPO 的反应性，也可直接作用于红系造血细胞，促进其脱氧核糖核酸（DNA）合成。性腺功能失调引起的贫血临床表现多不明显，多为正细胞正色素性贫血，纠正了性腺功能失调后贫血可自行纠正。

495. 为什么恶性肿瘤会导致贫血

答：恶性肿瘤所致贫血是指造血组织以外的各种恶性肿瘤所引起的贫血。其贫血表现类型和程度因恶性肿瘤种类、病程、治疗方法不同而各异。恶性肿瘤患者在病程中多合并贫血，在无出血及肿瘤骨髓转移的患者，15%～55%发生轻至中度贫血。

恶性肿瘤导致贫血的机制复杂，包括：

（1）慢性病贫：慢性病贫血是恶性肿瘤所致贫血的发病原因之一，尤其在非进展型肿瘤患者更是一主要原因，多表现为轻至中度正细胞性贫血。

（2）溶血性贫血：患者溶血性贫血的发生与下列因素有关：①红细胞寿命缩短；②微血管病性溶血性贫血；③自身免疫性溶血性贫血。

（3）纯红细胞再生障碍性贫血：胸腺瘤患者常合并获得性纯红细胞再生障碍性贫血（PRCA），文献报道约占 PRCA 的 7%～50%。极少数肺癌、乳腺癌也可合并 PRCA。

（4）铁粒幼细胞贫血：继发性铁粒幼细胞性贫血患者有 16% 是继发于肿瘤性疾病。以前列腺癌及骨髓增殖性疾病、白血病、骨髓瘤等多见。

（5）骨髓内肿瘤浸润：恶性肿瘤骨髓转移可引起骨髓病性贫血，易发生骨髓转移的常见为胃、肺、前列腺、乳腺、肾的恶性肿瘤。

（6）巨幼细胞贫血：肿瘤患者偶见合并巨幼细胞贫血，患者以叶酸缺乏者多，由于纳差，摄入不足，肿瘤迅速增大，消耗叶酸过多，消化功能紊乱、吸收减少所致。由于维生素 B_{12} 缺乏者罕见。

（7）铁缺乏：消化道、子宫的恶性肿瘤常合并出血，造成缺铁性贫血。

（8）治疗相关性贫血：化疗和放疗导致骨髓功能受抑制，在临床相当常见。

496. 为什么恶性肿瘤所致贫血需要进行相关实验室检查

答：因为恶性肿瘤所致贫血具有以下实验室特征：大多数患者表现为正细胞、正色素性贫血，网织红细胞多增加，贫血严重者可见异形及嗜碱性点彩红细胞，如合并微血管病性贫血，异形红细胞数量明显增多。消化道肿瘤患者常合并失血，其贫血表现为小细胞、低色素性贫血。肿瘤转移至骨髓时外周血可出现幼红、幼粒细胞，贫血为中重度。骨髓检查时要注意恶性肿瘤细胞，癌细胞多有数个聚集或成团块倾向，其形态的共同特点为：①细胞和核均较大，染色较浓；②多形性；③胞核/胞质浆比例增大；④核仁大、数目不等，呈异形性。但原始神经细胞瘤，其细胞形态酷似原粒或原淋巴细胞，且无聚集和成团倾向，胞膜易装，成为裸核，胞质内含有黏液，糖原反应阳性。肿瘤所致的铁粒幼细胞贫血则骨髓幼红细胞的铁染色增多，环型铁粒幼细胞>15%。常有骨髓细胞坏死。白细胞正常或增多，是由于肿瘤可刺激中性粒细胞增加所致。血小板计数正常或减低。患者血清铁降低，总铁结合力正常或稍下降，铁饱和度减低，符合慢性病性贫血患者铁代谢特点，但如合并出血或明显溶血，则分别有相应铁代谢特点。红细胞生存时间大多稍缩短。所以恶性肿瘤所致贫血常需要进行实验室检查。

497. 为什么风湿性疾病会导致贫血

答：风湿性疾病（rheumatic disease）泛指影响骨、关节及其周围软组织，如肌肉、滑囊、肌腱、筋膜、神经等的一组疾病。贫血是风湿性疾病的常见临床表现，约半数患者在病程中出现轻度或中度贫血，其中绝大数属慢性病性贫血（anemia of chronic disease, ACD），少数为自身免疫性溶血性贫血。

风湿性疾病所致贫血绝大多数属慢性病性贫血（ACD），发病机制尚未完全阐明，倾向于多因素综合影响，通过多环节而发病：

（1）红细胞寿命缩短：类风湿关节炎时红细胞寿命由正常的100～120天缩短至80～90天。慢性炎症刺激下，单核-巨噬细胞系统增生，活性增强，可能导致红细胞破坏增多，寿命缩短。类风湿关节炎患者伴关节炎-粒细胞减少-脾大综合征（即Felty综合征）时，如有明显的脾肿大，则贫血可能也与脾功能亢进有关。

（2）红细胞生成障碍：正常人具有几倍于平时产生红细胞的能力，因此当红细胞寿命轻度缩短时，临床上一般不发生贫血。而ACD时除红细胞寿命缩短外，尚存在明显的红细胞产生不足。①铁代谢异常；②促红细胞生成素相对减少；③细胞免疫障碍；④肾功能不全。风湿性疾病晚期，尤其是系统性红斑狼疮易伴发慢性肾功能不全，甚至尿毒症，此时促红细胞生成素水平明显下降，促红细胞生成素抑制因子升高，造血组织对促红细胞生成素反应性降低，均可导致红细胞生成减少而发生贫血。

（3）和治疗有关的贫血。

498. 为什么风湿性疾病所致贫血需要进行相关实验室检查

答：风湿性疾病所致贫血在实验室检查中具有以下特征：风湿性疾病所致贫血患者血红蛋白大多在80～100g/L，血细胞比容下降至30%～35%，呈轻度小细胞低色素性贫血或正细胞正色素性贫血，红细胞平均体积、红细胞平均血红蛋白浓度正常或轻度降低。网织红细胞计数正常或轻度降低，有时也轻度升高。骨髓象大多无异常表现，铁染色示铁贮存正常或增加，巨噬细胞内含铁增加，但铁粒幼红细胞减少，和单核-巨噬细胞系统向幼红细胞释放铁减少有关。血清铁、总铁结合力和转铁蛋白饱和度均降低，而血清铁蛋白正常或升高，表明循环中游离铁减少，体内总的贮存铁增加。所以风湿性疾病所致贫血常做这些实验室检查。

499. 为什么急性失血会导致贫血

答：失血是贫血最常见的原因，可分为急性和慢性失血两种情况。长期小量失血，如贮存铁尚未耗竭，可不发生贫血，直到贮存铁耗竭就会发生缺铁性贫血。因为外伤或某些疾病过程中造成血管破裂，或因凝血缺陷，使大量血液于短时间内迅速流到血管外，造成急性大量失血，导致贫血，其发生初期贮存铁并不减少。这种由于短时间内大量失血而引起的贫血称为急性失血性贫血（acuteposthemorrhagic anemia）。严重急剧的失血不论流到体外或者仍在体内如体腔、内脏或肌肉内，都导致血容量骤然减少，如不积极进行抢救，均有威胁生命的危险。短期内急剧的大量失血，主要的病理生理改变是血容量的急剧减少，引起心血管的充盈不足而发生虚脱、不可逆性休克或死亡。

500. 为什么急性失血性贫血需要进行相关实验室检查

答：因为急性失血性贫血有以下实验室特点：

（1）血象：①红细胞：急性失血后红细胞的改变因时间而异；②白细胞：急性失血后 2～5 小时内白细胞迅速增加，可达（10～20）$\times 10^9$/L，最高可达 35×10^9/L。白细胞数多在 3～5 天后恢复正常；③血小板：在出血时或出血后的短时间内，血小板数、凝血时间和血浆纤维蛋白原可暂时性低下，出血停止后 15 分钟左右即恢复正常。其后血小板数迅速上升，1～2 小时内血小板数即可达 500×10^9/L，甚至 1000×10^9/L。如果发生严重休克则可出现弥散性血管内凝血。

（2）骨髓象：急性失血后第 2 天，骨髓即可呈增生象，5 天后幼红细胞增生达高峰，粒红比值可呈 1∶1 或粒红比值倒置，幼红细胞形态正常，以中幼红细胞居多数。约在出血停止后 10～14 天，幼红细胞增生象基本消失。铁染色显示骨髓中细胞外铁大多消失，铁粒幼细胞明显减少或消失。上述贮存铁不足表现常在急性失血性贫血后期出现。

（3）其他：如急性失血系内出血，血液进入体腔、囊肿内和组织间隙，常因红细胞破坏，出现游离胆红素升高，血清乳酸脱氢酶升高，触珠蛋白降低，加上网织红细胞增多，酷似溶血性贫血。急性胃肠道失血，血中尿素氮可以升高，这可能是肾血流量减少或因大量血液蛋白在消化道中消化吸收所致。

所以急性失血性贫血需要进行实验室检查。

（王均芬）

第十二节　卟啉病相关检验与疾病

501. 为什么要测定红细胞内游离原卟啉

答：红细胞内主要用于运载氧的物质是血红蛋白，血红蛋白是由血红素和珠蛋白所构成，而血红蛋白内发挥主要作用的则是血红素，原卟啉在亚铁螯合酶的作用下，与铁螯合生成血红素，再与珠蛋白结合生成血红蛋白，故可通过测定血液中游离原卟啉的含量来反映血中血红蛋白合成情况。贫血的产生与血红蛋白合成有密切关系，在许多血液疾患时，影响血红蛋白合成障碍的关键往往是由于血红素形成受阻。例如缺铁性贫血由于铁的缺乏，原卟啉不能与之结合为血红素，因此以游离方式积聚在红细胞中；铅中毒所致贫血时，铅能抑制亚铁螯合酶的活性，使原卟啉不能与铁螯合，影响血红素的生成，所以游离原卟啉与血浆铁都有不同程度的升高。正常有核红细胞中含有大量游离原卟啉，而巨幼红细胞则含量很低；恶性贫血、营养性巨幼细胞贫血及红白血病时游离原卟啉较低，这可能与缺乏制备原卟啉能力的巨幼红细胞有关。

502. 为什么会出现红细胞内游离原卟啉水平的变化

答：红细胞内游离原卟啉（free erythrocyte protoporphyrin，FEP）是红细胞内尚未与铁结合的原卟啉，其含量甚微，但其增减颇能反映各种疾病中卟啉代谢的变化。FEP 与铁是合成血红蛋白的重要原料，当铁供应不足或其他原因导致合成障碍时，大量原卟啉不能与铁结合，以游离形式累聚起来超过正常水平，FEP 对诊断缺铁性贫血具有特殊意义。此外，铁粒幼细胞贫血、铅中毒、珠蛋白生成障碍性贫血、恶性贫血、巨幼细胞贫血、红白血病等均可引起 FEP 的变化。

503. 为什么锌原卟啉与卟啉代谢障碍有关

答：锌原卟啉（zinc protoporphyrin，ZPP）又称原紫质，是血红素合成的中间产物，是合成血红蛋白的重要物质。当原卟啉在红细胞内蓄积后，原卟啉分子结构中的铁离子被锌离子取代而螯合成 ZPP。正常人体内游离原卟啉仅占总卟啉的 10% 左右，大部分以 ZPP 形式存在，故 ZPP 增多或减少与卟啉代谢过程中任何一种物质的障碍有关。目前认为，一切抑制骨髓内铁转运和刺激卟啉形成的因素均可引起 ZPP 升高，如慢性铅中毒时，铅抑制了细胞内铁转运，从而诱发 ZPP 水平的升高。

504. 为什么可用荧光光度法检测锌原卟啉

答：锌原卟啉（ZPP）具有特征性的荧光光谱，在光的激发下，波长 420nm 时，发射光的波长为 590nm；用表面荧光法测量其荧光强度，经微处理直接显示锌原卟啉浓度，表示正铁血红蛋白可在分离反应混合物中测得，用 $\mu molZPP/molHb$ 表示。用荧光光度法检测锌原卟啉具有一定的优点，如精密度高、重现性好、操作简单、使用方便和用血量少；锌原卟啉与游离原卟啉（荧光法）高度相关，美国疾病控制中心已将锌原卟啉检测列为缺铁性贫血及铅中毒的首选常规项目。

505. 为什么会出现锌原卟啉水平的变化

答：红细胞内的原卟啉在亚铁螯合酶的作用下，与铁螯合生成血红素，再与珠蛋白结合生成血红蛋白。铅中毒时，由于铅能抑制亚铁螯合酶的活性，使原卟啉IX不能与二价铁（Fe^{2+}）结合为血红素，红细胞中游离原卟啉增多，便与红细胞线粒体内的锌结合，形成锌原卟啉，故血锌原卟啉可以代表铅的浓度。当体内铁缺乏时会导致原卟啉在红细胞内蓄积，从而形成锌原卟啉。因此，慢性病贫血、骨髓增生异常综合征、原发性卟啉病、白血病以及恶性肿瘤等均可引起 ZPP 水平的变化。

506. 为什么会出现尿卟啉

答：卟啉来源于卟胆原，是体内血红素合成的中间产物，卟啉主要是由肝脏和红骨髓内合成。在基因突变、铅中毒、铁缺乏等时，体内卟啉生成过多，并经肾脏从尿中排出即为尿卟啉。卟啉病主要见于：①急性间歇性卟啉症：是一种常染色体显性遗传性疾病。急性发作期，尿中卟胆原和δ-氨基-γ-酮戊酸的日排泄量显著增高，据此基本可以明确诊断；②先天性红细胞生成性卟啉症：是一种常染色体隐性疾病，由尿卟啉原Ⅲ辅合酶缺乏引起。尿中的卟啉以尿卟啉和粪卟啉为主，卟胆原和δ-氨基-γ-酮戊酸水平正常，粪便中以粪卟啉为主；③迟发性皮肤卟啉症：是最常见且最易治疗的卟啉症，由肝脏中尿卟啉原脱羧酶缺乏引起。诊断特征是尿中以尿卟啉为主，且粪便中异粪卟啉增多。尿中δ-氨基-γ-酮戊酸可以轻度增高而卟胆原正常。

507. 为什么会发生卟啉病

答：卟啉病又名血紫质病，是血红素合成途径中特异酶缺陷导致卟啉产生和排泄异常所引起的一组代谢紊乱性疾病。在正常血红素合成途径中，甘氨酸与琥珀酰辅酶 A 在氨基酮戊酸合成酶作用下合成 δ-氨基-γ-酮戊酸（ALA），再经代谢合成卟胆原；卟胆原经卟胆原脱氨酶转变为尿卟啉原（Ⅰ、Ⅲ），尿卟啉原（Ⅰ、Ⅲ）经尿卟啉原脱羧酶转化为粪卟啉原（Ⅰ、Ⅲ），粪卟啉原Ⅲ经粪卟啉原氧化酶转化为原卟啉Ⅸ，原卟啉Ⅸ与 Fe^{2+} 经血红素合成酶转化为血红素。在一系列酶促反应中，不同酶的缺陷可引起不同的卟啉病。临床上，将卟啉病分为①急性卟啉病（间歇性卟啉病、杂色卟啉病和遗传性卟啉病等）；②非急性卟啉病（迟发性皮肤型卟啉病和红细胞生成型原卟啉病等）；③先天性卟啉病。卟啉病检测，主要有 ALA、尿胆色素原（porphobilinogen，PBG）、尿卟啉和粪卟啉以及卟啉病基因等检测。卟啉病的主要临床表现为急性发作性感光性皮炎、不明原因腹痛和神经系统症状，有的患者尿呈红色等。卟啉病的诊断主要依赖遗传方式、临床表现和生化检测作综合分析；且应与非卟啉病（反应性卟啉及其前体物质升高），如肝硬化、溶血、药物、铅中毒缺铁等作鉴别。

508. 为什么卟啉病会导致多项实验室检测的变化

答：当临床怀疑卟啉病时，必须选择多项实验检测，以提供可靠的诊断信息。

急性卟啉病的筛查试验：①尿胆色素原（PBG）含量。正常参考值为 0～4mg/天（0～17.7μmol/天）发作时可达 50～200mg/天（221～884μmol/天）；②尿 5-氨基酮戊酸（ALA）。正常参考值 0～7mg/天（0～53.4μmol/天），发作时可达 20～100mg/天（145.2～726.2μmol/天）；③离子交换树脂塑料筒试剂盒。

不同临床类型卟啉病的实验室检测结果见表 2-5。

表 2-5　不同临床类型卟啉病的实验室检测结果

分类	血液中		尿液中 尿卟啉	粪便中 粪卟啉	红细胞中 原卟啉
	ALA	PBG			
急性卟啉病	↑	↑	↑	↑	N
非急性卟啉病	N	N	↑	↑	N
先天性卟啉病	N	N	↑	N	↑

注：ALA，δ-氨基-γ-酮戊酸；PBG，尿胆色素原；↑，增高；N，正常

（孙恒娟）

第三章 白细胞相关检验与疾病

第一节 造血与淋巴组织肿瘤基本知识

509. 什么是造血和淋巴组织疾病

答：造血系统疾病现在已明确定义为造血和淋巴组织疾病，与过去的造血系疾病同义，不过其范围更广，定义更明确。良性造血和淋巴组织疾病：根据其细胞学和病理学相关诊断主要分为贫血、血小板减少症和白细胞减少症等造血紊乱性病症几个大类，但对它们进一步分类的方法则很多；恶性造血和淋巴组织疾病：目前已有公认的分类，即世界卫生组织（WHO）造血和淋巴组织肿瘤分类。后者是将以前以形态为主的分类系统与新近出现的科学信息结合起来，将已经证明具有临床、形态学、生物学和遗传学信息关联的，既能为病理学家所识别又能反映临床特征的各个疾病，纳入一个实用的命名系统，在原来修订的欧洲-美国淋巴组织肿瘤分类的基础上分别制订了髓系肿瘤、淋系肿瘤、肥大细胞病、组织细胞和树突细胞肿瘤以及造血和淋巴组织肿瘤不能分类型。所以按疾病的性质，造血系统疾病分为良性和恶性两大类。

510. 为什么有多种类型的造血和淋巴组织肿瘤

答：WHO 以疾病为基础，结合形态学（包括外周血液常规检查、骨髓涂片、骨髓切片、细胞化学或组织免疫化学）、免疫表型、（分子）细胞遗传学和临床特征，把造血和淋巴组织肿瘤主要分为五个类型：髓系肿瘤：主要包括慢性骨髓增殖性疾病（chronic myeloproliferative diseases，CMPD）、骨髓增生异常-骨髓增殖性疾病（myelodysplastic/myeloproliferative diseases，MD-MPD）、骨髓增生异常综合征（MDS）、急性髓系白血病（AML）等；淋巴系肿瘤：主要包括 B 系细胞肿瘤、T 和 NK 系细胞肿瘤、霍奇金淋巴瘤（hodgkin lymphoma，HL）等；肥大细胞病：主要包括皮肤肥大细胞增生症、系统性肥大细胞肿瘤等；组织细胞和树突细胞肿瘤：主要包括巨噬细胞/组织细胞肿瘤、树突细胞肿瘤等；造血和淋巴组织肿瘤不能分类型：主要包括造血肿瘤不能分类、髓系肿瘤不能分类、淋巴系肿瘤/淋巴瘤不能分类、组织细胞肿瘤不能分类型等疾病。综上所述，目前有多种类型的造血和淋巴组织肿瘤。

511. 为什么有多种类型的髓系肿瘤

答：依靠形态学、细胞化学、细胞免疫表型特征，以及原始细胞计数及其系别定向和成熟水平为主要指标，WHO 将髓系肿瘤主要分为四大类：①慢性骨髓增殖性疾病：主要包括慢性粒细胞白血病、慢性中性粒细胞白血病、慢性嗜酸性粒细胞白血病、真性红细胞增多症、特发性血小板增多症、慢性特发性骨髓纤维化等；②骨髓增生异常综合征：主要包括难治性贫血、伴环状铁粒幼难治性贫血、伴多系病态造血难治性血细胞减少症、伴多系病态造血和环状铁粒幼细胞、伴原始细胞增多难治性贫血-1、伴原始细胞增多难治性贫血-2、伴单独 del（5q）MDS；③骨髓增生异常-骨髓增殖性疾病：主要包括慢性粒单细胞白血病、不典型慢性粒细胞白血病、幼年型粒单细胞白血病、骨髓增生异常-骨髓增殖性疾病不能分类型；④急性髓细胞白血病：主要包括重现性细胞遗传学异常 AML、多系病态造血 AML、治疗相关 AML、不另做分类 AML、未明系列或双系 AML。所以有多种类型的髓系肿瘤。

512. 为什么淋巴器官分为中枢淋巴器官和周围淋巴器官

答：淋巴器官是由大量淋巴组织为主组成的器官，主要包括胸腺、脾、淋巴结。根据发生和功能的不同，淋巴器官可分为中枢淋巴器官和周围淋巴器官，中枢淋巴器官在胚胎发生时期出现较早，如胸腺和骨髓，它们的发生和功能不受抗原刺激的影响。是祖细胞发育为功能和成熟 T 细胞、B 细胞的场所，向周围淋巴器官输送 T 及 B 细胞，促进周围淋巴器官的发育；周围淋巴器官于胚胎发生时出现较晚，如淋巴结、脾、扁桃体以及黏膜内的淋巴组织。接受和容纳由中枢淋巴器官迁来的淋巴细胞。在抗原刺激下，淋巴细胞增殖分化，产生参与免疫应答的 T 效应细胞或浆细胞，T 效应细胞产生和释放各种淋巴因子，浆细胞分泌抗体。周围淋巴器官是免疫活性细胞定居和增殖的场所，也是免疫应答的重要部位。

513. 为什么淋巴结是淋巴系统的主要组成部分

答：淋巴结是网状结缔组织，由网状细胞和网状纤维构成网状支架，网络中填充着大量淋巴细胞和巨噬细胞。人类淋巴结直径为 2~10mm，圆形或肾形，沿淋巴管道遍布全身，位于淋巴管道的分支处，成群分布在颈部、腋窝、腹股沟、纵隔、肠系膜、腹膜后和大血管周围。人体有 500~600 个淋巴结，其中 T 细胞约占 75%，B 细胞约占 25%。淋巴结表面覆盖薄层纤维结缔组织，并延伸入实质形成小梁，有较多输入淋巴管穿过被膜进入包膜下窦及皮质间窦。小梁与被膜和网状纤维网络一起支持结内的不同细胞发育并作为淋巴间隙的支架。淋巴结门区有动脉、静脉、神经及输出淋巴管出入，也是着色较淡的髓质区所在之处，与之相对的边缘为着色较深的皮质区。因此，淋巴结是淋巴系统的主要组成部分，主要功能是截获来自组织液和淋巴液中的抗原，故是淋巴组织肿瘤最常累及的部位。

514. 为什么要将淋巴细胞分为不同的亚群

答：在长期的研究与实践中，人类对淋巴细胞的认识不断深入，根据其功能不同将淋巴细胞分为不同的亚群，各亚群都有其特征性标志，便于对淋巴细胞的深入研究、功能探讨和相关疾病的诊断、治疗。目前将淋巴细胞分为 B 淋巴细胞、T 淋巴细胞及自然杀伤细胞（natural killer cell，NK）三个不同的亚群。B 淋巴细胞来源于造血干细胞，在与其他细胞相互反应、生长因子及外来抗原的刺激和信号生成的调控下，分化为浆细胞。其作用是产生抗体对外来抗原做出应答；T 淋巴细胞由不同的亚群组成，在免疫系统起着重要的调节和效应功能。胸腺内，根据细胞受体将 T 细胞分为两个系列：αβ 和 γδ 系列。αβ-T 细胞是主要的 T 细胞系列，它有两个不同的功能和表型：表达 CD4 标记的调节性 T 细胞，表达 CD8 标记的细胞毒性 T 淋巴细胞（cytotoxic T lymphocytes，CTL）；NK 细胞是天然免疫的主要细胞组分，涉及防御病原体入侵和对肿瘤细胞的监视，在病毒和细胞内细菌感染最早期反应中，发挥细胞毒活性作用和产生细胞因子的快速应答，并不依赖事先刺激过程，故也称 NK 细胞为细胞毒细胞和细胞溶解性淋巴细胞。

515. 为什么有多种类型的 B 细胞肿瘤

答：B 细胞肿瘤（B cell neoplasms）根据其分化程度不同分为 B 原始淋巴细胞白血病/淋巴瘤和成熟 B 细胞肿瘤。成熟 B 细胞肿瘤是处于不同分化阶段的 B 细胞克隆性增殖。

成熟 B 细胞肿瘤主要包括：慢性淋巴细胞白血病/小细胞淋巴瘤（CLL/SLL）：CLL/SLL 是形态上成熟的淋巴细胞在外周血、骨髓、淋巴结和脾脏等淋巴组织不断积累造成的一种肿瘤性疾病；B 幼淋巴细胞白血病（B-cell prolymphocytic leukemia，B-PLL）：B-PLL 是一种以侵犯外周血、骨髓和脾脏为特点的肿瘤；多发性骨髓瘤（MM）：MM 是以浆细胞单克隆性的异常增生所造成的肿瘤；滤泡性淋巴瘤（follicular lymphoma，FL）：FL 是起源于淋巴滤泡的生发中心细胞的惰性淋巴瘤；套细胞淋巴瘤（MCL）：MCL 是中心细胞性淋巴瘤和中心母细胞性淋巴瘤，肿瘤细胞起源于滤泡套内层中的 B 淋巴细胞；弥散性大 B 细胞淋巴瘤（DLBCL）：DLBCL 是非霍奇金淋巴瘤中最常见的一种类型；Burkitt 淋巴瘤，是来源于滤泡生发中心细胞的高恶度的 B 细胞肿瘤。分型与疾病的恶性程度相关，治疗方法和预后也不尽相同，所以有多种类型的 B 细胞肿瘤。

516. 为什么有多种类型的 T 细胞肿瘤和 NK 细胞肿瘤

答：T 和 NK 细胞肿瘤分为 T 原始淋巴细胞白血病/淋巴瘤、成熟 T 细胞和 NK 细胞肿瘤，包括众多亚型或变异型。这是因为 T 细胞和 NK 细胞发生突变的分化阶段不同，导致肿瘤克隆的表型、恶性程度均不相同，分类便于明确诊断、判断预后和采用不同的治疗方法，也是为了更深入探讨发病机制和研究治疗手段。

成熟 T 细胞肿瘤的主要类型有：T 幼淋巴细胞白血病（T-cell prolymphocytic leukemia，T-PLL）：是以成熟的胸腺后 T 细胞表型，小至中等大小的幼淋巴细胞增殖并累及血液、骨髓、淋巴结、肝、脾和皮肤为特征的侵袭性 T 细胞肿瘤；成人 T 细胞白血病/淋巴瘤（adult T-cell leukemia/lymphoma，ATL）：是人类 T 细胞白血病病毒-Ⅰ（human T-cell leukemia virus Ⅰ，HTLV-Ⅰ）感染相关的外周 T 细胞肿瘤，由高度多形性的 T 系细胞组成；蕈样霉菌病和 Sezary 综合征：蕈样霉菌病是以脑回样核、小至中等大小的 T 细胞浸润皮肤表皮和真皮为特征，表现为斑点状或片状皮损的成熟 T 细胞淋巴瘤。Sezary 综合征是全身性的成熟 T 细胞淋巴瘤，以红皮病、淋巴结肿大和肿瘤性 T 细胞浸润血液为特征；T 大颗粒淋巴细胞白血病（T-cell large granular lymphocytic leukemia，T-LGLL）：为 T 系标记（CD3）阳性并有 NK 抗原阳性的大颗粒淋巴细胞克隆性扩增和 T 细胞受体（T cell receptor，TCR）基因重排的隐匿性淋巴瘤。

NK 细胞肿瘤按其分化成熟程度不同分为早期阶段肿瘤和成熟细胞肿瘤。主要类型有：

原始 NK 细胞淋巴瘤（blastic NK-cell lymphoma）：是发生定向 NK 祖细胞的肿瘤，由原始淋巴样形态并具有 NK 系列免疫表型特征性瘤细胞组成的侵袭性淋巴组织肿瘤；侵袭性 NK 细胞白血病（aggressive NK-cell leukemia）：是全身性的 NK 细胞增殖，并呈侵袭性临床经过的淋巴组织肿瘤；惰性 NK 细胞淋巴增殖病：包括慢性 NK 细胞淋巴细胞增多症和慢性 NK 细胞白血病。所以有多种类型的 T 细胞肿瘤、NK 细胞肿瘤。

517. 为什么临床特征在 T 和 NK 细胞肿瘤亚型分类中有特别重要的意义

答：T 和 NK 细胞肿瘤分类，WHO 强调多参数方法，综合形态学、免疫表型、遗传学和临床特征，但 T 细胞淋巴瘤有形态学和组织学上的多样性，细胞组成由微小异型的小细胞到间变的大细胞，而且在疾病实体之间存在形态学重叠现象。免疫表型有助于恶性肿瘤诊断，但用于 T 细胞淋巴瘤诊断目前尚无简便的单克隆免疫表型标记。除了少数病例，如间变性大细胞淋巴瘤伴 t（2；5）和其他变异易位外，T 细胞和 NK 细胞肿瘤尚无特异的遗传学异常，故也很少用分子病理定义。所以临床特征在 T 细胞和 NK 细胞肿瘤亚型分型中有重要作用，故按临床特征可描述为四个类型：白血病性或播散性、结性、结外性和皮肤性。

518. 为什么将恶性淋巴瘤分为霍奇金和非霍奇金两大类

答：恶性淋巴瘤（malignant lymphoma，ML）是一组起源于淋巴造血系统的恶性肿瘤的总称，其主要临床表现是无痛性淋巴结肿大，全身各组织器官均可受累。淋巴瘤患者在发现淋巴结肿大前或同时可出现发热、盗汗、消瘦、皮肤瘙痒等全身症状。根据病理、临床特点以及预后转归等将淋巴瘤分为霍奇金淋巴瘤（HL）和非霍奇金淋巴瘤（non-Hodgkin's lymphoma，NHL）两类。HL 的病理学形态特征为多种非肿瘤性炎症细胞增生的背景中见到诊断性的里-斯（Reed-Steinberg，R-S）细胞。WHO 将 HL 按照病理类型分为结节性淋巴细胞为主型和经典型，后者包括：富于淋巴细胞的经典型、结节硬化型、混合细胞型和淋巴细胞消减型；NHL 是一组具有较强异质性的淋巴细胞异常增殖性疾病的总称，其发病率远高于 HL。NHL 的组织病理学特点是淋巴结结构消失，皮质和髓质分界不清，淋巴窦及淋巴滤泡或淋巴结包膜受侵，整个淋巴结呈弥漫性，为不同分化程度的淋巴细胞代替。根据 NHL 的自然病程，可以分为三大临床类型，即高度侵袭性、侵袭性和惰性淋巴瘤。根据淋巴细胞起源的不同，又可分为 B 细胞、T 细胞和 NK 细胞淋巴瘤。

519. 为什么引起恶性淋巴瘤的病因有多种

答：恶性淋巴瘤的病因很复杂，迄今为止有 50% 左右的病因未完全阐明。一般认为感染和免疫因素在淋巴瘤的发生过程中起重要作用，此外物理因素、化学因素及遗传因素等也有着不容忽略的作用，而淋巴瘤往往是多种因素相互作用的结果。感染因素：病毒感染，目前认为是引起淋巴瘤的重要原因，常见病毒感染有 EB 病毒（Epstein-Barr virus）和人类 T 细胞白血病/淋巴瘤病毒-Ⅰ（HTVL-Ⅰ）；细菌感染，常见细菌感染有幽门螺旋杆菌、沙眼衣原体、肺炎衣原体等。免疫因素：包括免疫功能缺陷、免疫抑制和免疫功能紊乱，这些都和淋巴瘤的发生有密切关系。化学因素：大量流行病学研究发现，女性应用染发剂与淋巴瘤的发生有相关性，染发剂的成分非常复杂，目前认为染发剂中"偶氮染料"

成分与淋巴瘤发生有关。物理因素：电离辐射可以引起淋巴瘤，特别是大剂量辐射对人类恶性淋巴瘤的发病有促进作用。遗传因素：流行病学调查发现，淋巴瘤有时可见明显的家族聚集性，兄弟姐妹可先后或同时罹患淋巴瘤。所以引起恶性淋巴瘤的病因有多种。

520. 为什么病毒感染可以引起恶性淋巴瘤

答：目前认为病毒感染是引起淋巴瘤的重要因素，但确切机制尚未明确，可能有淋巴结作为天然免疫屏障在抗病毒过程中易于受到感染，或淋巴细胞表面分子具有类似于病毒受体的功能，抑或病毒具有嗜淋巴细胞特性或，其基因整合至淋巴细胞中，导致疾病发生。EB 病毒是人类认识的第一个与人类肿瘤密切相关的病毒，实验证明，Burkitt 淋巴瘤与 EB 病毒感染有关，EB 病毒还和老年患者及免疫抑制剂患者的 B 细胞淋巴瘤有关。患者 EB 病毒抗体明显增高，在患者肿瘤组织中，电镜下可找到病毒颗粒。据观察认为病毒可能引起淋巴组织发生变化，使患者易感或因免疫功能暂时低下引起肿瘤；人类 T 细胞白血病/淋巴瘤病毒-Ⅰ（HTVL-Ⅰ）是一种 RNA 病毒，在人类是通过性交、血液制品和哺乳传播，在体内主要感染 $CD4^+T$ 细胞，导致单克隆性的 T 细胞肿瘤；人类免疫缺陷病毒（HIV）是一种双链 DNA 病毒，可以攻击体内 $CD4^+T$ 淋巴细胞，引起机体免疫力下降，造成获得性免疫缺陷综合征。HIV 感染的淋巴瘤可以为非霍奇金淋巴瘤，也可以是霍奇金淋巴瘤，但以非霍奇金淋巴瘤多见，并且 95% 以上是 B 细胞性非霍奇金淋巴瘤；丙型肝炎病毒（hepatitis C virus，HCV），临床研究显示，它与原发性混合性冷球蛋白血症的发病关系明确，原发性混合性冷球蛋白血症是一种伴有骨髓 B 淋巴细胞克隆性增殖的慢性自身免疫性疾病，由于其容易演变为恶性淋巴瘤。因此，推测 HCV 感染可能与淋巴瘤发病相关。

521. 为什么淋巴瘤患者需要进行外周血和骨髓检查

答：因为淋巴瘤患者外周血象和骨髓象有自身特点，外周血和骨髓检查结合才能提高诊断的准确性，防止漏诊、误诊。血常规及血涂片：血常规一般正常，可合并慢性贫血。霍奇金淋巴瘤（HL）可出现血小板增多、白细胞计数增多、嗜酸性粒细胞数增多；非霍奇金淋巴瘤（NHL）侵犯骨髓者可出现贫血、白细胞及血小板数减少，外周血可出现淋巴瘤细胞；骨髓涂片及活检：HL 罕见骨髓受累。NHL 侵犯骨髓者，骨髓涂片可见淋巴瘤细胞，细胞体积较大，染色质丰富，呈灰蓝色，形态明显异常，可见"拖尾现象"。淋巴瘤细胞≥20% 为淋巴瘤白血病；骨髓活检可见淋巴瘤细胞聚集浸润。部分患者骨髓涂片可见噬血细胞增多及噬血现象，多见于 T 细胞淋巴瘤。所以淋巴瘤患者需要做外周血和骨髓检查。

522. 为什么下列实验室检查可应用于诊断恶性淋巴瘤

答：因为恶性淋巴瘤患者的实验室检查有以下特点：生化检测：乳酸脱氢酶（lactate dehydrogenase，LDH）可以增高，后者为预后不良的指标；HL 可伴有红细胞沉降率（erythrocyte sedimentation rate，ESR）增快，碱性磷酸酶（alkaline phosphatase，ALP）增高。脑脊液检测：Ⅲ/Ⅳ期侵袭性 NHL 患者或伴有中枢神经系统症状者，脑脊液检查表现为脑脊液压力增高，蛋白量增加，细胞数量增多，以单核细胞为主，病理检查或流式细胞术检查可发现淋巴瘤细胞。组织病理检查：HL 的基本病理形态学改变为在以多种非肿瘤性炎症细胞的混合增生背景中见到诊断性 R-S 细胞及其变异型细胞。经典型 HL 的免疫组化特征为：CD15[+]，CD30[+]，CD25[+]；结节淋巴细胞为主型 HL 的免疫组化特征为：CD19[+]，CD20[+]，EMA[+]，CD15[-]，CD30[-]。NHL 组织病理形态学改变为正常淋巴结结构消失，皮质和髓质分界不清，淋巴窦及淋巴滤泡或淋巴结包膜受侵，整个淋巴结呈弥漫性，为不同分化程度的淋巴细胞代替。根据不同的病理类型有各自独特的病理表现和免疫表型。T 细胞受体（TCR）或免疫球蛋白（Ig）基因重排：人类外周 B 和 T 细胞的特点是存在抗原受体基因，它们能编码组成 Ig 和 TCR 的多肽亚单位的氨基酸序列。克隆性基因重排对于鉴别良、恶性淋巴细胞增生有重要参考价值。所以这些实验室检查可用于诊断恶性淋巴瘤。

523. 为什么噬血细胞增多需要考虑恶性淋巴瘤

答：噬血细胞是单核巨噬细胞系统反应性增生的组织细胞，其增多主要是由于细胞毒性 T 淋巴细胞（CTL）及 NK 细胞功能缺陷导致抗原清除障碍，单核巨噬细胞系统受持续抗原刺激而过度活化增殖引起的。临床上除偶见于家族性噬血细胞综合征外，更多继发于感染、肿瘤，尤其是恶性淋巴瘤。在恶性淋巴瘤患者的骨髓涂片中可见噬血细胞，该类噬血细胞，胞体大，胞质丰富，胞质内有许多或布满胞质的闪亮感的均匀性空泡。可以吞噬血小板、红细胞、有核红细胞、淋巴细胞、粒细胞等，有较明显的吞噬现象，可以引起外周血三系减少。所以噬血细胞增多时需要考虑恶性淋巴瘤的可能。

（白　萍　许　雯　李　莉）

第二节　急性白血病及其相关检验

524. 什么是白血病

答：白血病（leukemia）是一群癌症种类的统称，英文名称来自于古希腊语。1847 年德国病理学家鲁道夫·菲尔绍首次识别了白血病。白血病患者的血液标本在显微镜下可发现大量不成熟的白细胞，和正常人血液有明显区别，因而得名。白血病患者过量产生不成熟的白细胞，妨害骨髓的正常工作，使骨髓产生其他血细胞的功能降低。1845 年德国学者 Friedreich 第一次对急性白血病病例做了详细的描述和记录，1889 年 Ebstein 第一次使用急性白血病（acute leukemia）这个术语，进一步具体区分了急性髓系白血病（AML）和慢性粒细胞白血病（chronic myelogenous leukemia，CML）。1872 年 Neumann 首先提出白血病来源于骨髓，并且在 1878 对白血病进行了分类，髓细胞白血病这个名词开始广泛使用。1877 年 Ehrlich 发明了细胞化学染色，并在三年后通过研究细胞的酸碱亲和性，成功运用细胞化学染色将白细胞区分为中性粒细胞、嗜酸性粒细胞和嗜碱性粒细胞，并且将白血病分为淋系和髓系两类。同时 Ehrlich 首次描述了白血病中的原始细胞形态，进一步支持了白血病是干细胞疾病这一理论。这一切都为如今人们对该类疾病的认识奠定了基础。

525. 什么是急性白血病

答：急性白血病（acute leukemia，AL）是造血干细胞的恶性克隆性疾病，是一组高度异质性的恶性血液病，其主要特点为白血病细胞的异常增生，分化成熟障碍并伴有凋亡减少。由于增殖和分化过程失衡，导致白血病细胞大量集聚于骨髓和其他造血组织中，并抑制正常造血。同时各阶段不成熟的白血病细胞大量进入血液循环，使其广泛浸润于肝、脾、淋巴结等脏器。表现为贫血、出血、感染和淋巴结肿大等征象。根据受累的细胞类型，AL 又可分为急性淋巴细胞白血病（ALL）和急性髓系白血病（AML）两大类。在我国，白血病的发病率约为 2.67/10 万人口，急性白血病多于慢性白血病，同时在儿童和 35 岁以下人群中，AL 是恶性肿瘤死亡率第一位的疾病。

526. 为什么急性白血病细胞形态学有明显特征

答：由于白血病细胞在骨髓中大量增殖并释放至外周血，导致骨髓象和外周血象发生改变，表现出明显的白血病细胞形态学特征。①白细胞数增多，可达 $100×10^9/L$；白细胞减少可 $<10^9/L$（称为低增生性白血病）。前者外周血中会出现原始和幼稚细胞，但后者有时很难见到。②贫血：是一个恒有的特征，主要原因是由于红细胞生成不足，网织红细胞一般正常。红细胞形态轻度异常，体积可有变化，可见有核红细胞和点彩红细胞。③血小板数减少：非常常见，原因是血小板生成不足或寿命缩短，初诊时半数以上患者的血小板计数 $<50×10^9/L$，可有巨大血小板和血小板颗粒缺乏伴功能异常。④骨髓象：增生活跃或极度活跃，原始和幼稚细胞 $>20\%$ 作为诊断急性白血病的重要标准。骨髓中白血病细胞的胞核与胞质发育不平衡，细胞大小相差较大，缺乏较成熟的中间阶段细胞（白细胞"裂孔"现象），若出现 Auer 小体（Auer body），有助于辅助诊断 AML 和急性单核细胞白血病；ALL 的骨髓象中以原始和幼稚淋巴细胞为主，很少见到 Auer 小体，多见篮细胞（涂抹细胞），是 ALL 的骨髓象重要特征之一。化学染色有助于鉴别各种类型的急性白血病。

527. 为什么急性和慢性白血病有区别，它们之间会相互转化吗

答：区别急性和慢性白血病除发病的急、缓以外，主要是依据白血病细胞的分化和成熟程度。急性白血病骨髓和外周血中以原始细胞增殖为主，白血病细胞发育停滞于原始或较幼稚的阶段并出现异常增殖；慢性白血病的骨髓和外周血中主要是成熟阶段的粒细胞或淋巴细胞。另外，预期寿命或自然进程在两者中有所不同，未经治疗的急性白血病患者的寿命平均不到一年，慢性白血病患者的预期寿命平均为 1~3 年。

急性白血病患者经治疗后，可带病生存数月或数年，患者体内的原始白血病细胞得以抑制/杀灭，病原仍未根除，因此目前不认为有急性白血病向慢性白血病转变的可能。然而部分慢性白血病（如 CML）可在病程某一阶段中，血象和骨髓中原始细胞明显增多，临床出现急性白血病表现，提示慢性白血病向急性白血病转化，此时对慢性白血病治疗无效。

528. 什么是急性髓系白血病

答：急性髓细胞白血病（AML）是一种造血组织恶性克隆性疾病，以骨髓与外周血中原始和幼稚髓性细胞异常增生为主要特征，并伴有正常细胞生成障碍的一组疾病。临床表现为贫血、出血、感染和发热、脏器浸润和代谢异常等。目前，白血病的确切病因尚不明确，但研究认为大剂量辐射暴露、化学品中毒、微生物侵袭和基因突变等环境因素和自身因素可引起该病的发生；部分患者在接受烷化剂或拓扑异构酶 II 抑制剂等大剂量化疗后诱发该病。流行病学调查显示，全球 AML 发病率约为 2.25/10 万人口，我国的 AML 发病约

为 1.62/10 万人口，且随着年龄增加发病率有所上升，AML 在儿童急性白血病中占15% ~ 20%，在成人急性白血病中占80%。

529. 什么是急性淋巴细胞白血病

答：急性淋巴细胞白血病（ALL）是一种起源于 B 系或 T 系淋巴细胞异常增生的恶性肿瘤性疾病。骨髓内原始细胞的增殖和聚积导致正常造血功能受到抑制，从而发生贫血、血小板和中性粒细胞减少；原始淋巴细胞可聚积在骨髓外不同部位，如肝、脾、淋巴结、脑脊液和性腺等，导致相应组织器官的肿大。ALL 的发生发展可能是由于诸如细胞自我更新能力增强，正常增殖失控，分化停滞等一系列细胞的功能异常所引起。60% ~ 85% 的 ALL 患者中可检测出克隆性的核型和分子异常，成人中主要的核型和分子异常出现在 B 细胞 ALL（B-ALL），约占所有 ALL 的61%，儿童中半数以上核型和分子异常发生于 T 细胞 ALL（T-ALL）。导致 ALL 发生的确切发病机制尚不明确，但研究认为，电离辐射、苯暴露以及化学药物的诱变可能与 ALL 发病有关。流行病学调查显示，我国 ALL 发病率约为 0.67/10 万人口，在油田、污染区发病率明显高于全国发病率。有 5% 的患者与遗传有关。ALL 是 15 岁以下儿童最常见的恶性肿瘤，占该年龄段所有肿瘤的23% 及所有白血病的76%，成人急性白血病中 ALL 患病率约为20%。ALL 发病年龄高峰出现在 2 ~ 4 岁及 60 岁以上老年人。

530. 为什么有 FAB 分型和 WHO 分型

答：1976 年法国（Franch）、美国（American）和英国（Britain）等三国血液细胞形态学专家讨论制订了"关于急性白血病的分型诊断标准"，简称 FAB 分型。FAB 形态学分型目前仍是急性白血病诊断、分型的主要依据之一，FAB 分型提出以原始细胞≥30% 为急性白血病的诊断标准。按原始细胞形态异常为标准，急性白血病分为 ALL 和 AML。ALL 又分为 L1、L2 和 L3 型 3 个亚型；AML 分为 M_0 ~ M_7 共 8 个亚型。这种分型法已被世界各国广泛采用。由于白血病的正确分型是选用有效化疗方案的前提，而 FAB 分型标准仅依据细胞类型、细胞分化程度和细胞化学染色等进行分型，已无法满足临床的要求。故在 2001 年世界卫生组织（WHO）提出了更加合理、更加贴近疾病本质的分型方法，并先后于 2008 年和 2016 年根据研究新进展进行了实时地更新和修改。WHO 分型标准在原有 FAB 的形态学（morphology，M）分型标准上，综合免疫学（immunology，I）、细胞遗传学（cytogenetics，C）和分子生物学（molecular biology，M）对急性白血病进行实验诊断和分型（MICM 分型）。新的分型不仅对研究白血病发病机制和生物学特征有重大理论意义，还对指导临床诊断、治疗和预后判断具有实用价值。

531. 为什么急性髓系白血病需要进行 FAB 分型

答：FAB 分型标准较简便、易掌握，是目前应用最多和最广的分型及诊断方法。它将 AML 分为 M_0、M_1、M_2、M_3、M_4、M_5、M_6 和 M_7 共 8 个亚型。

（1）M_0：急性髓细胞白血病微分化型，至少表达一种髓系抗原。

（2）M_1：急性粒细胞白血病未分化型，骨髓中原粒细胞≥90%（非红系细胞）。

（3）M_2：急性粒细胞白血病部分分化型，骨髓中原粒细胞占30% ~ 90%，早幼粒及以下阶段粒细胞>10%，单核细胞<20%。

（4）M_3：急性早幼粒细胞白血病，骨髓中异常早幼粒细胞≥30%（占非红系有核细胞），其胞质中有密集且融合的粗大颗粒，有成束的棒状小体（Auer 小体）。

（5）M_4：急性粒-单核细胞白血病，骨髓及外周血中有粒系及单核细胞增生，骨髓中原始细胞≥30%，单核细胞为 20% ~80%（非红系细胞），其余为粒细胞；外周血单核细胞≥$5×10^9/L$，或溶菌酶为正常的 3 倍且骨髓前体细胞中单核细胞酯酶染色阳性细胞>20%。

（6）M_5：急性单核细胞白血病，可根据骨髓非红系有核细胞中原单核细胞是否≥80%分为 M_{5a} 和 M_{5b}。

（7）M_6：急性红白血病，骨髓中有核红细胞系≥50%，骨髓非红细胞系原始细胞≥30%；或外周血原粒细胞≥20%。

（8）M_7：急性巨核细胞白血病，骨髓中原巨核细胞≥30%，原巨核细胞由组化电镜或单克隆抗体证实；骨髓造血细胞少，往往"干抽"，活检有原始和巨核细胞增多，网状纤维增加。

532. 为什么急性髓系白血病需要进行 WHO 分型

答：WHO 分型是基于 FAB 分型，结合形态学（M）、免疫学（I）、细胞遗传学（C）和分子生物学（M）制订而成的，相较于 FAB 分型更精确、更直观地体现了每个亚型的特点。继 2008 年 WHO 将 AML 分型进行修订后，2016 年 WHO 对 AML 分型进行了第二次修订，修改后的分型标准如下：

（1）伴重现性遗传学异常的 AML

AML 伴 t（8；21）（q22；q22）；RUNX1-RUNX1T1

AML 伴 inv（16）（p13.1q22）；或 t（16；16）（p13.1；q22）；CBFβ-MYH11

APL 伴 PML-RARα

AML 伴 t（9；11）（p22；q23）；MLLT3-KMT2A

AML 伴 t（6；9）（p23；q34）；DEK-NUP214（DEK-CAN）

AML 伴 inv（3）（q21q26.2）或 t（3；3）（q21；q26.2）；GATA2，MECOM

AML（原始巨核细胞性）伴 t（1；22）（p13；q13）；RBM15-MKL1

AML 伴 BCR-ABL1（暂命名）

AML 伴 NPM1 突变（暂命名）

AML 伴 CEBPA 双等位基因突变

AML 伴 RUNX1 突变（暂命名）

（2）AML 伴骨髓增生异常相关改变

（3）治疗相关的髓系肿瘤

（4）非特指型 AML（non otherwise specified，AML-NOS）

AML 微分化型

AML 未分化型

AML 部分分化型

急性粒-单核细胞白血病

急性单核细胞白血病

纯红白血病

急性巨核细胞白血病

急性嗜碱性粒细胞白血病

急性全髓增生伴骨髓纤维化

（5）髓系肉瘤

（6）Down 综合征（唐氏综合征）相关的髓系增殖

短暂性异常骨髓增殖（transient abnormal myelopoiesis，TAM）

Down 综合征相关的髓系白血病

533. 什么是急性髓系白血病非特指型

答：急性髓系白血病非特指型（AML non otherwise specified，AML-NOS）是 2016 年 WHO 分型之一，指没有特异性染色体或基因异常。该组 AML 分类标准主要依据白血病的细胞形态学、细胞化学染色以及免疫表型特征。骨髓或血涂片白血病原始细胞>20% 是形态学的主要诊断标准。若骨髓象中有核细胞未达到标准时，骨髓活检的免疫组化染色中，髓系白血病原始细胞>20% 也可作为 AML-NOS 的评判标准。AML-NOS 目前大致对照 FAB 分型标准进行命名，其亚型包括：AML 微分化型、AML 未分化型、AML 部分分化型、急性粒单核细胞白血病、急性单核细胞白血病、纯红白血病、急性巨核细胞白血病、急性嗜碱性粒细胞白血病和急性全髓增生伴骨髓纤维化。

534. 什么是急性髓系白血病微分化型

答：急性髓系白血病微分化型是 AML-NOS 的一种亚型，指形态学和细胞化学不能提供髓系分化证据，但可以通过免疫学标志、超微结构检查等方式证实为带有原始细胞髓系特征的 AML。此病发病率较低，占 AML 的 2%~3%，常见于老年人和婴幼儿，肝脾淋巴结肿大不明显，治疗效果差，生存期短。外周血中白细胞数量患者之间差异较大，有些患者白细胞可低至 0.6×10^9/L，高者可达 175×10^9/L，但原始细胞比例较低，并伴有轻度贫血。骨髓象中，原始细胞比例可高达 90% 以上，其特点为细胞形态学不能分型，无髓过氧化物酶活性并且无 Auer 小体存在。细胞化学染色 POX 及 SBB 阳性率<3%，因而易与 ALL 混淆，在 FAB 分型中相当于 M_0。免疫表型中，大多数患者会表达早期造血细胞标志，具有祖细胞特征，表达的抗原包括 CD13、CD33、TdT 及 CD34 等。大多数患者的人类白细胞抗原 HLA-DR 也呈现阳性。与粒、单核细胞成熟相关的标志 CD65、CD14、CD15 和 CD11b 表达较低，T、B 淋巴细胞限制性胞内抗原均为阴性，组化染色 MPO 阴性，AML-M_0 幼稚细胞的 SSC 往往较低，与淋巴细胞相似。约有 70% 的该类型病例具有染色体异常，复杂核型比例高达 42%，但没有特异性，预后较差。

535. 什么是急性髓系白血病未分化型

答：急性粒细胞白血病未分化型是 AML-NOS 的一种亚型，一种向粒系方向分化的原始细胞显著增生，但未发现在粒系有进一步成熟证据的一种 AML。该亚型约占 AML 的 5%~10%，多见于成年人。此类患者大部分起病急骤，进展迅速，常伴有严重的感染、发热、出血和贫血等，常出现侵犯中枢神经系统的表现。外周血象表现为红细胞和血红蛋白明显减少，可见原始和幼稚红细胞；外周血涂片以原始粒细胞为主，有时可高达90%，可见畸形原始细胞。血小板有不同程度的减少，半数病例在$50×10^9/L$以下。骨髓象：增生极度活跃或者明显活跃，原始粒细胞>90%，其中小原粒细胞需与淋巴细胞鉴别，少量病例可见Auer小体，幼红和巨核细胞明显减少，淋巴细胞也减少。早幼粒和中幼粒细胞<15%。3%的原粒细胞为POX或SBB染色阳性。在FAB分型中相当于M_1。原始细胞表达MPO和一个或多个髓系相关标志，如CD13、CD33和CD117。CD34和HLA-DR在70%的病例中阳性，近半数病例不表达成熟粒细胞标志，如CD15、CD65，也不表达单核细胞成熟标志CD14、CD64，部分病例表达CD11b。T、B淋巴细胞限制性胞内抗原cCD3、cCD79a、cCD22均为阴性，30%病例表达CD7，其他淋巴细胞相关标志仅少数病例表达，SSC比淋巴细胞稍大。部分患者可见费城染色体（Ph）和inv（3）等染色体异常，提示预后不良。

536. 什么是急性粒细胞白血病部分分化型

答：急性粒细胞白血病部分分化型是AML-NOS的一种亚型，一种常见的AML，表现为外周血或骨髓中原始细胞增加，并伴有粒细胞成熟的证据。发病率约占AML的10%左右，常见于青年和老年人。此类型相当于FAB分型中的急性髓系白血病M_{2a}型。外周血中，以原始粒细胞和各阶段幼稚粒细胞为主，红细胞，血红蛋白和血小板减少较严重。骨髓象中有核细胞增生明显或极度活跃，原始粒细胞占20%～89%，并可见早幼粒以下阶段细胞约占10%，约一半病例可见Auer小体。细胞大小各异，核发育迟缓，退行性变多见。单核细胞比例小于20%，红细胞增生受抑制，巨核细胞和血小板减少明显。POX和SBB染色呈强阳性反应，NAS-DCE呈阳性反应，α-NAE可呈弱阳性反应，但不被NAF抑制。原始细胞表达一个或多个髓系相关抗原，如CD34、HLA-DR和（或）CD117，大多数原始细胞表达髓系共同抗原如CD13、CD33、CD65、CD11b和CD16，一般不表达单核细胞成熟标志CD14和CD64，20%～30%病例表达CD7，其他淋巴细胞相关标志较少表达。细胞遗传学表现上可检测到染色体异常，但不具有特异性重现性染色体异常。

537. 什么是急性髓系白血病伴t（8；21）（q22；q22）

答：t（8；21）（q22；q22）是AML中最常见的核型异常之一，约占AML的5%，是一种带有重现性异常的粒细胞部分分化成熟的AML。该类型患者约90%以上属于FAB分型中的M_{2b}型（少部分为M_1型和M_{2a}型）。有该遗传学特征的患者，即使原始细胞数<20%，亦可诊断为AML伴t（8；21）（q22；q22）。该类型AML患者血象大多白细胞减少，有少部分病例有白细胞增高现象，血红蛋白和血小板可有不同程度减少。形态学以骨髓象中性中幼粒细胞明显增生为特征。粒系增生明显活跃或极度活跃异常中性中幼粒细胞比值>20%，有些病例可见双核或者畸形核幼红细胞。巨核细胞和血小板会有不同程度的减少。细胞化学染色大部分原始细胞POX染色呈阳性或者强阳性。免疫表型中部分原始细胞显示强表达CD34、HLA-DR、MPO和CD13。但CD33经常弱表达。由于此类AML经常伴有粒系细胞成熟，在部分细胞中可见粒系成熟的标志，如表达CD15和（或）CD65。同时还会表达淋巴细胞系标志CD19、PAX5、CD56，也可以表达胞内CD79a，其中特别是 CD19，在 t（8；21）中的表达相较于无此易位的 M_2 患者有显著增高。还有些病例表达 TdT，但常为弱表达。表达 CD56 的患者可能是涉及了 NK 细胞，因此预后比较差。当白血病出现弱的 CD19（伴 CD56）、弱 CD33 表达时，多提示存在 t（8；21），应进行染色体或荧光定量 PCR 检测，以证实存在此种染色体易位。有文献认为 CD19、CD56 和 CD33 低表达对判断 AML 伴 t（8；21）有较高的准确性和特异性。RUNX1-RUNX1T1 是该遗传学异常产生的融合基因，常伴有-Y，可通过 FISH 及 PCR 方法检出。少数病例还伴有其他染色体改变，但不具有重现性。30% 的儿童患者存在 K-ras 和 N-ras 突变，20%～30%的患者可见出 c-KIT 突变，常见于儿童与青年，男性多于女性。

538. 什么是急性早幼粒细胞白血病

答：1949 年，法国血液学家对一种严重出血综合征与某些白血病的相关性进行了描述，这种白血病后来被称为急性早幼粒细胞白血病（acute promyelocytic leukemia，APL）。APL 在 AML 中约占 10%，原发性 APL 的病因目前尚未完全清楚。继发性 APL 常见于应用化疗和（或）放疗的肿瘤患者，也有应用烷化剂和拓扑异构酶Ⅱ抑制剂引起 APL 的报道，继发性 APL 预后较好，对治疗的反应和长期生存率和原发性相近。出血倾向是 APL 的突出特征，包括咯血、血尿、阴道出血、黑便、呕血以及肺和颅内出血，还有更典型的皮肤和黏膜出血。有 10%～20% 的患者死于早期出血，弥散性血管内凝血（DIC）发生率高，也可发生原发性纤溶亢进。在大多数病例中，凝血酶原和部分凝血活酶时间延长，血浆纤维蛋白原水平降低，这种凝血功能障碍主要是因为白血病性早幼粒细胞的颗粒中释放的促凝因子导致的血管内凝血。其他临床表现还有如贫血、出血和感染，白血病细胞浸润有关的表现如肝脾和淋巴结肿大、骨痛等。最常见的并发症包括细菌、病毒和真菌感染导致的发热，感染的部位常见于口腔、肺部和皮肤，严重者可出现败血症、感染中毒性休克。

539. 为什么急性早幼粒细胞白血病需要进行外周血和骨髓检查

答：因为 APL 患者的血象和骨髓象常具有典型的特征性改变。外周血常表现为血红蛋白及红细胞数呈轻度到中度减少，部分病例为重度减少；白细胞计数大多在 $15×10^9/L$ 以下，但也有正常或明显增高的病例，减少者可表现为全血细胞减少，分类以异常早幼粒细胞为主，可高达 90%，可见少数原粒及其他阶段粒细胞，Auer 小体易见；血小板中度到重度减少（$<50×10^9/L$）。多数病例骨髓增生极度活跃，个别病例增生低下，分类以颗粒增多的早幼粒细胞增生为主，占 30%～90%，早幼粒细胞与原始粒细胞之比>3∶1，早幼粒细胞以下各阶段细胞均明显减少。异常的早幼粒细胞胞质丰富，有的含短而粗的 Auer 小体，胞质分内外两层，外层中无颗粒，内层中有大小不均的颗粒，根据颗粒的大小可分为两类①粗颗粒型（M_{3a}）：胞质中充满粗大的嗜苯胺蓝颗粒，且密集或融合分布，颗粒常覆盖在核上，使核的形态不易辨认；②细颗粒型（M_{3b}）：胞质中嗜苯胺蓝颗粒细小而密集分布，核扭曲、折叠或分叶。细胞化学染色：POX、SBB、NAS-DCE 和 ACP 染色均呈阳性或强阳性反应，NAS-DCE 可呈阳性反应，但不被氟化钠抑制，α-NBE 染色阴性，可与急性单核细胞白血病相鉴别，NAP 积分明显降低。

540. 为什么急性早幼粒细胞白血病需要进行细胞遗传学检查

答：几乎所有 APL 和 CML 急性早幼粒变的病例，均存在 17 号染色体与另一条染色体（如 15、5 或 11）之间的易位，这是 APL 特征性的细胞遗传学改变，在 AML 的其他亚型中见不到。因此，出现这类易位可以明确诊断 APL，并和其他亚型相鉴别。t（15；17）（q22；q12/21）最常见（>95%），也可见 5 号/11 号染色体和 17 号之间的变异型易位 t（5；17）（q32；q21）、t（11；17）（q13 or q23；q21）、17 号等臂染色体及其他不常见类型。APL（M_3）包括 M_{3a} 和 M_{3b} 均可检出 t（15；17），因而是该型白血病高度特异性的细胞遗传学标志。除 t（15；17）外，APL 最常见的额外异常为+8，约存在于 1/3 病例。临床上仍有 5% 左右的病例由于染色体制备失败、采用直接法制备染色体标本、分裂象量少、质差、小克隆、15 和 17 的插入易位或涉及 3 条染色体的变异型易位等不同原因而造成漏诊。此时可采用荧光定量 PCR 或双色双融合荧光原位杂交技术检测 *PML-RARα* 融合基因。

541. 为什么急性早幼粒细胞白血病需要进行分子生物学检测

答：临床上约 5% 的病例会因某些情况（染色体制备失败等）无法完成细胞遗传学检查，此时需通过分子生物学手段进行相关基因的检测，有助于减少 APL 的误诊或漏诊发生率。17 号染色体上断裂点在 *RARα* 基因上，而 15 号染色体上的断裂点在 PML 上，后者编码一种独特的转录因子。易位产生了两种新的融合基因：一种是在 APL 中转录很活跃的 RARα-PML，另一种是 PML-RARα，这种融合基因也可被转录，并可能造成造血功能异常。PML-RARα 有两种同工异构体，分别产生短链（S 型）和长链（L 型）的融合信使 RNA（mRNA），短链患者的预后可能比长链患者差。针对融合 mRNA 的荧光定量 PCR 反应可用于在初诊和缓解期检测带有 t（15；17）易位的细胞。对于和 5 号、11 号染色体发生变异型易位的 APL，则需检测 NPM-RARα、PLZF-RARα 或是 STAT5b-RARα 融合基因。此外，部分 APL 患者伴有 FLT3 基因突变，预后差，因此初诊的 APL 患者应同时检测 AML 突变基因谱，可评估预后，制定更合理的治疗方案。

542. 为什么急性早幼粒细胞白血病需要进行免疫分型

答：APL 是一类早幼粒细胞增多的 AML，其免疫表型具有一定特征性，是以 CD34、HLA-DR、CD11b、CD11c 和 CD18 低表达或阴性为特征。白血病细胞通常均一高表达 CD33 和异质性表达 CD13，多数病例表达 CD117，粒系分化标志 CD15 和 CD65 常为阴性或只有弱表达。从基因水平来看，APL 伴 t（15；17）（q22；q12）患者的 PML-RARα 融合基因有三种类型：长链型 L 其免疫表型为典型的 APL 特点、变异型 V 无明显特征，短链型 S 其幼稚细胞形态经常为微颗粒型。流式中 SSC 值比典型 APL 患者低，部分患者表达 CD34，但多数患者的免疫表型与长链型 L 无明显区别。APL 是一种可治愈的白血病，患者对维甲酸和砷剂治疗有很好的疗效，预后好。但是早期较凶险，及时治疗将直接影响患者预后，因此对此型白血病的确诊尤为重要。

543. 什么是急性粒-单核细胞白血病

答：急性粒-单核细胞白血病是 AML-NOS 的亚型之一，一种粒细胞和单核细胞两系同时恶性增生的急性白血病，大约占 AML 的 15%。此型比急性原粒细胞白血病患者更易发生牙龈、皮肤和中枢神经系统的髓外浸润，大多数病例的血清和尿溶菌酶水平增加。这种 AML 亚型（在 FAB 分型中为 M_4 型），骨髓中嗜酸性或嗜碱性粒细胞比例增加，其中有两个特殊亚型：一种亚型是骨髓嗜酸性粒细胞数量增加（10%～50%），原始细胞中可见 Auer 小体，嗜酸性粒细胞异常增大，嗜酸性中幼粒细胞含有大的嗜碱性颗粒（这种亚型在 FAB 分类中被命名为 M_{4eo}），虽然这种亚型出现中枢神经系统累及的风险增加，但其化疗效果好，完全缓解率接近 100%，中位生存期可达 5 年以上，预后却比一般情况的 AML 更好。另有一种亚型伴有 t（6；9）（p23；q34）易位，约发生于 1% 病例，可表现为急性粒-单核细胞白血病或急性原粒细胞白血病，常见贫血、血小板减少和白细胞计数可变，并有原始粒细胞出现，此型原始粒细胞中往往含有 Auer 小体，约一半的病例中骨髓嗜碱性粒细胞增多，这种罕见亚型若发生在年轻的患者时，骨髓会出现三系细胞形态异常和环状铁粒幼红细胞增多，预后较差。

544. 为什么急性粒-单核细胞白血病需要进行外周血和骨髓检查

答：急性粒-单核细胞白血病的外周血象和骨髓象具有一定特征性。其血红蛋白、红细胞和血小板中度到重度减少，白细胞数常增高、部分可减低，可见粒、单核两系早期细胞，原始和幼稚单核细胞可达 30%～40%，且有较活跃的吞噬现象，粒系中早幼粒以下各阶段均易见到。骨髓象中有核细胞增生极度活跃或明显活跃，粒、单两系同时增生，红、巨核两系受抑制，原始细胞明显增多，比值≥20%。本病异质性很强，至少包括两种类型：①白血病细胞分别具有粒、单核两系形态学特征；②白血病细胞同时具有粒系和单核系特征。第一种类型具有原始细胞向粒系和单核系两个方向分化的证据，即中性粒细胞及其前体细胞、单核细胞及其前体细胞分别≥20%。原始和幼稚细胞 α-NAE 染色阳性，其中原粒细胞不被氟化钠抑制，而原单核细胞可被氟化钠抑制。酯酶双染色：NAS-DCE 原始、幼稚和成熟粒细胞呈阳性，而单核细胞呈阴性，或 α-NAE 和 NAS-DCE 染色双阳性。原始和幼稚单核细胞 POX 和 SBB 染色阴性或弱阳性，幼稚粒细胞呈阳性或强阳性反应，以此可与其他 AML 亚型作初步鉴别。

545. 为什么急性粒-单核细胞白血病需要进行遗传学和免疫分型检测

答：急性粒-单核细胞白血病患者进行细胞遗传学和免疫表型检测可辅助鉴别诊断，寻找疗效判断的指标。大多数病例有髓系相关的非特异性细胞遗传学异常，如+8 等。免疫表型有几个表型不同的细胞群：原始细胞表达 CD34 和（或）CD117，大多数情况下表达 HLA-DR，约 30% 表达 CD7，其他淋巴细胞相关标志很少表达；髓系细胞表达 CD13、CD33 和 CD15；单核系细胞表达 CD4、CD11b、CD11c、CD14、CD36 和 CD64；巨噬细胞表达特异性抗原 CD68、CD163 和溶菌酶；CD15 和强 CD64 共表达是单核细胞分化的特征性标志。幼稚粒细胞的 SSC 与 AML 部分分化型细胞相似，往往与正常单核细胞融合成一体，需要仔细分辨。

546. 为什么急性髓系白血病伴 16 号染色体异常需要做遗传学检测

答：该型白血病是一种有单核细胞系和粒细胞系分化迹象的 AML，相当于 FAB 分型中的 M_{4eo}，见于 5%～8% 的 AML 和 25% 的急性粒-单核细胞白血病。细胞遗传学上，虽以

16 号染色体异常为其主要特征，但并非为单一性改变，至少能见到 4 种类型：inv（16）（p13q22）、del（16）（q22）、t（16；16）（p13；q22）和 ins（16）（q22p13.1p13.3），不同的类型涉及的分子生物学机制可能不同，且提供了不同的治疗和监测靶点，因此细胞遗传学检测是必不可少的。以 inv（16）最多见，部分患者还伴有+22、+8、del（7q）、+21 和 c-KIT 突变，其中+8 和+22 是常见的继发性改变。inv（16）是一种微小的染色体异常，常规核型分析难以发现，造成漏诊。inv（16）导致位于 16p13 的 *MYH11* 基因和位于 16q22 的 *CBFβ* 基因断裂后连在一起，形成 *CBFβ-MYH11* 融合基因。CBFβ-MYH11 由于阻断了 CBFα/β 的转录激活功能而导致关键靶基因表达诱导的阻断。有人发现 30% 伴 inv（16）的 AML 缺乏典型 M_{4eo} 的形态学特点，而 10% 不伴有嗜酸性粒细胞异常的急性粒-单核细胞白血病有 *CBFβ-MYH11* 融合基因。因此，形态学上怀疑此亚型的患者要进行荧光定量 PCR 和 FISH 检测，以防漏诊和误诊。临床上以髓细胞肉瘤（绿色瘤）为首发表现，常有显著的骨髓嗜酸性粒细胞异常。

547. 为什么急性髓系白血病伴 16 号染色体异常需要检测免疫表型

答：此类患者其免疫表型具有一定的特征性，可作为疾病分型和疗效监测的重要参考指标。伴 inv（16）（p13；q22）和 t（16；16）（p13；q22）的 AML 经常伴有粒和单核系细胞分化，以骨髓中存在异常嗜酸性粒细胞为特征，在免疫表型中原始细胞高表达 CD34、HLA-DR，细胞向粒系分化（CD13、CD33、CD15、CD65、MPO 阳性）和向单核系细胞分化（CD14、CD4、CD11b、CD11c、CD64、CD36 和颗粒酶阳性），淋系抗原 CD7、CD19、CD56 几乎不表达，经常可见抗原表达的不同步表型。有报道同时表达 CD2，但不具有特异性。如果患者为 AML 伴单核系细胞分化，且同时出现嗜酸性粒细胞增多，往往提示为 AML 伴 inv（16），经染色体和基因检测后发现绝大多数患者为阳性。嗜酸性粒细胞和粒细胞在免疫表型上有许多相似之处，均表达 CD13、CD33、CD11b 等，但 CD16 阴性，成熟嗜酸性粒细胞表达 CD9 和 CD123。

548. 什么是急性单核细胞白血病

答：1913 年首次报道了单核细胞白血病，大约 8% 的 AML 患者表现为急性单核细胞白血病，在 FAB 分型中称为 M_5 型，多见于儿童或年轻人。本病的髓外肿瘤发生率较高（50%），可见于皮肤、牙龈、眼、喉、肺、直肠和肛管、膀胱、淋巴结、脑膜、中枢神经系统以及其他部位，肝大和脾大在此型里更常见。无论是在初诊时还是在缓解期，急性单核细胞白血病的中枢神经系统和脑膜受累的发病率均相对较高，其治疗也比较复杂。因此即使患者已经获得缓解，无症状情况下也应进行脑脊液检查。对起病时白细胞较高的患者，考虑到累及脑膜风险大，大多数治疗建议在进入缓解期后进行氨甲蝶呤或阿糖胞苷预防性鞘内注射。大多数患者的血清和尿溶菌酶水平升高，在 80% 以上的患者中血清乳酸脱氢酶及 $β_2$ 微球蛋白浓度增加。

549. 为什么急性单核细胞白血病需要进行外周血和骨髓检查

答：外周血象和骨髓象检查是诊断急性单核细胞白血病的重要依据之一。外周血血红蛋白和红细胞数呈中度到重度减少，多数患者的白细胞数增高，分类原始和幼稚单核细胞通常>75％，血小板重度减少。骨髓增生极度活跃或明显活跃，当血液中含有更多外表似成熟的单核细胞时，骨髓中的原始单核细胞比例较低，为15％～50％；当血液中主要是原始单核细胞时，骨髓含有50％～90％的原始细胞。当原始单核细胞占主要地位时，可无 Auer 小体，但在血液和骨髓中幼稚单核细胞更多时可见到1～2条 Auer 小体。细胞化学染色：NAE 呈阳性，可被氟化钠抑制，α-NAE 染色诊断价值较大；PAS 染色约半数呈阴性反应，半数呈细颗粒状或粉红色弱阳性反应，而幼稚单核细胞多数为阳性反应；POX 和 SBB 染色原始单核细胞呈阴性或弱阳性反应，幼稚单核细胞多为阳性反应。

550. 为什么急性单核细胞白血病需要进行遗传学、分子生物学和免疫学检测

答：急性单核细胞白血病的 MICM 特征性不强，诊断时需参考多种检测结果综合判断。

（1）遗传学检测：t/del11（q23）易位和单核细胞白血病有特殊的联系，约见于22％的急性单核细胞白血病。它可以是单纯缺失，也可以是易位，易位断裂位点往往位于11q23 部位，与它易位的配对染色体不固定，易位方式超过50 种，其中以 t（9；11）（p22；q23）、t（6；11）（q27；q23）、t（10；11）（p12；q23）、t（11；17）（q23；q21）和 t（11；19）（q23；p13）较为多见。

（2）基因检测：t（9；11）易位形成的融合基因 MLL-AF9，导致干扰素-β 基因易位至11 号染色体上，而原癌基因 ETS-1 易位至9 号染色体上并与干扰素-α 基因相邻，后两者相邻可能在单核细胞白血病的发病机制中有非常重要的作用。以上所述的这些易位还能分别产生 *MLL-AF6*（*6q27*）、*MLL-AF10*（*10p12*）、*MLL-AF17*（*17q21*）和 *MLL-ELL*（*19p13*）融合基因。这些融合基因翻译出的融合蛋白缺失 *MLL* 基因的激活区，干扰了野生型 *MLL* 基因对其下游 HOX 基因的表达调节，导致白血病的发生。

（3）免疫学检测：急性单核细胞白血病不同程度表达髓系标志，如 CD13、CD33（非常强）、CD15 和 CD65；一般至少表达2 个单核细胞特征性标志，如 CD14、CD4、CD11b、CD11c、CD64、CD36、CD68 和溶菌酶。30％病例 CD34 阳性、CD117 表达更多见，几乎所有病例表达 HLA-DR，24％～70％病例异常表达 CD7 和（或）CD56。

伴 t（9；11）（p22；q23）的单核细胞白血病，也称为"AML 伴11q23 异常"，它强表达 CD33、CD65、CD4 和 HLA-DR，低表达 CD13、CD34 和 CD14。多数成人 AML 伴11q23 异常患者表达单核细胞分化标志，如 CD14、CD4、CD11b、CD11c、CD64、CD36 和溶菌酶，不同程度表达 CD34、CD117。

551. 什么是纯红白血病

答：纯红白血病是以红系恶性增殖为主的 AML，2016 版 WHO 分型将2008 版的急性红白血病和红白血病这两个分型去除，仅保留"纯红白血病"。该白血病以幼稚型红细胞增生为主，约占有核细胞的>80％，没有明显的其他髓系原始细胞增多的证据。①外周血中红细胞、血红蛋白和血小板明显减少，可见各阶段幼红细胞，以中、晚幼红细胞为主，并伴有少量的原始和早幼红细胞；②骨髓象中原始红细胞和早幼红细胞多见，并呈肿瘤性增生，比例>80％，粒系和单核系增生受到抑制，巨核细胞和血小板明显减少。幼红细胞 PAS 染色常呈现阳性，铁染色可见环铁粒幼细胞。③免疫学检测：免疫表型中红系幼稚细

胞不表达髓系相关标志（CD34 和 HLA-DR 阴性，MPO 阴性），却表达血型糖蛋白 A 和血红蛋白 A，如果幼红细胞处于分化程度较低时，血型糖蛋白 A 也会不表达或弱表达，但 CD36 经常阳性，CD36 不是红系特异抗原，单核细胞和巨核细胞上也有表达。髓系幼稚细胞免疫表型与 AML-M$_0$ 和 AML-M$_1$ 相似，可有复杂染色体异常，但不具有重现性。

552. 什么是急性巨核细胞白血病

答：急性巨核细胞白血病在 FAB 分类中属于 M$_7$ 型，在 2016 年 WHO 分型中是 AML-NOS 的亚型之。此型的发病率在 AML 中约为 5%，在儿童 AML 中的发病率是成人的 2 倍以上，特别是在唐氏综合征或纵隔生殖肿瘤患者所伴发的 AML 中，这个亚型特别易发。此型患者通常表现为面色苍白、虚弱、出血和贫血；肝、脾、淋巴结肿大少见。实验室检查：血清乳酸脱氢酶水平常显著增加，且具有同构现象；起病时，白细胞数减少，血小板计数正常或升高，血液中发现异常血小板或巨核细胞胞质碎片，骨髓穿刺因具有广泛骨髓纤维化，往往"干抽"。白血病性原始巨核细胞和幼稚巨核细胞在光镜下难以识别，如果见到血液中的原始细胞具有淋巴细胞样外观（小巨核细胞），特别是骨髓活检提示明显的骨髓纤维化，出现骨髓干抽现象，可高度怀疑此病。

553. 为什么急性巨核细胞白血病需要进行血细胞形态学和细胞遗传学检查

答：急性巨核细胞白血病在血细胞形态学和细胞遗传学上具有特征性变化。①外周血中常见全血细胞减少，血红蛋白降低，血片中可见到类似淋巴细胞的小巨核细胞，易见畸形和巨型血小板，也可见有核红细胞；②粒系和红系增生减低，巨核细胞系异常增生，全片巨核细胞可多达 1000 个，以原始和幼稚巨核细胞为主。根据白血病性巨核细胞的分化程度可分为两种类型：一是未成熟型，以原始巨核细胞增多为主；二是成熟型，原始与成熟巨核细胞同时存在。血小板易见，成堆或分散分布于涂片上，畸形明显，颗粒较多。α-NAE染色阳性，但能被氟化钠抑制，ACP 和 PAS 染色阳性，MPO 和 SBB 染色阴性；③细胞遗传学：患者常见复杂染色体异常，成人巨核细胞白血病与 3 号染色体异常相关联，如 inv（3）、del（3）等；婴儿巨核细胞白血病与 t（1;22）（p13;q13）存在相关性，还可见到+8、+21 等非特异性的额外染色体异常。

554. 为什么急性巨核细胞白血病需要进行免疫表型检测

答：急性巨核细胞白血病的免疫表型极具特点，常能检测到较高比例的表达巨核细胞系相关抗原的白血病细胞。其幼稚巨核细胞表达一个或多个血小板糖蛋白：CD41 和 CD61；成熟巨核细胞的抗原血小板糖蛋白 CD42 常为阴性，CD36 为特征性阳性。原始巨核细胞不表达 MPO 及其他髓系标志，不表达淋系标志和 TdT，但会异常表达 CD7。虽然 CD41 和 CD61 对急性巨核细胞白血病具有诊断意义，但这两个抗体不是巨核细胞特有的，在血小板上也有表达，当血小板与粒细胞、单核细胞、红细胞及其幼稚细胞黏附时，很容易出现假阳性。因此解释 CD41 和 CD61 结果时，要特别小心假阳性的可能，不能轻易下结论。

伴 inv（3）（q11q26.2）或 t（3;3）（q21;q26.2）的急性巨核细胞白血病可初发和（或）继发于 MDS，原始巨核细胞表达 CD33、CD13、CD34、CD38 和 HLA-DR，一些病例

表达 CD7 和巨核细胞标志 CD41、CD61，一般不表达淋系标志。AML 伴 t（1；22）（p13；q13）经常显示巨核细胞系成熟，原始巨核细胞表达一个或多个血小板糖蛋白 CD41 和（或）CD61；更成熟的血小板相关标志很少表达，髓系相关标志 CD33、CD13 可能阳性，CD36 特征性阳性；CD34、CD45 和 HLA-DR 常阴性，MPO、淋系标志和 TdT 阴性。

555. 什么是急性嗜酸性粒细胞白血病

答：急性嗜酸性粒细胞白血病是一种以嗜酸性前体细胞自主性、克隆性增殖，导致外周血、骨髓象增生明显活跃或增生活跃，其发病率低，约占 AML 的 0.3%。存在 16 号染色体倒位或 16 号染色体异常的情况不能认为是急性嗜酸性粒细胞白血病。它是 AML 的一种原发性骨髓及周围组织嗜酸性粒细胞持续增多的疾病。患者血液和骨髓中 50%~80% 为嗜酸性粒细胞。患者表现为：贫血、出血和血小板减少、肝脾肿大、血液和骨髓中存在原始细胞。大多有明显的嗜酸性粒细胞分化，这些嗜酸性粒细胞形态异常，体积比正常嗜酸性粒细胞小，胞质颗粒较少。诊断此疾病需除外引起嗜酸性粒细胞增多的基础疾病，如寄生虫感染、过敏性疾病、结缔组织病和慢性髓细胞白血病等。需与高嗜酸性粒细胞综合征相鉴别：若骨髓中原始细胞>5% 则为嗜酸性粒细胞白血病，且该病进展迅速。

556. 什么是急性嗜碱性粒细胞白血病

答：急性嗜碱性粒细胞白血病（acute basophilic leukemia，ABL）为一种罕见的造血系统恶性肿瘤，是 AML-NOS 的亚型之一，约占 AML 的 1% 以下，ABL 分为原发性及继发性。原发性 ABL 其细胞内不含有费城（Ph）染色体，这类细胞可被甲苯胺蓝染色，且其嗜碱性颗粒在中幼粒细胞中最明显，原发性 ABL 较少见，但婴幼儿及儿童发病率较成年人高；继发性 ABL 多数是从 CML 慢性期演变而来，其核型可能会出现 Ph 染色体。ABL 临床起病较急骤，除具有急性白血病的一般表现外，还可有明显的高组胺血症表现，如出血、腹痛、腹泻、恶心、呕吐、心动过速、低血压、消化性溃疡、支气管哮喘、瘙痒、水肿、荨麻疹样皮疹等症状。这可能与血小板减少、血管周围嗜碱性粒细胞浸润、嗜碱性粒细胞内颗粒释放肝素、组胺及类胰蛋白酶等有关，本病病程短暂，多死于颅内出血。

557. 为什么急性嗜碱性粒细胞白血病需行形态学、细胞遗传学和免疫学检查

答：急性嗜碱性粒细胞白血病（ABL）在形态学、细胞遗传学和免疫学中都存在一些特征性变化，三种检查联合运用是诊断 ABL 的重要依据。①外周血中原始嗜碱性粒细胞和白细胞计数升高。②骨髓细胞中多数是原始、早期和晚期的嗜碱性粒细胞；NAS-DCE、POX、SBB、PAS 染色结果呈阳性或阴性。③细胞遗传学检查：核型可为正常或 t（9；22）、21 三体，偶有 7 号染色体长臂缺失；9 号染色体上的某个基因可能与嗜碱性粒细胞的生成密切相关，因此 9 号染色体异常的 AML 患者原始细胞向着嗜碱性粒细胞分化；④免疫学检查：原始细胞表达 CD13 和（或）CD33、CD34，经常表达 CD123、CD203G 和 CD11b，但其他单核细胞标志为阴性。与正常嗜碱性粒细胞不同，可以表达 HLA-DR 但不表达 CD117，肥大细胞表达 CD117、类胰蛋白酶和 CD25，用这些抗原可以对以上几种细胞做鉴别。

558. 什么是急性肥大细胞白血病

答：肥大细胞白血病（mast cell leukemia，MCL）又称为组织嗜碱性粒细胞白血病，MCL 约占恶性肥大细胞肿瘤的 15%，不少病例先有系统性肥大细胞增生症（systemic mastocytosis，SM），以后转变为白血病，少数开始即以肥大细胞白血病发病。MCL 是肥大细胞在体内恶性增殖的晚期表现，一般症状与急性白血病相似，也有较特异的表现。由于肥大细胞颗粒内活性物质如：组胺、肝素、肿瘤坏死因子-α（tumor necrosis factor-α，TNF-α）等的释放，可引起一系列变态反应表现，如：面色潮红、低血压、瘙痒或骨痛、头痛、支气管痉挛、呼吸困难，消化性溃疡和消化道出血。胃肠道浸润时可有腹痛、恶心、呕吐、腹泻、发热，肝、脾、淋巴结肿大常见，皮肤色素性荨麻疹少见，患者一般有贫血、血小板减少。

559. 为什么急性肥大细胞白血病需要进行形态学和免疫表型检查

答：急性肥大细胞白血病形态学和免疫表型具有一定的特征性。①形态学检查：外周血白细胞数在 $(10 \sim 15) \times 10^9/L$；骨髓活检显示肥大细胞明显增多，有时可达 90%，白血病性肥大细胞呈圆形或类圆形，染色质较细致，核仁清或不清，胞浆蓝色、充满或多或少的深紫红色颗粒并覆盖于核上，并易见伪足和吞噬红细胞现象；SBB 和甲苯胺蓝可着色，特异性酯酶、类胰蛋白酶阳性，酸性磷酸酶染色阳性，溶菌酶弱阳性；过氧化物酶和非特异性酯酶阴性。②免疫表型检测：恶性肥大细胞表达 CD9、CD33、CD44 和 CD117，不表达单核细胞相关抗原 CD14、CD15 及嗜碱性粒细胞相关抗原 CD116、CDw17、CD123/IL-3RCK。本病需与急性嗜碱性粒细胞白血病相鉴别：后者 NAS-DCE 酯酶阴性、CD11b 阳性、CD117 阴性或弱阳性、CD123 阳性、细胞或血浆类胰蛋白酶无升高，且在电子显微镜下具有嗜碱性样颗粒；而肥大细胞白血病的细胞中 NAS-DCE 酯酶阳性、CD11b 阴性、CD117 阳性、CD123 阴性，细胞及血浆类胰蛋白酶升高，且电镜下可见肥大细胞样颗粒。

560. 什么是中枢神经系统白血病

答：中枢神经系统白血病（central nervous system leukemia，CNSL），简称"脑白"，是白血病细胞浸润至蛛网膜或邻近神经组织所引起的一种髓外白血病。是白血病的一种常见并发症，患者表现为神经和（或）精神症状，CNSL 可见于白血病病程的任何阶段，可为白血病的首发症状，也可发生于白血病治疗缓解后多年，多以发病后半年左右的完全缓解期多见。CNSL 主要发生在蛛网膜、硬脑膜、脑实质、脉络丛以及脑神经等。CNSL 以 ALL 并发多见，AML 中以粒-单核细胞白血病和单核细胞白血病并发多见，儿童 ALL 并发 CNSL 的发生率远高于成人 ALL。临床上主要表现为头痛、恶心、呕吐、视神经乳头水肿、视力障碍、抽搐、昏迷、偏瘫及脑膜刺激症状。脑脊液检查白细胞和蛋白质增高，糖和氯化物减低；流式细胞术若发现表达 CD34 细胞，可认为是原始细胞，若有不该出现的细胞，则可能是浸润的白血病细胞。在 ALL 合并 CNSL 患者脑脊液中的可溶性 CD27（sCD27）升高可作为特异性和敏感性较高的诊断和疗效评估指标。

561. 什么是急性全髓增生伴骨髓纤维化

答：急性全髓增生伴骨髓纤维化是一种伴有骨髓纤维化的全髓增生症，2008 年和

2016 年 WHO 分型均将其归类为 AML 的一种亚型。发病率在 AML 中占 1%～2%，多见于成年人，男性多于女性，主要症状包括乏力、衰弱，出血和呼吸困难，起病急骤，进展迅速，对治疗反应差，最后死亡。实验室检查：外周血以全血细胞减少为主要特征，幼稚粒细胞及幼稚红细胞增多。骨髓象特征与原发性骨髓纤维化相似：以巨核细胞核增生为主，伴有骨髓结缔组织反应性增生和髓外造血，三系不同程度增生伴有成熟障碍，原始细胞比例 >20%；由于骨髓往往干抽，故诊断常依赖于骨髓活检。骨髓活检显示造血组织显著增生，髓系、红系、巨核系增生旺盛，常见原始细胞呈灶性分布。免疫表型检测：几乎所有原始细胞均表达 CD34 和 HLA-DR，常伴有一种或多种髓系相关抗原表达，如 CD13、CD33、CD17 及 MPO，巨核细胞系抗原几乎不表达。骨髓基质改变显著是该病特征之一，存在不同程度的纤维增生，多数网状纤维增生明显，但无明显胶原纤维增生。遗传学检测常见 5 号和 7 号染色体异常，但不具有特征性。

562. 什么是 AML 伴 BCR-ABL1，它与 CML 有何区别

答：AML 伴 BCR-ABL1 即伴 BCR-ABL1 的 AML，是 WHO 分型伴重现性遗传学异常 AML 的一种。AML 中有 1%～2% 的患者会携带 BCR-ABL1 融合基因，此类患者发病年龄较轻，没有 CML 慢性期和急变期的血液紊乱表现，外周血和骨髓象嗜碱性粒细胞比例较低，骨髓粒红比低，且无明显脾大，缓解后费城（Ph）染色体消失。研究指出，多数 AML 伴 BCR-ABL1 患者为混合型或为淋系抗原阳性；CML 急变期通常无 NPM1、ITD 突变，但 AML 伴 BCR-ABL1 可观察到基因突变。近年研究发现，AML 伴 BCR-ABL1 患者其 IGH/TCR（免疫球蛋白 H，immunoglobulin H/T 细胞抗原受体，T cell receptor）有部分缺失，可以与 ALL 伴 BCR-ABL1 和 CML 急变期（blastic phase，BP）相区别。对于 AML 伴 BCR-ABL1 患者的研究目前相对较少，临床特征及分子生物学特征尚不明确，但患者总体缓解率低、预后极差，生存期短，治疗上尚无统一方案。

563. 什么是 AML 伴 NPM1 突变

答：AML 伴 NPM1 突变即伴 NPM1 突变的 AML，是 WHO 分型伴重现性遗传学异常 AML 的一种。是一个发生在原始细胞阶段的突变，常累及 NPM1 基因的第 12 号外显子。它在成人 AML 中的发生率大约为 30%，儿童 AML 中发生率约为 7.5%，是核型正常的 AML 患者中最常见的基因突变。AML 伴 NPM1 突变以女性患者多见，骨髓原始细胞比例、乳酸脱氢酶水平、外周血白细胞及血小板计数均较高。骨髓涂片通常为有核细胞增生明显活跃，25% 的患者呈现粒-单细胞或单核细胞白血病特点，伴 2 系或 2 系以上发育异常。表达髓系标志如：CD33、CD13 等；经常表达单核细胞标志如 CD14 和 CD11b；但不论原始细胞的成熟程度如何，均不表达 CD34。NPM1 突变的 AML 细胞对化疗具有高敏感性。多数研究表明 AML 伴 NPM1 突变患者，其完全缓解率（complete response，CR）、无病生存期（disease free survival，DFS）、无复发生存期（recurrence free survival，RFS）以及无事件生存期（event free survival，EFS）都优于 NPM1 未突变的 AML 患者，尤其在 60 岁以上老年患者中。伴有 NPM1 突变且 FLT3-ITD 未突变的 AML 患者，其 CR 率、DFS、RFS 以及 EFS 亦要优于其他 NPM1/FLT3-ITD 类型 AML 患者。

564. 什么是 AML 伴 CEBPA 双等位基因突变

答：AML 伴 CEBPA 双等位基因突变即伴 CEBPA 双等位基因突变的 AML，是 WHO 分型伴重现性遗传学异常 AML 的一种。*CEBPA* 基因是编码亮氨酸拉链转录因子家族成员的蛋白，由 N 端的调控区、反式激活区和 C 端的碱性区及亮氨酸拉链区构成，在粒细胞的生成中起重要作用。CEBPA 主要突变形式为羧基端突变及氨基端无义突变，突变可同时位于 C 端，也可分别位于 N 端及 C 端。AML 伴 CEBPA 患者临床上表现为：外周血原始细胞数较高但血小板较低，淋巴结浸润和髓外侵犯少见。主要见于初发白血病，在初发 AML 中占 6% ~ 15%，无性别和年龄差异。免疫表型上，原始细胞经常表达一个或多个髓系相关标志，多系原始细胞表达 CD34 和 HLA-DR。单核细胞标志 CD14 与 CD64 经常阴性，半数以上病例表达 CD7，而 CD56 和其他淋系标志经常阴性。几乎不与 MLL-PTD（11q23 的部分串联重复）同时存在，很少合并有 FLT3-ITD、FLT3-TKD 等突变。早年研究认为，伴 CEBPA 突变的 AML 患者其预后优于野生型患者；但近年研究显示，只有 CEBPA 双等位基因突变的 AML 预后较好，CEBPA 单等位基因突变及野生型 AML 患者总体生存率及 CR 率相似，因而在 2016 版 WHO 分型中将原有的 AML 伴 CEBPA 突变改为 AML 伴 CEBPA 双等位基因突变。带有 CEBPA 双等位基因突变的 AML 患者，无论核型是否异常，其 CR、DFS、RFS、EFS、总体生存率（overall survival，OS）皆高于其他类型患者，提示 CEBPA 突变在 AML 中具有独立的预后意义。

565. 什么是 AML 伴 RUNX1 突变

答：AML 伴 RUNX1 突变即伴 RUNX1 突变的 AML，是 WHO 分型伴重现性遗传学异常 AML 的一种。RUNX1 基因位于 21 号染色体长臂，是 CBF 复合体的一个亚基，介导 DNA 结合以及异二聚体的形成，增强 CBFβ 与 DNA 的亲和力。作为一个调节髓系分化的造血转录因子，当 RUNX1 发生异常时，会阻断髓系的正常分化，从而引起各种类型的白血病。AML 伴 RUNX1 突变患者性别比例上无明显差异，60 岁以上老年 AML 患者伴 RUNX1 突变多见，中位年龄高于野生型患者。相较于 RUNX1 野生型患者，AML 伴 RUNX1 突变特征是骨髓原始细胞比例较高，CD34 强阳性，但血小板计数偏低。RUNX1 突变常见于 FAB 分型的 M_0 中，其次为 M_1 和 M_2。RUNX1 突变常与 13 三体伴随出现，其他核型异常与正常核型出现 RUNX1 突变的概率相仿。近年研究显示，AML 伴 RUNX1 突变是预后不良标志，其 CR、DFS、EFS 以及 OS 均低于 RUNX1 野生型 AML 患者。

566. 为什么会出现烷化剂治疗相关的髓系肿瘤

答：烷化剂是一种可以直接作用于 DNA，且对 DNA 有很强交联作用的基团。小剂量烷化剂可阻止细胞进程，大剂量则可杀死细胞，促使细胞发生坏死和凋亡；是一种致癌物质，因此烷化剂治疗可诱发 AML。烷化剂治疗相关的 AML 占急性白血病的 10%，发病中位时间为 5 ~ 6 年（10 ~ 192 个月），与患者年龄和烷化剂的累积用量有关，患者多为老年人，对化疗反应差，生存期短，常有白血病前期，最终发生多系增生异常的 AML，但多数患者死于 MDS 阶段。也有患者直接表现为 AML，伴多系增生异常。增生异常常见于所有髓系系列，如全髓增生。粒系（中性粒细胞核低分叶、胞质颗粒少）和红系形态改变见于几乎所有病例。60% 的患者环形铁粒幼红细胞增多，其中近 1/3 的患者超过 15%；25% 的患者骨髓嗜碱性粒细胞增多；1/4 的患者有增生异常的巨核细胞增多；少数患者可出现 Auer 小体。总之，细胞形态可以出现除 M_3 以外的各种 FAB 亚型。骨髓病理显示：50% 的患者增生活跃，25% 增生正常或减低，近 15% 伴不同程度的骨髓纤维化。免疫表型较有异质性，一般表达 CD34、CD13 和 CD33，也常表达 CD56 和 CD7。原始细胞的多药耐药基因 1（multidrug resistance gene 1，MDR-1）表达率增高。常有克隆性染色体异常，异常主要累及 5 号和 7 号染色体，也可见非随机的 1、4、12、14 和 18 号染色体异常，复杂核型最为多见。

567. 为什么会出现 DNA 拓扑异构酶Ⅱ抑制剂治疗相关的 AML

答：DNA 拓扑异构酶Ⅱ抑制剂是一类以拓扑异构酶Ⅱ为靶点的抗肿瘤药物，主要通过催化作用改变 DNA 的拓扑结构，然而 DNA 拓扑异构酶抑制剂Ⅱ也可诱发骨髓抑制引起治疗相关 AML。与其治疗相关的 AML 可见于各种年龄患者，以年轻人多见；中位发病时间短，仅为 33~34 个月（12~130 个月）；常无白血病前期。临床表现为不同类型的急性粒细胞型白血病，偶尔表现为 MDS 或巨核细胞白血病的特点。细胞遗传学异常主要为 11q23 或 MLL 基因的平衡易位，以 t(9;11)(p22,q23) 最为多见。由蒽环类所致的遗传学异常常见 t(3;21)(q26;q22)，t(15;17)(q22;q21)，t(8;21) 等；二氧哌嗪类所致的 AML 可见 t(15;17)(q22;q21)，t(8;21) 或 t(7;11)(p15;p15) 等核型异常，治疗相关的 AML 患者的疗效和预后与遗传学异常的类型有关。

568. 为什么 AML 伴骨髓增生异常相关改变需进行细胞遗传学和免疫学检查

答：AML 伴骨髓增生异常相关改变（AML with myelodysplasiarelated changes，AML-MRC）是 AML 的亚型之一。指外周血或骨髓中原始细胞数≥20%，伴有病态造血的形态学特征、或是曾有 MDS 或 MDS/MPN 病史、或是合并存在 MDS 相关细胞遗传学异常，无 AML 重现性遗传学异常，且不具有无关疾病的细胞毒性治疗或放射治疗史的一组疾病。本病因其有显著特征性，大部分患者外周血或骨髓中有多系病态造血现象，所以需要联合多项检查进行确诊。①骨髓象：至少两个细胞系列出现病态造血，且病态造血细胞数≥该系细胞数的 50%。②免疫表型：多样。伴染色体 5 和 7 异常者，常见 CD34、TdT 和 CD7 表达。有 MDS 病史者，CD34$^+$ 细胞常表达干细胞相关的免疫表型；原始细胞中髓系标志 CD13、CD33 和髓系不成熟细胞标志 CD7、CD117 均较常见，成熟标志 CD10 和 CD15 少见。③遗传学异常：包括 −7/7q−、−5/5q−、i(17q)/t(17p)、13/del(13q)、del(11q)、del(12p)/t(12p)、idic(X)(q13)，t(11;16)(q23.3;p13.3)、t(3;21)(q26.2;q22.1)、t(1;3)(p36.3;q21.2)、t(2;11)(p21;q23.3)、t(5;12)(q32;p13.2)、t(5;7)(q32;q11.2)、t(5;17)(q32;p13.2)、t(5;10)(q32;q21.2)、t(3;5)(q25.3;q35.1) 等。④分子生物学异常：与 2008 版 WHO 分型不同的是，AML 伴有 NPM1 突变和伴 CEBPA 双突变的三系下降被剔除在 AML-MRC 外，而将它们单独归类于伴重现性遗传学异常的 AML 中。在诊断 AML-MRC 时需与难治性贫血伴原始细胞增多（refractory anemia with excess blasts，RAEB）、AML-NOS 以及治疗相关的 AML 相鉴别。

569. 什么是 AML 伴骨髓增生异常相关改变的临床及预后特征

答：AML 伴骨髓增生异常相关改变（AML-MRC）占 AML 的 24%～35%，初诊多见于中老年，儿童少见。AML-MRC 临床主要表现与 MDS 类似，以重度全血细胞减少为主。与 AML-NOS 相比，伴三系病态造血的 AML 其血小板计数和外周血原始细胞数显著高于由 MDS 转化的 AML，原始细胞比例在 20%～29% 的病例，尤其是继发于 MDS 的 AML 或儿童 AML-MRC，按 FAB 分型可能归于难治性贫血伴原始细胞增多转变型（refractory anemia with excess blasts in transformation，RAEBT）的患者，其外周血细胞计数相对稳定，临床表现似乎更倾向于 MDS 而非 AML，疾病进展相对缓慢。先前有/无 MDS 病史的 AML-MRC 预后存在争议，有文献认为两者预后并无差异，但也有文献表示，MDS 转化的 AML 对化疗更易产生多药耐药、其 CR 率低，预后差。AML-MRC 总体的 CR 率相对偏低，预后不如其他 AML 类型。

570. 为什么急性淋巴细胞白血病需进行 FAB 分型和 WHO 分型

答：FAB 和 WHO 分型是 ALL 分型、诊断及分层治疗的重要依据。①FAB 分型：将急性淋巴细胞白血病（ALL）分为 L1、L2 和 L3 三个类型：L1 型的原始和幼淋巴细胞以小细胞为主，大小较一致，染色质较粗，核仁可见，浆量少；L2 型的原始和幼淋巴细胞以大细胞为主；L3 型即 Burkitt 型，其原始和幼淋巴细胞以大细胞为主，大小较一致，细胞内有明显空泡，胞质嗜碱性，染色深。由于 ALL 和急性淋巴母细胞淋巴瘤（lymphoblastic lymphoma，LBL）在细胞形态学、免疫表型、细胞遗传学以及临床表现、预后等都表现出异质性，两者被界定为同一肿瘤实体。②WHO 分型：在 2001 年和 2008 年 WHO 分型中，将 ALL 和 LBL 均列入前体 B/T 细胞淋巴母细胞白血病/淋巴瘤。将 ALL 分为前体 T 细胞 ALL（T-ALL/LBL）和前体 B 细胞 ALL（B-ALL/LBL）；并将 FAB 分型中的 L3 更名为 Burkitt 淋巴瘤/白血病，归类为成熟 B 细胞肿瘤。B-ALL 中又细分为非特殊类型的 B-ALL 和伴重现性遗传学异常的 B-ALL。约 75% 的成人和儿童 ALL 可以根据染色体数量、特定的染色体重排以及分子遗传学改变分为各种与治疗和预后相关的亚型，因此在伴重现性遗传学异常的 B-ALL中，B-ALL 可细分为：伴有 t(9;22)(q34;q11)，BCR-ABL；伴有 t(v;11q23)，MLL 重排；伴有 t(12;21)(p13;q22)，TEL-AML1（ETV6-RUNX1）；伴有超二倍体；伴有亚二倍体；伴有 t(5;14)(q31;q32)，IL3-IGH；以及伴有 t(1;19)(q23;p13)，E2A-PBX1（TCF-PBX1）。

571. 什么是伴重现性遗传学异常的急性 B 淋巴母细胞白血病/淋巴瘤

答：急性 B 淋巴母细胞白血病/淋巴瘤即前驱型淋巴细胞肿瘤（precursor B lymphoblastic lymphoma/leukemia，B-ALL/LBL），原始和幼稚 B 淋巴细胞在骨髓和（或）外周血的比值>20% 可诊断为 B-ALL、<20% 诊断为 B-LBL。B-ALL/LBL 常伴有重现性、特异性细胞遗传学和分子生物学异常，其临床及实验室特征具有一致性，因此 WHO 分型将其归为一类。依据细胞遗传学和分子生物学的改变，B-ALL/LBL 伴重现性遗传学异常共分为 7 个亚型，分别是 t(9;22)(q34;q11)，BCR-ABL；伴有 t(v;11q23)，MLL 重排；伴有 t(12;21)(p13;q22)，TEL-AML1（ETV6-RUNX1）；伴有超二倍体；伴有亚二倍体；伴有 t(5;14)(q31;q32)，IL3-IGH；伴有 t(1;19)(q23;p13)，E2A-PBX1（TCF-PBX1）。

B-ALL/LBL 发生部位在中心淋巴组织(骨髓或胸腺)。伴有重现性遗传学异常的 B-ALL/LBL 临床上以贫血、感染、发热以及轻、中度肝脾肿大为主,超过半数病例诊断时有无痛性淋巴结肿大、关节疼痛和胸骨压痛;外周血象中通常白细胞数会升高,可见大量原始淋巴细胞,红细胞和血红蛋白减少。成人伴有重现性遗传学异常的 B-ALL/LBL 大多预后不良。

572. 什么是 B 淋巴母细胞白血病/淋巴瘤伴重现性遗传学异常的 MICM 特征

答:B-ALL/LBL 伴重现性遗传学异常的 7 个亚型在 MICM 分型中均有一些特殊表现。①伴有 t(9;22)(q34;q11),BCR-ABL 的 B-ALL/LBL 在 FAB 分型中细胞形态主要为 L1 和 L2 型;免疫表型主要是未成熟 B 细胞分化相关的抗原,与 CD25 表达高度相关。②t(12;21)(p13;q22)及其产生的融合基因 TEL-AML1(ETV6-RUNX1)未在其他白血病和淋巴瘤中出现,说明该异常是儿童 B-ALL 常见的特异性染色体易位,需用 FISH 和 PCR 等分子技术检测;免疫表型:CD34 最常出现,不表达 CD20,也可表达 CD13 等髓系抗原。③伴有 t(1;19)(q23;p13),E2A-PBX1(TCF-PBX1)与前 B-ALL 相关,细胞形态上多为 L1 形态,低表达 CD34,表达 CD19、CD10 以及 Cyμ。④伴 MLL 易位的 ALL,常见于 t(4;11),细胞形态以 L1 和 L2 为主,CD15 和 NG2 是相对特异性免疫学表型指标,CD10 和 CD24 为阴性;尽管存在髓系标志,但因其强表达 CD19,因而还是归类于 B-ALL。⑤伴有 t(5;14)(q31;q32),IL3-IGH 可引起嗜酸性粒细胞不同程度的增高,原始细胞可表达 CD19 和 CD10。

573. 为什么前驱型淋巴细胞肿瘤需要进行染色体检查

答:B-ALL/LBL 染色体数量异常的发生率明显高于 AML,其中主要为超二倍体和亚二倍体。①B-ALL/LBL 超二倍体:发生率为 22% ~ 44%,成人的发生率为 11% ~ 26%,多数患者没有染色体易位和结构异常。细胞形态学接近于 FAB 分型中的 L1 和 L2;免疫表型原始细胞表达 CD19、CD10 和其他 B-ALL/LBL 常见标志,经常表达 CD34,髓系标志 CD45 阴性。该类型 B-ALL/LBL 患者患病年龄偏低,占儿童病例的 25%,成人和儿童预后相对都较好。②B-ALL/LBL 伴亚二倍体:占 ALL 总体发病率的 5%,在儿童和成人均可见,预后较差。细胞形态学具有 L1 和 L2 的形态特点,免疫表型除原始细胞表达 CD19 和 CD10 外,并无其他特殊免疫学表型。该类型中近单倍体(即染色体数目在 23 ~ 29 条的患者)发生率更低,且常见于儿童。

574. 什么是前驱型淋巴细胞肿瘤非特指型

答:前驱型淋巴细胞肿瘤非特指型是一类具有 B 淋巴细胞免疫学表型特征,但不具备重现性遗传学异常的淋巴母细胞白血病/淋巴瘤。B-ALL/LBL 具有 IgH 基因的克隆性 DJ 区域重排,70% 的 B-ALL/LBL 病例还有 TCR 重排,是淋巴细胞异常增殖的重要指标。部分非特指型 B-ALL/LBL 也会具有遗传学异常,但不具有重现性。根据不同阶段的 B 淋巴母细胞表达 TdT、CD10、Cyμ 和 CD34 的强度、比例不同,可将 B-ALL 分为三种类型:分别为早前 B-ALL(pro B-ALL)、普通 B-ALL(common B-ALL)和前 B-ALL(pre B-ALL)。各类非特指型 B-ALL 的外周血象和骨髓象与伴重现性遗传学异常的 B-ALL 相似。免疫表型:

早前 B-ALL 特异性表达 CD9；前 B-ALL 特异性表达 CD24、cμ 而 sIg 阴性；普通 B-ALL 可表达干/组细胞标志 CD34 及不成熟标记物 TdT、CD10、CD19 和 CD13/33，但 MPO 阴性。

575. 什么是 T 淋巴母细胞白血病/淋巴瘤

答：急性 T 淋巴母细胞白血病/淋巴瘤属于前驱型 T 淋巴细胞肿瘤（precursor T lymphoblastic lymphoma/leukemia，T-ALL/LBL）。骨髓和外周血原始和幼稚 T 淋巴细胞>20%，诊断为 T-ALL；骨髓和（或）外周血仅有少量原始和幼稚 T 淋巴细胞（一般<20%）时，考虑为 T-LBL。①外周血象：白细胞常升高，可见原始和幼稚淋巴细胞，易见涂抹细胞，红细胞、血红蛋白和血小板常减低。②骨髓象：有核细胞增生明显活跃或极度活跃，髓系增生受到抑制，以幼稚和原始淋巴细胞增生为主，常伴有形态异常，核型明显不规则是 T-ALL/LBL 的特征之一。原幼淋巴细胞 PAS 染色呈强阳性。③免疫表型：当肿瘤细胞仅限于胸腺、淋巴结和节外组织，依据免疫表型 T-ALL/LBL 可分为早前 T-ALL、前 T-ALL、皮质 T-ALL 和髓质 T-ALL。免疫表型中原始细胞通常表达 TdT 和 T 细胞抗原标志，如 CD3 和 CD7 等，但只有 cCD3 和 CD3 具有系列特异性；CD99 作为早期 T 淋巴细胞特异性标志物常在原始和幼稚淋巴细胞中高表达，CD38 可见于绝大多数 T-ALL，对于诊断也起到一定帮助；早前 T-ALL 常表达髓系抗原标志，如 CD117、CD13 和 CD33。所有 T-ALL/LBL 均有 TCR 基因克隆性重排，约 20% 的病例还存在 IgH 重排，一些病例还可检测到 14q11（IgH）易位，但核型分析很难检出，需用 FISH 和 PCR 技术辅助诊断。

576. 什么是儿童急性淋巴细胞白血病的特征

答：根据儿童肿瘤协作组的分型方案，儿童 ALL 分为 7 个亚型：婴幼儿 ALL、Ph$^+$ ALL、T-ALL 和前 B-ALL 等，其中前 B-ALL 根据初诊时的年龄、白细胞数、基因学特征、第 8 天和 29 天微小残留病等特征，又可分为标危、中危、高危和极高危 4 个组。儿童 ALL 中除 T-ALL 起病较急外，一般起病相对缓慢，通常表现为进行性苍白、乏力、食欲减退、盗汗、虚弱和出血倾向，也有最初表现为上呼吸道感染和皮疹，然后出现无力等症状，从起病到诊断可长达数月；也可骤然起病，以不规则发热、急速的进行性苍白、明显的出血和骨关节疼痛为首发表现，起病数天至数周。T-ALL 由于发病较急，确诊时贫血反而不严重，贫血和出血程度不成比例。大部分患儿均有不同程度的皮肤和黏膜出血，表现为皮肤紫癜、乌青和瘀斑，甚至发生皮下血肿。出血原因除血小板的质和量异常外，也可由于白血病细胞对血管壁的浸润性增强使渗透性增加。半数以上的患儿有发热，可为低热、不规则发热、持续性高热或弛张热，发热为肿瘤性发热或感染性发热，前者用抗生素治疗无效。

577. 为什么儿童急性淋巴细胞白血病需要进行外周血和骨髓检查

答：儿童 ALL 的外周血和骨髓象有其特征性的改变，对于确诊和疾病分型具有重要临床意义。①外周血：白细胞数可>100×10^9/L，约 30% 的 ALL 患者白细胞数会<5×10^9/L，低增生性 ALL 白细胞数会很低，外周血象类似再生障碍性贫血，三系均降低，高增生性 ALL 白细胞数可达数十万；较多患儿外周血中可见到幼稚细胞，未成熟淋巴细胞在分类中大多>20%，也有高达 90% 以上。②骨髓象：有核细胞增生明显活跃或极度活跃，原始和幼稚淋巴细胞总和>30%，多数超过50%，甚至高达90%。有的患者骨髓几乎全被白血病细胞占据，此时正常的红系、巨核细胞系、粒系常明显受到抑制甚至消失；骨髓化学染色的典型表现为PAS阳性或强阳性，POX阴性，非特异性酯酶阴性。

578. 为什么儿童急性淋巴细胞白血病需要进行细胞遗传学检查

答：儿童ALL是最常见的儿童肿瘤性疾病，是指前体B-ALL、前体T-ALL、和成熟B淋巴细胞淋巴瘤（Burkitt）发生克隆性异常增殖所致的恶性疾病。儿童ALL以B细胞系为主，约占80%。60%～85%的儿童ALL会有细胞遗传学改变，某些特征性的染色体易位与儿童ALL的细胞系有关，所以需要进行细胞遗传学检查。儿童ALL中染色体数量异常较常见：①超二倍体约占1/4，以4、6、10、14、17、18、20、21和X染色体增加最多见；②假二倍体在L2型里多见；③亚二倍体较少见，以45条染色体居多，一般为20号染色体缺失。目前已发现近40种非随机的染色体结构异常，其中约一半为染色体易位，多数已明确基因位点，比较常见的有t(1;19)(q23;p13)、t(12;21)(p13;q22)、t(8;21)(q22;q22)、t(9;22)(q34;q11)、t(15;17)(q24;q21)、inv(16)(p13;q22)和涉及MLL基因的染色体易位如t(1;11)、t(4;11)、t(6;11)、t(9;11)、t(10;11)、t(11;17)等。

579. 为什么儿童B细胞急性淋巴细胞白血病需要进行免疫表型检查

答：根据B淋巴细胞不同分化程度时所表达的分化抗原不同，可以将儿童B-ALL作进一步分型，不同的免疫表型有着不同的预后意义，因此儿童B细胞急淋需进行免疫学检查。目前国内临床免疫分型多采用欧洲白血病免疫学分型协作组（European group for the immunological characterization of leukemia，EGIL）的抗原积分系统作为评定标准。EGIL将儿童B-ALL分为3个亚型：①早期前B-ALL：是儿童ALL最常见亚型，占70%，成人则占50%以上。通常表达干/祖细胞标志物CD34及不成熟标志物TdT，同时表达CD34及CD10（儿童ALL中约90%表达CD10）；在细胞质内或细胞膜表面无免疫球蛋白表达。②前B-ALL：约占儿童ALL的25%，成人ALL中少见。该亚型除表达CD10、CD19、CD20、CD22、CyCD79a、HLA DR等B淋巴细胞抗原外，以cμ表达呈阳性为特征；但无轻链或细胞膜表面免疫球蛋白标志物。前B-ALL以婴儿多见，常伴有t(4;11)易位，预后不良。③成熟B-ALL仅占儿童ALL的1%～2%，以细胞膜表面表达IgM为特征，同时表达HLA-DR、CD19、CD20，而不表达CD10和TdT，CD20高表达是诊断成熟B-ALL的标志。其形态及细胞遗传学特点与白血病期的Burkitt淋巴瘤相似。成熟B-ALL的细胞遗传学改变最常见为t(8;14)(q24;q32)，约见于75%～90%具有成熟B淋巴细胞表型的L3型，成熟B-ALL患者预后较差，需采用强烈化疗方案改善其临床结果。

580. 为什么儿童T细胞急性淋巴细胞白血病需要进行免疫表型检查

答：儿童T-ALL与儿童B-ALL具有不同的免疫表型特征，免疫学分型在鉴别诊断中有着十分重要的应用价值。儿童T-ALL约占儿童ALL的15%，患者的原始细胞通常表达TdT、CD7、CyCD3，不一定表达CD1a、CD2、CD3、CD4、CD5、CD7及CD8。其中，CD7是一种出现早，且贯穿整个T淋巴细胞发育、分化过程的抗原，在白血病细胞上的表达最为敏感。个别 T-ALL 患者 CD7 表达可呈阴性，且与 7% ~ 10% 的 AML 未分化型有交叉反应性，由于形态学上两者难以区别，CyCD3 是否呈阳性应作为判断 T-ALL 的"金标准"，绝大部分 T-ALL 以 CyCD3 为主。因此 CyCD3 和 CD7 是 T-ALL 诊断的特异性和敏感性均较高的指标，一般在 B-ALL 无表达，可用于鉴别 T-ALL 和 B-ALL。CD5 和 CD2 在 T-ALL 中阳性率也较高，但在 B-ALL 上也有部分表达，特异性小于 CyCD3 和 CD7。

581. 为什么需要对急性淋巴细胞白血病作鉴别诊断

答：ALL 最初的表现和许多疾病相似。①ALL 与原发免疫性血小板减少症（ITP）鉴别：急性起病的瘀点、瘀斑和出血要考虑 ITP。后者往往有近期的病毒感染，血象中有大血小板，血红蛋白浓度正常，外周血和骨髓中无白细胞异常。②ALL 和再障（AA）鉴别：两者都可以出现全血细胞减少和骨髓造血功能低下。但后者很少出现肝脾、淋巴结肿大，骨髓穿刺和活检通常可以鉴别这两种疾病。③ALL 与急性传染性淋巴细胞增多症鉴别：百日咳或副百日咳的患者可以出现显著的淋巴细胞增多；然而，当白细胞计数 $>50×10^9$/L 时，仍以成熟淋巴细胞为主而不是原始淋巴细胞。④儿童 ALL 需要与小、圆形细胞的肿瘤累及骨髓象鉴别：包括神经母细胞瘤、横纹肌肉瘤和视网膜母细胞瘤。一般来说，实体瘤患者检查后发现原发病灶，肿瘤细胞的播散通常呈特征性聚集，免疫表型缺乏原始淋巴细胞的特征。

582. 为什么对急性淋巴细胞白血病要进行危险度分级，预后因素有哪些

答：在影响 ALL 预后的诸多因素中，治疗是最重要的因素之一。临床上①严格执行预后分层制定的治疗方案：高危和极高危患者通常采用强烈的化疗+造血干细胞移植；低危和标危的患者则多采用毒性较小的化疗治疗，因此需对 ALL 进行危险度分级。②年龄和白细胞计数：也是影响预后的重要指标，在儿童 ALL 中 1 ~ 9 岁和白细胞计数 $<50×10^9$/L 是低危 ALL 的标准（但该指标只适用于前 B-ALL 而不适用于 T-ALL）；成人中随着年龄的增加和白细胞计数升高，治疗效果趋于更差。③最初的细胞遗传学异常：也有重要的预后意义，超二倍体（>50 条）和 *ETV6-RUNX1* 融合基因主要见于 1 ~ 9 岁儿童，与良好的预后有关；MLL 重排见于 70% ~ 80% 的 <1 岁的婴儿和 10% 的成人，Ph 染色体伴 *BCR-ABL* 融合基因见于 3% 的儿童和 25% ~ 30% 的成人患者，这两者历来被认为是预后差的因素。④微小残留病灶（MRD）的水平：也是预后的最重要因素之一，可根据 MRD 的水平改变治疗强度，从而提高 ALL 患者的长期疗效；MRD 也是第二次缓解的患者以及复发患者异基因造血干细胞移植前判断疗效的强有力预测因子。

583. 为什么急性白血病会复发

答：复发是指身体的任何部位再出现白血病细胞，由于现有治疗手段不能阻止白血病细胞的产生和将白血病细胞完全清除，残留的白血病细胞终将导致复发。急性白血病的类型不一、恶性程度不一，其治疗手段就不同，复发时间也会不同（大多数急性白血病的复发发生在治疗过程中或治疗结束后第一个 2 年内）。发热、贫血、白细胞增高/减少、血小板减少、肝或脾肿大、骨痛、或对化疗耐受性突然降低等都是骨髓复发的信号；复发偶尔也会发生在其他髓外部位，包括眼睛、耳朵、卵巢、子宫、骨骼、肌肉、扁桃体等。骨髓

是急性白血病最常见的复发部位，骨髓复发伴有/不伴有髓外累及在大多数患者中都预示预后不良。晚期复发（停止治疗后>6 个月）的患者经化疗约半数可以获得较长的第二次缓解时间（>3 年）；早期复发的患者仅 10% 左右能获得较长的第二次缓解。髓外复发及髓内有 MRD 的患者需要强化治疗以避免以后的血液学复发。对于治疗过程中或治疗结束后不久发生血液学复发的患者，以及诱导缓解后还有很高水平的 MRD 的复发患者，诱导后的自体移植和化疗相比无明显优势，异基因造血干细胞移植才是最优选择。对于异基因造血干细胞移植后复发的急性白血病患者，二次移植或供者 T 淋巴细胞输注偶尔也可使患者获得持续缓解。

584. 为什么要进行急性白血病微小残留病变检测

答：急性白血病起病时的肿瘤细胞负荷约为 1 万亿个细胞，随着白血病细胞数量被化疗降低 3 个对数级，继之以正常的造血重建，这时残余肿瘤细胞负荷约为 10 亿个细胞。强化治疗可进一步减少残余细胞的数量，但用常规的形态学方法不能检测到体内残存的少量白血病细胞。随着流式细胞术和 PCR 技术的应用，可对<10 亿个（10^9）水平的残余白血病细胞群体进行定量，帮助临床评估残余白血病细胞的动态变化。在异基因造血干细胞移植后，微小残留病灶（MRD）监测也十分重要，利用基于 PCR 的技术的短串联重复序列多态性（short tandem repeat，STR）进行检测。由于 MRD 是白血病复发的根源，MRD 升高可提前预示白血病的全面复发，因此即使白血病达到完全缓解，仍需要继续治疗，并对 MRD 进行定期监测，有助于提前预示复发、尽早调整治疗方案及治疗时间，MRD 水平是判断治疗效果的关键指标。

585. 为什么治疗后的急性白血病会有缓解标准

答：急性白血病经放/化疗后白血病细胞被大量清除，继之便是骨髓造血功能恢复期。期间急性白血病临床症状减轻或消失，血常规和 MICM 检测结果恢复正常，患者进入缓解期。依照缓解程度可分为完全缓解、部分缓解和未缓解：①完全缓解：是指临床无贫血、出血、感染及白血病细胞浸润表现；血象中血红蛋白>90g/L，白细胞数正常或减低，分类无幼稚细胞，血小板>100×10^9/L；骨髓象中原始细胞+早幼细胞比例<5%，红系及巨核系正常；②部分缓解：是指临床、血象及骨髓象三项中有 1 或 2 项未达到完全缓解标准，骨髓象中原始细胞+早幼细胞<20%。③未缓解：是指临床、血象及骨髓象三项均未达到完全缓解标准，骨髓中原始细胞+早幼细胞>20%，包括治疗无效者。随着分子生物学，流式细胞术等更为敏感技术的运用，急性白血病的缓解标准也更为严苛，认为白血病细胞>10^{-2}即为未缓解，10^{-4} ~ 10^{-2}为部分缓解，<10^{-4}为完全缓解。

（秦尤文　王小蕊）

第三节　淋巴细胞恶性肿瘤检验

586. 为什么 Reed-Sternberg（R-S）细胞是诊断霍奇金淋巴瘤的重要依据

答：1832 年，托马斯·霍奇金首次认识到这种疾病，最先以其名命名为霍奇金病，后来认识到其细胞起源于淋巴细胞（绝大多数是 B 细胞），因此目前统一采用霍奇金淋巴瘤

（HL）这一术语。HL是累及淋巴结和淋巴系统的恶性肿瘤，是以在反应性细胞背景中出现Reed-Sternberg（R-S）细胞，以及相关细胞的增殖为特征，常发生于淋巴结，最好发于颈部淋巴结，肿大淋巴结可时大时小，几乎均无压痛，25%～33%的患者有全身症状：包括体重明显减轻、盗汗和发热。HL的诊断是基于淋巴结或结外病变病理切片发现在不同细胞背景下的R-S细胞，所以R-S细胞是诊断HL的重要依据。HL的病因至今未能明确，最大的可能是HL与EB病毒感染有关，遗传学改变也是HL的病因之一。此外，社会因素、生育因素和职业因素也有相应的一些流行病学证据。

587. 为什么霍奇金淋巴瘤好发于青年和老年

答：霍奇金淋巴瘤（HL）是累及淋巴结和淋巴系统的恶性肿瘤，也是年轻人最常见的恶性肿瘤，每年HL的发病率占所有恶性肿瘤发病率的1%，在恶性淋巴瘤中占18%。HL的病因学研究发现，其发病呈双相型，在北美及欧洲HL的发病年龄有两个高峰，第一个高峰是15～30岁，第二个高峰是大于55岁，而在发展中国家，HL发病年龄主要为第二个高峰。结节硬化型主要发生于青少年，而混合细胞亚型在儿童人群和老年中更为常见。在儿童患者中，约85%发生于男孩；在成人患者中，女性稍占优势，女性患者中以结节硬化型多见，而男性患者则以其他病理类型更为多见。老年HL患者目前的治疗效果不佳，可能与老年患者初诊时贫血、血沉升高、晚期和B症状的发生率较高有关。所以说青年人和老年人要更为当心HL的发生。

588. 为什么淋巴结肿大要排除患霍奇金淋巴瘤的可能

答：霍奇金淋巴瘤（HL）患者淋巴结肿大最常见，是前者最典型的、具有特征性的临床表现。因此，淋巴结肿大常常需要排除霍奇金淋巴瘤。淋巴结肿大的特点多为无痛性、表面光滑、活动，扪之质韧、饱满、均匀，早期活动，孤立或散在于颈部、腋下、腹股沟等处，晚期则互相融合，与皮肤粘连，不活动，或形成溃疡。HL大多首先侵犯表浅淋巴结，以颈部、锁骨上、腋下淋巴结多见，而髂血管周围、腹股沟、股三角区、滑车淋巴结少见，也可侵及纵隔、腹膜后、肠系膜等部位的深部淋巴结。HL的淋巴结受累多为连续性，依次侵及邻近部位淋巴结。随着病程进展，病变侵犯结外组织，如肝、脾、骨、骨髓等，引起相应症状。HL还可伴有发热、消瘦、盗汗、皮肤瘙痒等全身症状。所以淋巴结肿大应当结合临床，进一步做相关的检查，从而排除霍奇金淋巴瘤的可能。

589. 什么是霍奇金淋巴瘤的相关检查

答：霍奇金淋巴瘤（HL）的检查中有以下特点：①外周血象，HL患者可有中性粒细胞增多及不同程度的嗜酸性粒细胞增多；②生化：HL患者可有血沉加快和中性粒细胞碱性磷酸酶活性增高，少数患者可并发溶血性贫血，抗球蛋白试验阳性或阴性；③骨髓检查：在HL晚期，骨髓穿刺可能发现典型的R-S细胞或单个核的类似细胞；④淋巴结或结外病变活检，可以发现不同细胞背景下的R-S细胞，免疫组织化学染色有助于疑难病例或病理亚型的鉴别诊断；⑤免疫分型有助于确定特定亚型。一般来说，霍奇金细胞呈阳性的标记包括：CD30、CD15和B细胞特异性激活蛋白。常作为B细胞来源可靠标志的CD20在约40%的经典型HL病例为阳性，但常仅一小部分细胞为阳性，且染色较弱。相反，结节性淋巴细胞为主型 HL 的 CD20 表达呈强阳性；⑥细胞分子遗传学检查，在分离出的 R-S 细胞的 DNA 可以检测出单克隆基因重排。所以以上这些都是 HL 患者常做的实验室检查。

590. 为什么霍奇金淋巴瘤要进行淋巴结活组织病理学检查

答：淋巴结肿大是霍奇金淋巴瘤（HL）的主要临床表现，而非霍奇金淋巴瘤（NHL）、其他类型的母细胞淋巴瘤、恶性肿瘤淋巴结转移等也表现为淋巴结肿大。因此，淋巴结活检是淋巴瘤诊断和鉴别诊断的必不可少的方法，通过对活检淋巴结进行细胞学、免疫组化及细胞分子遗传学检查以明确诊断、淋巴瘤的分期和治疗有着重要作用。根据淋巴结活检的组织学特征可以将 HL 分为两大类，这两类霍奇金淋巴瘤在临床特点、生物学行为、形态学、免疫表型、免疫球蛋白转录以及背景中反应性细胞的组成均有不同。一类为经典的 HL，约占所有 HL 的 95%，包括富含淋巴细胞的经典 HL、结节硬化型 HL、混合细胞型 HL 和淋巴细胞消减型 HL 四种亚型，它具有特征性的 Reed-Stemberg 细胞，R-S 细胞是诊断 HL 的主要病理组织学依据，典型的 R-S 细胞为巨大多核细胞，直径 $25 \sim 30\mu m$，核仁巨大而明显；若为单核者，则称为霍奇金（Hodgkin）细胞。在肿瘤细胞周围有大量小淋巴细胞、浆细胞、组织细胞等炎性细胞浸润。另一类为结节性淋巴细胞为主型，主要特征是淋巴结活检可以见到 Hodgkin 和 R-S 变异细胞。

591. 为什么霍奇金淋巴瘤晚期在骨髓组织中可见 R-S 细胞

答：根据霍奇金淋巴瘤（HL）的国际临床分期标准，将 HL 可以做如下分期。Ⅰ期：病变限于 1 个淋巴结区或单个结外器官（ⅠE）受累。Ⅱ期：病变累及横隔同侧 2 个或 2 个以上的淋巴结区，或病变局限侵犯淋巴结外器官及横隔同侧一个以上淋巴结区（ⅡE）。Ⅲ期：横隔上卜均有淋巴结病变。可伴脾累及（ⅢS）、结外器官局限受累（Ⅲ），或脾与局限性结外器官受累（ⅢE）。Ⅳ期：一个或多个结外器官受到广泛性播散性侵犯，伴或不伴淋巴结肿大。肝或骨髓只要受到累及均属Ⅳ期。各期患者按有无 B 症状分为 A、B 两类。A 类无全身症状，B 症状主要包括：6 个月内不明原因的体重下降>10%；原因不明的发热（38℃以上）；盗汗。所以骨髓中见 R-S 细胞，说明 HL 已侵犯骨髓，疾病已进入第Ⅳ期。

592. 什么是霍奇金淋巴瘤预后不良的检测指标

答：霍奇金淋巴瘤（HL）的预后和以下因素有关：①<50 岁患者比>50 岁的生存率高；②女性患者预后较男性好；③细胞学类型，淋巴细胞为主型预后最好，5 年生存率可达90% 以上；结节硬化型和混合细胞型次之；淋巴细胞消减型预后最差，5 年生存率<30%；④分期与 5 年生存率，Ⅰ期患者可高达95%，Ⅱ期和Ⅲ期患者其次，Ⅳ期患者最低，只约占30%；⑤有全身症状者预后比无全身症状者差。国际上公认的晚期 HL 不良预后因素有：Ⅳ期，男性，≥45 岁，血液血红蛋白<105g/L，白细胞≥15×10^9/L，淋巴细胞<0.8×10^9/L 或<6%，白蛋白<40g/L。

593. 为什么霍奇金淋巴瘤从细胞形态上易与某些疾病相混淆

答：霍奇金淋巴瘤（HL）中的 R-S 细胞胞体大，核仁大而明显，有多形性或畸形的细胞核，从形态上易与免疫母细胞淋巴瘤中的瘤细胞、T 淋巴母细胞淋巴瘤中的瘤细胞、传染性单核细胞增多症中的非典型增生的淋巴细胞、骨髓中的原幼巨核细胞等相混淆。免疫母细胞淋巴瘤中的瘤细胞胞体较大，主要为单核型异型性免疫母细胞，有时有多形性或畸形的细胞核，瘤细胞胞质丰富；胞核大、圆形或椭圆形，核膜厚，核仁大，有时有多核或多分叶核，类似 R-S 细胞，易误认为 HL 的淋巴细胞消减型。T 淋巴母细胞淋巴瘤中的瘤细胞高度恶性，包括曲核细胞型和非曲核细胞型，曲核细胞型淋巴瘤细胞呈圆形，胞质较丰富，胞核呈圆形、卵圆形、扭曲状、脑回状易与 HL 混淆。骨髓涂片中呈镜形核的 R-S 细胞易与呈对称双核的原始细胞相混淆。以上疾病的鉴别主要依靠病理组织学检查。临床医生则应综合患者临床表现及病理检查结果做出全面诊断，包括 HL 的病理类型及临床分期分组。

594. 什么是非霍奇金淋巴瘤

答：非霍奇金淋巴瘤（NHL）是淋巴细胞（B、T 或 NK 淋巴细胞）的克隆性增殖引起的实体瘤，以 B 细胞为多见。起病时可以累及全身呈播散性/白血病性，但最多见的是淋巴结内、结外或黏膜相关淋巴组织的淋巴瘤和皮肤淋巴瘤。NHL 起病时常表现为无痛性进行性淋巴结肿大，发热、脾大和肝大也较常见。全身症状多见于晚期患者和弥散病变者，可出现贫血、体重减轻、局部压迫症状、衰弱和恶病质。NHL 虽可发生于任何部位，但不同部位 NHL 又与其细胞学特征、病变程度和预后有关。许多临床表现可影响 NHL 的预后，这些因素包括病理分级、分期、体能状态、B 组症状、血清乳酸脱氢酶（LDH）水平、肿块大小、年龄、结外器官受累多少和骨髓受累状态等。在我国预后较好的惰性淋巴瘤发病率较低，约只占 NHL 的 5%，显著低于欧美国家，而预后较差的侵袭性淋巴瘤较高，约占 NHL 的 1/3。

595. 为什么要将非霍奇金淋巴瘤细分为 B、T、NK 细胞肿瘤

答：非霍奇金淋巴瘤（NHL）是淋巴细胞恶性增生所形成的肿瘤，目前淋巴细胞可分为 B 淋巴细胞、T 淋巴细胞及 NK 细胞三个不同的亚群，在 NHL 中由于上述三种不同亚群的淋巴细胞发生突变的分化阶段不同，导致肿瘤克隆的表型、恶性程度均不相同，淋巴瘤病理差异很大，每种都可以作为一个单独的病种治疗，因此治疗的差异也很大，因此将 NHL 分类便于明确诊断、判断预后和采用不同的治疗方法，也是为了更深入探讨发病机制和研究治疗手段。

根据 WHO 分类主要有以下几种重要的 NHL：①滤泡性淋巴瘤；②套细胞淋巴瘤；③黏膜相关淋巴组织型边缘带 B 细胞淋巴瘤；④弥散性大 B 细胞淋巴瘤；⑤外周 T 细胞淋巴瘤；⑥血管免疫 T 母细胞性淋巴瘤；⑦间变性大细胞淋巴瘤；⑧鼻型 NK 细胞淋巴瘤；⑨Burkitt 淋巴瘤和蕈样霉菌病/Sezary 综合征。

596. 什么是惰性淋巴瘤

答：因为惰性淋巴瘤是一组临床进展相对缓慢的非霍奇金淋巴瘤（NHL），在早期阶段可能对化疗药物不敏感，因此部分分期较低的惰性淋巴瘤可采取等待治疗。1982 年的工

作分类首次提出惰性淋巴瘤的概念，2001 年 WHO 分类符合惰性淋巴瘤概念的类型有小淋巴细胞淋巴瘤（SLL)/慢性淋巴细胞白血病（CLL）、Ⅰ-Ⅱ级滤泡性淋巴瘤、黏膜相关淋巴组织淋巴瘤及脾边缘区淋巴瘤。但惰性淋巴瘤在病程发展过程中可发生组织类型的变化，演变成为侵袭性淋巴瘤。不同的惰性淋巴瘤类型依据不同的临床分期和预后评估指数（IPI），其治疗原则和方案亦有所区别。惰性淋巴瘤包括：B-CLL/小淋巴细胞淋巴瘤，淋巴浆细胞性淋巴瘤，滤泡淋巴瘤（Ⅰ，Ⅱ级），MALT 型结外边缘区细胞淋巴瘤，毛细胞白血病，蕈样霉菌病，成人 T 细胞白血病，T 细胞颗粒淋巴细胞白血病。

597. 什么是侵袭性淋巴瘤

答：侵袭性淋巴瘤是原发于淋巴结或淋巴组织的恶性肿瘤。临床以无痛性，进行性淋巴结肿大为主要表现。本病可发生于任何年龄，但发病高峰在 31~40 岁。通常进展快，并容易出现多部位受累。但该类淋巴瘤对化疗多敏感，因此对于侵袭性淋巴瘤的治疗通常是需要比较强烈的治疗方法，并且部分类型的侵袭性淋巴瘤有治愈的可能。侵袭性淋巴瘤包括：①B 细胞肿瘤：B 细胞性前淋巴细胞白血病，滤泡性淋巴瘤（Ⅲ级），套细胞淋巴瘤，弥漫性大 B 细胞淋巴瘤，浆细胞瘤/骨髓瘤；②T 和 NK 细胞肿瘤：非特异外周 T 细胞淋巴瘤，血管免疫母细胞性淋巴瘤，肠道 T 细胞淋巴瘤，鼻型结外 NK/T 细胞淋巴瘤，间变性大细胞淋巴瘤，肠病型 T 细胞淋巴瘤，皮下脂膜炎样 T 细胞淋巴瘤，成人 T 细胞白血病。高度侵袭性淋巴瘤包括：前体 B 淋巴母细胞性，Burkitt 淋巴瘤，前体 T 淋巴母细胞性。

598. 为什么异常淋巴细胞增多不一定是淋巴细胞白血病

答：异型淋巴细胞（abnormal lymphocyte）是一种形态变异的淋巴细胞，属于异常淋巴细胞，免疫表型显示多属 T 淋巴细胞。其形态变异是病毒或某些过敏原等因素刺激，T 淋巴细胞反应性增生甚至发生母细胞化所致。正常人血片中偶可见到异型淋巴细胞。某些病毒感染，如 EB 病毒、巨细胞病毒、风疹病毒、肝炎病毒等均可见淋巴细胞增高，并出现数量不等的异型淋巴细胞，其中以 EB 病毒感染导致的传染性单核细胞增多症表现尤为显著，异型淋巴细胞大于 10%，对其诊断具有一定价值。传统将异型淋巴细胞分为三型：Ⅰ型空泡型（浆细胞型）、Ⅱ型不规则型（单核细胞型）、Ⅲ型（幼稚型）。Ⅰ、Ⅱ型阳性检出率最高。异型淋巴细胞数量增多不一定就是淋巴细胞白血病，但是如果异型淋巴细胞数量持续增多，则不能大意，还应该再做其他检查，如淋巴细胞免疫分型、细胞化学染色等，以排除淋巴细胞白血病。

599. 为什么 EB 病毒感染和非霍奇金淋巴瘤关系密切

答：EB 病毒又名人类疱疹病毒-4，是人类认识的第一个与人类肿瘤密切相关的病毒，它是人们在寻找 Burkitt 淋巴瘤病因时发现的，1964 年 Anthony Epstein 和 Yvonne Barr 首先从非洲儿童 Burkitt 淋巴瘤组织传代培养中分离得到 DNA 疱疹型病毒，以其两人的姓命名为 EB 病毒。现在大量研究已经证实 EB 病毒的致淋巴瘤作用非常明确，它不仅是地方性 Burkitt 淋巴瘤的病因，还和老年患者及免疫抑制患者的 B 细胞性淋巴瘤有关，如移植后淋巴增殖性疾病、浆母细胞性淋巴瘤、老年性 EB 病毒阳性大 B 细胞淋巴瘤。EB 病毒感染也与结外 NK/T 细胞性淋巴瘤、儿童系统性 EB 病毒阳性 T 淋巴细胞增殖性疾病以及种痘水疱病样皮肤 T 细胞淋巴瘤的发病有关。也有研究显示 EB 病毒感染和霍奇金淋巴瘤的发病相关。另外，大量证据证实 EB 病毒也是鼻咽癌及某些乳腺癌的明确病因。目前认为持续 EB 病毒感染，可使免疫功能受到抑制，癌基因被激活，导致淋巴细胞恶性增殖。我国较大系列研究报道，非霍奇金淋巴瘤的 EBV 阳性率为 14%。

600. 为什么怀疑非霍奇金淋巴瘤的患者一定要进行组织病理学活检

答：非霍奇金淋巴瘤（NHL）除常侵犯浅表淋巴结外，亦可通过影像学检查发现纵隔淋巴结或腹膜后淋巴结异常，病变可累及滑车上淋巴结，扁桃体淋巴环等，还可侵犯胃肠道、肝、脾、肺、骨髓、中枢神经系统等部位，此外还可侵犯皮肤，形成皮下结节、包块、浸润性斑块、溃疡等。NHL 的诊断必须有病理学依据。明确的病理诊断和分型是选择治疗方案的前提条件。为此，必须取得足够的肿瘤组织，所以淋巴结完整切除和在无法完整切除情况下的部分切除被推荐用于建立 NHL 的病理诊断。细针穿刺活检不能用于淋巴瘤的最初诊断。粗针穿刺活检不被推荐，除非临床情况提示这是获取诊断用组织的唯一安全方法。在形态学检查的基础上，结合石蜡切片免疫组织化学和流式细胞术，可能会获得更充足的诊断信息，基因表达谱分析可以鉴别肿瘤的组织来源，免疫表型是淋巴瘤诊断的关键，然而这一切的基础是满意的病变组织活检。

601. 为什么非霍奇金淋巴瘤患者外周血象、骨髓象可以是正常的

答：非霍奇金淋巴瘤（NHL）有不同的临床分期，经 Cotswold 调整后 Ann Arbor 分期如下：Ⅰ期病变仅累及单一的淋巴结区；Ⅱ期病变累及横隔同测 2 个以上淋巴结区；Ⅲ期横隔两测 2 个以上的淋巴结受侵犯；Ⅳ期病变疑侵犯多处淋巴结及以外的部位。X 期大肿块（直径>10cm）；E 期结外播散或单发结外侵犯。每期分为"A/B"两组：A 组无特殊体征；B 组有以下任何症状：不能解释的发热，持续 3 天 38℃或以上；夜间盗汗；诊断前 6 个月内体重减轻 10% 或以上。所以 NHL 患者可以有一系或全血细胞减少，骨髓侵犯时涂片可见淋巴瘤细胞。当恶性淋巴瘤发展到晚期，病变可以侵犯多处淋巴结及以外的部位。做骨髓检查时可以发现淋巴瘤细胞，这就是常说的骨髓累及。浸润率一般为 25%～50%。通常，原发于或广泛侵犯骨髓为主的多见于低度恶性淋巴瘤（如小细胞性淋巴瘤、滤泡性淋巴瘤、边缘带 B 细胞淋巴瘤等）；高恶度淋巴瘤（如弥散性大 B 细胞淋巴瘤、Burkitt 淋巴瘤）；NHL 与白血病两者可以重叠，淋巴瘤细胞可以扩散至骨髓和血液，即淋巴瘤细胞性白血病。但 NHL 早期没有侵犯骨髓的时候，患者的外周血和骨髓象可以是正常的。

602. 为什么非霍奇金淋巴瘤需要进行以下检查

答：因为非霍奇金淋巴瘤（NHL）患者可以有以下特点：①外周血：早期患者血象多正常，继发自身免疫性溶血或肿瘤累及骨髓可发生贫血、血小板减少及出血。9%～16% 的患者可出现白血病转化，常见于弥漫型小淋巴细胞性淋巴瘤、滤泡型淋巴瘤、淋巴母细胞性淋巴瘤及弥漫型大细胞淋巴瘤等；②生化检查：可有血沉、血清乳酸脱氢酶、β_2-微球蛋白及碱性磷酸酶升高，单克隆或多克隆免疫球蛋白升高，以上改变常可作为肿瘤负荷及病情检测指标；③血沉：血沉在活动期增快，缓解期正常，为测定缓解期和活动期较为简单的方法；④病理活检：是诊断 NHL 及病理类型的主要依据。本病只有通过被切除的

组织进行组织学检查才能作出诊断，组织学上通常的诊断标准是正常淋巴结的结构受到破坏，以及包膜和邻近的脂肪被典型的肿瘤细胞侵犯。所以 NHL 需要进行以上这些相关检查。

603. 为什么非霍奇金淋巴瘤患者需要进行流式细胞术检测

答：由于流式细胞技术（FCM）在疾病诊断上的高度敏感性，它也常被应用于新诊断淋巴瘤的分期。骨髓活检标本单独形态学检查可能产生确定诊断，但是有资料显示 FCM 能增加检测淋巴瘤细胞累及骨髓诊断的敏感性。FCM 在那些骨髓活检标本形态学和免疫组织化学（immuno histochemistry，IHC）检查仅显示小而少的非诊断性淋巴细胞聚集的病例中最有诊断价值，一些病例中骨髓活检材料可能没有任何淋巴细胞聚集的依据，而吸取的骨髓液含有足够的淋巴瘤细胞用于 FCM 检测，与单用形态学分期比较，FCM 的敏感性可以增加 5%。形态学评估显示骨髓中无淋巴瘤细胞不等于标本中无淋巴瘤细胞，仅代表形态学分析未检测到淋巴瘤。FCM 可发现骨髓中的克隆细胞，FCM 检测敏感性与是否存在临床疾病之间有很好的相关性。用于诊断及分型常用的单克隆抗体标记物包括 CD45（白细胞共同抗原）用于鉴定其白细胞来源；CD19、CD20、CD22、CD45RA、CD5、CD10、CD23、免疫球蛋白轻链 κ 及 λ 等用于鉴定 B 淋巴细胞表型；CD2、CD3、CD5、CD7、CD45RO、CD4、CD8 等鉴定 T 淋巴细胞表型；CD30 和 CD56 分别用于识别间变性大细胞淋巴瘤及 NK 细胞淋巴瘤，CD34 及 TdT 常见于淋巴母细胞淋巴瘤表型。

604. 为什么中枢神经系统淋巴瘤患者需要进行流式细胞术检测

答：对中枢神经系统淋巴瘤患者临床常用脑脊液进行细胞学检查，但是敏感性低，需要肿瘤细胞至少占 5% 才能测到，假阴性率为 20%～60%。常不能确诊，还需要对脑组织进行侵袭性的活检。FCM 则是一种客观、定量的检测方法，可检测到总淋巴细胞中占 0.01% 的异常 B 细胞，非常适合检测具有异常表型的小群细胞，其敏感性能够检测到隐性累及 CSF 的肿瘤细胞。明显改善了常规细胞学检查的敏感性。CSF 标本常常细胞数少，并且一定数量的细胞活性会快速减弱。所以 CSF 染色需要特别的样本储存、运输、染色，和不同于血液、骨髓和淋巴组织的常规免疫表型的检测方案。

605. 为什么淋巴瘤患者既要做流式细胞术又要做免疫组织化学检测

答：流式细胞技术（FCM）和免疫组织化学（IHC）均可用于淋巴瘤的诊断和分型，但是两者有其各自的用途和优缺点。FCM 的最大优点是可以对单种细胞进行多参数分析以及适用于非常小的标本包括液体标本；IHC 的主要优势在于可以检测固定的石蜡包埋的组织以及同时进行形态学分析。FCM 可以通过检测 TCR Vβ 进行 T 细胞克隆性分析，而 IHC 不能。FCM 分析是确定细胞表达 TCR 的 αβ 型还是 γδ 型的最佳方法。IHC、BF1 染色可以检测 αβ 型受体，但是目前尚无合适的 γδ 石蜡切片 IHC 染色方法。BF1 染色阳性可以肯定为 αβ 型 TCR，但阴性染色不能推测为 γδT 细胞。大部分常用的抗体可以用于 FCM 和 IHC，但是一些抗体更适合于 FCM 分析如抗 Igκ 和 λ 轻链抗体，而诊断 MCL 的抗 cyclin D1 抗体仅用于 IHC 而不能用于 FCM。此外，FCM 分析对于一些淋巴瘤的诊断如肝脾 γδT 细胞淋巴瘤和 HCL 能提高更好和更多的免疫表型评估资料。在区分 T 细胞与 NK 细胞中 FCM 也优于 IHC 染色。用于 FCM 的 CD3 抗体常常可检测到整个 TCR-CD3 复合物，它存在于 T

细胞表面，在 NK 细胞则不表达。相反，IHC 染色常常只能测到 CD3 的 ε 成分，因此不能区分 T 细胞和 NK 细胞。FCM 检测淋巴瘤不仅在许多情况下优于 IHC，而且可以检测到 IHC 容易漏诊的病灶如边缘区 B 细胞淋巴瘤部分累及淋巴结和混合 B 细胞和 T 细胞淋巴瘤。

606. 为什么非霍奇金淋巴瘤需要进行遗传学及分子生物学检测

答：大多数非霍奇金淋巴瘤（NHL）可通过组织形态学和免疫表型得出肯定诊断。但仍有部分病例表现复杂，即使做大量的免疫标志可能也难以鉴别其良恶性，免疫球蛋白（Ig）和 T 细胞受体（TCR）基因克隆性重排可作为重要的辅助指标协助诊断。NHL 存在非随机性染色体核型异常，常见为染色体易位、部分缺失和扩增等。不同类型的 NHL 多有各自的细胞遗传学特征。NHL 是发生于单一亲本细胞的单克隆恶性增殖，瘤细胞的基因重排高度一致。Ig 基因重排常作为 B 细胞淋巴瘤的基因标志，T 细胞受体（TCR）基因重排常作为 T 细胞淋巴瘤的基因标志，阳性率均可达 70% ~ 80%。细胞遗传学及基因标志可用于非霍奇金淋巴瘤的诊断、分型及肿瘤微小病变的检测。

607. 为什么确诊后的非霍奇金淋巴瘤患者还要进一步检查

答：明确诊断非霍奇金淋巴瘤（NHL）以后，需要进一步进行临床分期。根据临床分期，制定不同的治疗方案及疗程。如果骨髓受累，分期则为Ⅳ期，治疗至少 8 疗程。因此为了准确进行 NHL 分期，所有的 NHL 患者都需要做骨髓检查。NHL 复发时，淋巴瘤的病理类型可能发生改变，例如惰性淋巴瘤数年后可能转化为侵袭性淋巴瘤，少数情况下也可能同时合并多种病理类型淋巴瘤。病理类型的改变可以导致治疗方案的改变，因此复发后再次淋巴结活检是十分必要的。对于侵袭性恶性淋巴瘤，因其恶性程度高，常侵犯中枢神经系统，因此需要常规腰穿检查以尽早发现异常。此外，原发中枢神经系统淋巴瘤在无禁忌证的情况下也应该进行腰穿及鞘内注射治疗。另外目前几种辅助性特殊检查：①流式细胞术：通过表面免疫球蛋白轻链限制性分析揭示 B 细胞的单型性；免疫表型分析用于淋巴瘤分类；②聚合酶链反应（PCR）分析：通过免疫球蛋白和 T 细胞受体分析显示 B 和 T 细胞的克隆性；③细胞遗传学：显示淋巴瘤特异性染色体异位；④荧光原位杂交：显示淋巴瘤特异性染色体异位。对于淋巴瘤的诊断和精确分类有很大帮助。

608. 为什么非霍奇金淋巴瘤从形态学上需要与某些疾病相鉴别

答：非霍奇金淋巴瘤（NHL）的淋巴瘤细胞从形态学上需要与急性淋巴细胞白血病、传染性单核细胞增多症、噬血细胞综合征、慢性淋巴结炎、组织细胞性坏死性淋巴结炎等疾病相鉴别。原始细胞型的淋巴瘤细胞浸润骨髓时，原始细胞百分比高，形态学上常与急性淋巴细胞白血病不易鉴别，需要结合对病史的分析或事先的病理诊断。传染性单核细胞增多症出现的多量异型淋巴细胞需与淋巴瘤细胞浸润骨髓相鉴别，异型淋巴细胞的主要形态特征是胞体增大和胞质丰富和嗜碱性改变，除了骨髓外，外周血涂片更有诊断意义，变异的淋巴细胞仍基本处于成熟范围。伴有嗜血细胞增多的淋巴瘤细胞浸润骨髓象需与噬血细胞综合征相鉴别，前者可见大而异形性显著的淋巴瘤细胞，即过去所指的恶组细胞。用 CD68 染色可用于鉴别淋巴瘤细胞和恶组细胞。

609. 为什么某些非霍奇金淋巴瘤需要进行造血干细胞移植

答：非霍奇金淋巴瘤（NHL）病理类型多，生物学特点也不一样，所采取的治疗方案会不同。总的来说，对于低度恶性的淋巴瘤，是不需要进行移植的。但是侵袭性高的NHL，以及复发、难治的淋巴瘤，则需要进行造血干细胞移植。根据淋巴瘤的不同病理类型，自体造血干细胞移植的指征不一样。如无禁忌，如果 NHL 治疗过程中出现疾病进展、复发，建议自体造血干细胞移植。部分侵袭性高的淋巴瘤，预计常规化疗难以控制，可进行大剂量化疗+自体造血干细胞移植。对于高度侵袭性淋巴瘤，如 B 淋巴母细胞性、T 淋巴母细胞性淋巴瘤，采用常规化疗、甚至自体造血干细胞移植，仍极易复发。如无移植禁忌，建议行异基因造血干细胞移植。

610. 为什么造血干细胞移植分为几种类型

答：造血干细胞移植（hematopoietic stem cell transplantation, HSCT）是指采用各种来源的正常造血干细胞，通过静脉途径输入已接受超剂量化（放）疗的患者体内，以替代原有的病理性造血干细胞，重建受者正常的造血与免疫功能。利用该技术可以对某些"终末期"肿瘤患者实施抢救性治疗，而且可以作为一线治疗应用于某些恶性和非恶性疾病患者病程早期阶段的治疗。造血干细胞移植根据干细胞的来源分为：①骨髓移植（bone marrow transplantation, BMT）；②外周血造血干细胞移植（peripheral blood stem cell transplantation, PBSCT）；③胎肝造血干细胞移植（fetal liver hematopoietic stem cell transplantation, FLSCT）；④脐血干细胞移植（cord blood stem cell transplantation, CBSCT）。根据移植物的来源分为：①同种异基因造血干细胞移植（allogeneic hematopoietic stem cell transplantation）；②同基因造血干细胞移植（syngeneic hematopoietic stem cell transplantation）；③自体造血干细胞移植（autologous hematopoietic stem cell transplantation）。所以造血干细胞移植有多种类型。

611. 为什么造血干细胞移植前要进行 CD34+ 细胞计数检测

答：CD34 是人们认识最早的造血细胞分化标志，也是人们在基础或临床研究中用于造血细胞富集最常用的表面分子。正常人的骨髓有核细胞中，1% ~ 4% 为 CD34+，外周血中低于 0.1%。在造血干细胞移植过程中，能使骨髓受者多系造血重建的细胞，多数都表达 CD34。同时，CD34+ 细胞在造血移植物中的含量是预测移植是否成功的有用的指标。用通过白细胞分离术获得富集并提纯的 CD34+ 造血干细胞进行移植，就称为"CD34+ 造血干细胞移植"。外周血干细胞（PBSC）的采集方法与成分血的单采术类似，即用血细胞分离机分离采集外周血的单个核细胞组分。足够量的 CD34+ 细胞数量是移植成功和维持稳定造血重建的主要原因之一，在 HLA 半相合及无关供者中尤其强调植入大量的造血干/祖细胞数量以克服移植抗性，降低移植排斥和植入失败率。PBSCT-CD34+ 细胞移植中，由于移植体外处理过程中难免会有细胞丢失，故更需强调有效的动员及高细胞量采集技术。在 HLA 相合同胞兄弟姐妹 PBSCT-CD34+ 细胞移植中，CD34+ 细胞数量为 4.6（1 ~ 9.5）×10^6/kg，对 HLA 半相合和无关供者 CD34+ 细胞移植，CD34+ 细胞需要量更高，为 10（2.8 ~ 160）×10^6/kg，所以在移植前一定要进行 CD34+ 细胞计数。

612. 为什么说前体 B 淋巴细胞白血病和 B 淋巴母细胞淋巴瘤是同一性质疾病

答：B 淋巴母细胞白血病/淋巴瘤是一种定向于 B 细胞系的淋巴母细胞（原始淋巴细

胞）恶性肿瘤，它包括前体 B 细胞急性淋巴细胞白血病（B-ALL）和淋巴母细胞淋巴瘤（B-LBL）。许多研究结果显示 B-ALL 与 B-LBL 这两者为同一种生物学实体，WHO 从 2001 年已将其归类为同一性质的 B 淋巴母细胞恶性肿瘤，当只表现为瘤块不伴或仅有轻微血液和骨髓受累时应诊断为 B-LBL；当存在广泛骨髓和血液受累时则诊断为 B-ALL；如果患者有肿块的同时骨髓中原始淋巴细胞≤25%，诊断为 B-LBL 骨髓侵犯，当出现具有生物学意义的染色体或分子遗传学异常者则诊断为 B-ALL/LBL 伴重现性遗传学异常。该病多发生于 45 岁以下人群，临床表现为淋巴器官或组织肿瘤性浸润及其功能异常，当骨髓和外周广泛受累时还可伴随贫血、出血、感染等。如得不到有效治疗则发展迅速，多数于诊断后 3~6 个月死亡。

613. 什么是前 T 淋巴母细胞白血病/淋巴瘤

答：前 T 淋巴母细胞白血病/淋巴瘤（precursor T lymphoblastic leukemia/lymphoblastic lymphoma，前 T-ALL/前 T-LBL）属于非霍奇金淋巴瘤，是一类少见的，来源于不成熟前体淋巴细胞的高侵袭性恶性肿瘤，临床治疗效果差。每年发病率约为 1/1 000 000，好发于儿童及年轻人，占成人 NHL 的 2%~8.5%，占儿童 NHL 的 40% 左右，其中约一半的患儿在 10 岁以上。中位发病年龄是 24.5 岁，男女之比约为 2∶1，成年男性的中位发病年龄为 27 岁，成年女性的中位发病年龄为 50 岁。2008 年 WHO 造血淋巴组织肿瘤分类将淋巴母细胞白血病/淋巴瘤分为独立类型。T-LBL 也易侵及结外部位尤其是骨髓、脾和中枢神经系统，纵隔侵犯率高达 42%，病情进展迅速，70% 以上的患者就诊时为 Ⅳ 期，最后约 50% 患者转为白血病。由于 T-LBL 与急性 T 淋巴细胞白血病（T-ALL）在细胞形态学、免疫表型、基因型和细胞遗传学以及临床表现和预后等方面均有相似之处，当疾病过程被界定为大的瘤块浸润，无（或微小）血液和骨髓（原始淋巴细胞≤25%）累及者诊断为淋巴瘤；广泛的骨髓和血液累及者则适用急性原始淋巴细胞白血病术语。

614. 为什么前体淋巴母细胞淋巴瘤需要进行流式细胞术检测

答：前体淋巴母细胞淋巴瘤包括 B 和 T 淋巴母细胞淋巴瘤（B、T-LBL）两种类型，它们与急性白血病一样，可表现为外周血或体液中存在母细胞或其他异常细胞，骨髓浸润相关的全血细胞减少，以及髓外浸润病灶。流式细胞术可以识别不成熟或异常细胞，确定它们与骨髓和胸腺中的正常不成熟细胞之间的区别，以及确定细胞系列。淋巴母细胞与成熟细胞不同，表达不成熟的标记、缺乏成熟细胞表达的抗原。不成熟 B 淋巴细胞如果表达 CD34、TdT，而缺乏 sIg 和 CD20，可以与成熟 B 淋巴细胞区别；不成熟 T 淋巴细胞如果表达 CD34、TdT 或 CD1a，或缺乏 sCD3，可以与成熟 T 淋巴细胞区别。淋巴母细胞具有异常表型，据此可以与正常不成熟细胞鉴别。CD19 是检测 B 系细胞最敏感和特异的标记。CD79a 也被认为是 B 细胞系的特异标记，早期 B-LBL 表达 CD19、cCD79a、cCD22 和细胞核 TdT；中间期 B-LBL 表达 CD10；晚期 B-LBL 表达胞质 μ 链，多数病例不表达 sIg，少数不典型病例可表达 sIg。cCD3 是检测 T 系细胞最敏感和特异的标记。T-LBL 分为不同的分化期：早期为 cCD3、CD2 和 CD7（阳性）；中期出现 CD5 和 CD1a；晚期出现 sCD3。

615. 为什么 B 细胞慢性淋巴增殖性疾病有其共同特征

答：B 细胞慢性淋巴增殖性疾病（B-CLPD）是临床上以外周血/骨髓成熟 B 细胞克隆

性增殖为主要特点，并通过外周血/骨髓的形态学、免疫表型及细胞/分子遗传学检测可以诊断的一组成熟 B 淋巴增殖性疾病，包括原发白血病：CLL、B-幼淋巴细胞白血病（B-PLL）、毛细胞白血病（HCL）、脾 B 细胞淋巴瘤/白血病，不能分类；淋巴瘤白血病期：边缘区淋巴瘤（MZL）、滤泡淋巴瘤（FL）、套细胞淋巴瘤（MCL）、淋巴浆细胞淋巴瘤/华氏巨球蛋白血症（LPL/WM）；B 细胞慢性淋巴增殖性疾病，不能分类（B-CLPD-U）。B-CLPD 具有一些共同特征：①临床特点：中老年发病；临床进展缓慢，惰性（MCL 除外）；可向侵袭性淋巴瘤转化；治疗后可缓解，但难以治愈；②形态学：以小的成熟淋巴细胞为主，部分可以出现中等大小淋巴细胞；③免疫表型：表达成熟 B 细胞相关抗原（CD19、CD20、CD22）和表面免疫球蛋白（sIg）单一轻链（κ 或 λ）；④基因重排：免疫球蛋白重链（IgH）和（或）轻链（IgL）基因重排。

616. 为什么通过下列检测可区分各种 B 细胞慢性淋巴增殖性疾病

答：血常规和外周血细胞形态学检查：包括白细胞计数与分类、红细胞计数、血红蛋白水平、血小板计数等，明确是否存在白细胞（尤其淋巴细胞）增多、贫血和血小板减少。应注意淋巴细胞形态（如涂抹细胞、毛细胞等）。骨髓细胞形态及病理学检查：骨髓活检和涂片应成为诊断 B 细胞慢性淋巴增殖性疾病（B-CLPD）的常规检查项目，部分 B-CLPD 具有典型的形态学特点，包括 CLL、FL、HCL、LPL 等。B 细胞克隆性检测：确认单克隆性对于 B-CLPD 的诊断至关重要，克隆性检测的常用方法：①流式细胞术（FCM）：主要通过检测细胞 sIg 轻链限制性表达明确 B 细胞的克隆性；②遗传学：采用常规染色体核型检查及荧光原位杂交（FISH）技术分析克隆性染色体异常；③分子生物学：PCR 法检测 IgH、Igκ、Igλ 基因重排可判断 B 细胞存在克隆性异常。FCM 免疫分型：是进行 B-CLPD 诊断和鉴别诊断的主要方法。常用免疫标志包括白细胞共同抗原 CD45，成熟 B 细胞相关抗原 CD19、CD20、CD22、CD79b 和 sIg，前体 B 细胞相关抗原 CD34 和 TdT，生发中心抗原 CD10，以及 CD5、CD23、FMC7、CD11c、CD25、CD103、CD123、CD38、CD138、CD200 等。遗传学和分子生物学：采用常规染色体核型检查及 FISH 技术分析细胞遗传学异常。

617. 什么是套细胞淋巴瘤

答：套细胞淋巴瘤（MCL）是 B 细胞非霍奇金淋巴瘤（NHL）的一种亚型。肿瘤起源于滤泡套内层中未受抗原刺激的 CD5+、CD23- 周围 B 细胞。2008 年 WHO 新分类中套细胞淋巴瘤占所有非霍奇金淋巴瘤的 3%～10%。MCL 患者以中、老年人为主（中位年龄 60 岁），且有明显男性高发的特点，男：女性别比约为（2～3）：1。随着对本病的认识的增加，诊出率已相对增加。对 MCL 病因有一些研究，但仍不能明确确切的病因。暴露于有毒物质是可能的原因之一。MCL 诊断时大多数已晚期，Ⅳ期占 80% 以上。往往有全身淋巴结的肿大，同时伴有广泛的结外病变。一半以上有骨髓侵犯（53%～82%），外周血受侵率与小淋巴细胞性白血病相似。1/2～1/3 有脾脏肿大，有时脾脏是 MCL 唯一受累的部位而无淋巴结的肿大。MCL 的诊断首先需要外科行肿大淋巴结或其他病变部位的活检。病理标本应由经验丰富的病理学家根据形态学、免疫组化、细胞遗传学以及分子生物技术的结果作出诊断和鉴别诊断。MCL 是全身性疾病，治疗前的分期检查与其他 B 细胞惰性或侵袭性淋巴瘤相似。要常规行颈、胸、腹、盆 CT。MCL 因具有独特的形态学，免疫学和细胞遗传学的特征近年来受到特别的重视。MCL 预后比形态相似的其他类型 B 细胞淋巴瘤差。目前尚无标准的治疗方案。由于针对 CD20 抗原的免疫药物和针对 cyclin Dl 过度表达的一些药物的临床应用，以及大剂量化疗加造血干细胞移植技术的完善，MCL 治疗的有效率已有所提高，生存时间有所延长。

618. 什么是脾 B 细胞边缘区淋巴瘤

答：脾 B 细胞边缘区淋巴瘤（splenic B-cell marginal zone lymphoma，SMZL）是一种 B 淋巴细胞恶性肿瘤，SMZL 是一种相对罕见的淋巴瘤。在成人 NHL 中发病不到 2%，但在不能分类的 CD5⁻ 的慢性淋巴细胞白血病患者中可能占大多数。SMZL 发病多在老年人群，平均发病年龄 50 岁以上，男女两性之间的发病率相同。SMZL 的特点是脾脏白髓内小 B 淋巴细胞结节性浸润，包围并取代生发中心，破坏套区和边缘区，伴不同程度红髓的侵犯。目前认为肿瘤细胞来源于边缘区生发中心不明分化阶段的成熟 B 细胞。SMZL 发病机制目前认为与慢性抗原刺激有关。患者早期通常无症状，但临床体检常可触及脾肿大。多数患者因为血常规检查异常而就医：表现为全血细胞减少（占 46% ~60%）；尤其以贫血和血小板减少多见。SMZL 进展期病例典型的临床表现是脾脏肿大，10% ~15% 的患者合并自身免疫性疾病，诊断需要将临床，病理和免疫表型资料综合判断，少数疑似病例需要详细和更多的细胞遗传学和分子生物学资料。SMZL 总生存期平均 5~10 年，但在进展期患者，约 1/3 临床状况差，中位生存期不到 4 年。SMZL 临床过程是低度恶性的惰性淋巴瘤。因为 SMZL 惰性的自然病史，缺乏前瞻性的临床研究以及公认的预后评分标准，无论是治疗方式还是治疗时间的选择，都是以经验性为基础的。迄今为止，对 SMZL 还没有明确的标准治疗方法，约 2/3 的患者在诊断时无症状，并且其中 1/3 或许永远不需要治疗。现今主要的治疗策略有以下几种：等待与观察；脾切除术；脾照射；化疗。

619. 什么是弥漫大 B 细胞淋巴瘤

答：弥漫大 B 细胞淋巴瘤（DLBCL）是非霍奇金淋巴瘤（NHL）中最常见的类型，几乎占所有病例的 1/3。这类淋巴瘤占以前临床上的"侵袭性"或"中高度恶性"淋巴瘤的大多数病例。弥漫大 B 细胞淋巴瘤正确的诊断需要根据合适的活检和 B 细胞免疫表型的证据而得出。可以原发淋巴结或原发结外病变起病。超过 50% 的患者诊断时有结外病变侵犯。最常见的结外病变是胃肠道和骨髓，各占患者的 15%、20%。任何器官均可涉及，做诊断性活检是必要的。大 B 淋巴细胞弥漫性浸润病变组织。这类 B 淋巴细胞的核常较两个小淋巴细胞大，甚至大于一个巨噬细胞核。DLBCL 细胞具有很大的异质性，因此可分为不同的种类与亚型。

620. 为什么淋巴结活检对诊断弥漫大 B 细胞淋巴瘤非常重要

答：弥漫大 B 细胞淋巴瘤（DLBCL）是成人淋巴瘤中最常见的类型，并且是一组在临床表现和预后等多方面具有很大异质性的恶性肿瘤。弥漫大 B 细胞淋巴瘤主要依靠活检病理组织和免疫组化分析明确诊断，需要针对 CD20、CD3、CD5、CD10、BCL-2、BCL-6、GCET1、FOXP1、IRF4/MUM1、Ki-67 及 CD21 进行检测。某些病例可选做 cyclinD1、κ/λ、CD138、EBV、ALK、HTLV1 等。对疑有病变的淋巴结应尽量完整切除进行病理检查，细针穿刺或粗针穿刺活检一般不适用于初发淋巴瘤的诊断。在特定情况下，无法对可疑淋巴结进行切除活检时，细针或粗针穿刺活检联合其他辅助技术（免疫组化、流式细胞术、PCR 技术扩增克隆性免疫球蛋白轻、重链基因（IgL、IgH）和 T 细胞受体（TCR）基因重排、针对 t（14；18）、t（8；14）、t（3；v）FISH 检测等可对淋巴瘤进行诊断。

621. 什么是 Burkitt 淋巴瘤

答：Burkitt 淋巴瘤是一种来源于小无核裂滤泡生发中心细胞的高度恶性的 B 淋巴细胞肿瘤。1964 年首先在非洲儿童 Burkitt 淋巴组织中分离出 EB 病毒后，发现 Burkitt 淋巴瘤具有明显的地方流行性，患者血清 EB 病毒抗体滴度高。患者主要为儿童和青年人，男性多于女性，以非洲地区最多。Burkitt 淋巴瘤常发生于颌骨、颅面骨、腹腔器官和中枢神经系统等，也可见于其他脏器包括胃、肠、腹膜、肝、脾，偶见于肺、长骨及脑，部分可侵犯淋巴结。瘤细胞特点：细胞大小均一，形态一致，胞核较大，圆或类圆形，染色质细，核仁明显，常为 2~3 只，核分裂象多见；胞质少，嗜碱性，可见部分脂肪小空泡。瘤细胞间可见较多吞噬各种细胞碎片的巨噬细胞。常伴有 8 号染色体与其他染色体的易位，t（8；14）、t（8；22）和 t（2；8）。

622. 为什么发现"满天星"图像要考虑 Burkitt 淋巴瘤

答：Burkitt 淋巴瘤的瘤细胞大小和形态一致，相互粘连，主要由小无裂细胞组成，可伴有少量免疫母细胞。瘤细胞胞界不清，胞质少，嗜双色性，甲基绿派若宁染色呈强阳性，核圆或卵圆形，核膜厚，染色质较粗，核仁明显，可贴近核膜，核有丝分裂象多见。特殊的是瘤细胞迅速死亡，被成熟的巨细胞吞噬，这些含有吞噬碎片和包涵体样颗粒的巨细胞淡染，均匀地散布于瘤细胞之间，这便是所谓"满天星"（starry sky）图像。概括来说"满天星"图像就是指镜下特点为弥漫性的中等大小淋巴样细胞浸润，分裂象明显增多，瘤细胞间有散在的巨噬细胞吞噬核碎片，是 Burkitt 淋巴瘤特征性表现。此外艾滋病患者也可见此现象。

623. 什么是滤泡性淋巴瘤

答：滤泡性淋巴瘤（FL）是一种较常见的惰性非霍奇金淋巴瘤（NHL），来源于淋巴结的生发中心，中位发病年龄约 60 岁，20 岁以下罕见。多数患者诊断时即处于晚期（Ⅲ/Ⅳ期），主要侵犯淋巴结、脾、骨髓和外周血。FL 最常见的表现是无痛性淋巴结肿大，典型表现为多部位淋巴组织侵犯，有时可触及滑车上淋巴结肿大。该肿瘤由滤泡中心细胞（小裂细胞）、滤泡中心母细胞（大无裂细胞）以不同比例构成滤泡型生长的恶性淋巴细胞增殖性疾病，镜下可见合并弥散性的成分出现，根据滤泡成分和弥散成分所占的比例不同可分为：滤泡为主型（滤泡比例>75%）、滤泡和弥散混合型（滤泡比例 25%~75%）及局灶滤泡性（滤泡比例<25%）；这种类型淋巴瘤可根据形态学发现进行正确诊断。免疫表型分析为 B 淋巴细胞，典型的免疫标记为：$CD20^+$、$CD23^{+/-}$、$CD10^+$、$CD43^-$、$Bcl-2^+$、$CD5^-$、$CCND1^-$，部分可出现 $Bcl-2^-$ 或 $CD10^-$；存在 t（14；18）或 t（8；14）异常表达。该肿瘤是对化疗和放疗最敏感的恶性肿瘤之一，但约 7% 的患者可转化为 DL-BCL。

624. 什么是慢性淋巴细胞白血病

答：慢性淋巴细胞白血病（CLL）简称慢淋，是一种淋巴细胞紊乱增殖性疾病，主要是淋巴细胞克隆性增生，蓄积浸润骨髓、血液、淋巴结和其他器官，最终导致正常造血功能衰竭的恶性疾病。发病年龄通常大于 60 岁，该病进展缓慢，典型症状（包括贫血，出血问题，感染等）通常于疾病出现数年之后才出现。在 FAB 分类方案中，根据增殖的淋巴细胞形态不同，将 CLL 分为典型 CLL 和混合细胞 CLL。典型 CLL 即小细胞性 CLL 或小淋巴细胞淋巴瘤（SLL），混合细胞型 CLL 以成熟淋巴细胞和幼淋巴细胞混合增殖为特点。WHO 认为术语 SLL 与 CLL 一致，限定于伴有 CLL 组织形态学和免疫表型但不是白血病性的病例。慢淋由于尚无根治性的治疗药物，存在疾病活跃的情况才需要治疗。因此，治疗目标也主要是控制疾病进展、缓解症状。近年来新药的研发已经可以为多数患者带来更深程度的疗效，未来 CLL 的治疗目标应该是尽量减少乃至清除所有的肿瘤性淋巴细胞，直至达到治愈。

625. 为什么慢性淋巴细胞白血病不容易早期被发现

答：慢性淋巴细胞白血病（CLL）早期约 1/4 患者可以无自觉症状，许多新诊断患者往往在体检或者其他疾病就诊期间发现外周血淋巴细胞计数异常或局部淋巴结肿大而无其他特殊症状，偶然被发现。如果完善 CT 或 B 超检查，还可以有纵隔或腹腔淋巴结肿大。疲乏、体力活动能力下降和虚弱为最常见的症状，缺乏特异性。只有在疾病进展期患者可有体温升高、体重减轻、盗汗、反复感染（呼吸道、消化道、皮肤感染等）、血小板减少（牙龈出血以及其他出血相关问题，皮肤出血点、瘀斑）或严重贫血症状（乏力、心慌、活动耐力下降等，皮肤黏膜苍白）、自身免疫性血细胞减少（患者体内的异常淋巴细胞可能会产生针对红细胞或血小板的抗体，从而破坏红细胞或血小板，导致溶血和自身免疫性血小板减少）。老年患者可合并有肺、心脏和脑血管疾病的表现。所以 CLL 在早期往往被忽略，不容易早期发现。

626. 为什么下列检查常用于诊断和评估慢性淋巴细胞白血病

答：诊断和评估慢性淋巴细胞白血病（CLL）需综合多方面的检查，常用的实验室检查如下：

（1）血细胞计数和分类：会显示大量淋巴细胞。镜下看起来是成熟的小淋巴细胞，因而需要进一步的检验来确诊。

（2）流式细胞学检测（细胞免疫表型分析）：对血液或骨髓中的淋巴细胞进行表面分子的详细分析。有助于慢淋的确诊，并排除其他来源于小 B 细胞的肿瘤。

（3）染色体检查和 FISH 检测：有助于找到特殊的细胞遗传学异常。在诊断上可以进一步除外具有特殊染色体异常的小 B 细胞肿瘤如套细胞淋巴瘤，并且特殊异常对患者的治疗及预后非常重要。

（4）基因学检测：对肿瘤细胞进一步鉴定，明确是否存在一些特殊的基因异常，如 TP53 突变以及 IGHV 突变等可以影响到治疗与预后。

（5）骨髓穿刺和活检：对诊断慢性淋巴细胞白血病来说，骨髓检查并不是必需的。但是很多情况下必须进行骨髓检查来排除其他疾病。因此为了明确诊断，减少误诊可能，骨髓检查甚至淋巴结的活检是必要的。

（6）其他检查：血液学检查还包含生化检查、自身抗体筛查、病毒学检查等；影像学检查包括 B 超、CT 等用于评估肝脾、淋巴结肿大的具体情况。

627. 为什么检测 CD5 有助于慢性淋巴细胞增殖性疾病的鉴别诊断

答：鉴别诊断慢性淋巴细胞增殖性疾病（CLPD）对预后评估及治疗方案的选择具有重要的指导意义。由于这些 CLPD 都来源于成熟 B 淋巴细胞（CD19⁺），虽在形态学上相似但在免疫表型上却各有特点，大多数成熟 B 细胞淋巴瘤为表达成熟 B 细胞标志物（CD19、CD20 和 CD22 等）的单克隆 B 细胞，某些类型淋巴瘤具有独特的免疫学特征，结合前向散射光（forward scatter，FSC）和 CD5、CD10 等抗原的表达特征可以对成熟 B 细胞淋巴瘤进行进一步区分归类（图 3-1）。CD5 主要表达于胸腺细胞、成熟 T 淋巴细胞和 B 淋巴细胞亚型，作为一个泛 T 细胞抗原，却是 B 淋巴细胞系统来源淋巴细胞进一步分型的重要分子，以 CLL 为例，CLL 的免疫表型特点为表达成熟 B 淋巴细胞标志，如 CD19、CD20、CD23，表面免疫球蛋白（surface immunoglobulin，sIg）弱阳性，具有单克隆性，即轻链只有 κ 或者 λ 链（如单克隆表达 κ 或 λ 链，提示为成熟 B-LPD），最具特征性的是 CLL 细胞同时表达 T 细胞相关抗原 CD5。

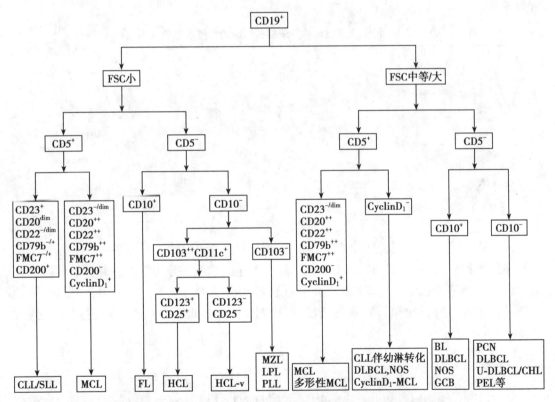

图 3-1　FCM 对成熟 B 细胞淋巴瘤的典型免疫表型鉴别诊断流程图

注：CLL：慢性淋巴细胞白血病；MCL：套细胞淋巴瘤；FL：滤泡淋巴瘤；HCL：毛细胞白血病；SMZL：脾边缘区淋巴瘤；LPL/WM：淋巴浆细胞淋巴瘤/华氏巨球蛋白血症；PLL：幼淋巴细胞白血病；DLBCL：弥漫性大 B 细胞淋巴瘤；BL：Burkitt 淋巴瘤；NOS：非特指型外周 T 细胞淋巴瘤

628. 为什么慢性淋巴细胞白血病和小细胞淋巴瘤可被归为同一类疾病

答：WHO 认为限定于伴有慢性淋巴细胞白血病（CLL）组织形态学和免疫表型但不是白血病性的病例，术语小细胞淋巴瘤（SLL）与 CLL 可被归为同一类疾病，因为 CLL 和 SLL 有着共同的形态学和免疫表型特征。国际 CLL 工作组（IWCLL）CLL 诊断标准为外周血 B 淋巴细胞≥5×10⁹/L 至少持续 3 个月；但如具有骨髓浸润引起的血细胞减少及典型的形态学、免疫表型特征，无论外周血 B 淋巴细胞数或淋巴结是否受累，也诊断 CLL。SLL 指非白血病患者，具有 CLL 的组织形态与免疫表型特征。IWCLL 定义 SLL 为：淋巴结肿大、无 CLL/SLL 骨髓浸润所致的血细胞减少及外周血 B 细胞<5×10⁹/L。SLL 的诊断应尽可能经淋巴结活检组织病理学证实。CLL 及 SLL 两者均以外周血、骨髓或淋巴结中出现体积小的单克隆成熟 B 淋巴细胞为主要特征的淋巴细胞系增殖异常的疾病；这些淋巴细胞共同表达：CD5、CD23，而不表达 CD10、FCM7 及 CD79b。

629. 为什么可使用流式细胞术对慢性淋巴细胞白血病进行免疫分型评分

答：目前用于慢性淋巴细胞白血病（CLL）的诊断主要参考 Moreau 提出的免疫表型评分系统，见表 3-1。

表 3-1 用于诊断慢性淋巴细胞白血病的免疫表型评分系统

抗原指标	分值	
	1	0
sIg	弱阳性	强阳性
CD5	阳性	阴性
CD23	阳性	阴性
FMC7	阴性	阳性
CD22 或者 CD79b	弱阳性	强阳性

该评分系统根据上表所列的 5 种抗原表达的强、弱和阳性、阴性进行评分。典型的 CLL 评分累积 4～5 分，其他的 B-LPD 多为 0～2 分；对于积分为 3 的患者，需要结合其他检查，如细胞形态学、病理结果、细胞遗传学和分子遗传学检测。由于免疫组织化学染色对于轻链的限制性和 IgM 表达强度无法检测，因而此评分系统仅仅适用于流式细胞术。

630. 什么是幼淋巴细胞白血病

答：幼淋巴细胞白血病（prolymphocytic leukemia，PLL）是一种较为少见的特殊类型淋巴细胞白血病，属于一种起源于 B 或 T 细胞的外周淋巴细胞肿瘤，其特征为约 50% 的外周血白血病淋巴细胞为幼淋巴细胞。以中老年发病为主，一般在 50 岁以上，男性多于女性。PLL 中约有 80% 为 B 细胞性，20% 为 T 细胞性。本病病程可以表现为急性、亚急性和慢性，以慢性居多。始发症状包括疲乏虚弱、体重下降、纳差，常有低热及复发性口腔溃疡，少数患者有骨痛及获得性出血倾向。脾脏肿大是本病的特征，可有巨脾，肝脏呈轻到中度肿大。B-PLL 很少或没有淋巴结肿大而 T-PLL 淋巴结肿大常见。T-PLL 患者通常在早期即已出现躯干、面部手臂皮肤受累的相关表现，如面部及耳周弥漫性浸润性红斑，无脱屑非痒性红皮病；某些病例皮肤浸润酷似蜂窝织炎，对抗生素治疗无效。极少的病例可有中枢神经系统白血病、白血病性胸腔积液或腹水，一些患者可有心肺并发症。幼淋巴细胞白血病患者外周血幼淋巴细胞比例大于 50%。与成熟淋巴细胞相比，幼淋巴细胞体积稍大，胞质丰富，核/浆比例稍低，核染色质浓集呈块状或粗细不等，排列不均，核质与核仁发育不同步，核仁明显而核质较成熟。

631. 为什么慢性淋巴细胞白血病可以发生幼淋变

答：慢性淋巴细胞白血病（CLL）约有 1/6 的患者会发生大细胞转化，可以向三个方向转变，其中之一就是向幼淋巴细胞白血病转变，一旦发生转化，疾病会快速进展，症状会很快变得严重起来，治疗反应往往很差，预后不良。约 80% 的 CLL 患者可出现较低比例（<10%）的幼淋细胞，在整个病程中该比例可以不变。约 15% 的患者小淋巴细胞和幼淋细胞可并存，幼淋细胞比例 10%～50% 不等。这些患者被诊断为 CLL/PLL，其淋巴结、脾脏肿大明显，但幼淋细胞比例保持稳定，生存期和典型的 CLL 病程无显著差异。约 10% 的 CLL 患者缓慢进行性地向 PLL 转变，其特点是可与鼠红细胞形成玫瑰花环的白血病细胞比例减少，外周血幼淋细胞增多，进行性脾大；部分病例可出现 t（6；12）染色体改变（该染色体改变常见于 PLL）。发生转变的患者化疗效果差，生存期缩短，平均生存期 9 个月。

632. 什么是多毛细胞白血病

答：多毛细胞白血病（hairy cell leukemia，HCL）系一种特殊类型的进展缓慢的慢性 B 淋巴细胞增殖性疾病。患者表现为贫血、发热、脾肿大。外周血细胞往往减少。诊断本病的主要依据是在外周血或骨髓中见到大量有特征性的多毛细胞。细胞胞质边缘不整齐，呈锯齿状、纤毛样或伪足状突起，有时为细长毛发状伸出。普通光学显微镜下表现：胞体稍大，直径为 12～20μm，形态不一，可见到圆形、椭圆形或多角形，胞浆周边不规则呈锯齿状、纤毛样或伪足突起，有时呈细长毛发状伸出；细胞核呈椭圆型或凹陷核裂；染色质致密或疏松，偶见核仁；胞浆中等量，瑞氏染色呈天蓝色。相差显微镜及扫描电镜检查是辨认毛细胞的重要手段。酸性磷酸酶染色阳性且不被左旋酒石酸抑制。免疫表型分析多毛细胞呈 CD20$^+$、CD22$^+$、FMC7$^+$、CD11c$^+$、CD123$^+$，共表达 CD25 和 CD103，不表达 CD5、CD10 和 CD23。

633. 为什么成熟 B 细胞淋巴瘤需要进行流式细胞术检测

答：大部分成熟 B 细胞非霍奇金淋巴瘤累及骨髓和外周血，因此可以通过流式细胞术进行免疫表型分析（FCIP）。对于没有累及骨髓和外周血的病例，可利用细针穿刺或活检取材（淋巴结或结外组织）进行 FCIP。在 B-NHL 诊断和分型中，FCIP 首先识别克隆性 B 细胞作出 B-NHL 诊断，然后对克隆性 B 细胞进行详细的表型分析，最终作出精确的分型。

克隆性 B 细胞的鉴定：FCIP 通过检测 2 种主要的异常表型-免疫球蛋白轻链（IgL）类型限制性表达和抗原异常表达，鉴别肿瘤性成熟 B 细胞与正常 B 细胞。

成熟 B 细胞淋巴肿瘤分型为了便于分析，在 FCIP 评估成熟 B 细胞淋巴肿瘤时，根据它们表达 CD5 和 CD10 的情况分为 4 大组：①CD5$^+$CD10$^-$成熟 B 细胞淋巴瘤：这些淋巴瘤包括大部分 CLL/SLL 和 MCL，部分 B 细胞幼淋巴细胞白血病，小部分 MZL、弥漫性大 B 细胞淋巴瘤和极少数 LPL 病例；②CD5$^-$CD10$^+$成熟 B 细胞淋巴瘤：DLBCL 和 FL 是最常见的 CD5$^-$CD10$^+$成熟 B 细胞淋巴瘤，其次为 BL，CD10$^+$HCL 少见，表达 CD10$^+$的其他成熟 B-NHL 更少见，仅有少数 CD10$^+$LPL、MZL 或 MCL 的个例报道；③CD5$^-$CD10$^-$成熟 B 细胞淋巴瘤：CD5、CD10 双阴性的成熟 B-NHL 包括多种亚型：DLBCL、MZL、HCL、LPL、CD10$^-$FL 和 CD5$^-$MCL；④CD5$^+$CD10$^+$成熟 B 细胞淋巴瘤：CD5 和 CD10 双阳性成熟 B-NHL 少见，包括几个淋巴瘤亚型，其发生率的高至低依次为 DLBCL、FL、MCL、CLL/SLL 和 BL。所以流式细胞术检测在诊断成熟 B 细胞淋巴瘤中非常重要。

634. 什么是成人 T 细胞白血病/淋巴瘤

答：成人 T 细胞白血病（ATL）/淋巴瘤是一种与人 T 细胞白血病病毒 I（HTLV-I）感染直接相关、发生于成人的特殊类型淋巴系统恶性克隆增殖性疾病，其病变主要发生在外周血淋巴细胞，亦可侵及骨髓。临床表现为：淋巴结肿大、肝脾肿大、皮肤病症如红斑、骨骼溶解症及高钙血症等，病程短，进展快速，预后差。以白血病病态占优势者称为 ATL，以淋巴结肿大占优势者称为成人 T 细胞淋巴瘤。ATL/淋巴瘤细胞表现为 T 细胞的免疫表型标志，瘤细胞大小不一，常有显著的胞核多形性，具有特征的形态为胞核成三叶草、花瓣样、菊花样、扭曲状和手套状，核染色质明显粗糙块状，无核仁或有小核仁，胞质量较少，嗜碱性无颗粒。也可见明显核仁和脑回形胞核的巨大细胞。ATL 患者的临床表现多种多样，可表现为白血病样的急性型、淋巴细胞增生的淋巴瘤型、预后较好的慢性型和冒烟状态（隐袭型）。

635. 为什么成人 T 细胞白血病/淋巴瘤与感染有关

答：成人 T 细胞白血病/淋巴瘤的发生与人类 T 细胞白血病病毒 I 型（HTV-I）感染有关，患者血清 HTLV-I 检查阳性。高发区是日本 Kyushi 岛的南部，此处居民10% ~ 15% HTLV-I 抗体阳性，其他地方的发病率很低。研究表明宿主易感性和（或）共同的环境条件与 HTLV-I 感染有关，家族成员 HTLV-I 抗体阳性率是无关正常人群的 3 ~ 4 倍。用酶标免疫分析法或间接免疫荧光试验可检测患者血清抗 HTLV-I 抗体，呈阳性。用 RT-PCR 方法可检测肿瘤细胞 HTLV-I 病毒 RNA 表达。HTV-I 感染传播方式主要有以下 3 种途径：①母亲直接传给子女，其中以母乳喂养最多见，脐血和唾液传播也存在可能性，但因脐血和唾液中 HTLV-I 前病毒和抗体本身存在自身缺陷，故真正以这两种途径传播者较为少见；②性传播，多由性生活引起 HTLV-I 传播，男性传给女性较常见，女性传给男性者相对较少见；③血源途径传播，以输血、血液制品及吸毒者共用注射针头传播较多见。

636. 什么是蕈样霉菌病及 Sezary 综合征

答：蕈样霉菌病（mycosis fungoides，MF）也称蕈样肉芽肿，是起源于记忆性辅助 T 细胞的低度恶性的皮肤 T 细胞淋巴瘤，是一种皮肤外周 T 细胞淋巴瘤。病变主要累及皮肤，亦可播散到淋巴结及内脏器官。蕈样霉菌病由于起病隐匿、生长缓慢，因此早期常不被发现，病程呈慢性渐进性，初期多为无痛性多种形态的红斑核浸润性损害，逐渐发展为肿瘤，晚期可见病变累积淋巴结和内脏。有时候蕈样霉菌病可发展成白血病（Sezary综合征），其异常淋巴细胞出现在血中，皮肤瘙痒加重、变干、发红以及脱屑。即使通过活检，医生在病程早期也很难诊断此病，随着病程的进展，活检可发现皮肤内有淋巴瘤细胞。大多数患者确诊的年龄均大于50岁，皮肤的增厚部位可用β射线放疗，亦可用日光和类固醇药物治疗，若病变播散到淋巴结和其他器官则需要化疗。Sezary综合征则为皮肤T细胞淋巴瘤红皮病的亚型，占原发性皮肤淋巴瘤的75%。本病有典型的红皮病、剥脱性皮炎，病程长，预后较好。Sezary细胞是Sezary综合征浸润血液和骨髓的异常淋巴瘤细胞（异常T淋巴细胞），其特征为大小 $10\sim20\mu m$，细胞核大、蜷曲、幼皱褶，常见显著绕旋而呈迂回状结构（脑回状），胞质含量少，多呈浅嗜碱性，可含有空泡。细胞PAS阳性，表达CD2、CD3、CD4和CD5。

637. 什么是T大颗粒淋巴细胞白血病

答：大颗粒淋巴细胞白血病（large granular lymphocytic leukemia，LGLL）是一种伴外周血大颗粒淋巴细胞增多的慢性中性粒细胞减少性临床综合征，被FAB协作组归为慢性T淋巴细胞白血病。大颗粒淋巴细胞（LGL）包括CD3⁺（T细胞）和CD3⁻（NK细胞）两个细胞群，因此可将LGLL分为T-LGLL和NK-LGLL。T-LGLL为CD3⁺克隆增殖，通过T细胞受体重排研究可证明其单克隆性；NK-LGLL为CD3⁻克隆增殖，通过细胞遗传学检查可证明其克隆性。T-LGLL约占LGLL的85%，常见于青年患者。1/3的患者就诊时可无症状；初始症状包括反复细菌感染（常与中性粒细胞减少有关）、疲乏，20%~30%的患者可有夜间盗汗、体重下降。主要体征：20%~50%的患者有脾脏肿大，约20%的患者肝脏肿大，而淋巴结肿大、肺浸润少见。T-LGLL病因尚不明确可能与HTLV1/2样反转录病毒有关。NK-LGLL进展较快，发病年龄小，初始症状主要是发热、夜间盗汗、体重下降等症状以及肝脾肿大，大多数患者有骨髓浸润，有时可伴骨髓纤维化。有些患者可有胃肠道受累。NK-LGLL病因可能与EB病毒感染有关。

638. 什么是外周T细胞淋巴瘤

答：外周T细胞淋巴瘤（peripheral T-cell lymphoma，PTCL）是一种多样化的淋巴细胞恶性增殖性疾病，起源于胸腺后成熟T淋巴细胞或自然杀伤（NK）细胞，主要包括：外周T细胞淋巴瘤非特异型（PTCL-NOS），血管免疫母细胞T细胞淋巴瘤（AITL）、NK/T细胞淋巴瘤、成人T细胞白血病/淋巴瘤（ATLL）、ALK（+）间变大细胞淋巴瘤（ALCL）、ALK（-）的ALCL、肠病型T细胞淋巴瘤（ETTL）及肝脾T细胞淋巴瘤（HSTCL）。外周T细胞淋巴瘤约占所有非霍奇金淋巴瘤病例的7%，其诊断主要依靠合适的活检病理和免疫表型而得出。是伴成熟T细胞免疫表型异常改变的侵袭性肿瘤。大部分外周T细胞淋巴瘤CD4阳性，很少CD8阳性，CD4和CD8双阳性或有NK细胞免疫表型。诊断外周T细胞淋巴瘤需要与反应性T细胞浸润相鉴别。患者预后差，对青年患者可在疾病早期进行造血干细胞移植。

639. 什么是慢性 NK 细胞淋巴增殖性疾病

答：慢性 NK 淋巴增殖性疾病（chronic natural killer cell lymphocytosis，CNKL；chronic lymphoproliferative disorders of NK cell，CLPD-NK）属于慢性淋巴细胞增殖性疾病之一，临床特征为外周血 NK 细胞计数的绝对增高，且持续 6 个月以上，并伴随一个预后较好的惰性临床过程。本病少见，好发于成人，没有性别差异，也没有种族和遗传倾向。2016 年世界卫生组织（WHO）"造血和淋巴组织肿瘤分类"中将本病列入成熟 T/NK 细胞淋巴瘤的范畴，但本病实际上属于淋巴细胞增殖性疾病，临床过程与肿瘤性的淋巴瘤还是有明显区别的。NK 细胞由骨髓发育而来，主要分布于外周血及脾脏中，约占单个核细胞总数的 15%。NK 细胞是一种非 T 细胞性、非 B 细胞性、非吞噬细胞性的具有细胞毒（细胞溶解）性效应的淋巴细胞，本病的病因和发病机制目前尚不清楚，且存在较大异质性。大多数研究表明外周血 NK 细胞数增多，可以是反应性的多克隆表现，也可以是继发性的单克隆表现。本病在临床上是一个惰性的发展过程，患者除表现为外周血 NK 细胞计数的绝对增多外，大多数患者可无任何症状和体征。部分患者可出现淋巴结肿大、肝脾肿大和皮肤损害表现，偶有因中性粒细胞减少出现的感染发热、关节痛、口腔溃疡等。由于 NK 细胞肿瘤有明显的异质性，无论是生物学行为、预后，还是对治疗的反应方面都具有特殊性，本病侵袭性低，疗效好，预后佳，生存时间长。

640. 为什么下列检测可用于诊断和评估慢性 NK 淋巴增殖性疾病

答：慢性 NK 细胞淋巴增殖性疾病（CNKL/CLPD-NK）是一种起源于成熟 NK 细胞系的恶性淋巴细胞增殖性疾病，临床上极为少见，典型免疫表型为 $CD2^+$，$sCD3^-$，$CD16^+$，弱表达 CD56，细胞毒分子如 TIA、颗粒酶 B、颗粒酶 M 阳性。一般不合并 EBV 感染。CNKL 的特征为：①淋巴细胞计数：NK 细胞计数的绝对增多 $\geq 0.6 \times 10^9/L$，且持续 6 个月以上；②流式细胞免疫表型分析：本病 NK 细胞大多数为大颗粒性淋巴细胞（LGL），免疫表型为 $CD3^-CD16^+/CD56^+$，占淋巴细胞总数的 40% 以上，可出现细胞毒标志阳性（T 细胞内抗原、粒酶 B 和粒酶 M）。

（白萍 许雯 李莉）

第四节　浆细胞疾病检验

641. 为什么浆细胞的祖先是淋巴系统造血干细胞

答：浆细胞起源于淋巴系造血干细胞，淋巴系干细胞在中枢免疫器官骨髓中经由白细胞介素 6（IL-6）的调节作用下，其中一支形成为 B 祖细胞（pro-B cell），经过前 B 细胞（pre-B cell）、未成熟 B 细胞（immature B cell）及成熟 B 细胞等发育阶段，接着成熟 B 细胞离开骨髓进入外周淋巴组织如脾脏和淋巴结。成熟 B 细胞受到抗原刺激时，在辅助性 T 细胞 2（Th2）及抗原递呈细胞的协助及其产生的细胞因子作用下，活化、增殖、分化为具有合成和分泌抗体功能的浆细胞。

642. 为什么多发性骨髓瘤细胞中程序性细胞凋亡因子 5 基因表达量显著降低

答：程序性细胞凋亡因子 5（programmed cell death 5，PDCD5），又称 traf19（TF-1

cell apoptosis-related gene 19），是北京大学人类疾病基因研究中心从白血病细胞株 TF-1 细胞中克隆的 1 个新的凋亡调控基因。在肿瘤如肝癌、乳腺癌及胃癌中的表达明显下降，并赋予这些细胞一定的抗凋亡能力，将 PDCD5cDNA 或蛋白导入肿瘤细胞，可抑制肿瘤细胞的生长，促进由多种因素诱导的细胞凋亡。在血液系统肿瘤方面，mRNA 及蛋白水平证实 PDCD5 在白血病患者骨髓细胞中低表达。采用 ELISA 和实时定量 PCR 两种方法，从蛋白水平和分子水平同时检测 45 例多发性骨髓瘤患者 PDCD5 基因的表达。结果证实 MM 患者血浆 PDCD5 水平及 mRNA 表达量显著低于正常人，与采用定性 PCR 的方法得出的结果一致。同时，对治疗有效的多发性骨髓瘤患者进行了血浆 PDCD5 蛋白水平的检测，发现与初治及难治复发患者相比水平有显著升高，但仍显著低于正常人，说明 PDCD5 蛋白水平与患者的疾病状态相关。此外，对治疗有效患者进行了治疗前后 *PDCD5* 基因检测比较，也发现治疗后的表达水平有所升高，从分子水平提示 *PDCD5* 基因可能与疗效相关。

643. 为什么多发性骨髓瘤患者尿液中蛋白量会明显增加

答：多发性骨髓瘤（MM）患者骨髓中异常浆细胞异常增生，会分泌出"M 蛋白"，这种"M 蛋白"有 3 种类型：①正常人体的完整免疫球蛋白分子，其轻链只有一种抗原性，不是 κ 链就是 γ 链；②多发性骨髓瘤患者，因体内个别免疫机制异常，出现一株浆细胞合成某一链的过剩，当体内有过剩的重链，而无相应轻链，重链从尿液中排出，形成重链病；③当轻链过剩时，轻链从尿液中排出，即为本-周蛋白（Bence-Jones protein，BJP）。多发性骨髓瘤患者尿液中的 M 蛋白经过免疫电泳分析，主要分为 7 型：IgG 型，约占 70%，呈现典型 MM 临床表现；IgA 型，约占 25%，电泳的 M 蛋白成分出现在 α2 区，有火焰状骨髓瘤细胞，并同时又高血钙、高胆固醇；IgD 型，比例低，患者多为年轻人，常出现的 M 蛋白多为 γ 链，并同时伴有高血钙、肾功能损伤及淀粉样变性；IgE 型，罕见，骨损伤少见，多容易发展成浆细胞白细胞；轻链型，约占 20%，尿中出现大量 BJP，而血清中无 M 蛋白，常有骨损伤及肾功能损伤；双克隆或多克隆免疫球蛋白型，约占 20%，本型骨髓瘤细胞分泌双克隆、三克隆或四克隆免疫球蛋白，它们属于同一类免疫球蛋白；非分泌型，偶见，仅占 1%，血中无 M 蛋白，尿中无 BJP。

644. 为什么本-周蛋白又叫凝溶蛋白

答：本-周蛋白（BJP）实质为免疫球蛋白轻链 κ 链和 λ 链两种。本-周蛋白多在多发性骨髓瘤患者尿中出现，其特性为将尿液 pH 4.5 ~ 5.5，56℃条件下加热出现白色混浊及凝固，100℃煮沸后混浊消失或明显减退，再冷却时又可重新凝固，所以又称凝溶蛋白；免疫球蛋白的轻链单体相对分子质量为 23 000，二聚体相对分子质量为 46 000。蛋白电泳时可在 α2 至 γ 球蛋白区带间的某个部位出现 M 区带，大多位于 γ 区带及 β-γ 区带之间。用已知抗 κ 和抗 λ 抗血清可进一步将其分型。BJP 分子量小，可通过肾小球滤过膜滤出，若其量超过近曲小管所能吸收的极限，则从尿中排出，在尿中排出率多于白蛋白。肾小管对 BJP 具有重吸收及异化作用，当 BJP 通过肾排泄时，可抑制肾小管对其他蛋白成分的重吸收，并可损害近曲、远曲小管，因而导致肾功能障碍，同时有白蛋白及其他蛋白成分排出。

645. 为什么诊断多发性骨髓瘤需进行骨髓涂片和骨髓活检相结合的检查

答：多发性骨髓瘤是骨髓内单一浆细胞株异常增生的一种恶性肿瘤。其诊断标准为：①骨髓中浆细胞>15%，并有异常浆细胞（骨髓瘤细胞）或组织活检证实为浆细胞瘤；②血液中出现大量单克隆免疫球蛋白（M蛋白）：IgG>35g/L、IgA>20g/L、IgD>2.0g/L、IgE>2.0g/L、IgM>15g/L，或尿中单克隆免疫球蛋白轻链（本·周蛋白）>1.0g/24h。少数病例出现双克隆或三克隆性免疫球蛋白；③无其他原因的溶骨性病变或广泛性骨质疏松。第一项为必备条件。诊断IgM型骨髓瘤必须有溶骨性改变；如果诊断非分泌型骨髓瘤，则必须要除外骨髓转移瘤。骨髓穿刺涂片细胞学检查以及骨体组织活检，对诊断本病最为重要。由于本病常有不同程度的骨体破坏，骨体液黏滞性高，有部分患者骨体穿刺呈现"干抽"或易造成骨髓稀释，应以骨体组织活检辅以诊断。骨髓瘤细胞呈弥散性分布，亦可能呈灶性团片状分布，骨髓细胞分布不均匀，有些患者仅凭一个部位骨髓穿刺难以结论。应多部位骨穿以明确诊断。多发性骨髓瘤细胞的异质性很强，根据核质比例、核染色质和核仁分为4种形态：原浆细胞、幼浆细胞、过渡型浆细胞和浆细胞，其中原、幼浆细胞比例愈高，恶性程度愈高，预后愈差。

646. 为什么骨髓瘤细胞是多发性骨髓瘤患者的病理基础

答：多发性骨髓瘤（MM）是一种浆细胞恶性疾病，其特征是骨髓被恶性浆细胞充斥，骨质被破坏和异常免疫球蛋白大量生成，并通过多种机制产生临床症状与体征：正常骨髓细胞受到抑制，正常造血受到破坏，引起贫血，进而骨髓全面衰竭；骨质破坏引起骨痛、骨硬化、溶骨性改变和病理性骨折与骨痛；高钙血症可见于部分患者，可能与破骨细胞活化因子（osteoclast activating factor，OAF）或其他类似淋巴因子的作用有关；恶性浆细胞形成的肿瘤（浆细胞瘤）可引起脊髓压迫；恶性浆细胞分泌的异型单克隆免疫球蛋白（M蛋白）可独立引起症状，这些蛋白显著增高能引起高黏滞综合征；免疫球蛋白的轻链成分常引起肾衰竭（通常κ链沉着于肾脏引起间质性肾炎，λ链易引起肾病综合征），高钙血症常使肾病加重，轻链成分还可形成淀粉样物质沉积于组织中，加重肾衰竭，产生多种全身症状；骨髓瘤患者易反复发生感染，免疫系统受到严重破坏而发生紊乱，中性粒细胞减少和功能受损，以及放化疗、免疫抑制等多种因素，均是引发重症感染的主要因素。

647. 为什么多发性骨髓瘤的骨髓瘤细胞会有形态差异

答：骨髓瘤细胞形态呈多样性。分化良好者与正常成熟浆细胞形态相似，分化不良者呈典型骨髓瘤细胞形态，而多数瘤细胞形态似幼浆细胞或浆母细胞形态。同一患者的骨髓中可出现形态不一的骨髓瘤细胞。典型骨髓瘤细胞较成熟浆细胞大，直径为30～50μm，细胞外形不规则，可有伪足，胞质蓝染，核旁空晕消失或不明显，胞质中可见泡壁含核糖核酸、泡内含中性核蛋白的空泡，也可见到含本-周蛋白的类棒状小体，以及外层所含的免疫球蛋白；而内含糖蛋白的拉塞尔小体（Ruseu小体），核较大，核染色质细致，有一或两个核仁；少数瘤细胞具有双核或多核，但核分裂并不常见。IgA型骨髓瘤细胞胞质经瑞特染色可呈火焰状，此因嗜碱性糖蛋白被嗜酸性糖蛋白取代的缘故。据观察，瘤细胞形态近似成熟浆细胞者病程进展较慢，瘤细胞形态呈分化不良者病程进展较快。

648. 为什么多发性骨髓瘤细胞是由其恶变前体细胞分化而来

答：过去一直认为，多发性骨髓瘤细胞是由正常浆细胞恶性转化而来。近年来随着基础医学研究的深入，对骨髓瘤细胞的起源有了新的认识。研究发现 MM 患者外周血中 CD19$^+$B 细胞数量明显增多，为正常人的 2~8 倍，且其 Ig 具有与 MM 细胞 M 蛋白相同的独特型。DNA 含量也与 MM 细胞一样为非整倍体，两者有相同的异常染色体，以及 ras 基因突变和 Rb 基因缺乏，并且重链基因的排列方式亦与 MM 细胞非常相似。上述结果表明，MM 患者外周血中有属于恶性克隆的 CD19$^+$细胞，是 CD19$^-$骨髓瘤细胞的前体细胞。应用普通光学显微镜或流式细胞仪，可以在约 50% 的 MM 患者外周血中检测到这类细胞；而应用 Southern blot、PCR 等分子生物学方法的检出率几乎可达 100%。但也有少数研究结果与上述不同，认为外周血 B 细胞数是很低的，也未检测到恶性克隆性 B 细胞。应用流式细胞仪进一步分析 MM 患者的 CD38$^+$细胞群，可将后者分为两组亚群：CD45$^+$和 CD45$^-$细胞。CD45$^+$细胞有不成熟的特点，同时表达 CD19$^+$，胞质检测表明 CD45$^+$细胞有多克隆与单克隆，而 CD45$^-$细胞均为单克隆，检测的 MM 细胞均为 CD45$^-$，这项研究提示：在 CD38$^+$的浆细胞群中，CD45$^-$的亚群为 MM 细胞。但是缺乏直接证据证明 MM 细胞是由多能造血干细胞异常分化而来。研究和确认多发性骨髓瘤的前体细胞，对于早期诊断以及靶位治疗、基因治疗此病有重要意义。总之，骨体瘤细胞不是来自浆细胞的直接恶变，而是由其恶变前体细胞分化而来，对其前体细胞的研究仍在进行之中。

649. 为什么基因表达谱检测可以帮助诊断多发性骨髓瘤

答：免疫球蛋白 IgH（重链）易位是大多数骨体瘤的共同特点，也是诊断 MM 的重要方法之一，应用传统的细胞遗传学方法难以证实 IgH 易位的出现，主要是由于 MM 细胞的低增生指数、核型与 IgH 位点及其配对基因端粒位置的复杂性造成。通过传统的细胞遗传学、光谱核型（spectral karyotyping，SKY）分析法、中期 FISH 分析法、分子克隆的分离以及 RT-PCR 等方法，有研究已经证明了 92% 被检测的人类 MM 细胞系（HMCL）至少存在一种 IgH 易位，而且至少有 44% 的 HMCL 出现 2 种以上 IgH 易位。应用基因表达谱（GEP）诊断 MM，将成为血液恶性肿瘤最有意义的诊断与判断预后的方法。自从 2000 年 3 月开始，人们已经应用基因表达谱诊断 MM，对骨髓吸取物中的浆细胞可以用抗 CD138 免疫磁珠分离法进行分离，这种方法富集浆细胞达 95%。研究表明：①患者之间的 GEP 基本相似，预后差的基因有共同性，疾病进展与基因变化高度相关；②基因芯片所得出的基因和蛋白表达水平，与用 FACS 分析法确定的结果相似；③通过 120 个基因能够把 MM 与正常浆细胞区分开来，这些基因与癌性结构有关，反映了 MM 的基本基因变化；④原来认为是良性浆细胞病的 MGUS 与 MM 无基因差别；⑤已明确的 4 种 MM 的分子学亚型与临床进展和分型有显著相关性。

多发性骨髓瘤的 GEP 近年来的研究新进展，主要包括如下几个方面：GEP 反映了 MM 的某些染色体的改变，基因谱的上调或下调与染色体的改变密切相关；细胞周期基因的联合表达和上调与细胞遗传学异常相关联；GEP 可以准确预测 MM 的 13 号染色体缺失；GEP 可以确定 MM 相关的 14q32 异位；基因的表达可以区分 MM 的早期与晚期变化；GEP 可用于 MM 的进展期与缓解期的分级；GEP 可用于药物治疗机制的研究；用 GEP 可明确治疗的新的分子靶位；基因表达谱应用于 MM 的骨髓微环境的研究已取得了长足的进步。

650. 为什么多发性骨髓瘤的诊断标准分二种

答：因为目前多发性骨髓瘤分为有症状骨髓瘤和无症状（冒烟型）骨髓瘤，其诊断标准是不同的。

（1）有症状骨髓瘤：①骨髓单克隆浆细胞比例大于等于 10% 和（或）活体组织检查证明有浆细胞瘤，在少数情况下，骨髓单克隆浆细胞比例小于 10%。但能证实临床症状由克隆浆细胞引起也可诊断；②血和（或）尿出现单克隆 M 蛋白，无血、尿 M 蛋白量的限制。如未检测出 M 蛋白（诊断不分泌型 MM），则需骨髓瘤单克隆浆细胞在 30% 以上或活体组织检查为浆细胞瘤并需免疫组化等证实 κ 或 λ 轻链限制性表达；③骨髓瘤相关靶器官损害（至少一项或多项）包括贫血、高钙血症、溶骨性破坏或病理性骨折、肾功能不全等。

（2）无症状（冒烟型）骨髓瘤：①血清单克隆 M 蛋白大于等于 30g/L；②骨髓中单克隆浆细胞比例大于等于 10%；③无相关器官及组织的损害（无终末器官损害．包括溶骨改变）。

根据 M 蛋白成分特点，依照增多的异常免疫球蛋白类型将多发性骨髓瘤分为以下类型：IgG 型、IgA 型、IgD 型、IgM 型、IgE 型、轻链型、双克隆型以及不分泌型。根据轻链分为 κ 型、λ 型。

651. 为什么细胞免疫表型分析是诊断不典型多发性骨髓瘤的有效方法

答：多发性骨髓瘤传统分为冒烟型多发性骨髓瘤（smoldering multiple myeloma，SMM），无症状的惰性多发性骨髓瘤和有症状多发性骨髓瘤计三种类型；由于多发性骨髓瘤的灶性分布特点，有些疑似病例不具备典型临床表现或骨髓标本中瘤细胞比例达不到诊断标准，且部分骨髓瘤细胞与正常浆细胞在形态上难以区分，因此诊断较为困难；通过对细胞免疫表型分析，有利于疑似多发性骨髓瘤病例的诊断及微小残留病变检测，也有利于发现新单克隆抗体和新靶分子，为有效治疗提供依据。典型骨髓瘤细胞的免疫表型是 $CD38^{++}CD45^{-/dim}$。国际共识协作组关于浆细胞免疫表型推荐的单克隆抗体组包括（根据阳性率顺序）：胞质免疫球蛋白轻链、CD38、CD45、CD56、CD19、CD20、免疫球蛋白重链和 CD138。目前多数学者认为，CD38、CD138 为浆细胞特异性较高的表面标志。骨髓瘤细胞表面抗原表达高度异质，大部分初诊的患者中可以发现有异常表型，包括 CD56 的过表达和 CD117、CD20 的异常表达。虽然，一般 CD56 用来区别恶性和良性的浆细胞，但是骨髓瘤细胞 CD56 表达的缺失也可能与疾病更强的侵袭性和髓外浸润相关，不同免疫球蛋白分型之间 CD56 阳性率有显著差异，CD56 表达阳性率可作为临床免疫球蛋白分型的依据。CD38 的高强度表达是浆细胞的显著表型特点，但异质性表达 CD38 的恶性浆细胞可能很难与也表达 CD38 的激活的淋巴细胞和早期造血干细胞相区别。通过对多发性骨髓瘤不同分期之间瘤细胞 CD138 阳性率的单因素方差分析显示，不同分期之间 CD138 阳性率有显著差异，CD138 随着疾病进展表达增多，提示 CD138 可作为判断多发性骨髓瘤分期的依据；随疾病恶性程度增高，骨髓瘤细胞表面表达 CD138 增多，提示 CD138 抗原表达随疾病进展阳性率逐渐提高。

652. 为什么原发性浆细胞白血病有遗传倾向

答：浆细胞白血病（plasma cell leukemia，PCL）的病因可能与遗传学异常有关，使用常规核型分析证明，超过70%的PCL患者有细胞遗传学异常；以1，13和14号染色体的低二倍体和复杂核型为常见。使用免疫荧光原位杂交技术易检出 del（13q），del（17.1p)-53，t（11；14），t（14；14），del（1p21）和1q21异常。Chang等比较了41例PCL（其中pPCL15例，sPCL26例）和220例MM患者特异性遗传学异常的发生率，发现在两型PCL中有类似的遗传学异常；而与MM相比，del（17p），del（13q），del（1p21），t（4；14）和1q21amplifications（属MM预后不良预测因子）在PCL中更常见。此外，33%的原发性浆细胞白血病（primary plasma cell leukemia，pPCL）和继发性浆细胞白血病（secondary plasma cell leukemia，sPCL）患者可查出 *myc* 基因重排，且与pPCL预后不良有关。pPCL时的遗传学异常往往于起病时已存在，而sPCL时于疾病进展时才出现，这与两者的生物学行为不同有关。

653. 什么是原发性浆细胞白血病与继发性浆细胞白血病的区别

答：原发性浆细胞白血病（pPCL）是一种少见类型白血病，多为青壮年，无明确浆细胞骨髓瘤（PCM）病史，具有典型的急性白血病特点。而继发性浆细胞白血病（sPCL）常继发于MM，一般发生于终末期。pPCL病情发展迅猛，临床表现与急性白血病相似，主要根据外周血浆细胞数量诊断；继发于MM的sPCL临床病理与MM基本相似，由于先前存在MM的病程，不存在诊断难点。pPCL和sPCL在病史、累及部位及遗传学方面的表现有一些不同之处见表3-2。

表3-2　原发性浆细胞白血病和继发性浆细胞白血病的异同点

	原发性浆细胞白血病	继发性浆细胞白血病
病史	一种少见类型白血病，多为青壮年，无明确浆细胞骨髓瘤（PCM）病史，具有典型的急性白血病特点	常继发于PCM，一般发生于终末期
累及部位	常见癌细胞骨外器官浸润和肾衰竭，约半数患者有肝、脾受累。其他髓外病变涉及淋巴结、皮肤、中枢神经系统、睾丸、心和胸膜	骨骼病变较多见，病程后期亦可出现上述与pPCL类似的髓外病变表现。但淋巴结性和脾性浸润在sPCL罕见
遗传学异常	33%的pPCL患者可查出myc基因重排，且与pPCL预后不良有关。pPCL时的遗传学异常往往于起病时已存在	33%的sPCL患者可查出myc基因重排，但于疾病进展时才出现

654. 为什么异常浆细胞增生是原发性浆细胞白血病骨髓象的特征

答：原发性浆细胞白血病（pPCL）的骨髓象以浆细胞异常增生为主，白血病性浆细胞占10%~92%，甚至几乎是清一色的异常浆细胞，分散存在2年不呈灶性分布。PCL浆细胞胞体一般较小呈卵圆形，核周淡染区明显，细胞核形态较规则，多为圆形或轻度核凹陷，核染色质较粗，核仁单个，一般不太明显，可见双核浆细胞，多核浆细胞一般少见；胞质呈灰蓝紫色或深蓝紫色，部分细胞可见空泡变性。异常浆细胞明显增多的病例，粒、红两系均病例减少。巨核系细胞常减少乃至消失。PCL 时红细胞无缗钱样排列。其浆细胞 MPO 染色阴性，ACP 染色阳性，PAS 染色阳性，NSE 染色有时阳性，但不受氟化钠抑制。典型 PCL 的免疫表型与大多数浆细胞骨髓瘤不同，常缺乏 CD56 不规则表达。患者血清中出现异常免疫球蛋白，以 IgG、IgA 型多见，多数患者尿中可查出本-周蛋白。

655. 为什么意义未明的单克隆免疫球蛋白血症骨髓浆细胞与多发性骨髓瘤细胞难以区分

答：意义未明的单克隆免疫球蛋白血症（monoclonal gammopathy of undetermined significance，MGUS），在成人群体中的发病率为 1%，在 70 岁以上的人群中约 3%，它以每年 1% 的比率进展为多发性骨髓瘤。尽管过去 20 年人们做了大量的工作，但 SEER 资料库报道多发性骨髓瘤的 5 年生存率仍持续在 28%，而且还不清楚哪些 MGUS 将进展为 MM，以及如何阻止这一进程。一项对 MGUS 细胞的研究利用 4 个染色体探针作 FISH 分析，发现 61% 的患者至少有一条染色体是三体性，但用 6 个探针作第二次分析时，100% 的患者出现了染色体三体性。因此，核型的不稳定性起自于 MGUS，并在整个疾病的过程中存在和进展。近年来，人们通过基因表达谱（GEP）技术对 MM、MGUS 以及正常骨髓浆细胞进行研究，发现 MM 细胞与 MGUS 细胞无基因差别，也就是说通过 GEP 可以把多发性骨髓瘤细胞与正常骨髓浆细胞区别开来，但无法区别 MM 细胞与 MGUS 细胞。研究还表明，包括多发性骨髓瘤在内的所有肿瘤细胞的生长都部分地依赖非肿瘤辅助细胞，这些细胞为它们提供生长、转化、存活因子，并为肿瘤细胞逃避化疗提供庇护所。已经认识了高纯度 MM 细胞以及相关同种细胞的分子学标记，但 MM 骨髓微环境基质成分的标记以及这些标记在疾病中是否发生了质的改变，目前仍未可知。这些研究具有很大的临床意义，人们已经认识到靶位治疗 MM 有赖于对 MM 细胞微环境基质的深入了解与认识（骨髓微环境调控 MM 细胞的生长、生存、迁移与耐药）。MGUS 细胞与 MM 细胞在基因表达上没有区别，MGUS 很少转化成为显性的 MM，但是一旦 MGUS 患者出现了有利于 MM 细胞生长的骨髓微环境，即可导致 MGUS 向 MM 细胞转化。

656. 为什么多种因素导致巨球蛋白血症的发生

答：巨球蛋白血症是一种源于能分化为成熟浆细胞的 B 淋巴细胞的恶性增生性疾病，有其独特的临床病理特点，主要表现为骨髓中有浆细胞样淋巴细胞浸润，并合成单克隆 IgM。本症有原发和继发之分，原因不明的单克隆 IgM 增多称之为原发性巨球蛋白血症，也称为华氏巨球蛋白血症（Waldenstrom macroglobulinemia，WM），继发于其他疾病的单克隆或多克隆 IgM 增多称之为继发性巨球蛋白血症。近年来，Treon 等发现 91% 的 WM 患者存在着髓样分化因子基因 MYD88 突变，它是编码蛋白的 265 号氨基酸从亮氨酸变为脯氨酸（L265P）。而 WM 患者的正常组织标本、健康人的外周血 B 细胞、骨髓瘤标本（包括 IgM 型骨髓瘤）中均未检测到该突变。此后一系列研究均发现在 WM 和 IgM 型意义未明的单克隆球蛋白增多症（MGUS）中，MYD88、L265P 突变发生率很高。L265P 发生突变后，可通过两条独立通路即 BTK（和）或 IRAK1/IRAK4 来激活磷酸化导致核因子 κB（NF-κB），从而导致 B 细胞增殖。MYD88、L265P 突变可能是促进 WM 发生的早期致癌事件。巨球蛋白血症约占所有血液系统肿瘤的 2%，为少见病。高加索人发病率较高，而非洲后裔只占所有巨球蛋白血症患者的5%。有大量关于家族性疾病的报道，包括巨球蛋白血症及其他B淋巴细胞增生性疾病的多代系群发现象，由此可见遗传因素很重要。有研究观察了181个巨球蛋白血症患者，其一级家属中约20%患巨球蛋白血症或其他B细胞性疾病，而健康亲属中也易患其他免疫性疾病，如低丙种球蛋白血症，高丙种球蛋白血症（尤其是多克隆IgM）活性B细胞增多是否与环境因素有关还不肯定。感染，自身免疫病或特殊职业性暴露所引起的慢性抗原刺激与巨球蛋白血症没有明确的联系。与病毒感染是否有关还有待确定。而关于HCV，HHV-8与巨球蛋白血症之间相互关联的证据，也仍有争论。

657. 为什么原发性巨球蛋白血症会有不同临床表现

答：原发性巨球蛋白血症（primary macroglobulinemia，PM）病情进展缓慢，临床表现可分为两类：组织浸润的表现，如贫血、全身症状、器官肿大和单克隆IgM引起的损害，包括高黏滞综合征、冷球蛋白血症、自身免疫损害（如周围神经病变、冷凝集素病）等，淀粉样变很少见。贫血：贫血是最常见的临床表现，多数患者任诊断时已有贫血，贫血的原因可能与红细胞寿命缩短、造血功能破坏、溶血、血容量中度增加及出血相关。出血：多表现为鼻、皮肤、黏膜出血，晚期可发生内脏等重要器官出血。高黏滞综合征及雷诺现象：高黏滞综合征及雷诺现象表现为头痛、头晕、共济失调，患者导致意识障碍甚至昏迷；可出现周围神经损害或中枢神经损害症状；眼底检查时可见眼底视网膜静脉扩张弯曲；血容量增加及血液黏滞度增高导致心力衰竭；单克隆IgM可以是冷球蛋白，遇冷发生沉淀，故而引起雷诺现象。神经系统症状：神经系统症状多种多样，既可出现周围神经病，又可出现局限性中枢神经系统损害，甚至出现弥漫性脑功能障碍，其中以周围神经病最为常见，四肢感觉和运动障碍呈对称性，其中运动障碍常为重运动障碍，下肢症状常首先出现，且常重于上肢。此外部分患者的单克隆IgM可特异地与神经髓鞘磷脂相关糖蛋白结合或与神经糖脂结合，推测此种自身免疫反应可导致脱髓鞘病变，但是，并非所有患者的单克隆IgM均具有此特征，PM患者中少见伴发POMES综合征（多发神经病变、器官肿大、内分泌病、M蛋白和皮肤改变）。本病肾功能不全发生率显著低于多发性骨髓瘤，本-周蛋白尿也较少见，大量IgM沉淀于肾小球引起肾小球损害为本病特点。肿瘤浸润的临床表现：本病可累及多种器官，如肝、脾、淋巴结、肺，淀粉样变见于部分患者，舌、心肌、胃肠道、肝、脾、神经系统、皮肤及其他组织器官均可累及。感染、溶骨性病变及其他，本病患者易继发感染，特别是肺炎。

658. 为什么原发性巨球蛋白血症的治疗要用血浆置换

答：原发性巨球蛋白血症患者由于血清中存在大量高分子巨球蛋白IgM而导致血浆黏滞度增高，多伴有高黏滞综合征。目前对该病尚无满意疗法，化疗只能杀伤肿瘤细胞，减少分泌异常M蛋白，但对高M蛋白血症起效慢，不能在短期内减轻已存在的机体损害，缓解高黏滞血症、出血、感染、肾衰竭等致命并发症。全血浆置换（total plasma exchange，TPE）是近年来开展的一种可靠的治疗措施，可最大限度去除患者血浆中的抗体、免疫复合物及补体等。采用TPE治疗原发性巨球蛋白血症应注意以下几点：①血浆置换频度1次/（4~6）d；②1次置换量为1个血浆容量，直至病情好转，化疗有效；③血清IgM超过50g/L患者应优先考虑血浆置换；④血浆置换应配合使用细胞毒性药物，杀伤恶性增殖的淋巴样浆细胞，以抑制单克隆 IgM 生成；⑤患者血中单克隆 M 蛋白通常在 TPE 治疗后数日内又趋上升，建议患者定期连续行 TPE 术，至直接针对产生单克隆 M 蛋白的恶性克隆性细胞的化疗药物发挥作用。

659. 为什么原发性巨球蛋白血症的骨髓容易发生干抽

答：原发性巨球蛋白血症又称华氏巨球蛋白血症（WM）。系分泌大量单克隆 IgM（巨球蛋白）的浆细胞样淋巴细胞恶性增生性疾病，常累及 B 细胞发生的部位包括骨髓、淋巴结和脾脏。主要临床表现为巨球蛋白所致的高黏滞血症。本病病因不明。多发于 50 岁以上，男性约占 2/3。WM 常累及骨髓，通常为骨小梁内浸润。所以骨髓穿刺常干抽。因此，必须进行骨髓活体组织检查。骨髓活体组织检查提示淋巴样浆细胞浸润，根据骨髓浸润的形式分为弥漫型、间质性和结节性。可以用流式细胞仪或免疫组化法确定肿瘤细胞免疫表型。WM 的特征性免疫表型为 sIgM$^+$、CD19$^+$、CD20$^+$、CD22$^+$、CD79$^+$，不到 20% 的病例可表达 CD5、CD10 或者 CD23。核内糖原染色（PAS）反应阳性，阳性物质为沉积在核周或在核内空泡中的 IgM 沉积物包含体，偶尔在淋巴细胞内也可看到。

660. 什么是原发性巨球蛋白血症和其他浆细胞疾病的区别

答：WM 病情进展缓慢，临床表现可分为两类：组织浸润的表现，如贫血、全身症状、器官肿大，单克隆 IgM 引起的损害，包括高黏滞综合征、冷球蛋白血症、自身免疫损害（如周围神经病变、冷凝集素病），淀粉样变很少见。

本病与多发性骨髓瘤 IgM 型的鉴别要点：①多发性骨髓瘤的骨髓中是骨髓瘤细胞（原始或幼稚浆细胞）浸润，而本病的骨髓中是淋巴样浆细胞浸润；②溶骨性病变在多发性骨髓瘤常见，而在本病少见（仅 2% 左右）；③肾功能损害在多发性骨髓瘤常见，而在本病少见。在上述 3 点中第①点最为关键。

本病与继发性巨球蛋白血症的鉴别要点：继发性巨球蛋白血症多为多克隆 IgM 增多且增高水平有限，若通过蛋白电泳、免疫电泳证实增多的 IgM 属多克隆性，则可诊断为继发性巨球蛋白血症。但是，少数继发性巨球蛋白血症是单克隆性，鉴别此类继发性巨球蛋白血症与 Waldenström 巨球蛋白血症的要点是：①继发性巨球蛋白血症有其原发病（慢性淋巴细胞白血病、淋巴瘤、类风湿关节炎等）的明显临床表现；②继发性巨球蛋白血症无骨髓中淋巴样浆细胞浸润的特点；③继发性巨球蛋白血症的单克隆 IgM 增高水平有限，往往不具有持续不断增高的特征；④正常多克隆性免疫球蛋白水平在继发性巨球蛋白血症一般保持正常。

本病与意义未明单克隆 IgM 血症的鉴别要点：①意义未明单克隆 IgM 血症（MGUS）无任何临床症状，而本病有贫血、出血、肝脾淋巴结肿大、高黏滞血综合征等临床表现；②MGUS 的单克隆 IgM 增高水平有限（一般<15g/L），且常保持多年无显著变化，而本病的单克隆 IgM 呈持续增多特点；③MGUS 的骨髓中是正常形态的浆细胞增多且增多数量有限，而本病的骨髓中是淋巴样浆细胞浸润且呈进展状态。需要指出的是，部分 IgM 型的

MGUS 多年发展后可转化为 Waldenström 巨球蛋白血症。

661. 为什么冷球蛋白血症需要进行临床分型

答：冷球蛋白（cryoglobulin）是指血浆温度降至 4～20℃时，发生沉淀或胶冻状，温度回升到 37℃时，又溶解的一类球蛋白。正常血清仅含微量的冷球蛋白，当其浓度超过 100mg/L 时，称为冷球蛋白血症（cryoglobulinemia）。冷球蛋白血症的基本类型分为 3 种：单克隆型冷球蛋白血症（Ⅰ型）：免疫球蛋白中以 IgM 为最多见，依次为 IgG、IgA 及轻链蛋白。常见于多发性骨髓瘤及原发性巨球蛋白血症（占 50%），其他淋巴细胞增生性疾病及少数自身免疫性疾病（占 25%），原发性冷球蛋白血症约占 25%。这型最常见于造血系统的恶性疾病。患者血中白细胞计数会错误的增加，这是因为大聚合物的形成。在 37℃时红细胞沉降率比在室温下快。C_4 的浓度比 C_3 明显降低。单克隆-多克隆型冷球蛋白血症（Ⅱ型）：血清中含有一种单克隆免疫球蛋白，具有抗多克隆免疫球蛋白的活性，此种单克隆免疫球蛋白多为 IgM，其次为 IgG 及 IgA，故构成 IgM-IgG 型、IgG-IgG 及 IgA-IgG 型免疫复合物。多见于多发性骨髓瘤、原发性巨球蛋白血症及其他淋巴细胞增生性疾病（60%～70%），自身免疫性疾病（30%）及原发性冷球蛋白血症者占 10%。这型常与肾小球疾病、感染性疾病（病毒或细菌，特别是丙型肝炎病毒）有关，在伴有丙型肝炎病毒感染患者的冷球蛋白和肾沉淀物中发现抗丙型肝炎病毒抗体、丙型肝炎病毒核心抗原和丙型肝炎病毒 RNA。干扰素 α 的治疗可暂时改善其临床症状。据估计，50%～75% 的患者有潜在的丙型肝炎病毒感染。多克隆型冷球蛋白血症（Ⅲ型）：血清中含有两种或以上的克隆 Ig，构成 IgM-IgG、IgM-IgG-IgA 等复合物。多见于慢性感染（如 HCV 感染）及自身免疫性疾病（30%～50%），淋巴细胞增生性疾病（10%～15%），原发性冷球蛋白血症者占 40%。Abrahamian 等经病例对照分析发现，HCV 阳性的肝移植者，20% 合并有Ⅲ型冷球蛋白血症，临床常见有紫癜和肾小球肾炎，病理为膜增生性肾小球肾炎。

662. 为什么肾损害患者血清冷球蛋白阳性不一定是原发性冷球蛋白血症

答：冷球蛋白血症致病的主要原因是寒冷条件，导致多种疾病状态下循环中会出现异常的免疫球蛋白，如 SLE、急性链球菌感染后肾小球肾炎、系统性血管炎、白血病、丙型肝炎和其他急性和慢性的感染、舍格伦综合征，Waldenstrom 巨球蛋白血症和多发性骨髓瘤等。这些患者导致肾小球肾炎发展的因素有赖于冷球蛋白的活性，而皮肤血管炎与冷球蛋白和类风湿因子的活性有关。

原发性与继发性冷球蛋白血症进行鉴别：原发性冷球蛋白血症是指血中存在冷球蛋白，但无明显的病因可寻，继发性冷球蛋白血症患者具有明确的病因。除多发性骨髓瘤、原发性巨球蛋白血症及其他淋巴细胞增生性疾病之外，如过敏性紫癜、系统性红斑狼疮、舍格伦综合征、分流性肾炎、坏死性血管炎及类风湿多关节炎等部分患者血清中也可存在冷球蛋白。这些疾病均可引起肾损害，且在病损处证实有冷球蛋白。冷球蛋白血症的肾损害很少见，临床表现与常见的肾小球疾病难以鉴别，倘不加注意极易延误诊治，特别是肾外症状突出时。如延误正确诊治时间，预后较差。

663. 为什么会发生重链病

答：重链病（heavy chain disease，HCD）在发病前或确诊同时常有自身免疫性疾病，尤其是 γ-HCD，其中以类风湿关节炎最常见。缺陷的免疫球蛋白分子结构分析，根据HCD 蛋白测序数据显示，序列异常特点可分为 5 种类型。第 1 类：序列开始于铰链区，其结构与重链原型相对应的恒定区相同；第 2 类：整个 C_H1 区丢失；第 3 类：仅重链可变区（V_H）缺损；第 4 类：$_{VH}$ 内双重丢失，其蛋白序列开始于 V_H 基因编码的少数几个氨基酸残基，其后连接 JH 片段的部分序列；第 5 类：序列开始于一段不寻常的氨基酸片段，这一片段与免疫球蛋白的序列没有同源性。在体内，大部分 γ-HCD 蛋白是二聚体结构，而大部分 α-HCD 和 μ-HCD 蛋白则是多种分子质量不同的多聚体结构。HCD 蛋白基本多肽亚单位的长度随不同个体而有区别，大多数情况下其长度为正常重链的 1/2 和 3/4 之间。HCD患者免疫球蛋白重链基因的改变不具有独特性，通常包括高度体突变、丢失和重排基因内未知来源序列的插入。总体上，VD J 编码区和非编码区存在高度的突变，与胚系序列的同源性为 70% ~ 90%；一些 HCD 蛋白的末端序列是外来插入的核苷酸片段编码的，这些核苷酸片段与已知的人类基因序列包括免疫球蛋白基因序列无同源性。同样，不同患者间这些插入的序列也没有同源性。在大多数 α-HCD 患者中，细胞内前体蛋白都有一个额外的氨基末端序列，其在 HCD 蛋白分泌前被切断。因此，HCD 蛋白多开始于铰链区序列。VH 和 JH 区内的改变和高数目的突变引起剪接位点的改变最终导致异常剪接而去除大部分或全部 V 和 J 片段。在类型转换过程中，HCD 蛋白与正常免疫球蛋白不同，前者常不采用3 基因编码的重链类型，如 $γ_2$-HCD 和 $γ_4$-HCD 少见，$α_2$-HCD 未见。HCD 的免疫球蛋白基因改变并不限于产生 HCD 蛋白的基因。无功能的 HCD 基因和 κ 轻链基因也有相似的改变。

664. 为什么实验室检测对重链病诊断有意义

答：外周血 α 重链病（α-HCD）、μ 重链病（μ-HCD）常有轻至中度贫血，γ 重链病（γ-HCD）几乎所有病例均有轻或中度贫血，部分有重度贫血。部分病例可见白细胞减少和粒细胞减少，分类可见异型淋巴细胞、浆细胞和嗜酸性粒细胞增多，15% ~ 25% 病例可同时有血小板减少。Coombs 试验少数病例可有 Coombs 试验阳性的自身免疫性溶血性贫血。血清蛋白检查 α-HCD 的血清蛋白电泳在 $α_2$ ~ β 区之间可见一异常增大较宽的区带，免疫电泳显示异常蛋白与抗 α 重链抗血清反应，而不与抗轻链血清反应。α-HCD 多数属$α_1$ 亚型，由于本病不能合成轻链，故尿本-周蛋白阴性。γ-HCD 的血清蛋白电泳最常见在$β_1$ 或 $β_2$ 区出现异常带，免疫电泳显示异常蛋白可与特异的抗 γ 重链抗血清起反应，而与 κ或 λ 轻链不起反应，γ 重链蛋白可分为 4 个亚型：最常见的是 $γ_1$，其次 $γ_3$，较少见是 $γ_4$ 和$γ_2$。μ-HCD 血清蛋白电泳在 $α_2$ 区或 α ~ β 之间显示有单株峰，免疫电泳显示快速移动的双弧曲线，且和抗 μ 链血清起反应而与抗轻链血清不发生反应，多数病例尿中可检测到本-周蛋白，多为 κ 型。δ 重链病（δ-HCD）的血清蛋白电泳在 β 和 γ 之间可见一小段窄带，被认为是 δ 重链的四聚体。α、γ、μ 重链病均可有低蛋白血病和正常免疫球蛋白下降。骨髓检查 γ-HCD 的骨髓象，60% 病例可有浆细胞、淋巴细胞或浆细胞样淋巴细胞增多。μ-

HCD骨髓检查以淋巴细胞增多为主，同时伴浆细胞增多，且多数浆细胞内有空泡。其他检查血沉加快，α-HCD常有低钾、低钠和低镁血症。

665. 为什么会发生α重链病及γ重链病

答：α-重链病（α-HCD）病因尚未完全明确。认为可能与遗传基因和肠道内微生物慢性感染有关，本病好发于卫生条件较差的国家和地区，部分患者应用抗生素治疗有效，支持肠道内微生物如细菌、寄生虫感染是发病原因的观点。γ-重链病（γ-HCD）病因尚不清楚，约14γ-HCD患者伴有类风湿关节炎、自身免疫性溶血性贫血、多关节炎、红斑狼疮、免疫性血小板减少性紫癜和重症肌无力等自身免疫性疾病；某些病例曾有结核病。α-重链：发病机制可能为肠道微生物长期慢性刺激，使分泌IgA的免疫活性细胞增殖，最后发生突变形成恶性增殖的单克隆细胞，导致有缺陷的IgA重链合成和分泌而发病。也有人提到肿瘤病毒在本病的发病中有一定的作用，认为病毒影响了基因IgA合成的控制，造成缺陷的IgA重链和轻链合成不协同。γ-重链病：可能由于自身抗原的慢性刺激和其他抗原长期刺激而产生非肿瘤性淋巴结病变，再转化为浆细胞的恶性增殖。

666. 为什么α重链病和地中海淋巴瘤容易混淆

答：临床上α重链病（α-HCD）可分为肠型和肺型。绝大多数α重链病为肠型，临床特征是营养吸收障碍综合征，表现为反复或慢性腹泻，伴腹痛，体重减轻，常有发热，在青少年可出现生长延迟，杵状指和肠系膜淋巴结病常见，后者有时表现为腹部肿块，但浅表淋巴结肿大少见。25%的患者中度肝大，脾肿大较少见。可出现低白蛋白血症引起的腹水和外周水肿。肺型α重链病极少见，以呼吸困难为主要表现。长期以来，α重链病和地中海淋巴瘤存在一定混淆，地中海淋巴瘤是一种原发性小肠淋巴瘤，表现为吸收障碍，好发于青年。最初见于地中海沿岸地区，后在南美、西班牙、印度、非洲等地皆有发现；该病可分离出α重链片段。因一些病例小肠黏膜可见良性淋巴细胞浸润，更倾向诊断α-HCD。以后的研究认识到α-HCD和地中海淋巴瘤其实是由良性到恶性不同发展阶段的一组疾病，统一命名为免疫增殖性小肠疾病（immunoproliferative small intestinal disease, IPSID）。如患者小肠病变与α-HCD的病理特征一致，不论合成的免疫球蛋白类型如何，都可以考虑诊断IPSID。在病程早期小肠内镜检查显示假息肉样病变，当浸润突破肌层后可见鹅卵石样改变，晚期形成散在溃烂的肿块或者长节段肠髓广泛浸润增厚。CT检查可评价病变的范围，超声检查可了解有无腹腔淋巴结肿大。

667. 为什么四种重链病的诊断有区别

答：由于不同的重链病患者产生的免疫球蛋白不同，根据重链抗原性的不同可以分为γ、α、μ、δ四种，其中δ-HCD迄今为止只报道了1例。本病的确切病因尚不清楚，诊断的依据是免疫电泳或免疫固定法电泳检测血清和尿中游离的单克隆重链片段，它们之间的区别可见表3-3。

表3-3 四种重链病的诊断区别

	α 重链病	γ 重链病	μ 重链	δ 重链病
血清蛋白电泳特点	α_2 与 β 区之间可见一异常增大较宽的区带	β 与 γ 之间出现一非均质性异常 M 蛋白	α_2 区或 α~β 之间出现单株峰	β_2 和 γ 之间可见一小段窄带
血清免疫电泳	显示与抗 α 重链抗血清反应,而不与抗轻链血清反应	显示与抗 γ 重链和抗 Fc 抗血清起免疫沉淀反应,而不能与抗 Fab、抗 Fd、抗 κ、抗 λ 血清反应	显示快速移动的双弧曲线,与抗 μ 链血清起反应而与抗轻链血清不发生反应	显示 δ 链,轻链缺如

668. 什么是淋巴浆细胞淋巴瘤/华氏巨球蛋白血症

答:淋巴浆细胞淋巴瘤/华氏巨球蛋白血症(LPL/WM)是一种单克隆浆细胞样淋巴细胞增生并可合成单克隆 IgM 的小 B 细胞惰性淋巴瘤,由于淋巴浆细胞增生以引起血清单克隆 IgM 增高为特点,通常会累及骨髓、淋巴结、脾脏,临床上患者表现为血清单克隆蛋白增加,发病缓慢,病程较长,多数患者有高黏滞综合征表现,2000 年 WHO 分类标准将其定义为一种发生于淋巴浆细胞的临床综合征。LPL/WM 肿瘤细胞典型的免疫表型为 IgM^+、IgD^-、$CD19^+$、$CD20^+$、$CD22^+$、$CD5^-$、$CD10^-$、$CD23^-$。约 20% 的病例可累及淋巴结,有研究认为淋巴细胞在骨髓、外周血、淋巴结的迁移过程中发生障碍,提示此过程受微环境及多种细胞因子的调控,但确切的发病机制尚不清楚。LPL/WM 诊断应该满足两个条件:一是骨髓中出现小淋巴细胞,表现浆细胞样和(或)浆细胞的分化特征;二是外周血中有单克隆 IgM 增高。骨髓活组织检查均可见小 B 淋巴细胞、浆细胞样淋巴细胞及少量浆细胞分别呈弥漫浸润型及间质结节型分布,外周血单克隆 IgM 增高。

(庄文芳)

第五节 骨髓增生异常综合征检验

669. 为什么常用维也纳标准诊断骨髓增生异常综合征

答:根据骨髓增生异常综合征(MDS)定义所描述的反映其疾病本质和特征的指标(单克隆性、造血功能衰竭、发育异常、白血病转化)都可被用于 MDS 的诊断。由于 MDS 疾病极大的异质性,MDS 的诊断没有"金标准",先后出现了 FAB 标准、WHO 标准、英国血液学会指南和美国 NCCN 指南等。纵观这些 MDS 的诊断标准都存在这样或那样的不足或缺陷,如 FAB 标准、WHO 标准更侧重于 MDS 的分型,并没有完全解决 MDS 的诊断问题,未能包括这些年关于 MDS 免疫学、细胞生物及分子生物学进展,因此由众多专家,包括美国 NCCN、MDS 国际工作组(IWG)、欧洲白血病网(ELN)等代表经历一年讨论,综合目前 MDS 的研究结果,最后于 2006 年 7 月在维也纳召开了 MDS 诊断和治疗讨论会,提出了关于 MDS 定义、诊断和治疗的新建议,即所谓的维也纳标准。维也纳标准是个严谨、动态和开放的系统标准,其将 MDS 的诊断指标分为:"必要条件"、"确定标准"和"辅助标准",对目前众多的 MDS 诊断指标进行了分级处理,并指出其各自在 MDS 诊断中的地位。

骨髓增生异常综合征(MDS)诊断需要满足两个必要条件和一个确定标准:

必要条件：①持续（≥6个月）一系或多系血细胞减少：红细胞（Hb<110g/L）；中性粒细胞（ANC<1.5×10^9/L）；血小板（PLT<100×10^9/L）；②排除其他可以导致血细胞减少和病态造血的造血及非造血系统疾患。

确定标准：①病态造血：骨髓涂片红细胞系、中性粒细胞系和巨核细胞系中任一系至少达10%；②环状铁粒幼细胞占有核红细胞比例≥15%；③原始细胞：骨髓涂片中达5%~19%；④染色体异常。

辅助标准：用于符合必要条件，未达确诊标准，而且表现其他方面的典型临床特征的患者。①流式细胞术检查结果显示骨髓细胞表型异常，提示红细胞系和（或）髓系存在单克隆细胞群；②单克隆细胞群存在明确的分子学标志：人类雄激素受体基因（human androgen receptor assay，HUMARA）分析，基因芯片谱型或点突变；③骨髓和（或）外周血中祖细胞的CFU集落形成显著和持久减少。

当患者未达到确定标准，如不典型的染色体异常，发育异常细胞<10%，原始细胞比例4%等，而临床表现高度疑似MDS，如输血依赖的大细胞性贫血，应进行MDS辅助诊断标准的检测，符合者基本为伴有骨髓功能衰竭的克隆性髓系疾病，此类患者诊断为高度疑似MDS；若辅助检测未能进行，或结果为阴性，则对患者进行随访，或暂时归为意义未明的特发性血细胞减少症（idiopathic cytopenia of uncertain significance，ICUS），定期检查以明确诊断。

670. 为什么要评估 MDS 的多个诊断标准

答：由于MDS存在极大的异质性，没有诊断"金标准"。专业界先后制定FAB标准、WHO标准、英国血液学会指南和美国NCCN指南等。2006年底，NCCN、MDS国际工作组（IWG）、欧洲白血病网（ELN）等专家代表汇聚在维也纳提出了MDS诊断标准的新建议。与维也纳标准对照相比，FAB标准、WHO标准更侧重于MDS的分型，它们并没有完全解决MDS的诊断问题，也未能包括近年关于MDS的免疫学、细胞生物学及分子生物学进展。维也纳标准着重于MDS的诊断，其中关于MDS分型采用的是WHO标准。

671. 为什么 MDS 的诊断是一种排除性诊断

答：因为某些疾病（如自身免疫性疾病、内分泌病）以及使用粒细胞集落刺激因子（G-CSF）治疗后，可以合并非克隆性MDS样改变，即非克隆性MDS。核型可正常，骨髓可以出现病态造血性改变，原发病消除后可以逆转，常见以下五类：

（1）自身免疫性骨髓增生异常症：本症有细胞或抗体介导免疫因素参与，患者表现为全血细胞减少，大细胞性贫血，骨髓增生活跃或增生减退，外加有病态造血的形态学改变，骨髓原始细胞<0.05，无克隆性细胞遗传学异常的证据。

（2）HIV相关性骨髓增生异常症：本症与HIV-1感染关系密切，髓内原始细胞不增多，病态造血程度轻，发育异常的细胞占各系细胞的不足0.1（10%），无或偶见微巨核细胞。

（3）实体瘤相关性骨髓增生异常综合征异常症：某些实体肿瘤患者骨髓或外周血可出现MDS相似的形态学，即所谓："副赘生性骨髓增生异常症"，且于所用化疗药物和（或）放疗无关，也无克隆性染色体异常。

（4）重金属中毒相关性骨髓增生异常症：接触性重金属中毒，尤其是砷中毒时，患者髓内可显示一定程度的红系、粒系甚至三系细胞的病态造血，表现贫血或全血细胞减少，无效造血明显。

（5）化疗、放疗和骨髓移植相关性骨髓增生异常症：在摧毁与消除恶性细胞的化疗，放疗以及骨髓或其他造血干细胞移植后的早期，骨髓增生异常性病态造血和核左移是最常见的髓象特征。切片示增生度减退，脂肪细胞显见增多，且易见多房性幼稚脂肪细胞。骨髓形态学表现与增生减退型 MDS 所见十分相似。与上面所说的放、化疗后 4～5 年发生的 T-MDS 不同，本症是在化疗、放疗和骨髓移植后短期内出现。

672. 为什么通过外周血病态造血的特征可以判断 MDS

答：MDS 患者外周血有 80% 以上病例血红蛋白<80g/L，贫血的形态学特征一般为大细胞性贫血，也可呈正常细胞正色素型。难治性贫血伴环状铁粒幼细胞（RARS）可以呈小细胞低色素型。网织红细胞计数多数正常，少数也可降低或增高。外周血血涂片中大红细胞和椭圆形红细胞增多，红细胞大小不均，嗜多色性和异型红细胞症明显。其中，直径>32μm 且着色的椭圆形巨大红细胞（直径>2 个红细胞）是相对较特异的形态学改变可为双核、多核或多叶核、难治性贫血（RA）和 RARS 时血涂片经瑞氏染色可见含铁的 Pappenheimer 颗粒。

MDS 患者外周血中多数白细胞计数<$4×10^9$/L，也可正常或升高，但>$50×10^9$/L 者鲜见。中性粒细胞颗粒减少或缺如，可见巨中性分叶核、分叶过多或不分叶，后者即假性佩-许（Pelger-Huët）样核异常，呈典型的夹鼻镜（pince-nez）样细胞，颗粒少且过氧化物酶阴性。此外，环形真空型、环形核或炸面团样（doughnut-like）核中性粒细胞也很常见。约 3/4 病例血片内可检出原始细胞和各阶段幼稚粒细胞。难治性贫血伴原始细胞增多（RAEB）时偶见 Auer 小体。多数患者不仅淋巴细胞减少，且可检出双核等病态发育的所谓"副淋巴细胞"。

MDS 患者血小板质和量的异常较为常见，>40% 的 RARS、65% 的 RA、难治性血细胞减少伴多系病态造血（RCMD）、RAEB 患者首诊时即示血小板减少，但也可正常或增多。血片可见到巨大血小板、低颗粒或融合性颗粒的血小板，以及直径为 7～12μm 的淋巴样微巨核细胞。后者在浓缩的血沉淀黄层涂片上更易见，尤其在高危型 RAEB 病例中更易检出。

673. 为什么通过病态造血的骨髓象特征可以判断 MDS

答：全血细胞病态造血是 MDS 的重要特征。

（1）红系病态造血：MDS 患者骨髓片中幼红细胞巨样变，幼红细胞可有多核、核形不规则、核分叶、核出芽、核碎裂、核间桥、Howell-Jolly 小体，早期细胞胞质可有小突起，可见环形铁粒幼细胞。成熟红细胞形态改变同外周血。WHO（2008）对红系发育不良的形态学特征有明确的认定，包括：①细胞核改变：核出芽、核间桥、核碎裂、多核、核分叶过多、巨幼样变；②细胞质改变：环状铁粒幼细胞、空泡、PAS 染色阳性等。

（2）粒系病态造血：MDS 患者骨髓中出现异型原粒细胞（Ⅰ型，Ⅱ型），幼粒细胞核浆发育不平衡，嗜天青颗粒粗大，消退延迟，中性颗粒细胞减少或缺如；幼粒细胞巨型变，可见环形核幼粒细胞。成熟粒细胞形态改变同外周血。WHO（2008）对粒系发育不良的形态学特征有明确的认定，包括：①细胞核改变：核分叶减少（假 Pelger-Huët；pelgeriod）不规则核分叶增多；②细胞质改变：胞体小或异常增大，颗粒减少或无颗粒，假 Chediak-Higashi 颗粒，Auer 小体等。

（3）巨核系病态造血：MDS 患者骨髓中出现小巨核细胞（细胞面积<800μm²），包括淋巴细胞样小巨核细胞，小圆核（1～3 个核）小巨核细胞，或有多个小核的大巨核细胞。一般的巨核细胞也常有核分叶明显增多和胞质颗粒减少的改变。淋巴细胞样小巨核细胞形态如下：类圆形，直径 5～8μm，核浆比大，核染色质浓聚，结构不清，无核仁，胞质极少，强嗜碱性，常有不规则的毛状或小泡状突起，无颗粒或颗粒极少。WHO（2008）定义巨核系发育不良的形态学特征有小巨核细胞、核分叶减少、多核（正常巨核细胞为单核分叶）等。

674. 为什么诊断 MDS 需要进行骨髓病理活检

答：①当骨髓穿刺混血液时，借助 CD34-免疫组化（immunohistochemistry，IHC）与 AML 鉴别；②借助 CD34-ICH 与低增生性 AML 进行鉴别；③与再生障碍性贫血进行鉴别：检测 CD34⁺祖细胞异常分布/定位；④借助 IHC（CD31、CD42 或 CD62）观察巨核细胞形态和异常聚集；⑤通过网银蛋白染色确定是否有骨髓纤维化；⑥除外其他髓系肿瘤；⑦低增生性 MDS 的诊断；⑧当染色体核型分析无分裂象时可用荧光原位杂交（FISH）技术进行细胞遗传学分析；⑨查明有否血管生成增多（CD34-IHC）；⑩诊断 MDS-未分类（MDS-U）或系统性肥大细胞增多合并 MDS。

675. 为什么 MDS 存在骨髓病理性特征

答：MDS 患者的骨髓活检通常存在以下特征：①造血组织面积增大（>50%）或正常（30%～50%）；②造血细胞定位紊乱：红系细胞和巨核细胞不分布在中央窦周围，而分布在骨小梁旁区或骨小梁表面；粒系细胞不分布于骨小梁表面，而分布在小梁间中心区，并有聚集呈簇的现象；③（粒系）不成熟前体细胞异常定位（abnormal localization of immature precursors，ALIP）现象；④骨髓基质改变：血窦壁变性、破裂，间质水肿，骨改建活动增强，表现为骨吸收，小腔中有破骨细胞以及骨样组织表面排列着成骨细胞，网状纤维增多等。

676. 为什么 ALIP 现象对 MDS 的诊断和预后有特殊意义

答：不成熟前体细胞异常定位（ALIP）现象是指原粒细胞和早幼粒细胞在小梁间中心区形成集丛（3～5 个细胞）或集簇（>5 个细胞）。每张骨髓切片上都能看到至少 3 个集丛和（或）集簇为 ALIP 阳性。观察证明，ALIP 对 MDS 的诊断具有重要意义，且可为预测生存期提供重要依据，凡 ALIP 阳性的 MDS 患者，向急性白血病转化的可能性大，早期病死率高，中位生存期短；反之，切片内 ALIP 阴性时，预后就好，生存期较长，转化为 AML 的可能性也较低。一般认为，ALIP 的存在是髓内原始细胞堆积的早期症候。故不难推测，一旦发现了 ALIP 阳性，往往预示 AML 期即将到来。已证明，ALIP 的预后价值对临床诊断为难治性贫血（RA）或难治性贫血伴环状铁粒幼细胞（RARS）的病例更有特异性；因为骨髓原始细胞过多时，ALIP 常阳性，ALIP 阳性的 RA 或 RARS 患者，与髓象内显示原始细胞过多的患者预后同样差，而此种预后不良性 RA 或 RARS 患者单靠骨髓涂片检查就无法加以识别。

677. 为什么 MDS 的 ALIP 现象在骨髓切片较骨髓涂片易于检出

答：目前认为可能与以下诸因素有关：①在 MDS 红系增生非常活跃的 RA 或 RARS 亚型患者中，原始细胞被大量幼红细胞所"稀释"，致使所得之原始细胞百分率比实际数字为低；因此，Tricot 等认为，在 MDS 患者进行骨髓细胞分类计数时，尤其红系增生非常活跃的病例，较为合理的办法是将原始细胞百分比与各种非红系细胞成分联系起来，而不是与所有骨髓有核细胞相联系；②骨髓活检切片上原始细胞形成大簇或小簇就更容易识别。而此种原始结构在涂片制作过程中已解体，结果原始细胞分散于全骨髓涂片；③1/2 ~ 2/3 的 MDS 患者骨髓活检切片内显示网硬蛋白纤维增多，后者能部分的阻留幼稚前体细胞，引起抽吸标本中此类细胞计数的减少；再则，网硬蛋白纤维可致抽吸时混入较多的周围血液，导致骨髓抽吸标本中骨髓细胞的稀释。

678. 为什么检查环形铁粒幼红细胞在诊断 MDS 中具有重要意义

答：骨髓涂片中环形铁粒幼细胞的检出也是 MDS 红系病态造血的重要及具有诊断意义的特征，在正常的骨髓幼红细胞胞质内偶见铁颗粒，此即铁粒幼细胞。铁粒幼红细胞分为三型：Ⅰ型，<5 个铁颗粒；Ⅱ型，≥5 个铁颗粒但不呈核周分布；Ⅲ型，即环形铁粒幼红细胞，≥5 个铁颗粒，绕核周分布，常 ≥1/3 于核周、空泡、PAS 阳性。如果铁颗粒>5个，但不绕核周排列，过去形态学专家不主张将它划入环形铁粒幼细胞一档，但由于 MDS 时幼红细胞内线粒体本身呈病理性，故主张>5 个铁颗粒但又不绕核周排列之铁粒幼细胞也应划入病理性环形铁粒幼细胞范畴。骨髓储铁增多及环形铁粒幼细胞的存在可见于各型 MDS，但以 RARS 最为突出。铁粒幼细胞性贫血是一种异质性疾病，而 MDS 中的 RARS 与单纯铁粒幼细胞性贫血相比，前者向急性白血病转化的可能性较后者高约 8 倍。

679. 为什么难治性贫血伴环状铁粒幼细胞的分型和诊断有不同

答：难治性贫血伴环状铁粒幼细胞（RARS）的分型诊断经历了最初的 FAB 协作组的 MDS 分型，及以此为基础的 WHO 的 MDS 分型的修订，又包括几次较重要的如 2001 年、2008 年及目前最新的 2016 年数版 WHO 的"造血组织和淋巴组织肿瘤分类"的修订。

1982 年最初 FAB 协作组的 MDS 分型标准定义的 RARS 亚型首先必须满足当时 MDS 的诊断标准包括骨髓象存在二系以上的发育异常，外周血必须首先满足难治性贫血（RA）的诊断标准：持续≥6 个月，红细胞（Hb<110g/L），外周血原始细胞<1%；骨髓原始细胞<5%，骨髓中环形铁粒幼细胞>15%，无 Auer 小体。

2001 年 WHO 修订 RARS 的分型标准：首先重申只有骨髓红系一系发育异常即可诊断为 RA 或 RARS，新增了"难治性血细胞减少伴有多系发育异常（refractory cytopenia with multilineage dysplasia，RCMD）"并将同时满足 RCMD 及 RARS 分型标准的新设亚型为 RCMD-RS，所以 FAB 协作组（1982）的 RARS 实际上应当 WHO（2001）RCMD-RS。WHO（2001）中的 RARS（单系病态）在 FAB 协作组分类中不考虑为 MDS 范围。

2008 年 WHO 对 RARS 基本沿用 WHO（2001）的分型外周血、骨髓的诊断标准，但 RCMD-RS 不做单独定义归为 RCMD 亚型。

2016 年 WHO 版本更将 RARS 重新命名为 MDS 伴有环形铁粒幼细胞（MDS-RS）并分为 MDS-RS 伴有单系发育不良（MDS-RS-SLD）和 MDS-RS 伴有多系发育不良（MDS-RS-MLD）。前者外周血为一至二系减少，骨髓一系病态；后者是外周血一至三系减少，骨髓二或三系病态造血，余两者皆需满足骨髓环形铁粒幼细胞≥15% 或 SF3B1 基因突变存在的情况下≥5%，外周血原始细胞<1%，骨髓原始细胞<5%，无 Auer 小体，传统的细胞遗传学分析需除外单独的 del（5q），RARS 的命名因此而被取代。

680. 为什么细胞化学染色在诊断 MDS 中有重要的意义

答：（1）铁染色：铁染色在识别异常环形铁粒幼细胞中及与缺铁性贫血的鉴别诊断中仍具有重要意义，而环形铁粒幼细胞则是红系病态造血的重要特征，是 MDS 最低诊断标准及 MDS 分型诊断的重要依据。

（2）PAS 染色：①正常幼红细胞胞质内 PAS 反应阴性，但在红血病、红白血病（AML-M6）、地中海贫血和缺铁性贫血时，某些幼红细胞可呈 PAS 反应弱阳性，所以 PAS 染色阳性时有助于幼红细胞的识别而有助于 MDS 的识别，但 PAS 阴性对 MDS 和非 MDS 血液病间的鉴别无价值。②不管红系细胞有无类巨幼样改变，幼红细胞 PAS 阳性反应的机会类似。但伴巨幼细胞变者阳性细胞百分数与积分值均较高。临床上，不少 MDS 病例常伴骨髓类巨幼样变，给予叶酸和（或）维生素 B_{12} 治疗无效，再结合 PAS 染色反应，有助于与一般巨幼细胞贫血相鉴别。③MDS 患者幼红细胞内 PAS 反应于病程早期多为阴性或弱阳性，随着病情的进展则可转为阳性，故同一患者定期复查骨髓幼红细胞的 PAS 反应，对判断疾病的发展有一定助益。

（3）碱性磷酸酶染色：约 20% 的 MDS 患者白细胞碱性磷酸酶（LAP）积分降低，多数正常，偶见增高，但对诊断并无特异性。此外，凡本病患者 LAP 积分呈低值者，其转化为白血病的危险性明显增高。

（4）过氧化物酶染色：约半数 MDS 患者中中性粒细胞内髓过氧化酶活性降低，甚至阴性，但无特异性。

（5）酯酶染色：通常情况下特异性酯酶主要标记粒系，而非特异性酯酶主要标记单核和巨噬细胞，但在某些 MDS 患者中，可在同一细胞内显示特异性和非特异性酯酶双重染色阳性的不典型颗粒。

681. 为什么 WHO 对病态造血的定义有特定的要求

答：血细胞发育异常的表现（病态造血）的血细胞形态学改变，是诊断 MDS 的基本依据。而细胞形态学改变的辨认和程度的估计，受涂片制备的质量和计数多少的影响很大。所以 WHO 工作组提出：①制片时标本要新鲜采得，接触抗凝液不宜超过 2 小时；②计数原始细胞百分数时，骨髓细胞分类需数 500 个细胞，外周血需数 200 个细胞；③判断各系发育异常，除上文的形态学各系定性标准外还需满足定量标准，该系的形态异常的细胞≥10%。

682. 为什么诊断 MDS 有其最基本的实验室检查

答：MDS 是一组极其复杂和多变的疾病，其基本实验室检查包括：

（1）血常规及血涂片：血细胞减少的系别数、血涂片的白细胞的分类计数和血细胞发育异常的形态观察，网织红细胞计数，有无大红细胞、单核细胞和血小板增多。

（2）骨髓穿刺液涂片和骨髓组织活检：骨髓涂片至少要分类计数 500 个骨髓细胞和 20 个巨核细胞，注意骨髓增生程度、造血细胞发育异常的程度和相对比例、原始细胞的比例、环形铁粒幼红细胞的比例，有无网状和胶原纤维增多和程度。

（3）血清铁蛋白、促红细胞生成素（EPO）、叶酸和维生素 B_{12} 测定。

（4）骨髓流式细胞术检查：可以检测 MDS 免疫表型。目前尚未发现 MDS 特异性的抗原标志或标志组合，但流式细胞术对于低危 MDS 与非克隆性血细胞减少症的鉴别诊断有应用价值。对于无典型形态、细胞遗传学证据、无法确诊 MDS 的患者，流式细胞术检测有 ≥3 个异常抗原标志，提示 MDS 的可能。

（5）骨髓细胞遗传学分析：对所有怀疑 MDS 的患者均应染色体核型检测，通常需分析 ≥20 个骨髓细胞的中期分裂象，并按照《人类细胞遗传学国际命名体制（ISCN）2009》进行核型描述。40%~60% 的 MDS 患者具有非随机的染色体异常，常见的染色体异常其中以 -5/5q-、-7/7q-、+8、20q- 和 -Y 最为多见。

（6）荧光原位杂交（FISH）检测：对疑似 MDS 者，骨髓干抽、无中期分裂象、分裂象质量差或可分析中期分裂象<20 个时，可选择进行 FISH 检测，通常探针应包括：Sq31、CEP7、7q31、CEP8、20q、CEPY 和 p53，可以提高部分 MDS 患者细胞遗传学异常检出率。

（7）分子遗传学检测：单核苷酸多态性微阵列（SNP-array）等基因芯片技术可以在多数 MDS 患者中检测出 DNA 拷贝数异常和单亲二倍体，从而进一步提高 MDS 患者细胞遗传学异常的检出率。在有条件的单位，SNP-array 可作为常规核型分析的有益补充。

（8）基因检测：随着基因芯片、第二代基因测序等高通量技术的广泛应用，多数 MDS 患者中可检出体细胞性基因突变，常见突变包括 TET2、RUNX1、ASXL1、DNMT3A、EZH2、N-RAS/K-RAS、SF381 等。MDS/MPN 检测 JAK2 点突变、CARL 突变、MPL 突变、PDGFRα/β 基因重排。对常见基因突变进行检测对于 MDS 的诊断有潜在的应用价值。

（9）排除反应性发育异常的相关检查。

683. 为什么 MDS 骨髓涂片中原始细胞形态学有特点

答：鉴于此 FAB 协作组观察大量病例的基础上经过 5 年的实践，于 1982 年明确提出了 MDS 的形态学特点，对 MDS 原始细胞的定义做了修正：①MDS 的原始细胞，主要是指粒系的原粒细胞，而幼单核细胞、原红细胞、原巨细胞以及正常形态的早幼粒细胞，则不包括在原始细胞范畴之内；②MDS 骨髓涂片中异型原始细胞包括Ⅰ型和Ⅱ型，Ⅰ型为无嗜天青颗粒的原始细胞，形态特征与正常原粒细胞基本相同，但大小可有差异，核型可稍不规则，核仁明显，胞浆中无颗粒；Ⅱ型为胞浆中含有少数嗜天青颗粒（<20 个）但未出现核旁高尔基区的原始细胞，形态特征基本同Ⅰ型。早幼粒细胞特征：核偏位、有发达的高尔基器（核旁透亮区）、核染色质较粗糙、胞浆中嗜天青颗粒很多和核/浆比小，不应与原粒细胞混淆。

684. 为什么在判断原始细胞时不能将早幼粒细胞归入Ⅱ型原始细胞

答：MDS时，由于高度的粒细胞病态造血（发育不良），使得原始细胞的核/浆发育高度不平衡，有的细胞仅含少许嗜天青颗粒，为Ⅱ型原始细胞与早幼粒细胞精确区分增加困难，故国内部分形态学工作者采用原始细胞+早幼粒细胞来代替Ⅰ型原始细胞+Ⅱ型原始细胞进行分型。经研究证明，这种做法会将部分RA/RARS归入RAEB，失去与国际分型的可比性，近年来血液形态学工作者已恢复按照FAB标准分型。

685. 为什么形态学可以区别MDS骨髓中原红细胞和原粒细胞

答：在正常成人骨髓中原红细胞约占有核细胞的0.5%，占有核红细胞的2%~4%，诊断MDS时原红细胞需与原粒细胞加以鉴别，见表3-4。

表3-4　骨髓增生异常综合征中原红细胞和原粒细胞的区别

	原红细胞	原粒细胞
胞体	12~22μm	10~20μm
胞质	深蓝色，着色不均，如蜡笔画的蓝色，较浓，在细胞边缘较深，核周围常呈无色"环核带"	天蓝色，着色均匀，如水彩画的蓝色较淡，透明
胞核	染色质呈粗颗粒状，分布不均匀，在核膜及核仁周围较浓	染色质呈细沙状，分布均匀
核仁	1~3个，较大，界限不清	2~5个，较小，界限清楚

686. 为什么MDS亚型在WHO与FAB分类中有对应关系

答：MDS亚型在WHO与FAB分类中的对应关系，见表3-5。

表3-5　骨髓增生异常综合征亚型在WHO与FAB分类中的对应关系

FAB分类（1976年）	WHO分类（2008年）
NC[a]	RCUD，RA，RN，RT（单系）[b]
NC[b]	RARS（单系）[b]
RA	MDS伴单独的（5q）缺失[c]
RA	RCMD
RARS	RCMD（环形铁粒幼红细胞≥15%）
RAEB	RAEB-1
RAEB	RAEB-2
RAEB-T	AML
CMML	MDS/MPD
NC[a]	MDS-U

注：[a]NC：FAB中不考虑为MDS范围；[b]需6个月持续血细胞减少，无其他原因可查；[c]骨髓原始细胞<5%，微巨核细胞和血小板增多；FAB包括在RA中；AML：急性髓系白血病；CMML：慢性粒单核细胞白血病；MDS/MPD：骨髓增生异常综合征/骨髓增殖性疾病；MDS-U：骨髓增生异常综合征-未分类；RA：难治性贫血；RARS：难治性贫血伴环形铁粒幼细胞增多；RAEB：难治性贫血伴原始细胞增多；RAEB-T：难治性贫血伴原始细胞增多转换型；RCUD：难治性血细胞减少伴单系发育异常；RN 难治性中性粒细胞减少；RT：难治性血小板减少；RCMD：难治性血细胞减少伴有多系发育异常

687. 为什么要建立 MDS 的国际预后评分系统

答：MDS 的国际预后评分系统（IPSS）基于 FAB 分型，可评估患者的自然病程，转白血病风险。危险度的分级根据以下 3 个因素确定：原始细胞百分比、血细胞减少的程度和骨髓的细胞遗传学特征，见表 3-6。

表 3-6　骨髓增生异常综合征的国际预后评分系统

预后变量	积分				
	0	0.5	1	1.5	2
骨髓原始细胞（%）	<5%	5%～10%		11%～20%	21%～30%
染色体核型[a]	好	中等	差		
血细胞减少系列[b]	0～1	2～3			

注：[a]预后好核型：正常，-Y，del（5），del（20q）；预后中等核型：其余异常；预后差核型：复杂（≥3 个异常）或 7 号染色体异常。[b]中性粒细胞绝对计数<1.8×10⁹/L，HGB<100g/L，PLT<100×10⁹/L。IPSS 危险度分类：低危：0分；中危-1：0.5～1分；中危-2：1.5～2分；高危：≥2.5分

688. 为什么要修订国际预后积分系统

答：2012 年 MDS 预后国际工作组依据 5 个 MDS 数据库，共 7012 例 MDS 患者的研究结果，对 IPSS 预后评分系统进行了修订，对染色体核型、骨髓原始细胞数和血细胞减少程度进行了细化分组积分。核型分析结果是 MDS 修订国际预后积分系统（IPSS-R）分类最重要的参数，共分为 5 个级别，见表 3-7。

表 3-7　骨髓增生异常综合征的修订国际预后积分系统

预后变量	积分						
	0	0.5	1	1.5	2	3	4
细胞遗传学[a]	极好		好		中等	差	极差
骨髓原始细胞（%）	≤2		2<5		5<10	>10	
血红蛋白（g/L）	≥100		8<100	<80			
血小板计数（×10⁹/L）	≥100	50<100	<50				
中性粒细胞绝对值（×10⁹/L）	≥0.8	<0.8					

注：[a]极好：-Y，11q-；好：正常核型，5q-，12p-，20q-，5q-附加另一种异常；中等：7q-，+8，+19，i（17q），其他 1 个或 2 个独立克隆的染色体异常；差：-7，inv（3）/t（3q）/del（3q），-7/7q-附加另一种异常，复杂异常（3 个）；极差：复杂异常（>3 个）。IPSS-R 危险度分类：极低危：≤1.5分；低危：>1.5～3分；中危：>4.5～6分；极高危：>6分

689. 为什么要修订 MDS 的 WHO 预后评分系统

答：红细胞输注依赖及铁超负荷不仅导致器官损害，也可直接损害造血系统功能，从而可能影响 MDS 患者的自然病程。2011 年修订的 WHO 预后评分系统（WPSS）将评分依据中的红细胞输注依赖改为血红蛋白水平。WPSS 作为一个时间连续性的评价系统，可在患者病程中的任何阶段对预后进行评估，见表 3-8。

表 3-8　骨髓增生异常综合征的 WHO 预后评分系统

预后变量	积分			
	0	1	2	3
WHO 分型	RCUD、RARS、伴有单纯 5q-	RCMD	RAEB-1	RAEB-2
核型[a]	好	中等	差	
严重贫血[b]	无	有		

注: [a] 预后好核型: 正常核型, -Y, 5q-, 20q-; 预后中等核型: 其余异常; 预后差核型: 复杂 (≥3 个异常) 或 7 号染色体异常。[b] 男性患者 HGB<90g/L, 女性患者 HGB<80g/L。WPSS 危险度分类: 极低危: 0 分; 低危: 1 分; 中危: 2 分; 高危: 3~4 分; 极高危: 5~6 分, 骨髓增生异常综合征伴孤立 5q-缺失。RARS: 难治性贫血伴环形铁粒幼细胞增多; RAEB: 难治性贫血伴原始细胞增多; RCUD: 难治性血细胞减少伴单系发育异常; RCMD: 难治性血细胞减少伴有多系发育异常

690. 为什么要检测 MDS 重现性染色体异常

答: 骨髓增生异常综合征 (MDS) 常见的重现性染色体异常及其发生比例 (WHO, 2008) 见表 3-9。

表 3-9　骨髓增生异常综合征常见的重现性染色体异常及其发生比例

重现性染色体异常	MDS (%)	治疗相关性 MDS (%)
非平衡性		
+8	10	
-7/7q-	10	50
-5/5q-	10	40
20q-	10	
-Y	5~8	
i (17q)/t (17p)	3~5	
-13/13q-	3	
11q-	3	
12p-/t (12p)	3	
9q-	1~2	
idic (X) (q13)	1~2	
平衡性		
t (11; 16) (q23; p13.3)		3
t (3; 21) (q26.2; q22.1)		2
t (1; 3) (p36.3; q21.2)	1	
t (2; 11) (p21; q23)	1	
inv (3) (q21; q26.2)	1	
t (6; 9) (p23; q34)		

691. 为什么 MDS 患者需要进行基因突变的检测

答: MDS 患者重现的常见基因突变、功能及预后, 见表 3-10。

表3-10 骨髓增生异常综合征常见基因突变、功能及预后

基因名称	突变频率（%）	基因功能	预后
SF3B1	15～30	剪切体	良好
TET2	15～25	DNA羟基甲基化	
ASXL1	10～20	组蛋白修饰	差
RUNX1	5～15	转录因子	差
TP53	5～10	转录因子	差
DNMT3A	5～10	DNA甲基化	差
N-/K-RAS	5～10	信号传导	差（低危组MDS）
SRSF2	5～10	剪切体	差（如果TET2 WT）
U2AF1	5～10	剪切体	差（低危组MDS）
BCOR/L1	5～6	转录抑制物	差
ZRSR2	5	剪切体	差
EZH2	3～7	组蛋白修饰	差
ETV6	3	转录因子	差
JAK2	3～4	信号传导	

692. 为什么5q⁻综合征是一种特殊类型的MDS

答：5q⁻综合征主要发生于老年女性，外周血表现为大细胞性贫血，白细胞数轻度减少或正常，血小板数正常或增高。患者呈顽固性贫血，输血依赖较常见，出血和感染少见。一般的抗贫血治疗无效，但仅靠定期输血可以较长时间存活，中位存活期至少6年，5年转白血病发生率约为20%。部分可能不表现出上述典型特征，表现出如三系病态造血，髓系原始细胞增多和其他附加的细胞遗传学异常的其他临床特征。5q⁻综合征具有特殊的骨髓象特征：巨核细胞发育异常，分叶减少的小巨核细胞明显增多；红系细胞发育异常的表现有时反而不明显；可有环状铁粒幼细胞等。

693. 为什么要单独评价5q⁻综合征的演变

答：WHO于1997年召开的造血和淋巴系恶性肿瘤疾病分类和血液病理学讨论会上，对MDS的FAB分类进行了较大的修订。由于5q-综合征显示其独特的形态学、细胞遗传学和临床特征，成为第一种以遗传学特征而划分出的独立亚型。WHO 2008分型中定义的MDS伴单纯del（5q）其外周血表现为贫血，血小板正常或增高，骨髓象红系单系发育不良，单纯del（5q），这里5q缺失仅包括单独的5q31-5q33缺失和骨髓原始细胞<5%的定义条件。而在最新的WHO 2016修订中，对5q⁻综合征进行了新的界定其标准为外周血1～2系减少，骨髓可表现为1～3系发育不良，可有或无环形铁粒幼细胞，骨髓原始细胞<5%，外周血<1%，无Auer小体，单纯del（5q）或者伴随除-7或del（7q）的细胞遗传学异常。

694. 为什么 5q32-5q33 的缺失会引发 5q⁻综合征

答：目前已证实，5q⁻综合征在5q32-5q33共同缺失区与本病相关基因的单倍体剂量不足会产生以下相关的生物学效应导致本病发生，见表3-11。

表3-11　5q32-5q33的缺失引发5q⁻综合征的表型

基因	缺失效应	相关表型
SPARC	增强细胞的黏附	血小板减少，贫血
EGR1	降低肿瘤抑制因子	白细胞增高、贫血、血小板减少
CDC25c	G2-M期细胞生长周期调节缺陷	凋亡，来那度胺治疗敏感性高
PP2A	G2-M期细胞生长周期调节缺陷	凋亡，来那度胺治疗敏感性高
RPS14	核糖体加工缺陷	大红细胞性贫血
miR-145	提高固有免疫信号	血小板增多，中性粒细胞减少，巨核系表发育不良
miR-146a	提高固有免疫信号	血小板增多，中性粒细胞减少，巨核系表发育不良
DIAPH1	细胞骨架缺陷，肿瘤抑制缺失	克隆优势

（宋陆茜　常春康）

第六节　骨髓增殖性肿瘤检验

695. 为什么慢性粒细胞白血病患者的外周血白细胞计数常是增高的

答：慢性粒细胞白血病（ML）是起源于骨髓异常的多潜能造血干细胞并伴有一致的Ph染色体和（或）BCR-ABL融合基因形成的MPD。其特点是持续性，进行性外周血白细胞总数增高，其骨髓和外周血的特点为：外周血白细胞（white blood cell，WBC）增高，常$>30\times10^9$/L，以中性中幼、晚幼、杆状、分叶核为多见，原始粒细胞、早幼粒细胞之和常<0.1，嗜酸性粒细胞、嗜碱性粒细胞增加，可见小巨核细胞。淋巴细胞和单核细胞百分比减少。CML患者的红细胞（RBC）和血红蛋白（HB）早期一般正常，随着病情发展，血红蛋白逐渐降低。初诊时多有血小板（platelet，PLT）增多，也有减少者。骨髓象显示增生明显活跃或极度活跃，粒系极度增生。粒系各阶段细胞所占百分比近似血液细胞分类结果。嗜酸及嗜碱性粒细胞增多是重要的形态学指标之一。粒细胞形态异常，可见细胞大小不一，核质发育失衡，分裂象增加，一些细胞染色质疏松着色不佳。幼红细胞百分比降低，成熟红细胞形态多正常。亦可见嗜多色或嗜碱点彩红细胞，病程早期可有巨核细胞增多，血小板增多，并可见巨大血小板。晚期巨核细胞和血小板数量减少。

696. 为什么诊断慢性粒细胞白血病需要做染色体和分子生物学检查

答：慢性粒细胞白血病（CML）细胞遗传及分子生物学检查显示：90%以上的慢性期患者骨髓中期分裂细胞费城（Ph）染色体阳性，后者是由于第22号染色体断裂造成的。慢性粒细胞性白血病患者的第9号染色体和第22号染色体上有一段交叉互换，第9号染色体的断裂和"ABL"基因相关，第22号染色体的断裂和"BCR"基因相关。当一段第9

号染色体接到第 22 号染色体的末端时，形成 BCR-ABL 癌基因。BCR-ABL 癌基因能控制合成一种蛋白质，导致慢性粒细胞性白血病发生。在检测方法上荧光素染色体原位杂交术（FISH）敏感性更高。若提取骨髓或血单个核细胞的 RNA，经反转录聚合酶链反应（RT-PCR）可检测到 bcr/abl 转录产物 mRNA，是目前最灵敏而又特异的方法。Ph 染色体和 BCR-ABL 基因阳性是诊断慢粒的确诊性指标，所以慢粒患者需要做染色体和分子生物学检查。

697. 为什么诊断慢性粒细胞白血病需要综合多方面的实验检测结果

答：慢性粒细胞白血病（CML）在实验室检查中会有如下特征：①血象：白细胞数常 $>30\times10^9/L$ 有时可达 $500\times10^9/L$ 以上。约 1/3 患者血红蛋白 $<110g/L$，贫血多为正常细胞正色素性。血小板往往增多，有时高达 $1000\times10^9/L$，少数患者可正常或减少。血涂片检查中可见不同成熟阶段的粒细胞，以中、晚幼粒细胞阶段居多。原粒细胞 <5%，原粒+早幼粒细胞 ≤10%，嗜酸性及嗜碱性粒细胞增多，有少量有核红细胞出现；②骨髓象：增生极度活跃或明显活跃，以粒系为著，粒与红之比可增至 10：1～20：1，粒系各阶段均增加，以中、晚幼粒细胞增加为主。嗜酸性与嗜碱性粒细胞比例明显高于正常，巨核细胞及血小板亦增多；③中性粒细胞碱性磷酸酶（ALP）：染色积分减低或接近于零；④细胞遗传及分子生物学检查：90% 以上的慢性期患者骨髓中期分裂细胞往往 Ph 染色体阳性以及 BCR-ABL 基因阳性；⑤血清生化检测：血清尿酸、乳酸脱氢酶及溶菌酶往往增高。上述实验室检查常被用于诊断慢性粒细胞白血病。

698. 为什么说慢性粒细胞白血病是起源于造血干细胞的获得性克隆性疾病

答：实验室检查显示：①慢性粒细胞白血病（CML）慢性期可有红细胞、中性粒细胞、嗜酸/嗜碱性粒细胞、单核细胞和血小板增多等骨髓增殖性疾病的特点；②CML 患者的红系细胞、中性粒细胞、嗜酸/嗜碱性粒细胞、巨噬细胞和巨核细胞均有 Ph 染色体；③在葡萄糖-6-磷酸脱氢酶（G-6-PD）杂合子女性 CML 患者中，红细胞、中性粒细胞、嗜酸/嗜碱性粒细胞、单核细胞和血小板表达同一种 G-6-PD 同工酶，而成纤维细胞或其他体细胞则可检测到两种 G-6-PD 同工酶；④每个被分析的细胞其 9 或 22 号染色体结构异常都一致；⑤分子生物学研究 22 号染色体断裂点变异仅存在于不同 CML 患者，而在同一患者的不同细胞中其断裂点是一致的；⑥应用 X-连锁基因位点多态性及灭活式样分析亦证实了 CML 为单克隆造血。这些依据都表明了慢性粒细胞白血病是一种起源于造血干细胞的获得性克隆性疾病。

699. 为什么诊断慢性粒细胞白血病要进行碱性磷酸酶积分检查

答：血细胞碱性磷酸酶主要存在于成熟中性粒细胞中，中性粒细胞碱性磷酸酶（NAP）染色在慢性粒细胞白血病（CML）诊断中有重要价值。碱性条件下，细胞内碱性磷酸酶可以水解磷酸萘酚钠，释放出萘酚，后者与重氮盐偶联形成不溶性的有色沉淀定位于酶活性处。中性粒细胞胞质内出现灰褐色至深黑色颗粒状或片状沉淀为阳性反应。中性粒细胞碱性磷酸酶染色是临床上应用较多的染色法，NAP 阳性率为 30%～70%，阳性细胞积分为 35～100 分。NAP 染色的临床意义主要有鉴别慢性粒细胞白血病与类白血病反应：约90%慢性粒细胞白血病患者 NAP 活性明显降低，阳性率降低，积分降低，而类白血病反应往往阳性率增高，积分增高。其次还可用于鉴别再生障碍性贫血与阵发性睡眠性血红蛋白尿，前者 NAP 活性常增高，而后者 NAP 活性不增高；鉴别细菌感染与病毒感染；鉴别白血病类型等。所以 NAP 染色在诊断慢粒时有重要意义。

700. 为什么慢性期慢性粒细胞白血病免疫表型检测无特殊意义

答：慢性粒细胞白血病（CML）是起源于骨髓异常的多潜能造血干细胞并伴有一致的 Ph 染色体及 BCR-ABL 融合基因形成的 MPD。CML 自然病程分为慢性期、加速期、急变期。多数患者诊断时处于慢性期，CML 在慢性期时其骨髓细胞免疫表型为髓系表型，没有明显特异的免疫学表型。造血干/祖细胞标记如 CD34、CD33、HLA-DR 可略高于正常，但偏成熟粒细胞标记如 CD15 及 CD11b 阳性率可有明显增高。而 Ph 染色体及 BCR-ABL 融合基因阳性则是确诊 CML 的关键。所以慢性期 CML 患者免疫表型检查无特殊意义。但如果疾病进入加速期或急变期，免疫表型检查就非常有意义了，CD34、CD33、HLA-DR 明显高于正常，并先于形态学改变。如为急淋变和急巨变则相应的免疫学标记阳性率明显增高，对判断 CML 是哪种类型的急变非常重要。从而为临床制订治疗方案提供帮助。

701. 为什么确诊的慢性粒细胞白血病还要定期进行骨髓检查

答：慢性粒细胞白血病（CML）自然病程分为慢性期、加速期、急变期。慢性期一般有数年，病情逐渐演变，最终急变。多数患者诊断时处于慢性期。约15%自觉症状不明显，可因健康查体或其他疾病就诊时发现血象异常而确诊。CML 确诊后应予准确分期。CML 的分期标准为：慢性期：①无明显症状；②无加速期或急变期特点。加速期：①骨髓或血中原粒细胞占 0.10～0.19；②血中嗜碱性粒细胞≥0.2；③与治疗无关的持续性血小板减少或治疗无效的持续性血小板增多；④治疗无效的进行性白细胞数增加和脾大。急变期：①原始细胞（Ⅰ型+Ⅱ型）或原淋巴细胞+幼淋巴细胞或原单+幼单在骨髓中>0.2；②外周血中原始细胞+早幼粒细胞>0.3；③骨髓中原始粒细胞+早幼粒细胞>0.5；④有髓外浸润。所以，根据分期标准，骨髓检查至关重要。定期做骨髓检查可以确定 CML 患者处于何种分期，对疾病的治疗和预后判断起到重要作用。

702. 为什么下列实验室检查可用于慢性粒细胞白血病与其他疾病作鉴别

答：由于慢性粒细胞白血病（CML）某个阶段可表现为一系或两系增生为主，所以需与以下几种有类似表现的疾病作鉴别。①类白血病反应，可继发于休克、严重感染、结核病、晚期肿瘤或妊娠中后期。白细胞数多低于 $50×10^9/L$，NAP 积分升高，中性粒细胞中有中毒颗粒，无嗜碱性粒细胞增高；无 Ph 染色体及 BCR-ABL 融合基因；原发病控制后，白细胞可恢复正常；②其他骨髓增殖性疾病如真性红细胞增多症、特发性骨髓纤维化、原发性血小板增多症等，Ph 染色体及 BCR-ABL 融合基因是 CML 与其他类似表现的骨髓增殖性疾病的鉴别关键；③慢性粒单细胞白血病，本病有明显的病态造血及原始细胞增多，同时伴外周单核细胞增高，染色体核型多正常；④慢性中性粒细胞白血病，本病骨髓中增生的细胞主要是成熟的中性分叶核细胞，外周血 NAP 积分常增高；⑤不典型 CML，本病在病程早期即有贫血、血小板减少，而白细胞增高幅度低或不增高；外周血嗜碱性粒细胞减少或缺如；骨髓常有一系或多系病态造血；脾大不明显；⑥幼年型粒单核细胞白血病，本病以单核细胞和粒细胞系列为主的异常增生，外周血单核细胞>1×10⁹/L，无 Ph 染色体及 BCR-ABL 融合基因。

703. 为什么慢性粒细胞白血病外周血分子生物学检测不能取代骨髓检查

答：因为在疾病的初期，诊断未明确时，需进行骨髓检查以明确 CML 分期，染色体核型分析以明确是否存在附加染色体异常，以及骨髓中的相关基因检测。FISH 只能发现 BCR-ABL 阳性细胞，却不能发现附加染色体异常。虽然 BCR-ABL 定量检测采用外周血标本和骨髓标本检测的结果之间有较好的一致性，但这时是不能单纯依赖外周血分子生物学检查来确诊。在接受治疗早期，患者仍需要进行骨髓检查，直至获得确认的完全细胞遗传学缓解（CCyR）。在患者获得 CCyR 后，外周血 BCR-ABL 定量检测才对疾病监测起到主要作用。如果患者未获得骨髓缓解（MMR）或 BCR-ABL 转录本升高 1 个数量级以上，或出现其他提示治疗失败或疾病进展的情况，又需要及时进行骨髓检查。所以，尽管外周血的分子生物学检测更为便捷，但不能取代骨髓检查。

（白 萍）

704. 为什么真性红细胞增多症的患者骨髓穿刺容易发生干抽

答：干抽（dry tap）是指非技术原因或穿刺位置不当，多次、多部位穿刺抽不出骨髓液的现象。骨髓干抽的常见原因有以下几种：①骨髓增生低下：骨髓几乎全被脂肪组织所取代，造血细胞空虚，无细胞可抽；②骨髓间质细胞增多：骨髓病理切片显示成纤维细胞和网状纤维弥漫增生，甚至部分骨质硬化，造血组织萎缩被固定在坚韧的纤维组织中；③骨髓增生极度活跃：骨髓内细胞过多，排列紧密，细胞与细胞之间几无空隙，不易被抽吸造成干抽；④骨髓坏死：严重感染或骨髓转移瘤等原因导致骨髓内细胞溶解破坏时也常抽不出骨髓。

真性红细胞增多症（polycythemia vera，PV）作为一种原因不明的克隆性骨髓增生性疾病，其主要病理改变是长骨、扁平骨中的脂肪髓均被红髓替代，骨髓细胞增多，脂肪细胞明显减少，网状纤维稍增加，血窦高度扩张，窦内充满大量红细胞，故会出现容易干抽的现象。除此之外晚期患者骨髓常发生纤维化，也会引起干抽现象的出现。

705. 为什么会发生真性红细胞增多症

答：对于真性红细胞增多症，过去认为是由于骨髓缺氧所引起。有人设想是因为红细胞生存时间延长，还有人认为是红细胞生成素增加，但均被否定。如今认为真性红细胞增多症源自一个造血干细胞的病态增生，系克隆性造血干细胞病。其证据如下：两例真性红细胞增多症患者同时又是葡萄糖-6-磷酸脱氢酶（glucose-6-phosphatedehydrogenase，G6PD）缺乏的杂合子，患者未被真性红细胞增多症影响的组织（如皮肤或纤维细胞）具有 A 型和 B 型 G6PD，而被真性红细胞增多症影响的红细胞、粒细胞、巨核细胞则仅具有一种类型（A 型）G6PD，说明受累及的细胞来自一个造血干细胞。此外，应用 X 染色体连锁基因次黄嘌呤磷酸核糖基转移酶（HPRT）和磷酸甘油酸激酶（PGK）限制性内切酶片段多态性（RFLP）分析，也证实本病系克隆性疾病即本病患者无节制增多的红细胞、粒细胞和巨核细胞来源于一个造血干细胞。由于证实 B 淋巴细胞也来自同一克隆，即病变不仅涉及红系、粒系、巨核系，而且也累及淋巴细胞系，因此，目前认为本病系多能造血干细胞克隆性疾病。

706. 为什么真性红细胞增多症需要关注临床表现

答：真性红细胞增多症起病缓慢，患者可无明显症状。有时可有疲乏无力及其他非特异表现。很多患者在偶然查血时发现；也有的是经别人发现颜面发红检查血液发现。很多症状与血容量及血液黏滞性增加有关。患者感觉头晕、头胀、头痛、疲乏无力、耳鸣、视力模糊、怕热、出汗等。以后可有不同部位的静脉血栓形成，不同部位出血。中枢神经系统因血容量增加、血液缓慢、血栓形成，可发生瘫痪、肌痉挛、癫痫大发作、发作性睡眠病、强直性昏厥以及精神异常（记忆丧失、抑郁症、精神错乱等）。心脏扩大及心力衰竭少见，但心肌梗死可成为本病的死因。出血是本病的另一临床表现。血管扩张、充血，血流缓慢造成缺氧性血管内膜损伤，血小板质、量异常，以及血栓形成后组织损伤、坏死，均可成为引起出血的因素。出血程度一般不严重，常表现为鼻黏膜、牙龈、皮肤出血，女性月经血量增多。有时也可发生内脏出血如咯血、呕血、便血或手术后渗血不止。胃或十二指肠溃疡发生率较正常人为高。国外报道全身发痒较多，国内并不多见。最多见的体征是皮肤及黏膜呈暗红色，两颊发红，四肢远端或末端呈紫红色。皮下可有出血点及紫斑，约半数以上患者有高血压，大部分病例有脾肿大，1/3～1/2 有肝大。体征方面的特征是皮肤黏膜充血和脾肿大。患者面部充血似酒后而非发绀，眼球结合膜充血明显，两颊、口唇、鼻尖呈绛红色，肢体远端（手、足）较近端（肢体及躯干）充血发红明显。四肢远端可呈发绀，在寒冷季节尤为显著，可有雷诺现象。可有左心扩大但不多见。高血压见于40%～50%的患者，随本病病情的控制高血压也得以控制。肝脏轻度肿大见于40%的患者。脾脏轻度至中度肿大见于80%～90%患者。由此可见，PV 患者临床表现差异极大，从无症状到出现各系统严重的症状。因此，对患者不明原因的上述症状出现要给予足够的重视，进行相关的检查以确定或排除本病的存在。

707. 为什么真性红细胞增多症需要检查骨髓象

答：真性红细胞增多症患者的骨髓增生明显活跃或活跃，粒、红、巨核细胞三系均增生，但以红系细胞增生最为显著。增生的红系以中幼红、晚幼红细胞增多为主。粒系以中性晚幼粒及中性分叶核细胞增多为著。巨核细胞多见，大多数为成熟巨核细胞伴血小板生成，血小板多见。嗜酸性粒细胞可轻度增多。各系各阶段有核细胞比值及形态大致正常。个别患者骨髓增生减低。晚期患者骨髓发生纤维化，可引起"干抽"现象。铁染色显示骨髓细胞外铁减少。骨髓活检显示三系细胞均增生，脂肪细胞为造血细胞所替代，网状纤维增加。骨髓象的检查为本病的诊断与鉴别诊断提供了重要信息。

708. 为什么真性红细胞增多症和继发性红细胞增多症有区别

答：真性红细胞增多症是一种原因未明的以红细胞异常增生为主的慢性骨髓增生性疾病。而继发性红细胞增多症则是继发于其他疾病或病理状态的红细胞增多，可以因生理适应代偿性增加或生理非代偿性红细胞生成的刺激作用而发生。两者的区别主要有以下几点：真性红细胞增多症的血清维生素 B_{12} 含量，血小板计数，白细胞计数三项指标通常增加，而继发性红细胞增多症上述 3 项指标则大多正常；前者可见脾肿大的现象，而后者少见；前者中性粒细胞碱性磷酸酶积分增加，后者正常；从骨髓象看，真性红细胞增多症三系均增生，后者则只有红系增生；前者促红细胞生成素减少或正常，后者则增加。红系爆氏形成单位（burst-forming unit-erythroid，BFU-E）为早期红系祖细胞，需在体外培养 14～20 天才能形成集落，其生长需要依赖 EPO。正常人 BFU-E 培养中不加外源性 EPO，则无 BFU-E 集落的自发增殖；继发性红细胞增多症也无自发性造血干细胞集落形成；但真性红细胞增多症有自发性集落形成。

709. 什么是真性红细胞增多症的诊断标准

答：国内诊断标准如下：①临床有多血症表现、脾肿大；②男性血红蛋白>180g/L、红细胞计数>6.5×10¹²/L，女性血红蛋白>170g/L、红细胞计数>6.0×10¹²/L；③红细胞容量：男性>39ml/kg、女性>27ml/kg；④血细胞比容男性≥0.54，女性≥0.50，白细胞计数>11.0×10⁹/L，血小板计数>300×10⁹/L，中性粒细胞碱性磷酸酶积分>100，骨髓三系增生尤以红系增生显著；⑤除外相对和继发性红细胞增多症。凡符合上述条件中①、②、③项，并除外继发性红细胞增多症者，可诊断为真性红细胞增多症。若无条件测定红细胞容量，则需具备①、②、④、⑤项方可诊断为真性红细胞增多症。

国外诊断真性红细胞增多症标准如下：

（1）主要标准：①红细胞容量：男性>36ml/kg、女性>32ml/kg；②动脉血氧饱和度≥92%；③脾肿大。

（2）次要条件：①白细胞计数>12×10⁹/L；②血小板计数>400×10⁹/L；③中性粒细胞碱性磷酸酶积分>100 分；④血清维生素 B_{12} 水平>900pg/ml。

凡符合主要标准 3 项或符合 2 项主要标准加 2 项次要标准，即可诊断为真性红细胞增多症。

710. 为什么会发生高原性红细胞增多症（Monge 病）

答：非高原地区常住人口在海拔 3000 米以上的高原，可以发生急性高原病，表现为脑部缺氧症状，如头痛、失眠、心悸。严重时有恶心、呕吐、无力、反应迟钝；严重的肺水肿和脑水肿，可以引起死亡。多数本地高原居民无任何症状，但血象表现为红细胞增多，临床上称作高原性红细胞增多症（Monge 病）。皮肤黏膜红紫和生理性肺气肿是某些患者的特征性表现，因为静脉和毛细血管充血使眼结膜、黏膜和皮肤发红。在 3000 米以上的高原还容易发生无症状性视网膜出血。虽然因为红细胞增多导致红细胞破坏随之增多，但脾大和黄疸很少见。曾有报道认为，Monge 病可以使生育能力下降，但并非常见现象。研究发现。西藏本地居民有 2 种独特的基因表型，可以提高 Hb 氧亲和力，使氧饱和度提高，所以生育能力没有下降，这是一种自然选择的结果。

711. 为什么会发生继发性红细胞增多症

答：继发性红细胞增多症的常见原因有以下几种：

（1）继发于组织缺氧，EPO 代偿性增加：①高原病；②慢性肺脏疾病；③睡眠性呼吸暂停综合征；④肺换气不良综合征（Pickwichian 综合征）；⑤发绀型先天性心脏病；⑥异常血红蛋白（遗传性和获得性，如药物毒物引起的高铁血红蛋白血症、吸烟引起的碳氧血红蛋白血症等）。

（2）继发于 EPO 非代偿性增加：①各种肿瘤、多发囊肿、血管瘤；②滥用雄激素；③滥用 EPO；④家族性红细胞增多症。

（3）原因不明性红细胞增多症。

712. 什么是原发性血小板增多症

答：原发性血小板增多症（essential thrombocytosis，ET）病程一般较缓慢，多见于 40 岁以上的中老年人，无明显性别差异，但国内报道女性多于男性。主要表现为疲劳、乏力，血小板增多、出血和血栓形成。其发病原因有以下几点：①血小板增多：原发性血小板增多症是由单个异常多能干细胞克隆性增殖引起的疾病，致病巨核细胞数，平均巨核细胞数容量增多，血小板生或可达正常速率的 15 倍；②干细胞疾病：经 G6PD 同工酶检查证实本病也为多能干细胞的克隆性疾病，导致骨髓巨核细胞持续明显增殖，血小板生成增多，加上脾和肝储存血小板的释放，但血小板寿命大多正常；③血小板功能缺陷：黏附及聚集功能减退，血小板第三因子降低，5-羟色胺减少以及释放功能异常，部分患者尚有凝血机制不正常，毛细血管脆性增加，因血小板过多，活化的血小板产生血栓素，易引起血小板的聚集和释放反应，可微血管内形成血栓，晚期可有脾脏和其他脏器的髓外造血。

713. 什么是原发性血小板增多症的诊断要点

答：原发性血小板增多症的临床表现可有出血、脾脏肿大、血栓形成引起的症状和体征。实验室检查需符合：①血小板计数>$1000×10^9$/L；②血片中血小板成堆，有巨大血小板；③骨髓增生活跃/明显活跃，或巨核细胞增多、体大、胞质丰富；④白细胞计数和中性粒细胞增加；⑤血小板肾上腺素诱导的聚集反应可减低。建议采用 WHO（2016）诊断标准：符合 4 条主要标准或前 3 条主要标准和次要标准即可诊断 ET。主要标准：①血小板计数（PLT）≥$450×10^9$/L；②骨髓活检示巨核细胞高度增生，胞体大、核过分叶的成熟巨核细胞数量增多，粒系、红系无显著增生或左移，且网状纤维极少轻度（1 级）增多；③不能满足 BCR-ABL+慢性髓性白血病、真性红细胞增多症（PV）、原发性骨髓纤维化（PMF）、骨髓增生异常综合征和其他髓系肿瘤的 WHO 诊断标准；④有 JAK2、CALR 或 MPL 基因突变。

714. 为什么原发性血小板增多症患者会有出血表现

答：原发性血小板增多症是一种克隆性造血干细胞疾病。临床主要表现为自发性出血或血栓形成，半数患者有脾肿大、充血，以及广泛性的栓塞，部分患者会有脾纤维化和脾萎缩。ET 是由于骨髓巨核细胞过度增殖，进而使外周血中血小板数量增多，还伴有血小板质量异常（如血小板黏附、聚集、释放功能异常等）或者凝血因子（如纤维蛋白原、凝血酶原等的消耗增多）的减少。血小板以及凝血因子在血液凝固的过程中起着重要的作用，故当其功能减弱时易出现出血表现。ET 出血常为自发性的，可重复发作，以胃肠道出血常见，也可有鼻、牙龈出血等但紫癜少见，此病的出血症状一般不严重，但严重的外伤或手术后出血可能危及生命。少数患者也发生脑出血，从而导致死亡。

715. 为什么原发性血小板增多症需要检查骨髓象

答：骨髓细胞形态是血液系统及非血液系统疾病诊断和鉴别诊断常用的方法，临床上可根据骨髓象来协助诊断相关疾病，并进行疗效观察和预后判断。原发性血小板增多症由于骨髓纤维化，在进行骨髓穿刺时常出现"干抽"现象。骨髓象增生活跃或明显活跃，以巨核细胞增生为主。原始巨核细胞和幼稚巨核细胞多见，颗粒巨核细胞及产板巨核细胞增加更为明显，细胞细胞质丰富，中性粒细胞核分叶增多且有细胞核右移现象，可见大量的血小板聚集成团。外周血中亦有血小板聚集，偶见幼稚粒细胞。若长期反复出血，可见小红细胞即出现小细胞低色素性贫血。脾萎缩时血涂片中可出现豪乔氏小体及嗜碱性点彩细胞。若骨髓象出现上述情况，则应该考虑原发性血小板增多症的诊断。

716. 为什么原发性血小板增多症和继发性血小板增多症是有区别的

答：原发性血小板增多症和继发性血小板增多症虽然以血小板增多为主要表现，但两者有诸多区别，主要体现在：①原发性血小板增多症病因目前并无准确定论，而继发性血小板增多症的常见原因有感染、肿瘤、脾切等；②原发性血小板增多症病程持续时间较久，后者为暂时的；③原发性血小板增多症的出血和血栓症状常见，后者少见；④原发性血小板增多症计数一般 $>1000\times10^9/L$ 且 80% 患者可伴有脾肿大，后者计数一般 $<1000\times10^9/L$ 无脾肿大；⑤原发性血小板增多症患者约 90% 可见到白细胞计数增高现象，后者一般正常；⑥原发性血小板增多症巨核细胞明显增多、巨核细胞平均容积增高，后者巨核细胞轻度增高、巨核细胞平均容积降低；⑦原发性血小板增多症细胞遗传学常可发现异常，后者一般为正常；⑧原发性血小板增多症中急性时相反应物（白介素-6，C 反应蛋白，纤维蛋白原等）通常为正常，后者明显下降。

717. 为什么原发性血小板增多症需要联合多种实验室检查

答：骨髓细胞形态学检验，细胞化学染色，骨髓活检以及造血细胞培养，细胞染色体检查等技术在血液病的诊断中起着重要的作用。原发性血小板增多症的实验室检查项目主要有：①骨髓象和外周血象（血细胞形态学）检验：骨髓增生活跃或明显活跃，以巨核细胞增生为主，外周血中亦有血小板聚集，偶见幼稚粒细胞，红细胞内可出现豪-焦（豪-乔）小体及嗜碱性点彩细胞；②细胞化学染色：碱性磷酸酶染色积分增高；③血小板功能检测：主要为血小板聚集功能、膜受体、花生四烯酸代谢异常等；④止凝血检测：包括出血时间延长、毛细血管脆性试验阳性、血小板第3因子有效性降低、活化部分凝血活酶时间延长等；⑤骨髓病理学有时可见轻、中度纤维组织增多；⑥其他检查：血清钙、磷、钾、酸性磷酸酶均增高，血尿酸、乳酸脱氢酶及溶菌酶可升高。超微结构细胞化学染色见血小板过氧化物酶（PPO）阳性。染色体核型分析示大部分核型正常，少数出现超二倍体，亚二倍体等，若出现 Ph 染色体倾向诊断慢性粒细胞白血病。分子生物学检查约 50% 患者可发现 *JAK2V617F* 基因突变。

（庄文芳）

718. 什么是骨髓纤维化

答：骨髓纤维化（MF）是一种由于骨髓造血组织中胶原增生，其纤维组织严重影响造血功能所引起的一种骨髓增生性疾病，又称骨髓硬化症、原因不明的髓样化生。本病具有不同程度的骨髓纤维组织增生，以及主要发生在脾，其次在肝和淋巴结内的髓外造血，典型的临床表现为幼红细胞及幼粒细胞性贫血，并有较多的泪滴状红细胞，骨髓穿刺常出现干抽，骨髓涂片早期可为增生象，中晚期出现有核细胞增生低下，转为白血病时，原始细胞明显增多。骨髓活检可见到大量网状纤维组织为诊断本病的依据，根据骨髓中保留的造血组织和纤维组织增生的程度不同，骨髓病理改变可分为 3 期：①早期全血细胞增生伴纤维组织增生；②中期骨髓萎缩与纤维化；③晚期骨髓纤维化和骨质硬化。脾常明显肿大，并具有不同程度的骨质硬化。本病属少见疾病，发病年龄多在 50～70 岁，也可见于婴幼儿，男性略高于女性。骨髓纤维化主要病理改变为骨髓纤维化及脾、肝淋巴结的髓外造血。骨髓纤维化的发生是由中心逐向外周发展，先从脊柱、肋骨、骨盆及股骨、肱骨的近端骨骺开始，以后逐步蔓延至四肢骨骼远端。

719. 为什么会出现泪滴状红细胞

答：泪滴状红细胞是红细胞形态不整的一种表现，可呈泪滴状、梨形、棍棒形、新月形等，通常是正色素性。泪滴状红细胞增多则多见于骨髓纤维化症的血象及骨髓象中，其形成原因为脾脏血窦内皮细胞膨大，向窦内凸出，内皮细胞间隙明显狭窄，使红细胞难以通过，因而造成红细胞在脾循环中破坏或轻微挤压后使红细胞呈泪滴状。而正常骨髓造血，对红细胞没有这样的破坏作用，故而无泪滴状红细胞。

720. 为什么骨髓纤维化的患者容易发生骨髓"干抽"现象

答：骨髓细胞学检查是临床常用的一种检查疾病的方法。若在抽取骨髓液的过程中如遇抽不出的情况，被称为骨髓干抽。骨髓干抽除极少情况是因技术不熟练而抽不出，更多是由于骨髓本身存在明显病理改变而导致。容易发生骨髓干抽的病理情况通常有：①骨髓增生低下：骨髓几乎全被脂肪组织所取代，造血细胞空虚，无细胞可抽，例如再生障碍性贫血；②骨髓间质细胞增多：骨髓病理切片显示成纤维细胞和网状纤维弥漫增生，甚至部分骨质硬化，造血组织萎缩被固定在坚韧的纤维组织中，如骨髓纤维化，是最常见的引起骨髓干抽的疾病；③骨髓增生极度活跃：骨髓内细胞过多，排列紧密，细胞与细胞间几无空隙，不易被抽吸造成干抽。如慢性粒细胞性白血病、急性非淋巴细胞性白血病、骨髓增生异常综合征、急性淋巴细胞性白血病、多发性骨髓瘤、骨髓转移瘤等；④骨髓坏死：严重感染或骨髓转移瘤等原因导致骨髓内细胞溶解破坏时也常抽不出骨髓。

721. 为什么下列检查可用于诊断骨髓纤维化

答：对于诊断可进行以下检查：①血常规及血涂片：近半数患者诊断时有轻度或中度正细胞正色素性贫血，病程到晚期贫血会明显加重。外周血细胞涂片中成熟红细胞大小不等、有畸形，可见泪滴状、椭圆形、靶型、多嗜性红细胞及幼稚红细胞。白细胞数目可高可低，部分患者表现为白细胞数偏高。外周血细胞涂片中可见到各阶段的幼稚粒细胞，部分患者有嗜酸和（或）嗜碱性粒细胞增多。病程早期多数患者血小板数目增多，甚至可高达 $1000×10^9/L$ 以上，随着疾病的进展多数患者的血小板会减少。外周血细胞涂片中血小板大而畸形；②骨髓涂片：1/3 以上患者骨髓穿刺时出现"干抽"，是最典型特征之一；③骨髓活检：是确诊必需的检查。在骨髓活检切片上出现不同程度的骨髓纤维化，纤维组织多数比较广泛、弥漫性，通过特殊染色可以清楚显示出大量网状纤维组织；④基因及染色体检查：约半数的患者存在 JAK2V617F 基因突变。常见的染色体异常核型包括：13q-、20q-、1q+、9p+、8+、12p-等；⑤其他辅助检查：骨髓 MRI 显像可以显示出脂肪骨髓向细胞和（或）纤维骨髓的转化。此外，患者可以有多种非特异性的血液生化异常，包括血清碱性磷酸酶、尿酸、乳酸脱氢酶和维生素 B_{12} 水平升高。粒细胞碱性磷酸酶积分增高。

（许　雯）

722. 什么是慢性嗜酸性粒细胞白血病

答：慢性嗜酸性粒细胞白血病（chronic eosinophilic leukemia，CEL）是一种 BCR/ABL 融合基因阴性的克隆性髓系疾病，血液和骨髓中有嗜酸性粒细胞显著增多，往往有克隆性的细胞遗传学异常，如果出现这种特征性的细胞遗传学改变，将有助于慢性嗜酸性粒细胞白血病和其他有嗜酸性粒细胞增多的克隆性髓系疾病如慢性粒-单核细胞白血病（chronic myelomonocytic leukemia，CMML）的区别。CMML 的嗜酸性粒细胞变异型与慢性嗜酸性粒细胞白血病的表型有某些重叠。然而，与 CMML 相关的融合基因累及血小板衍生生长因子受体-β（platelet-derived growth factor receptors-β，PDGFR-β），而慢性嗜酸性粒细胞白血病的细胞遗传学发现则不同，有的病例累及血小板衍生生长因子受体-α（platelet-derived growth factor receptors-α，PDGFR-α）。

723. 为什么慢性嗜酸性粒细胞白血病需进行实验室检查

答：慢性嗜酸性粒细胞白血病具有以下实验室特点：①血常规：发现嗜酸性粒细胞增多，常出现贫血，白细胞计数正常或增高，血小板计数正常或轻度下降；②骨髓象：中幼粒细胞和嗜酸性粒细胞增生活跃，偶见夏科-雷登晶体，肥大细胞可升高，通常可见巨核细胞，但可见形态异常，网状纤维化常见；③免疫表型和聚合酶链式反应（PCR）检测：没有克隆性 T 细胞群体，也没有 T 细胞受体的重排；④肺功能检查：可发现有肺纤维化（限制性）病变；⑤超声心动图：可见附壁血栓、心室壁增厚（纤维化）、乳头肌瓣膜功能不全和腱索纤维化；⑥磁共振成像：可检测心内膜纤维化、心室肥厚和心室腔容量显著降低；⑦血清免疫球蛋白 E（immunoglobulin E，IgE）、维生素 B_{12} 和类胰蛋白酶水平通常升高；⑧皮肤病理活检：提示大量嗜酸性粒细胞浸润；⑨神经或脑组织活检：可显示嗜酸性粒细胞浸润，通常为血管周围性的，伴有微血栓轴突退行性变以及神经胶质增生。

724. 为什么慢性嗜酸性粒细胞白血病需要进行遗传学检查

答：已经报道了大量慢性嗜酸性粒细胞白血病的细胞遗传学改变。其中值得注意的染色体易位包括涉及 5 号染色体的高频易位，t（1；5）、t（2；5）、t（5；12）、t（6；11）以及 8p11、8 号染色体三体。5 号染色体易位往往位于血小板衍生生长因子受体-β（PDGFR-β）基因部位，通常表型更符合 CMML 伴嗜酸性粒细胞增多。5 号染色体上的 q31-35 区带包含几个与嗜酸性粒细胞生成相关基因，包括编码白细胞介素-5（IL-5）、白细胞介素-3（IL-3）、粒细胞-巨噬细胞集落刺激因子（GM-CSF）和 PDGFR-β 的基因。染色体 4（q12；q12）的隐匿性中间缺失产生 FIP1L1-PDGFR-α 融合基因以及慢性嗜酸性粒细胞白血病表型，应该特别注意的是，如同 CMML 中伴有 PDGFR-β 突变的嗜酸性粒细胞增多患者，他们几乎都对伊马替尼治疗有效。

725. 为什么慢性嗜酸性粒细胞白血病要检测血清类胰蛋白酶水平

答：慢性嗜酸性粒细胞白血病患者血清类胰蛋白酶水平升高（>11.5ng/ml），此型患者特点：①男性；②骨髓造血细胞极度增生，未成熟嗜酸性粒细胞比例较高，出现 $CD117^-$、$CD25^+$、CD^- 基因型和表型的畸形肥大细胞（有别于传统的肥大细胞增多症细胞，$CD117^+$、$CD25^+$、CD^+）；③血清维生素 B_{12} 和 IgE 水平明显更高；④更容易发生限制性肺疾病和心内膜心肌纤维化；⑤具有 FIP1L1-PDGFR-α 融合基因；⑥对伊马替尼有效。血清类胰蛋白酶水平正常的患者更容易发生阻塞性限制性肺病、嗜酸性粒细胞性皮炎和胃肠不适。

（王均芬）

第七节　骨髓增生异常-骨髓增殖性肿瘤检验

726. 为什么检测免疫学表型可以识别慢性粒-单核细胞型白血病

答：慢性粒-单核细胞型白血病（CMML），①外周血和骨髓细胞通常表达粒-单核系抗原：如 CD33 与 CD13；不同程度表达 CD14、CD68 与 CD64；CD34（+）细胞比例增多与向急性白血病早期转化有关；有时可见 CD56 过表达，CD2 表达异常，HLA-DR、CD13、CD15 和 CD36 低表达。②组织切片和免疫组化：与细胞化学和流式细胞术相比敏感性相对较差，最可靠的标记：CD68R，CD163；单核细胞：溶菌酶（+）、特异性酯酶（-）；粒细胞：溶菌酶（+）、特异性酯酶（+）。

727. 为什么慢性粒-单核细胞型白血病的 FAB 和 WHO 诊断标准有区别

答：慢性粒-单核细胞型白血病（CMML）在 FAB 和 WHO 分类系统中分别属于骨髓增生异常综合征（MDS）和骨髓增生异常-骨髓增殖性肿瘤（MDS/MPN）不同的类型，由于 CMML 的一些临床、实验室或形态学表现符合 MDS 特征；而另一些表现又符合慢性骨髓增殖性疾病（MPD）。其临床和血液学特点是骨髓髓系有核细胞增多，其中一系或多系是有效增殖，导致外周血中该系增多，而另一系或多系无效增殖，导致外周血该系细胞减少，同时髓系各系细胞可有发育异常的形态学表现或功能异常。因此，WHO 2001 年髓系肿瘤分类中将它从 MDS 分类分离出来归类 MDS/MPN，所以两个分类标准下的 CMML 诊断标准还是有一定区别，见表 3-12。

表 3-12　慢性粒-单核细胞型白血病的 FAB 和 WHO 诊断标准

FAB 分类	WHO 分类
MDS	MDS/MPD 重叠综合征
①外周血单核细胞≥1×10⁹/L（重要指标）	①外周血单核细胞≥1×10⁹/L（重要指标）
②骨髓的原始细胞百分比<20%	②骨髓的原始细胞百分比<20%
③外周血原始细胞<5%	③无 Ph 染色体或 *BCR-ABL1* 融合基因
	④无 *PDGFRA*、*PDGFRB* 基因融合（在有嗜酸性粒细胞增多的病例中要特别加以排除）
	⑤一系或一系以上的髓系细胞发育异常。若未发现或较少的骨髓增生异常，满足其他要求及以下要求时，进行确诊：存在获得性克隆性细胞或分子遗传学异常或单核细胞增多持续至少 3 个月，并排除了其他单核细胞增多的原因（如感染、炎症及恶性肿瘤）

亚型分类	亚型分类
①MD-CMML：WBC≤13×10⁹/L	①CMML-1：外周血原始细胞<5%，骨髓原始细胞<10%
②MP-CMML：WBC>13×10⁹/L	②CMML-2：外周血原始细胞 5%～19%，骨髓原始细胞 10%～19% 或存在 Auer 小体
	③CMML-1 或 CMML-2 嗜酸性粒细胞增多：以上标准及外周血嗜酸性粒细胞增多>1.5×10⁹/L

728. 什么是 WHO 2016 年指南对慢性粒-单核细胞型白血病的最新诊断标准

答：根据最新的 WHO（2016 年）修订标准：①持续性外周血单核细胞增多≥1×10⁹/L，单核细胞占比≥10% 的白细胞计数；②不适用 BCR-ABL1 阳性的慢性粒细胞白血病（CML）、原发性骨髓纤维化（PMF）、真性红细胞增多症（PV）或原发性血小板增多症（ET）的 WHO 诊断标准；③无 PDGFRA、PDGFRB 或 FGFR1 重排的证据或 PCM1-JAK2（嗜酸性粒细胞增多的病例中需要特别排除）；④外周血和骨髓的原始细胞百分比<20%；⑤一或多系髓系发育不良。如果缺乏或最低限度的骨髓发育不良，慢性粒-单核细胞型白血病（CMML）的诊断仍能成立如果其他条件满足和造血细胞存在获得性的细胞遗传学或分子遗传学异常或者单核细胞增多至少持续 3 个月和除外所有其他引起单核细胞增多的原因。

729. 为什么要对慢性粒-单核细胞型白血病突变基因进行检测

答：慢性粒-单核细胞型白血病（CMML）中最常检测到的基因突变是 SRSF2、TET2 和（或）ASXL1（占 80% 的病例），其他较低频率发生的突变包括 SETBP1、NRAS/KRAS、RUNX1、CBL 和 EZH2。这些突变在疑难病例中可以成为有用的辅助诊断手段，特别是 CMML 中经常会出现正常核型，对诊断和治疗带来困难。但是需要特别指出的是，这些突变不能单独用做肿瘤的证据，因为以上某些突变可以发生在健康老年人中，即所谓的

"不定向潜能的克隆造血"。ASXL1 能预测侵袭性疾病的状态，与核型及临床病理学参数一起，已被纳入 CMML 的预后评分系统。值得注意的是，在 CMML 一类罕见（3%~5%）的亚型中可发现 NPM1 突变，它的出现预示着更具侵袭性的临床过程。

730. 为什么要建立慢性粒-单核细胞型白血病的预后评价系统

答：由于在建立骨髓增生异常综合征（MDS）的国际预后评分系统（IPSS）及 WHO 预后评分系统（WPSS）预后评价体系初将具有增殖倾向的慢性粒-单核细胞型白血病（CMML）排除之外，故广为应用的两个预后体系不能有效的评价 CMML，需要有更有效的预后评价系统。最近有研究者建立了一个 CMML 专用的预后积分系统（CPSS），该系统根据细胞遗传学分类、CMML-增生异常型（WBC<13×10^9/L）还是 CMML-骨髓增殖型（WBC≥13×10^9/L）特征、CMML-1 还是 CMML-2 和输血依赖这些影响预后的因素进行积分，该预后积分系统在后续的队列研究中得到了进一步证实，可以在临床实践中有效的辨识出不同预后的 CMML（低危组 OS 为 72 个月，高危组 OS 为 5 个月）。

731. 什么是不典型慢性髓系白血病（aCML）

答：根据最新的 WHO（2016 年）修订标准：①外周血由于中性粒细胞增多而引起的白细胞增多和它的前体细胞（早幼粒细胞、中幼粒细胞、晚幼粒细胞）组成比例≥10% 的白细胞；②粒细胞生成障碍，包括异常的染色质凝集；③无或最小限度的嗜碱性粒细胞绝对值增多；嗜碱性粒细胞比例通常<2% 的白细胞；④无或最小限度的单核细胞绝对值增多；单核细胞比例通常<10% 的白细胞；⑤骨髓增生活跃，粒系增生和粒系发育不良，有或没有红系或巨系的发育不良；⑥血液和骨髓<20% 的原始细胞；⑦无 PDGFRA、PDGFRB 或 FGFR1 重排的证据或 PCM1-JAK2；⑧不适用 WHO 制定 BCR-ABL1 阴性的慢性粒细胞白血病（CML）、原发性骨髓纤维化（PMF）、真性红细胞增多症（PV）、原发性血小板增多症（ET）的诊断标准。

732. 为什么 aCML、BCL-ABL1 阴性的 CML 和 CNL 是不同亚型的 MDS/MPN

答：aCML 和 BCL-ABL1 阴性的 CML 是 MDS/MPN 较为罕见的亚型，慢性中性粒细胞白血病（CNL）则是归类为骨髓增殖性肿瘤（MPN）分类的罕见亚型，然而 aCML 和 CNL 两者均以中性粒细胞增多为表现，临床难以鉴别。若两者通过各自的分子生物学特征则容易加以区分：CSF3R 突变与 CNL 有很强的相关性，然而该突变在 aCML 中非常少见（<10%）；而 aCML 与 SETBP1 和（或）ETNK1 突变相关的病例高达 1/3；MPN 有相关的驱动基因突变（JAK2，CALR，MPL），它们在 aCML 中是不会出现的。

733. 什么是幼年型粒-单核细胞白血病的最新诊断标准

答：根据最新的 WHO（2016 年）修订标准，幼年型粒-单核细胞白血病（JMML）的最新诊断标准，见表 3-13。

表 3-13　幼年型粒-单核细胞白血病的最新诊断标准

JMML 的最新诊断标准
Ⅰ. 临床和血液学特征（以下 4 点均需成立）
①外周血单核细胞计数≥1×10⁹/L
②外周血和骨髓的原始细胞百分比<20%
③脾肿大
④不存在 Ph 染色体（BCR/ABL1 重排）
Ⅱ. 遗传学研究（必须满足一个条件）
①PTPN11 * 或者 KRAS * 或者 NRAS * 体细胞突变
②神经纤维瘤 1 型（NF1）的临床诊断或 NF1 突变
③Casitas B 系淋巴瘤（CBL）基因种系突变和 CBL 基因杂合性丢失#
Ⅲ. 对于没有遗传学特征和 Ⅰ 所列出的临床和血液学特征，必须满足以下的条件
①7 号染色体单体或其他染色体异常或至少以下 2 条
②血红蛋白 F 的增高
③外周血涂片见髓系或红系前体细胞
④克隆分析时 GM-CSF 的超敏感性
⑤信号传导及转录激活因子（STAT）的高度磷酸化

*需要排除种系突变（包括 Noonan 综合征）；
#偶尔有一些病例为剪切位点的杂合性突变

（宋陆茜　常春康）

第八节　其他白细胞疾病及其相关检验

734. 什么是白细胞减少、中性粒细胞减少和中性粒细胞缺乏

答：凡外围血液白细胞数<4.0×10⁹/L 者，统称为白细胞减少；外围血中性粒细胞的绝对值，成人<2.0×10⁹/L、儿童<1.5×10⁹/L、婴幼儿<1.0×10⁹/L 时，称为中性粒细胞减少；如果白细胞计数<2.0×10⁹/L，中性粒细胞锐减（<0.5×10⁹/L）甚至消失，发病急骤，症状严重，就称为粒细胞缺乏症。此外，如果白细胞计数在（2.0~4.0）×10⁹/L，分类基本正常，或粒细胞百分率仅轻度减低（但成人粒细胞绝对值>1.8×10⁹/L）、发病缓慢、无症状或症状较轻，可称为白细胞减少状态。

735. 为什么引起中性粒细胞减少和中性粒细胞缺乏症的原因是多样的

答：引起中性粒细胞减少的病因常见：①遗传性：如周期性和家族性粒细胞减少症等；②营养缺乏：如维生素 B₁₂ 和叶酸缺乏；③药源性：如抗炎药、抗菌药、抗风湿药、

抗惊厥药、抗甲状腺药、降血糖药、化疗药等；④辐射；⑤感染：如肝炎、流感、伤寒、结核、人类免疫缺陷病毒、微小病毒等；⑥免疫性中性粒细胞减少症：如自身免疫性中性粒细胞减少症、系统性红斑狼疮、超敏反应等；⑦血液病：如淋巴增殖性疾病、骨髓增生异常综合征、急性白血病、骨髓纤维化、巨幼细胞贫血等；⑧脾功能亢进；⑨其他：如重症慢性中性粒细胞减少症、特发性中性粒细胞减少症等。

736. 为什么中性粒细胞减少和中性粒细胞缺乏症需要进行外周血检测

答：血细胞至血液后，其中一半附着于小血管壁称边缘池。另一半随着血液循环称为循环池；两池之间不停地相互交换。中性粒细胞减少症和中性粒细胞缺乏症外周血检测为：①红细胞和血小板：血红蛋白、红细胞多数正常，红细胞形态无明显异常，血小板正常；②中性粒细胞：中性粒细胞减少症时，白细胞数多 $<4.0×10^9/L$，中性粒细胞绝对值 $<2.0×10^9/L$；中性粒细胞缺乏症时，白细胞数 $<2.0×10^9/L$，中性粒细胞绝对值 $<0.5×10^9/L$。粒细胞可见核左移、核分叶过多及核畸形等改变，胞质内颗粒可减少，并出现空泡；③淋巴细胞：淋巴细胞相对增多，形态多无明显异常改变。当严重病毒感染时，亦可出现异常淋巴细胞；④其他细胞：单核细胞、嗜酸性粒细胞可增多。

737. 为什么中性粒细胞减少和中性粒细胞缺乏症需要进行骨髓病理检查

答：①骨髓病理示增生活跃，少数也可增生减退；②小梁旁区粒系前体细胞增多，主质内中性中幼与晚幼粒细胞以下各阶段减少；③切片主质内红系前体细胞、巨核细胞、淋巴细胞、浆细胞和肥大细胞正常或相对增多，各系细胞在主质内的定位无明显异常；④恢复期常可显示髓系前体细胞增多，如果伴有显著的成熟阻滞，与急性髓细胞白血病的骨髓活组织象较为类似，主要与早期前体细胞的存在和后期成熟阶段细胞的缺乏有关；⑤间质示广泛水肿、血管壁损伤、红细胞自破裂的静脉窦渗出血管外。骨型碱性磷酸酶染色在正常范围内。

738. 为什么中性粒细胞减少和中性粒细胞缺乏症需要进行骨髓涂片检查

答：①骨髓增生程度：骨髓有核细胞增生活跃或减低，粒红比值减低或明显减低；②红细胞系：红系细胞增生，各阶段幼稚细胞形态及比例均无明显异常；③粒细胞系：粒细胞系增生不良，呈成熟障碍现象，分叶核和杆状核粒细胞减少或明显减少，原始粒、早幼粒、中幼粒细胞比例相对增加，幼稚粒细胞核质发育不平衡，胞质深染，颗粒粗大而深染，中性粒细胞可出现空泡和中毒颗粒；④巨核细胞：巨核细胞、血小板正常；⑤其他细胞：网状细胞、浆细胞、组织嗜碱性粒细胞、淋巴细胞可增多。

739. 为什么中性粒细胞缺乏症需要高度重视并作急救处理

答：中性粒细胞缺乏症系指突然发病，中性粒细胞绝对值 $<0.5×10^9/L$，伴发热感染为特征的综合病征。本病起病急骤、畏寒/寒战、高热、头痛、衰弱，常伴口腔黏膜、牙龈、舌部及咽部发生坏死性溃疡。外周血白细胞数通常在 $2.0×10^9/L$ 以下，$<1.0×10^9/L$ 更多见，分类中性粒细胞仅占 $1\% \sim 2\%$，甚至更少。血涂片粒细胞核呈固缩，胞质中出现空泡及粗大颗粒，淋巴细胞及单核细胞相对增多，红细胞及血小板一般正常。骨髓检查呈增生

中度低下或活跃，红细胞系及巨核细胞系正常；粒细胞系的中幼粒阶段以下细胞显著减少，易误认为是成熟停滞；有时粒细胞系增生极度低下，仅见少数原粒及早幼粒细胞。浆细胞，淋巴细胞及网状细胞相对增多。恢复期时，外周血白细胞数升高，有时超过正常值几倍，并出现早幼粒、中幼粒和晚幼粒细胞，呈现类白血病反应样表现。由于中性粒细胞缺乏，不可避免地发生严重细菌感染，导致多脏器功能衰竭，必须以高度重视并作急救处理。

740. 什么是嗜酸性粒细胞增多症

答：生理情况下，外周血白细胞分类中嗜酸性粒细胞百分比<5%，绝对值<$0.5×10^9$/L，若嗜酸性粒细胞绝对值>$0.5×10^9$/L，称为嗜酸性粒细胞增多。嗜酸性粒细胞增多症分为：轻度，嗜酸性粒细胞绝对值为（$0.5~1.5$）×10^9/L；中度，嗜酸性粒细胞绝对值（$1.5~5$）×10^9/L；重度，嗜酸性粒细胞绝对值>$5×10^9$/L。除少见的家族性嗜酸性粒细胞增多（常染色体显性遗传）外，其余绝大多数为获得性嗜酸性粒细胞增多。目前认为嗜酸性粒细胞产生、释放的调控依赖于T细胞产生的细胞因子，CD4亚群Th1产生IL-2和γ干扰素，Th2产生IL-4和IL-5两者均可产生粒单核细胞集落刺激因子（GM-CSF）和IL-3。临床表现常见的症状为发热、乏力、疲劳和体重减轻等，但由于病变累及的器官不同，组织受损程度不同，临床症状也呈多种多样。

741. 为什么嗜酸性粒细胞增多症需要进行多方面实验室检测

答：根据引起嗜酸性粒细胞增多的原因不同，将其分为三类；①继发性：包括感染、药物、过敏反应和呼吸道疾病等原因引起嗜酸性粒细胞增多；②克隆性：确认克隆性嗜酸性粒细胞增多的主要指标为：骨髓细胞遗传学异常，FISH定位嗜酸性粒细胞遗传学异常，骨髓纤维化，T细胞克隆性增殖或T细胞受体基因重排，嗜酸性粒细胞培养克隆性细胞遗传学异常，杂合性嗜酸性粒细胞G-6-PD同工酶异常升高，骨髓活检外周血三系病态造血，原始细胞异位分布，嗜酸性粒细胞异常分子转录本等；次要指标为：维生素B_{12}结合力升高，肝脾肿大，白细胞介素和免疫球蛋白正常水平，中性粒细胞碱性磷酸酶降低，嗜酸性粒细胞形态学明显异常，贫血或血小板减少，糖皮质激素治疗反应差等；③特发性：主要指高嗜酸性粒细胞综合征。

742. 什么是类白血病反应

答：细菌或病毒感染时，机体会产生一系列的免疫反应，表现为白细胞计数升高、中性粒细胞核左移、中性粒细胞毒性变或出现异形淋巴细胞等；机体反应过度敏感者，甚至出现大量幼稚细胞，即所谓的类白血病反应（leukemoid reaction）。类白血病反应是指机体受某种因素的强烈刺激，造血组织所发生的一种类似白血病的血象反应。白细胞总数可以显著增高，并在外周血中出现酷似白血病的幼稚细胞，呈暂时性白细胞增生反应，一旦刺激消除便可在短期内恢复，与白血病有完全不同的病程和预后。其分型较多，包括粒细胞型、红白血病型、浆细胞型以及混合细胞型，其中以中性粒细胞型最多见。本病以儿童及青少年较多见，男女发病率无差别。治疗和预后取决于引起该反应的基本疾病，如果这些基本病是可以治愈的，则类白血病反应也会消失。

743. 为什么类白血病反应需要进行外周血和骨髓检查

答：类白血病反应一般仅有血象的变化，少数有骨髓象的改变。血象的改变除红白类白血病反应外，只限于中性粒细胞系的变化，一般红系和巨核系不受影响。原发病灶去除后，类白血病反应迅速恢复正常。①粒细胞型：白细胞数>50×10⁹/L，外周血出现原粒和幼稚粒细胞。成熟中性粒细胞质中往往出现中毒颗粒和空泡；骨髓象除有增生和核左移现象外，没有白血病性细胞形态畸形（核质比改变、核质发育不平衡、核畸形、核仁大而多，异常丝状分裂及染色体异常等），成熟中性粒细胞碱性磷酸酶染色（NAP）活性明显增高；②淋巴细胞型：白细胞中度或明显增多，分类中成熟淋巴细胞>40%，并可有幼稚型淋巴细胞；③单核细胞型：白细胞数>30×10⁹/L，单核细胞>30%；④嗜酸性粒细胞型：外周血嗜酸性粒细胞明显增多，无幼稚型；骨髓象原始细胞不多，也无 Ph 染色体及嗜酸性粒细胞形态改变；⑤红白血病型：外周血中有幼红及幼粒细胞，骨髓象中除粒细胞系统增生外，尚有红细胞系统增生；⑥白细胞不增多型：白细胞数不高，但外周血出现幼稚细胞。

744. 为什么类白血病反应要与白血病鉴别

答：类白血病反应与白血病的鉴别要点，见表 3-14。

表 3-14　类白血病反应与白血病的鉴别要点

鉴别要点	类白血病反应	白血病
原发病灶	有	无
骨髓浸润	无	有
贫血和出血	一般无	有
外周血出现有核红细胞	少见（类红白血病型除外）	多见
细胞毒性变	有	一般无
细胞发育不平衡	无	明显
白血病裂孔现象	无	畸形白血病表现明显
嗜碱性粒细胞增多	无	慢粒时增多
铁粒幼红细胞	低	高
Auer 小体	无	急粒、急单可见
染色体异常	无	可见
骨髓象	多无白血病性改变	呈白血病性改变

745. 什么是传染性单核细胞增多症

答：传染性单核细胞增多症（infectious mononucleosis）是由 EBV 病毒所致的急性自限性传染病。本病潜伏期为 5 ~ 15 天，多数为 10 天，起病缓慢，也有呈急性发作者。临床表现多样化，常见的表现为发热、畏寒、出汗、头痛、关节痛、咽峡炎、淋巴结肿大、肝脾大，皮肤黏膜出现类似伤寒、斑疹伤寒、麻疹样皮疹或荨麻疹，有的出现黄疸。发热可高可低，急性或隐匿起病，持续 1 ~ 2 周后骤退或渐退，也有持续 3 个月者，部分患者伴有缓脉，类似伤寒；咽峡炎严重者可发生呼吸困难，吞咽困难，扁桃体可有渗出物，少数有假膜形成，淋巴结肿大颈三角区为最常见，腋下及腹股沟次之，部分患者有肝、脾大；少数患者有形态不一的皮疹。病程有长有短，一般为数周。

746. 为什么传染性单核细胞增多症需要进行 EB 病毒抗体检测

答：传染性单核细胞增多症的实验室检测特点如下：

（1）血象：血红蛋白、红细胞、血小板多正常；白细胞数增加或正常，亦可有减低者。病程早期中性分叶核粒细胞增多，以后淋巴细胞增多，可高达90%以上，异形淋巴细胞增多，按其形态特征分为空泡型、不规则性和幼稚型。

（2）骨髓象：变化不大或基本正常，淋巴细胞增多或正常，可见异形淋巴细胞，但不及血象多，原淋巴细胞不增多，组织细胞可增生。

（3）其他检查：①嗜异性凝集试验：阳性，且凝集素可被牛红细胞所依附，不被豚鼠肾吸附；②EBV 抗体：通过免疫荧光试验及电子显微镜作抗 EBV 的特异性抗体测定对本病具有诊断价值，尤其对鉴别巨细胞病毒所致单核细胞增多症者有用；③EB 病毒膜壳抗原（VCA）的 IgM 抗体：于急性期阳性率高，是本病急性期诊断的重要依据；④VCA 的 IgG 抗体：在发病两星期达高峰，以后以低水平长期存在，IgG 抗体虽不能作为近期感染指标，但可用于流行病学调查；⑤采用聚合酶链式反应方法（PCR）检测 EB 病毒也有助于诊断本病。

747. 什么是传染性淋巴细胞增多症

答：传染性淋巴细胞增多症（infectious lymphocytosis）是一种传染病，1941 年由 Smith 将其本症与传染性单核细胞增多症区别开来。本病好发于儿童，特征为外周血白细胞总数增多，其中以淋巴细胞增多为主，持续时间较长，症状较轻且为非特异性，部分无症状或体征而仅在血常规检测时发现。临床上表现为：无力、疲劳、低热、鼻塞、流鼻涕、咳嗽、咽痛、轻度腹泻、呕吐、腹痛、食欲减退，极少数可发生肢体瘫痪及脑膜刺激症状；一般无肝、脾、淋巴结肿大，少数病例皮肤可有斑丘疹、疱疹。

748. 为什么传染性淋巴细胞增多症需要进行血象和骨髓象检查

答：传染性淋巴细胞增多症的血象及骨髓象特征如下：

（1）血象：红细胞、血红蛋白、血小板均正常；白细胞数增多，在 $(15 \sim 40) \times 10^9/L$ 之间，高者可 $>100 \times 10^9/L$，淋巴细胞占 60% ~ 97%，增多的淋巴细胞大多为成熟的小淋巴细胞，可持续 3 ~ 5 周。白细胞增多的高峰之后，有嗜酸性粒细胞轻度增加。

（2）骨髓象：骨髓有核细胞增生活跃；粒系增生，各阶段幼稚细胞均可见，可呈轻度核左移；红系增生，各期幼红细胞均可见，形态无明显异常；淋巴细胞比例增高，以小淋巴细胞为主。可见少量（0.3% ~ 3%）的异常淋巴细胞，可分为两类：第一类与传染性单核细胞增多症中的 Downey 细胞第Ⅲ型异形淋巴细胞相似，大小如淋巴细胞，核常不居中，圆形或不规则形。染色质排列仍有淋巴细胞特征，但较疏松。核膜较清楚，无核仁，胞质量丰富，染色较嗜碱，含泡沫样空泡，核周围常可见透明带。第二类类似大淋巴细胞，唯一特征是可见两个核，核间有细丝相连，染色质较松。

749. 什么是类脂质沉积症

答：类脂质沉积病（lipoidosis）是一种较罕见的遗传性疾病，属常染色体隐性遗传，表现为类脂质代谢紊乱。由于类脂水解酶缺乏，类脂水解障碍，并沉积于单核-巨噬细胞系统的组织细胞内，致使细胞逐渐膨大，胞质内储存着丰富的未经正常处理的代谢产物，形成光学显微镜下具有特殊形态结构的细胞。常见的类脂质沉积病主要有尼曼-匹克病和戈谢病。诊断该病时注意发病年龄，家族遗传病史，隐匿性发病，缓慢逐渐进展的起病方式，有无发育迟滞，病后精神状态异常，智力减退，表情淡漠，运动笨或肢体瘫痪，视力障碍，听力障碍，抽搐或去脑强直发作，尿便失禁等。

750. 为什么尼曼-匹克病需要进行外周血和骨髓检查

答：尼曼-匹克病（Niwmann-Pick disease，NPD）的血象和骨髓象特征为：

（1）血象特征：红细胞、血红蛋白轻度减低，多为正色素性，白细胞数轻度增多，分类大致正常，但淋巴细胞和单核细胞的胞质中可见空泡，数目不等，这种改变为早期发现疾病的线索，应注意查找。血小板数正常。

（2）骨髓象特征：涂片可见大量泡沫细胞及 Niemann-Pick 细胞。疾病初期泡沫不够巨大，随病情发展泡沫细胞可大到 90~100μm。胞体越大，形态越不规则，胞质呈嗜酸性，其中充满透明桑葚状小圆滴神经鞘磷脂。经瑞氏染色后，由于神经鞘磷脂被甲醇溶解而留下许多空泡，使细胞质呈泡沫状是该细胞的主要特征。细胞内有 1 个或多个核，居中或靠边，有 2~4 个核仁。过碘酸雪夫染色（periodic acid-Schiff stain，PAS）甚弱或阴性，酸性磷酸酶染色（acid phosphatase stain，ACP）阴性，脂肪染色阳性。肝、脾、淋巴结活检亦可查到此种特征细胞。

751. 为什么尼曼-匹克病需要进行基因检测

答：尼曼-匹克病（NPD）是一种常染色体隐性遗传性神经鞘磷脂沉积病，由于溶酶体神经鞘磷脂水解酶的先天缺乏，导致神经鞘磷脂在肝、脾、肺、淋巴结、骨髓和脑组织等器官中广泛沉积，使得全身单核-巨噬细胞和神经节细胞中出现大量含有神经鞘磷脂的泡沫细胞。根据临床表现可分为 5 型：A 型（急性神经型或婴儿型）、B 型（慢性非神经型或内脏型）、C 型（慢性神经型或幼年型）、D 型（NoVa. Scotia 型）、E 型（成人非神经型）。其中，文献报道 A 型约占所有 NPD 的 85%。A 型与 B 型 NPD 均为编码 ASM（Acid sphingomyelinase，ASM）蛋白的 *SMPD 1*（sphingomyelin Phosphodiesterase 1）基因发生突变所致。到目前为止，已发现的 SMPDI 基因突变有 100 余种，包括单个碱基替换、小的缺失和插入、剪切位点的突变等。尼曼-匹克病 C 型是一种罕见的常染色体隐性遗传性溶酶体脂质贮积病，发病率为 1/（10~15）万，国内报道不多。NPa 和 NPC2 蛋白缺陷是该病的病因，其中 95% 由 *NPa* 基因突变，5% 由 *NPC2* 基因突变造成。NPC 临床表现为高度异质性，疾病早期阶段与其他疾病常难以鉴别，可发生在婴儿、儿童或成年期，临床表现主要为肝脾肿大、生长发育迟缓、核上性眼肌麻痹、共济失调、肌张力减退、进行性痴呆、惊厥等。

752. 什么是戈谢病

答：戈谢病（Gaucher disease，GD）又称葡萄糖脑苷脂病，是由于组织细胞中缺乏葡萄糖脑苷脂酶，使葡萄糖脑苷脂水解代谢障碍，以致在单核-巨噬细胞内沉积。GD 是一种家族性糖脂代谢疾病，为常染色体隐性遗传，是溶酶体沉积病中最常见的一种。临床表现为：任何年龄均可患病，但儿童多见。发病一般缓慢，也有急缓之分。视类脂质沉积的程度不同，脏器受累的表现也不一样。几乎所有病例均有脾脏大。肝脏也呈进行性增大，淋巴结肿大最轻。皮肤黏膜呈茶黄色，常误诊为黄疸，慢性病例暴露部位呈棕黄色色素沉着，可出现轻重不等的神经系统症状，晚期发生骨髓病变，有压痛、肿胀疑似骨髓炎，或骨质破坏疑似骨结核，也可发生病理性骨折。戈谢病在世界各地均有发病，犹太人群发病率较高。我国在 1948 年首次报道以来，各地均有报道，尤其河北、山东、河南及辽宁病例报道较多。

753. 为什么戈谢病需要进行外周血和骨髓检查

答：戈谢病（GD）的血象和骨髓象特征分别为：

（1）血象特征：红细胞、血红蛋白进行性减少，呈正色素性贫血或伴有低色素性贫血。网织红细胞正常或轻度增高。白细胞多明显减少，以中性粒细胞减少为主，伴有相对的淋巴细胞增多，偶见单核细胞增加。血小板常减少。血涂片偶可见到戈谢细胞（Gaucher Cell）。

（2）骨髓象特征：骨髓细胞总数及分类一般正常，骨髓片中可见特殊的 Gaucher 细胞，比正常骨髓细胞大，比 Niemann-Pick 细胞小，直径 20～100um。形态多卵圆形或多边不规则形，胞质内有与细胞长轴平行的粗暗的条纹样结构，似洋葱皮样，交织成网，胞质就像洋葱的横切面，呈环形条纹状结构，胞质内无空泡。核偏心，圆形或卵圆形，1 个或 2～3 个，有时还多，常染色质粗，副染色质明显。瑞氏染色胞质呈淡粉紫色。

754. 为什么戈谢病需要进行特殊检查

答：对于疑似戈谢病的患者，需要进一步进行实验室检测才能确诊。常用的实验室检测有：①葡萄糖脑苷脂酶活性检测：病患者外周血白细胞中的葡萄糖脑苷脂酶活性明显降低，常为正常人活性的 0%～15%。依据中国戈谢病诊治专家共识，对于上述疑似患者，当其外周血白细胞或皮肤成纤维细胞中葡萄糖脑苷脂酶活性明显降低至正常值的 30% 以下时，可确诊戈谢病。这是诊断戈谢病的"金标准"；②骨髓细胞学检查：可见戈谢病的特征细胞-戈谢细胞；③壳三糖酶活性检测：壳三糖酶是由活化的巨噬细胞在特殊环境下产生的，戈谢病患者血浆壳三糖酶活性显著升高，未经治疗的戈谢病患者壳三糖酶活性比正常人水平增加数百至上千倍，是目前戈谢病众多生物标记物中升高最显著的一种；④基因检测：戈谢病是常染色体隐性遗传病，表型复杂。编码葡萄糖脑苷脂酶的基因 GBA 位于 1q21，cDNA 全长 2564 个碱基，包含 12 个外显子，其中外显子 1 为非编码外显子，GBA 基因下游 16kb 处有一个与其高度同源的假基因序列。

755. 什么是脾功能亢进

答：脾功能亢进症（hypersplenism）简称脾亢，是一种综合征。许多疾病可以引起脾功能亢进，其中以各种不同原因引起的肝硬化最为多见，如肝炎后肝硬化，血吸虫性肝硬化、门脉性肝硬化等；其次为慢性感染引起，如疟疾等；血液病如遗传性球形红细胞增多症，自身免疫性贫血等疾病也可引起脾功能亢进。临床表现为脾脏肿大，一种或多种血细胞减少，骨髓造血细胞增生，脾切除后血象恢复，症状缓解。脾是单核-巨噬细胞系统的组成部分，红髓中分布了较多的巨噬细胞，形成网状的过滤床。脾血流的 5% ~ 10% 缓慢地流经红髓，所含有细菌、异物或表面覆盖了抗体及补体的细胞，将充分地与巨噬细胞接触并被其吞噬。脾血流从小动脉经微血管进入静脉窦。静脉窦内皮细胞形成许多约 1 ~ 3μm 的裂孔，血液通过裂孔才回流到小静脉。红细胞与白细胞的直径为 7 ~ 12μm，要变形后才能通过静脉窦的裂孔。血流中衰老、受损、变形能力差的细胞不能通过裂孔被阻留下来。通过吞噬与阻留机制过滤血液是脾的主要功能。其次，脾有储血功能。但由于脾包膜的收缩性很差，其调节血容量的作用有限。不过循环中大部分中性粒细胞及 1/3 左右的血小板储存在脾中。

756. 为什么脾功能亢进需要进行外周血和骨髓检查

答：脾亢时血细胞减少，但细胞形态正常。早期以白细胞及血小板减少为主，重度脾亢时可出现三系明显减少。骨髓检查呈增生象，可出现成熟障碍，这是因为外周血细胞大量破坏，促使细胞过度释放所致。通过以下几点可以诊断脾功能亢进：①脾大，肋下未触及脾者，脾区 B 型超声显像检查可供临床参考；②红细胞、白细胞或血小板可以单一或同时减少；③增生性骨髓象，可伴成熟障碍；④脾切除后可以使血细胞数接近或恢复正常。脾功能亢进的临床表现为：血细胞减少可出现贫血，感染和出血倾向。脾大通常无症状，往往在体检时发现。有时巨脾的症状也很轻微，患者可感到腹部不适，胃纳减小或向一侧睡时感到不舒服。如有左季肋部与呼吸相关的疼痛及摩擦感，往往提示脾梗死的可能。各种原因引起的脾大，其脾功能亢进引起血细胞减少的程度是不一样的。通常瘀血性脾大时血细胞减少较为明显。浸润所致的脾大如慢性白血病时，脾亢往往不太明显。临床上脾大的程度与脾功能亢进也不一定平行。

（张如霖）

757. 什么是噬血细胞综合征

答：噬血细胞综合征（hemophagocytic syndrome，HPS）又称为噬血细胞性淋巴组织细胞增生症（hemophagocytic lymphohistocytosis，HLH），是一种多器官、多系统受累，并且进行性加重伴免疫功能紊乱的巨噬细胞增生性疾病，代表一组病原不同的疾病，其临床主要特征是发热、肝脾肿大和全血细胞减少。本综合征分为两大类：一类为原发性或遗传性；另一类为继发性，后者可由感染及肿瘤所致。原发性 HLH 多为隐性遗传病，但患者的发病和病情加剧也常由各种感染诱发，其中家族性 HLH 于 1952 年由 Farquhar 等人首先报道，因此又称为 Farquhar 病；继发性 HLH 分为感染相关性 HLH（infection-associated hemophagocytic syndrome，IAHS），此型多与病毒感染有关，由病毒引起者称病毒相关性 HLH（virus-associated hemophagocytic syndrome，VAHS），于 1979 年首先由 Risdall 等报道；由肿瘤引起者称肿瘤相关性 HLH（malignancy-associated hemophagocytic syndrome，MAHS）。家族性 HLH 通常在儿童人群中发生，男女发病率大致相等。瑞典的一项回顾性研究中，儿童原发性 HLH 的年发病率约为 0.12/10 万；在日本和亚洲国家发病率较高。本病来势凶险，东方患者的死亡率约为 45%。继发性 HLH 则在各个年龄段均可发生，但具体发病情况缺乏相应的研究。

758. 为什么噬血细胞综合征需要进行骨髓病理检查

答：噬血细胞综合征（HPS）可出现骨髓病理变化。骨髓涂片中出现体积较大的噬血组织细胞，至少占有核细胞的 3% 或占组织细胞 ≥5%。吞噬物为形态完整的白细胞、有核红细胞、成熟红细胞及血小板，亦可为不完整的细胞及细胞碎片等，碱性磷酸酶染色阳性率及积分正常或增高。吞噬性组织细胞增多累及骨髓、淋巴结窦状隙和髓索、脾红髓、肝血窦和门脉区，偶可浸润其他器官，如肺、心、肾上腺、中枢神经系统、肾、子宫和胃。HPS 在组织学和细胞学上均无特异性表现，因此必须结合临床症状及实验室检查才能作出诊断。有时噬血细胞性组织细胞不存在于骨髓中，而大量集中于脾脏和淋巴结内。因此，为了明确诊断，多次重复骨髓穿刺、骨髓活检及必要时行脾和淋巴结活检很有必要。研究表明，即使没有获得骨髓或器官中噬血细胞增多的证据，也不能排除 HPS 可能。

759. 为什么噬血细胞综合征需要进行骨髓涂片检查

答：噬血细胞综合征（HPS）的骨髓涂片检查可见相应改变。骨髓涂片在疾病早期为中度增生性骨髓象，噬血现象不明显，常表现为反应性组织细胞增生，无恶性细胞浸润，若考虑此病，应连续多次检查骨髓，以便发现吞噬现象。该病的极期除组织细胞增多外，有多少不等的吞噬性组织细胞，主要吞噬红细胞，也可吞噬血小板及有核细胞。晚期骨髓增生程度降低，很难与细胞毒性药物所致的骨髓抑制相鉴别。有的病例可见大颗粒状淋巴细胞，胞体延长如马尾或松粒状，这可能是 HPS 一种特殊类型的淋巴细胞。恶性肿瘤患者骨髓中可以见到相应的肿瘤细胞，骨髓组织活检通过免疫组化等方法可能有助于明确诊断。

760. 为什么噬血细胞综合征需要进行外周血象检查

答：噬血细胞综合征（HPS）的外周血象多为全血细胞减少，以血小板减少为明显，白细胞减少的程度较轻；血小板数量的变化可作为本病活动性的一个指征。病情缓解时，首先可见到血小板上升；而在病情恶化时，亦首先见到血小板下降。目前认为 HPS 患者血细胞减少有多种因素参与：①增多的噬血细胞破坏血细胞；②血清中存在造血干（祖）细胞增殖的抑制性物质，骨髓内粒系和红系前体细胞和巨核细胞进行性减少，归因于抑制性单核因子和淋巴因子的产生，例如干扰素-γ（IFN-γ）、肿瘤坏死因子（TNF）和白介素-1（IL-1）以及造血生长抑制因子。

761. 为什么噬血细胞综合征需要进行生化指标检测

答：噬血细胞综合征（HPS）的生化指标可在疾病早期出现甘油三酯增多，脂蛋白电泳常见极低密度脂蛋白胆固醇及低密度脂蛋白胆固醇升高，高密度脂蛋白胆固醇降低。当病情缓解时，脂蛋白胆固醇可恢复正常。转氨酶及胆红素可增高，其改变的程度与肝脏受累的程度一致。乳酸脱氢酶升高也很常见，如果显著升高，需要注意淋巴系统恶性肿瘤的可能。血清铁蛋白显著增高，目前已经列为诊断的重要指标。此外可有低钠血症和低白蛋白血症等。

762. 为什么噬血细胞综合征需要进行凝血功能检测

答：噬血细胞综合征（HPS）的凝血功能疾病活动时常有凝血异常，血浆纤维蛋白原可显著降低，可以出现纤维蛋白（原）降解产物（FDP）和D-二聚体增高，此时需要注意合并弥散性血管内凝血（DIC）的可能。活化部分凝血活酶时间延长，凝血酶原时间延长，血小板减少等。

763. 为什么噬血细胞综合征需要进行脑脊液检测

答：噬血细胞综合征（HPS）脑脊液检查可见细胞中度增多，一般为 $(5 \sim 50) \times 10^6/L$，主要为淋巴细胞，可能有单核细胞，偶可见噬血细胞。脑脊液蛋白增高，糖降低。部分患者虽然有中枢神经系统临床表现，但脑脊液可能正常。

764. 为什么噬血细胞综合征需要进行免疫学检测

答：获得性噬血细胞性淋巴组织细胞增生症（HLH），其具体发生机制尚不清楚，推测可能是体内某种因素启动了免疫系统活化机制所导致的一种反应性疾病，常见病因有病毒、细菌、寄生虫、真菌等感染，肿瘤，药物和自身免疫疾病也是原因之一。发病主要是巨噬细胞被活化的T淋巴细胞刺激后功能失控，分泌过量的细胞因子，导致所谓"细胞因子风暴"使T淋巴细胞和巨噬细胞本身都处于失控的活化状态，这种恶性循环所致的异常免疫活动对正常组织和细胞进行攻击，临床就出现HLH的系列表现。各种因素导致细胞免疫调节系统失控，可能首先是通过打破Th1细胞和Th2细胞比例的平衡实现的：其中Th1细胞过度活化，分泌大量γ干扰素、白细胞介素-6和粒-单核细胞集落刺激因子等细胞因子，然后活化细胞毒杀伤细胞和巨噬细胞，最终导致了HLH的发生。NK细胞活性受损也是免疫反应失控的重要原因，而且与预后有关，NK细胞数量明显降低及细胞毒杀伤细胞数量明显升高者均预后不良。肿瘤相关HLH中，多数病因是T细胞恶性淋巴瘤，可能与肿瘤性T细胞因子的异常分泌有关，这些细胞因子刺激巨噬细胞的增生及吞噬活动，最终形成细胞因子分泌的恶性循环而发生HLH。高细胞因子血症是全血细胞减少和器官衰竭的中间机制。HLH活动期常见下列因子增多，IL-1受体拮抗因子、可溶性sIL-2R（sCD25）、IFN-7和TNF等。HLH患者常有NK及T细胞活性降低。综上所述，噬血细胞综合征需要做免疫学检测。

765. 为什么噬血细胞综合征需要进行分子生物学检测

答：噬血细胞综合征（HPS）中的儿童原发性噬血细胞性淋巴组织细胞增生症（HLH）和免疫缺陷综合征相关HLH发病机制与基因异常有关，因此需要做分子生物学检测。

（1）根据儿童原发性HLH（FHL）的基因异常不同，将FHL分为4类：①FHL-1：位于9q21.3-22的两个与细胞周期负调控相关的基因，可能使Th1细胞分泌的炎症因子下调障碍，导致巨噬细胞持续活化；②FHL-2：与穿孔素基因突变有关，这种突变导致细胞毒细胞表面穿孔素表达下调甚至缺失，并可损伤非 Fas 依赖的细胞毒杀伤作用；③FHL-3：其基因产物对细胞毒性颗粒的出胞非常重要，这个过程要求快速转运包含穿孔素的溶细胞颗粒至靶细胞黏附点，然后颗粒锚定并与细胞膜融合；④FHL-4：其编码产物为突触融合蛋白，可能与转运囊泡由细胞内区域至细胞表面相关，但其确切作用机制尚未完全阐明。

（2）免疫缺陷综合征相关 HLH 的发病机制：目前研究较多的为 Griscelli 综合征（GS）、Chédiak-Higashi 综合征（CHS）和 X 性联淋巴增生综合征（XLP）三类，均发现有相关的基因突变。①GS：是一种常染色体隐性遗传疾病，2 型（GS-2）患者可发生 HLH。其基因异常位于 Rab27a，编码产物是一种小鸟苷三磷酸酶，该酶与活化 T 细胞中细胞毒性囊泡出胞过程有关，突变所致的 Rab27a 功能不足使极化了的溶解性颗粒不能与免疫突触处细胞质膜成功对接，从而导致溶解性颗粒内容物释放功能受损，影响细胞毒杀伤细胞与 NK 细胞活性。②CHS：也是常染色体隐性遗传疾病，CHS1 基因即溶酶体运输调控因子，该基因突变后可导致不正常的溶酶体形成，使高尔基体外侧网络或从早期内涵体到晚期内涵体的转运受损。③XLP：是 X-性联遗传性免疫缺陷，感染 EB 病毒后可发生过度反应，大多数发生 HLH。

766. 为什么实验室检测对噬血细胞综合征的诊断至关重要

答：由于缺乏特异性实验室诊断方法，因此诊断噬血细胞综合征（HPS）比较困难，为了减少误诊和漏诊，国际噬血细胞综合征 2004 年诊疗指南提出的诊断标准值得推荐。

符合下列两条之一即可诊断 HPS：

（1）分子生物学的诊断符合 HPS，例如存在 PRF、UNC13D、STX11 基因或 SAP 基因突变。

（2）临床及实验室标准（符合下列 8 条中的 5 条标准）：①发热超过 1 周，最高体温 38.5℃；②脾大；③血细胞减少≥2 系：血红蛋白<90g/L，中性粒细胞绝对值<1×10^9/L，血小板<100×10^9/L；④空腹甘油三酯≥3mmol/L 和（或）纤维蛋白原≤1.5g/L；⑤骨髓、脑脊液和淋巴结噬血细胞增多，没有恶性肿瘤的证据；⑥铁蛋白≥500μg/L；⑦sCD25（sIL-2R）≥2400U/ml；⑧NK 细胞活性减低或缺如。

一般在临床和实验室的 8 条诊断标准中，符合 5 条以上可以诊断 HPS。需要强调的是，由于疾病的阶段性，初期患者往往不能表现出所有的特征，从而导致早期诊断困难，例如一些患者早期脾不大，骨髓中噬血细胞较少而不易检出。因此，动态地观察病情，多次多部位进行活体组织检查有利于诊断的确立。

此外，其他一些临床表现也支持 HPS 的诊断，包括：脑脊液单个核细胞数增高和（或）蛋白增高；肝组织活检符合慢性肝炎；中枢神经系统症状、皮疹、淋巴结肿大和水肿；转氨酶及胆红素增高，血清白蛋白减少，低钠血症；极低密度脂蛋白增高，高密度脂蛋白降低；乳酸脱氢酶>1000U/L 等。

综上，实验室检查对噬血细胞综合征的诊断至关重要。

（王均芬）

第四章　血栓与止血的检验与疾病

第一节　血管内皮细胞检验与疾病

767. 为什么血管内皮细胞对维持血液的流动性有重要作用

答：血管内皮细胞是位于循环血液与血管壁内皮下组织之间的单层细胞，已发现它具有多种复杂的生理功能。完整的血管内皮细胞为机体提供了一个抗血栓形成的表面。它能防止凝血因子和血小板的激活，并有促进纤溶的作用，以保证血液流动性与循环管道通畅性，防止血栓形成。血管内皮细胞的抗血栓功能是通过内皮细胞合成和释放前列环素、内皮衍生松弛因子来抑制血小板聚集、分泌抗凝血酶（antithrombin，AT）、结合肝素与分泌肝素样黏多糖，并参与蛋白 C 系统的抗凝，合成和释放纤溶酶原活化剂，对纤溶成分进行调节以增强其活性，达到其抗血栓的作用。上述因素的综合效应，保证了正常人体内血液的流动性。

768. 为什么血管内皮细胞有促使血栓形成的作用

答：血管内皮细胞的止血功能是多方面的，内皮细胞可分泌内皮素等使血管平滑肌收缩，可产生血小板活化因子、血管性血友病因了（von Willebrand factor，VWF）和血栓烷 A2（thromboxane A2，TXA2）激活血小板。此外，内皮细胞还通过其所产生的促凝因子，如组织因子（tissue factor，TF），促进血液凝固，形成血栓。正常情况下内皮细胞并不表达 TF，当血管壁受损或内皮细胞受刺激时，内皮细胞合成和表达大量 TF，促进血液凝固。内皮细胞还产生有些因子起到抗纤溶作用，如内皮细胞分泌和释放纤溶酶原活化剂抑制物（plasminogen activator inhibitor，PAI），主要是 PAI-1 和 PAI-2。PAI-1 的抗纤溶作用强，能与尿激酶型纤溶酶原活化剂（urokinase plasminogen activator，u-PA）和组织型纤溶酶原活化剂（tissue plasminogen activator，t-PA）形成紧密的复合物，从而抑制 u-PA 和 t-PA 的活性，使纤溶活力减低，使已形成的血栓不被溶解，有利于血栓形成。

769. 为什么血管内皮细胞有对抗血栓形成的作用

答：血管内皮细胞的抗血栓功能是非常复杂的。首先，内皮细胞具有抗血小板作用，其花生四烯酸的代谢产物前列环素是一种强烈的血管扩张剂和血小板抑制剂；同时，内皮细胞能合成和表达硫酸乙酰肝素蛋白多糖（heparin sulfate proteoglycan，HSPG），发挥抗凝作用；其次，内皮细胞主要通过蛋白 C 系统及合成抗凝血酶和组织因子途径抑制物（tissue factor pathway inhibitor，TFPI）灭活多个活化的凝血因子实现抗凝效应。此外，内皮细胞还合成和释放纤溶酶原活化剂，对纤溶成分进行调节以增强其活性，起到抗血栓的作用。

770. 为什么血管壁功能检测可用于出血性疾病的诊断

答：出血性疾病系指因先天或获得性原因，导致患者血管、血小板、凝血、抗凝及纤维蛋白溶解等止血机制的缺陷或异常而引起的一组以自发性出血或轻度损伤后过度出血或出血不止为特征的疾病。血管因素所致出血性疾病是指血管壁及周围组织异常所致的出血性疾病。血细胞从毛细血管内向外流出进入皮肤或皮下组织引起的损害统称为紫癜。少量的出血产生针尖样大小（<2mm）红色皮损称为瘀点，较大的出血（>10mm）称为瘀斑。紫癜可由血小板数量减少、凝血因子缺乏、血小板功能异常及血管异常等因素引起。由血管异常引起的紫癜包括机械性紫癜、血管结构畸形、遗传性或获得性结缔组织疾病引起的紫癜、小血管性血管炎（血清病、过敏性紫癜）、副蛋白相关性紫癜（多发性骨髓瘤、冷球蛋白血症）、皮肤疾病相关性紫癜及感染相关性紫癜等。此类出血性疾病由血管壁结构及其周围支撑性组织功能异常或受损所致。血管壁功能的检测包括束臂试验及出血时间等，可以对出血性疾病的患者进行血管功能的初步筛查。

771. 为什么要进行束臂试验检测

答：束臂试验或称毛细血管脆性试验（capillary fragility test，CFT），是一项反映毛细血管及血小板功能的筛查试验。毛细血管的完整性与血管壁本身的结构、功能，血小板的质和量，以及一些体液因素有关。用加压的方法部分阻止静脉血液回流，人为造成血管壁压力增加，加压程度控制在毛细血管完整时无出血点或出血点在正常范围，而已有损伤的毛细血管壁可出现较多的出血点。根据新出血点的数目及大小可以判断毛细血管的脆性。束臂试验的参考值为：正常男性小于5点，正常女性及儿童小于10点。束臂试验结果为阳性表示由于毛细血管脆弱、功能不佳或血小板质或量缺陷。可见于血小板减少、血小板功能缺陷性疾病、遗传性毛细血管扩张症、血管性血友病、过敏性紫癜、老年性紫癜、维生素C缺乏症、某些异常蛋白血症、糖尿病、高血压病、感染、风湿性关节炎；少见于凝血障碍、肝脏疾病及慢性肾炎等。

772. 为什么出血时间检测可筛查血小板功能缺陷

答：出血时间（bleeding time，BT）是检测在皮肤受到特定条件的外伤后，出血自然停止所需要的时间。其检测原理是在肘部加压的条件下，用"标准化"的出血时间测定器（刀片的长度、宽度及刺入皮肤的深度恒定）在肘部皮肤切割一个"标准化"的伤口，检测伤口血液自然停止所需要的时间。此过程反映了皮肤毛细血管与血小板相互作用，包括血小板黏附、活化释放和血小板聚集等反应。当与这些反应相关的血管和血液因素，例如前列环素和血栓烷A2（TXA2）之间的平衡和血管性血友病因子（VWF）等血浆黏附蛋白有缺陷时，BT可出现异常。BT延长可见于：①血小板数量异常，如血小板减少症和血小板增多症；②血小板质量缺陷，如先天性和获得性血小板病和血小板无力症等；③某些凝血因子缺乏，如血管性血友病、低（无）纤维蛋白原血症和弥散性血管内凝血（disseminated intravascular coagulation，DIC）等；④血管性疾病，如遗传性毛细血管扩张症等。

773. 为什么遗传性出血性毛细血管扩张症患者容易出血

答：遗传性出血性毛细血管扩张症（hereditary hemorrhagic telangiectasia，HHT）为常染色体显性遗传性疾病，男女均可患病。病变部位在血管壁，表现为毛细血管扩张、动静脉畸形和动脉瘤，血管壁变薄、弹力纤维和平滑肌缺乏。毛细血管壁和小动脉壁仅由一层内皮细胞组成，血管迂曲或扩张。有时仅有的内皮细胞发生退行性变，内皮细胞连接缺损。病变血管可因轻微的外力，或血管内血流压力作用即可发生破裂而出血。因此，患者常有出血倾向。

774. 为什么过敏性紫癜有多种临床表现

答：过敏性紫癜（anaphylactoid purpura）曾称为出血性毛细血管中毒症，是一种较为常见的微血管变态反应性出血病。本病是一种由于小动脉和毛细血管对某些物质发生过敏反应导致的全身性血管性疾病。基本病变是广泛的毛细血管及小动脉无菌性炎症反应，引起血管壁通透性增高和渗出性出血以及水肿。儿童及青年多发，90%发病前有发热、咽痛等上呼吸道感染史，或低热、头痛、乏力等症状。根据临床突出的症状不同而分为五型：

（1）单纯型紫癜：损害仅限于皮肤。儿童多见，起病急，皮损为小而分散的可触及的瘀点和瘀斑，好发于四肢伸侧及臀部，尤其小腿部明显，对称分布，可融合成大片，成批出现，多无明显自觉症状。可于1~2周内自行消退，遗留褐色斑或无痕迹。通常无全身症状，少数有轻度发热、头痛、乏力等。有些患儿伴有头皮、手足背部和眼周水肿，并有低热、乏力、不适等症状。病程可持续2~3周，但易复发。

（2）关节型紫癜：又称Schonlein型紫癜。青年成人多见，本型以关节肿胀、疼痛及多形性皮损为主。皮损除紫癜外尚可见风团、血疱、坏死等，分布于关节周围或下肢及其他部位。关节疼痛显著，发病前常有发热、头痛、乏力、食欲差、全身不适等。皮损除紫癜外，可有风团、水肿性红斑、水疱、血疱、坏死和溃疡。病损呈对称性分布，可表现为关节疼痛、变形及功能障碍，膝及踝关节最易受累，其他关节也可累及。皮损发展时关节症状加重，并有小腿下1/3肿胀。病程约数周，易复发。

（3）胃肠型紫癜：又称Henoch型紫癜。儿童及青年多见，本型腹痛症状显著，可见脐周或下腹部疼痛，伴恶心、呕吐、便血。严重时可有腹绞痛、肠套叠甚至肠穿孔，少数病例仅有腹痛而无皮损出现，常误诊为急腹症而施行手术。此型皮损同关节型，亦可伴发关节症状。

（4）肾型紫癜：又称紫癜肾，除上述皮损表现外，可有明显和持续的肾脏损害。病因有感染、食物过敏、药物过敏、花粉、昆虫咬伤等所致的过敏等，但过敏原常常难以确定。过敏性紫癜肾炎的病情最为严重，发生率为12%~40%。在皮肤紫癜的基础上，因肾小球毛细血管襻炎症反应而出现血尿、蛋白尿及管型尿，偶见水肿、高血压及肾衰竭等表现。肾损害多发生于紫癜出现后1周，亦可延迟出现。多在3~4周恢复，少数病例因反复发作而演变为慢性肾炎或肾病综合征。

（5）混合型：皮肤紫癜合并上述两种以上临床表现。

775. 为什么过敏性紫癜引起的肾型紫癜需与 IgA 肾病鉴别

答：肾型紫癜是过敏性紫癜常见的疾病，其发病率国外报道为22%~60%，国内报道为 12% ~ 49%，一般于紫癜出现后 1 ~ 8 周内发生。由于该病与 IgA 肾病具有相似的肾脏病理表现和免疫学改变，但是，病因、预后、预防和治疗措施差别较大，故临床上需注意两者的鉴别。肾型紫癜多见于 5 ~ 15 岁儿童，而 IgA 肾病则多见于青壮年患者；在发病早期，肾型紫癜即可出现较明显的肾炎及肾病综合征的表现，而 IgA 肾病仅出现复发性血尿和无症状蛋白尿等改变；肾活检病理检查时，肾型紫癜多见单核细胞及 T 细胞浸润，而 IgA 肾病可见节段性或少见的弥漫性肾小球增殖，伴毛细血管被纤维蛋白样物质闭塞，无单核细胞及 T 细胞浸润；此外，多数肾型紫癜为急性自限性疾病，无并发症者预后良好，而 IgA 肾病则为慢性进展性疾病，易进展为终末期肾病。

776. 为什么要检测血浆 6-酮-前列腺素 F1α

答：6-酮-前列腺素 F1α 是花生四烯酸的代谢产物，其前身前列环素具有扩张血管和抑制血小板聚集的效应。6-酮-前列腺素 F1α 血浆含量减少常见于糖尿病、动脉粥样硬化（atherosclerosis，AS）、急性心肌梗死、心绞痛、脑血管病变、肿瘤转移、周围血管血栓形成及血栓性血小板减少性紫癜（thrombotic thrombocytopenic purpura，TTP）等疾病，检测 6-酮-前列腺素 F1α 的含量，可以间接地反映血管壁抗栓作用的高低，有助于对动脉血栓形成的理解。

777. 为什么要检测血栓调节蛋白

答：目前认为血栓调节蛋白，或凝血酶调节蛋白（thrombomodulin，TM）是反映血管内皮受损的指标。TM 的功能是结合凝血酶，降低凝血酶的凝血活性、加强激活蛋白 C 的活性。被激活的蛋白 C 具有抗凝作用，因此，TM 是使凝血酶由促凝转向抗凝的重要的血管内凝血抑制因子。在正常情况下，血浆中的 TM 水平很低，一旦血浆 TM 水平升高，即表明内皮损伤。血中 TM 水平增加见于高血压、糖尿病、系统性红斑狼疮、弥散性血管内凝血（DIC）、血栓性血小板减少性紫癜。在 DIC 病理生理过程中，TM 水平的改变还能了解其预后和疗效。此外，急性心肌梗死、脑血栓、肺栓塞（pulmonary embolism，PE）和闭塞性脉管炎的部分患者血中 TM 水平亦可增高。

778. 为什么可用发色底物法检测血栓调节蛋白的活性

答：在体外，凝血酶激活蛋白 C 的速度十分缓慢，加入血栓调节蛋白（TM）后，凝血酶激活蛋白 C 的速率增加 1000 ~ 20 000 倍。在一定范围内活化的蛋白 C 生成量与 TM 的多少成正比。活化的蛋白 C 分解发色底物 S2366，释放出的对硝基苯呈黄色，黄色的深浅与 TM 活性成正比。根据 405nm 的吸光度值通过与标准曲线比对可估算出 TM 的活性。由于发色底物法检测 TM 活性操作比较简单，因此，在临床上被广泛应用。

779. 为什么血浆可溶性血栓调节蛋白水平可能是脑血管病的独立危险因素

答：脑血管疾病是指发生在颅内血管，因血液循环障碍造成脑组织损伤的一组疾病，其主要病理过程是在血管壁病变的基础上，同时存在血液成分及/或血流动力学改变造成缺血性或出血性病变。TM 在不同水平通过复杂的机制调节机体凝血与抗凝血的平衡，并可作为细胞黏附分子的一员，参与调控肿瘤细胞的增生和侵袭。研究发现，血栓调节蛋白

（TM）在大脑皮质中表达最高。血浆中可溶性 TM 片段是反映脑血管内皮受损程度的重要指标。无论脑出血、脑梗死，急性期还是恢复期，都存在可溶性 TM 的动态变化。因此，可溶性 TM 可能是脑血管病的独立危险因素。

780. 为什么要检测血浆内皮素-1

答：内皮素-1（endothelin-1，ET-1）是体内已知最强的缩血管物质，可刺激心钠素释放，提高全身血压、抑制肾素释放。各类型心绞痛和心肌梗死发作期、冠状动脉手术患者，ET-1 水平可超过正常 3~5 倍；在原发性高血压、肺动脉高压、醛固酮增多症时，血浆 ET-1 水平也明显增加；急慢性肾衰竭时 ET-1 可达正常人 10 倍以上；细菌毒素引起的休克或血管内皮广泛受损时，ET-1 明显升高。检测 ET-1 含量，可以评估体内止凝血的平衡状态。

（周景艺）

第二节　血小板检验与疾病

781. 为什么血小板有促进血液凝固的功能

答：血小板在促进血液凝固方面的重要作用是其生理功能决定的，主要通过以下几方面发挥作用：

（1）表面吸附的凝血因子：血小板表面吸附有各种凝血因子，如血浆纤维蛋白原（fibrinogen，Fg）、凝血酶原（prothrombin，FⅡ）、凝血因子Ⅶ（coagulation factor Ⅶ，FⅦ）、凝血因子Ⅸ（coagulation factor Ⅸ，FⅨ）和凝血因子Ⅹ（coagulation factor Ⅹ，FⅩ）等。此外，血小板还含有"内源性凝血因子"，包括血小板 Fg、凝血因子Ⅴ（coagulation factor Ⅴ，FⅤ）、凝血因子Ⅷ（coagulation factorⅧ，FⅧ）、血管性血友病因子（VWF）、凝血因子Ⅺ（coagulation factor Ⅺ，FⅪ）与凝血因子ⅩⅢ（coagulation factor ⅩⅢ，FⅩⅢ）等。血小板活化时通过释放这些因子参与凝血过程。

（2）促凝活性：血小板膜糖脂和磷脂组成疏水脂质双层膜。在生理情况下，各种磷脂成分呈不对称分布，鞘磷脂与卵磷脂主要在外侧，磷脂酰丝氨酸与磷脂酰肌醇集中在内侧。血小板激活时膜磷脂发生翻转，从双层膜的内侧转移到外侧。活化的 FⅨ（FⅨa）和活化的 FⅧ（FⅧa）及活化的 FⅩ（FⅩa）和活化的 FⅤ（FⅤa）通过静电及疏水作用结合至膜磷脂上。在 Ca^{2+} 的参与下，FⅧa 结合 FⅨa 形成的复合物促进 FⅩ 的活化。Ca^{2+} 也参与 FⅤa 和 FⅩa 的结合，形成凝血酶原酶复合物，使凝血酶原迅速转变为凝血酶。含磷脂的膜能大大加速凝血过程中这两个重要反应，使血液凝固过程放大几个数量级。

（3）非磷脂成分促凝活性：活化血小板上的非磷脂成分也支持凝血酶原酶复合物中各因子的结合。

（4）血小板在 FⅪ 活化中的作用：活化的血小板结合 FⅪ 有助于凝血酶对 FⅪ 的激活，其作用比活化的 FⅫ（FⅫa）更强。

因此，血小板在止血过程中发挥着重要的作用。

782. 为什么血小板与动脉血栓形成密切相关

答：血小板作为血栓形成中的主要效应细胞，在血栓形成特别是动脉血栓和微血管血栓形成中起着关键作用。血小板表面含有丰富的膜糖蛋白，它们介导血小板的黏附、活化和聚集，是血栓形成的基础。在正常的血管壁切变速率下，不会刺激血小板导致其激活，而在狭窄的硬化动脉中，高切变力下的血小板黏附对动脉血栓的形成非常关键。活化后的血小板在破溃部位黏附、聚集形成白色血栓；黏附聚集的血小板释放多种活性物质，同时为凝血因子提供平台，活化的凝血因子使纤维蛋白原转变为纤维蛋白，网罗红细胞等形成红色血栓。可见，血小板在动脉血栓形成过程中具有重要作用。

783. 为什么血小板参与炎症和免疫反应

答：血小板除有止凝血功能之外，还参与多种病理生理反应，主要有：

（1）炎症反应：各种炎症刺激物，包括免疫复合物、病毒、细菌与创伤等引起白细胞黏附于血管内皮，并穿过血管壁向局部趋化，产生与分泌各种炎症介质与细胞因子，同时局部血流量与毛细血管通透性增加，导致了炎症的发生。血小板能产生多种介质与细胞因子参与炎症过程。某些前列腺素（特别是前列腺素 E2 与前列腺素 I2）能引起局部血管扩张、水肿与疼痛。血小板的脂氧化酶产物 12-过氧化羟-二十碳四烯酸能促使白细胞产生白三烯 B4，后者具有强烈的趋化性与化学激动作用。

（2）免疫反应：血小板本身不能产生白三烯，但血小板有谷胱甘肽转移酶，能够利用白细胞产生的白三烯 A4 将之转为白三烯 C4 和白三烯 D4。众所周知，白三烯 C4 与白三烯 D4 为过敏慢反应物质，在支气管哮喘及其他一些变态反应性疾病中有重要的意义。人的血小板表面有 Fc 受体；可溶性免疫复合物和多聚化的 IgG 均可引起人血小板的聚集与释放；血小板表面也存在着 IgE 受体。上述因素可以导致血小板参与免疫反应。

784. 为什么血小板膜糖蛋白是其发挥止血与血栓功能的物质基础

答：血小板膜含有多种蛋白质，这些蛋白质往往连接有大量的碳水化合物支链而成为糖蛋白。这些糖蛋白不但对维持血小板形态及完整性至关重要，并且构成了各种血小板受体，使血小板发挥止血相关功能，是其发挥止血与血栓功能的物质基础。促进止血和血栓形成的血小板膜受体包括整合素基因家族、富含亮氨酸糖蛋白基因家族、选择素基因家族和免疫球蛋白基因家族等。例如：糖蛋白（glycoprotein，GP）Ⅱb-Ⅲa 是纤维蛋白原的受体，当 GPⅡb-Ⅲa 有缺陷时，血小板在二磷酸腺苷（adenosine diphosphate，ADP）、胶原、肾上腺素与凝血酶的诱导下不能发生聚集；GPⅠb-Ⅸ-Ⅴ复合物是血管性血友病因子（VWF）受体、凝血酶受体，可维持血小板膜结构的完整性；P-选择素介导血小板与内皮细胞以及中性粒细胞与单核细胞之间的相互作用，启动凝血反应。

785. 为什么皮肤紫癜要检测血小板数量及其功能

答：紫癜是指血液溢出于皮肤与黏膜之间，出现瘀点、瘀斑，以压之不褪色为其临床特征，是常见的出血表现之一。紫癜的出现，与参与初期止血功能的血小板数量和功能密切相关，临床常见的有过敏性紫癜和血小板减少性紫癜。后者是一种以血小板减少为特征的出血性疾病，主要表现为皮肤与黏膜的出血倾向以及血小板显著减少，临床上常见原发/继发免疫性血小板减少症和血栓性血小板减少性紫癜。当出现皮肤紫癜而血小板计数正常时，应进行血小板功能检测，以确定皮肤紫癜的病因。例如血小板无力症时，临床表现为皮肤紫癜、鼻黏膜出血，实验室检测血小板计数正常、出血时间延长、血涂片上血小板分散不堆积、血小板聚集试验下降/缺如。因此，皮肤紫癜时，需要进行血小板数量及其功能的检测。

786. 为什么要检测血小板生存时间

答：血小板由巨核细胞生成，在血液循环中存在一定的时间，衰老后的血小板在单核吞噬细胞系统中被破坏。检测血小板生存时间（platelet survival time，PST）有助于部分疾病的诊断，PST 的参考范围为 8~12 天。PST 缩短见于：①血小板破坏增多，如原发性免疫性血小板减少症、药物免疫性血小板减少性紫癜、输血后紫癜、脾功能亢进及系统性红斑狼疮等；②血小板消耗过多，如弥散性血管内凝血、血栓性血小板减少性紫癜、溶血尿毒症综合征等；③高凝状态和血栓栓塞性疾病，其中包括人工心脏瓣膜、外周动脉闭塞症、血管炎与糖尿病等。在血栓栓塞性疾病与血管性疾病中 PST 缩短的原因可能为：①大量血小板参与血栓形成；②血小板活化，在循环中不断聚集与解聚，血小板膜结构发生改变，从而被单核吞噬细胞系统识别和清除。因此，PST 缩短反映了体内血小板活化和（或）消耗。值得注意的是，抗血小板药物如阿司匹林可使缩短的 PST 延长。

787. 为什么检测血栓烷 B_2 可以反映血小板生存时间

答：血栓烷 B2（thromboxane B2，TXB2）是血小板花生四烯酸代谢途径环氧化酶的主要产物之一。阿司匹林能不可逆地抑制血小板花生四烯酸代谢过程中环氧化酶的活性，使其代谢产物 TXB2 生成减少，直至骨髓巨核细胞产生新的血小板。TXB2 可以用放射免疫法或酶免法测定。本试验可反映血小板生成与破坏之间的平衡，但在血小板计数过低时敏感性较差。根据患者口服阿司匹林后血小板 TXB_2 生成量的恢复曲线可推算出血小板生存时间（PST）。因此，检测 TXB2 可间接反映 PST。

788. 为什么出血性疾病需要检测血小板功能

答：在正常循环血液中，血小板处于静息状态，而在某些生理或病理状态下，血小板可被激活，发生变形、黏附、聚集和释放反应。正常情况下，血管壁表面覆盖有完整的单层内皮细胞，内皮细胞下成分不与血小板发生反应。当血管受到损伤时内皮细胞暴露出内皮下成分，血小板在数秒钟内就开始黏附于破损血管壁，10 分钟时局部沉积的血小板达最大值，形成白色血栓。当血小板黏附于血管破损处或受到活化剂作用后即被活化，在 Ca^{2+} 的参与下，血小板膜表面糖蛋白（GP）Ⅱb-Ⅲa 受体被活化并与纤维蛋白原结合。一个纤维蛋白原分子可以同时与至少 2 个 GPⅡb-Ⅲa 受体结合，血小板通过各自表面的 GPⅡb-Ⅲa 与纤维蛋白原结合而聚集成团。血小板在活化过程中将其颗粒内容物释放到细胞外称为血小板的释放反应。大部分血小板的功能是通过释放反应时形成或释出的物质所产生的生物效应而实现的。血小板通过黏附、聚集及释放参与机体的止凝血过程。因此，对于出血性疾病进行血小板功能检测，有助于了解疾病发生的原因，以便采取针对性的治疗措施。

789. 为什么某些药物会引起血小板减少

答：药物引起血小板减少的原因大致可以分为生成减少或者破坏过多。抗肿瘤的化疗药物等通过抑制骨髓造血导致包括血小板在内的全血细胞减少。当然，也有选择性抑制巨核细胞生成血小板的药物如氯噻嗪类、雌激素类药物等。引起免疫性血小板减少症最常见的药物有奎宁、奎尼丁、司眠脲、氯喹、氢氯噻嗪、吲哚美辛、安替比林等。上述药物作为半抗原与血浆中大分子蛋白质或载体结合形成抗原，在此抗原作用下产生相应抗体。当药物与血小板表面某种特异的蛋白以非共价结合时，就会成为药物依赖性抗体的靶抗原。药物与血小板的非共价结合导致血小板膜表面的蛋白发生结构改变，暴露出新的抗原表位，成为药物依赖性抗体的结合位点。药物依赖性抗体与血小板表面靶抗原结合导致血小板破坏加速引起血小板减少。

790. 为什么输血后紫癜应检测血小板抗体

答：输血后紫癜是指在输血后发生的急性、一过性的血小板减少综合征。发病年龄16～80岁不等，中老年女性多见。发病机制与人类血小板抗原（human platelet antigen，HPA）-1a产生特异性同种抗体有关。HPA-1a抗原阴性患者大多数为经产妇或有既往输血史，分娩时HPA-1a抗原阳性胎儿体内HPA-1a抗原进入母体或输血时输入HPA-1a抗原阳性供者血液，导致母亲或受血者产生了HPA-1a抗体，当再次输入HPA-1a抗原阳性的血小板时即发生抗原抗体反应，直接破坏血小板。临床上患者通常在输入含血小板的血液制品后5～10天发病，有明显的免疫反应症状，如畏寒、寒战、高热、荨麻疹等，继而血小板急剧减少，有不同程度的出血表现，如皮肤瘀点、瘀斑、口腔出血、鼻腔出血、舌黏膜出现血疱等。本病有自限性，血小板减少为本病的主要特征。大多数患者可检测出IgG型抗HPA-1a抗体，一般持续存在12～15个月。所以输血后紫癜应进行血小板抗体检测，以明确诊断。

791. 为什么血小板抗体检测对原发免疫性血小板减少症的诊断有价值

答：原发免疫性血小板减少症曾称为特发性血小板减少性紫癜（idiopathic thrombocytopenia purpura，ITP），是常见的出血性疾病之一。目前，公认属于自身免疫性疾病。其发病原因是由于机体产生了特异性的抗血小板抗体，血小板与其抗体结合后迅速被肝脏、脾脏内的巨噬细胞清除，造成血小板减少。主要临床特点是皮肤、黏膜出血，血小板减少，骨髓巨核细胞数正常或增多，出血时间延长，血块收缩不良，束臂试验阳性。实验室检查特征是血小板寿命缩短，骨髓中巨核细胞增多伴成熟障碍，脾脏无明显肿大。80%以上的ITP患者血小板表面可检测到血小板抗体。因此，血小板抗体检测对ITP患者的病因诊断具有重要意义。目前，推荐使用的单抗俘获血小板抗原技术（monoclonal antibody capture platelet antigen technique，MAIPA）对ITP患者有较高的灵敏度和特异性。

792. 为什么流式细胞术检测血小板抗体优于传统的ELISA法

答：原发免疫性血小板减少症（ITP）是由于患者体内产生的抗血小板抗体与血小板结合后导致血小板被单核巨噬细胞系统破坏增加。血小板抗体的检测对于ITP的诊断和治疗有重要意义。传统的血小板抗体检测方法是ELISA法，但该方法有很多缺陷：检测至少需要10^7个血小板，需要血量多；不易区分血小板黏附抗体和血小板自身抗体；操作过程中容易破坏和激活血小板引起表面抗原的丢失；操作复杂、费时。流式细胞术作为血小板抗体检测的新手段，其优点是能对大量单个细胞进行快速、灵敏、多参数检测，用血量少，自动化程度高，操作简便，而且能够精确地了解血小板上抗体的分布情况。所以流式细胞术检测血小板抗体优于传统的 ELISA 法。

793. 为什么血小板聚集试验要用不同的诱导剂

答：血小板聚集是血小板的主要功能之一，检测血小板聚集功能对早期发现血栓形成倾向以及诊断血小板功能障碍等有重要意义。血小板聚集是指活化的血小板间相互作用聚集成团的特性，在富血小板血浆中加入诱导剂后持续搅拌能诱发这种现象。血小板聚集的诱导剂常见的有腺苷二磷酸（ADP）、凝血酶、肾上腺素、胶原、瑞斯托霉素等。各种诱导剂诱导血小板活化的途径和程度不尽相同，凝血酶、胶原和血栓烷 A2（TXA2）都是强诱导剂，可引起不依赖于血小板颗粒分泌的聚集反应；ADP 和 5-羟色胺是中等强度诱导剂，需要血小板颗粒分泌才能引起不可逆性聚集；肾上腺素仅在超生理浓度下才有作用；瑞斯托霉素是与血小板 GPIb 结合，可引起血小板凝集。此外，不同疾病对不同诱导剂的聚集反应也可能不同，如：血管性血友病对瑞斯托霉素的凝集反应下降（2B 型除外），对其他类型诱导剂的聚集反应正常；而血小板无力症对瑞斯托霉素的凝集反应正常，对其他类型诱导剂的聚集反应下降或缺如。因此，有针对性地选用诱导剂或联合使用不同诱导剂以及相同诱导剂的不同浓度进行血小板聚集功能检测，对出血病和血栓病的诊断与治疗有重要的意义。

794. 为什么血小板聚集试验可用以观察抗血小板药物的疗效

答：阻断血小板在动脉粥样斑块中的沉积及随后的血栓形成，是抗血小板药物应用的重要目的。临床实践证明，抗血小板药物能明显降低冠状动脉、脑动脉及周围动脉性疾病的血栓形成发病率。根据药物的作用机制，抗血小板药可分为抑制血小板花生四烯酸代谢的药物、血小板膜受体抑制剂和增加血小板环磷酸腺苷的药物等，常见的代表药物有阿司匹林、氯吡格雷等。氯吡格雷主要抑制二磷酸腺苷（ADP）介导的血小板聚集功能；阿司匹林通过抑制环氧化酶活性减少血栓烷 A2 的合成而发挥抗血小板凝集作用。因此通过血小板聚集试验，可以观察抗血小板药物对血小板功能的抑制程度，从而判断药物的疗效。

795. 为什么血小板聚集功能减退要检测血小板膜糖蛋白 Ⅱb-Ⅲa

答：血小板膜糖蛋白（GP）Ⅱb-Ⅲa 复合物是血小板表面表达量最丰富的整合蛋白，是纤维蛋白原和血管性血友病因子（VWF）的受体，在血小板聚集和生理止血过程中起重要作用。活化的血小板可以结合纤维蛋白原和 VWF，进而介导血小板聚集，是血小板参与正常止血的重要因素。该复合物是 Ca^{2+} 依赖性异二聚体，在正常细胞中只分布于血小板和巨核细胞表面。GPⅡb-Ⅲa 在血小板激活时大量表达，是引起血小板聚集的物质基础。血小板诱导剂（二磷酸腺苷、凝血酶、胶原、肾上腺素等）与各自受体结合后，都必须经过 GPⅡb-Ⅲa 途径引起血小板聚集。血小板聚集功能减退，与血小板膜表面 GPⅡb-Ⅲa 的表达量密切相关。因此，当血小板聚集试验中发现血小板聚集功能下降时（排除服用抗血小板药物），应检测 GPⅡb-Ⅲa 在血小板膜表面的表达量。

796. 为什么光学比浊法是血小板聚集试验的"金标准"

答：光学比浊法是在富血小板血浆中加入诱导剂（主要有二磷酸腺苷、肾上腺素、胶原、凝血酶、花生四烯酸等），用硅化的小磁粒（有效防止血小板活化）搅拌，使血小板发生聚集，引起血浆浊度降低，透光度增加，记录此变化获得血小板聚集的动态曲线，同时自动计算出血小板聚集率。光学比浊法血小板聚集试验因其操作简便、快速，易于掌握且经济实用，故最常用，一度作为"金标准"试验。然而此法影响因素甚多，且在不同实验室中实际操作方法不同，导致试验结果重复性较差，可比性不强，灵敏度较低，限制了其在临床上的应用。在应用光学比浊法进行血小板聚集试验时，应注意该方法的质量控制和标准化，从血液的采集到富血小板血浆的制备，样品血小板浓度的调整，诱导剂及其浓度的选择，以及仪器的品牌和质量都应依据 CLSI 指南，从而提高实验室间血小板聚集率的可比性，确保血小板聚集试验的准确性。

797. 为什么血小板膜糖蛋白Ⅰb表达量可以反映血小板黏附功能

答：血小板与异物表面的黏着称为血小板黏附作用，是血管受损后正常止血的最初反应。参与黏附反应的因素包括血小板、内皮下组织和血浆成分。胶原纤维是内皮下主要成分，血浆中的血管性血友病因子（VWF）是血小板黏附于胶原上的桥梁。血小板膜上有 3 个 VWF 结合点，分别位于糖蛋白（GP）Ⅰb 氨基端、GPⅡb-Ⅲa 羧基端和氨基端。当血小板黏附到内皮下组织时，VWF 与胶原的结合导致其分子构型改变，使其能与未活化血小板上的 GPⅠb 结合。GPⅠb 在静息状态下即可与 VWF 结合，而 GPⅡb-Ⅲa 则需要在血小板活化状态下才能具有这种功能，所以 GPⅠb 表达量与血小板黏附功能密切相关。

798. 为什么β-血小板球蛋白和血小板因子 4 可作为血小板释放的指标

答：在活化反应中，血小板通过开放管道系统将颗粒内容物释放到细胞外的过程称为血小板释放反应。大部分血小板的功能是通过释放反应释出的内容物所产生的生物效应而得以实现。几乎所有的血小板聚集的诱导剂均能引起释放反应。通常 α 颗粒与致密颗粒的释放同时发生，而溶酶体内容物的释放出现较晚。β-血小板球蛋白（β-thromboglobulin，β-TG）和血小板因子 4（platelet factor 4，PF4）均来自血小板的 α 颗粒，是血小板的特异蛋白。PF4 作为体内血小板激活的指标之一，可与肝素结合，中和其抗凝活性，有促进血栓形成的倾向；对正常血小板有促聚集作用及化学趋化作用，是血小板参与炎症反应的依据之一。β-TG 能作用于血管内皮细胞，有利于血栓的形成。因为 α 颗粒是血小板所特有的结构，其内容物 PF4 与 β-TG 在血浆中的含量检测，可以用来判断血小板的释放功能。

799. 为什么实验室需同时检测β-血小板球蛋白和血小板因子 4

答：α 颗粒是血小板中特有的颗粒，含有多种活性成分，其中 β-血小板球蛋白（β-TG）和血小板因子 4（PF4）是血小板特有的蛋白质，两者的检测可用于血小板活化的研究和血小板 α 颗粒缺陷性疾病的诊断。因 β-TG 和 PF4 均来自血小板的 α 颗粒，当出现血小板释放反应时，两者是同时释放的。血浆中两者的浓度的高低取决于血小板合成和释放的量。β-TG 和 PF4 两者同时测定，不仅可以反映 α 颗粒的释放，同时还可以对特殊情况加以鉴别。例如，由于 β-TG 在肾脏代谢，在肾衰竭时 β-TG 浓度增高，而 PF4 浓度不受影响；注射肝素使血浆 PF4 水平迅速上升，而 β-TG 不受影响。此外，血小板在体外活化时，β-TG 和 PF4 两者同时升高；血小板在体内活化时，虽然两者同时释放，但由于 PF4 被内皮细胞表面的类肝素物质中和，导致 β-TG 升高而 PF4 升高不明显。因此，β-TG 和 PF4 一般同时检测。

800. 为什么血小板无力症时瑞斯托霉素诱导的血小板凝集功能正常

答：遗传性血小板无力症是一种遗传性血小板聚集功能缺陷性疾病，呈常染色体隐性遗传。本病的特点是血小板对多种生理性诱聚剂（二磷酸腺苷、胶原、肾上腺素、凝血酶）反应低下或缺如，是由糖蛋白（GP）Ⅱb 或 GPⅢa 质或量的缺陷引起，患者常终生存在出血倾向。主要表现为皮肤黏膜瘀点、瘀斑、鼻出血、牙龈出血等，女性月经过多较为突出，外伤、手术、分娩等也常引起严重的出血。然而，在体外患者对于瑞斯托霉素诱导的血小板凝集功能是正常的。二磷酸腺苷、凝血酶、肾上腺素、胶原与 GPⅡb-Ⅲa 结合，激活血小板，引起血小板聚集；瑞斯托霉素则是与 GPⅠb 结合，引起的是血小板凝聚反应。血小板无力症缺乏的是 GPⅡb-Ⅲa，GPⅠb 表达正常，所以对于瑞斯托霉素诱导的血小板凝集功能是正常的。

801. 为什么巨血小板综合征时血小板黏附功能异常

答：巨血小板综合征为罕见的遗传性血小板黏附功能缺陷性疾病，呈常染色体隐性遗传。患者的临床表现为轻度至中度皮肤、黏膜出血，肝脾不肿大，血小板不同程度减少。其主要缺陷在于血小板膜糖蛋白（GP）Ⅰb-Ⅸ复合物基因缺陷。GPⅠb 由 α 和 β 两条多肽链组成，GPⅠb 与 GPⅨ以非共价键结合的异二聚体形式存在于血小板表面，GPⅤ对复合物表达起稳定作用。GPⅠb-Ⅸ复合物是血小板的主要黏附受体，与血小板黏附功能密切相关。因此，患者的实验室检测常表现为血小板黏附功能异常，血小板减少且伴有巨大血小板，出血时间延长，瑞斯托霉素诱导的血小板凝集功能异常，其他诱导剂诱导的血小板聚集功能正常，血块收缩正常，血管性血友病因子（VWF）水平正常，GPⅠb-Ⅸ复合物表达量下降等。

802. 为什么 PFA-200 能检测血小板功能

答：PFA-200 即 INNOVANCE PFA-200 血小板功能分析仪，是一种即时血小板功能分析仪，用于检测体外血小板血栓形成的速度，以闭孔时间代表受检者初期止血功能。它在高切变率条件下，利用多种激活剂，模拟体内初期止血，检测与血小板黏附、聚集相关的初期止血障碍性疾病，也可检测抗血小板药物治疗的效果。目前有三种检测试剂：①胶原/肾上腺素试剂：检测血小板功能缺陷、血管性血友病或服用抗血小板药物导致的血小板功能障碍；②胶原/二磷酸腺苷试剂：用于判断血小板功能缺陷的严重程度，若与胶原/肾上腺素联合，可用于确定胶原/肾上腺素检测所获得的异常结果是否与阿司匹林相关；③P2Y试剂：检测患者的血小板功能障碍是否是由 $P2Y_{12}$ 受体拮抗剂所引起，可用于对氯吡格雷等药物的疗效评估。该仪器操作简便快捷，结果报告直观，可以对血小板功能进行检测，并对抗血小板药进行监测。

803. 为什么流式细胞术可用于多种遗传性血小板疾病的诊断

答：流式细胞术分析血小板的特点是速度快、用血量小，既可计数又可分析血小板大小和血小板膜表面糖蛋白的表达情况，因此，可用于下列多种遗传性血小板疾病的诊断：

（1）血小板无力症：系糖蛋白（GP）Ⅱb-Ⅲa复合物质或量的缺陷所致血小板聚集异常。利用抗GPⅡb-Ⅲa单克隆抗体在流式细胞仪上检测GPⅡb-Ⅲa，比既往常用的聚丙烯酰氨凝胶电泳法及放射免疫定量法更为简便、快速与灵敏，并可根据结合率来判断患者是纯合子或杂合子状态。正常血小板聚集需要GPⅡb-Ⅲa复合物与纤维蛋白原结合。加入刺激剂后，其结合能力明显增加。变异型血小板无力症的GPⅡb-Ⅲa量并不减少，但失去结合纤维蛋白原的能力。用流式细胞仪同时测定血小板GPⅡb-Ⅲa量以及与纤维蛋白原结合的能力，有助于对变异型血小板无力症的诊断。

（2）巨血小板综合征：系因GPⅠb-Ⅸ复合物缺陷所致血小板功能异常。这种患者的血小板明显增大，应用抗GPⅠb单克隆抗体与抗GPⅨ单克隆抗体在流式细胞仪上一方面可以判断血小板大小，另一方面，可以直接检测血小板膜GPⅠb-Ⅸ表达量，克服了巨血小板与红细胞、白细胞难以区分的缺点。

（3）贮存池病：系血小板中致密颗粒缺陷所引起的遗传性疾病。既往以荧光染料盐酸阿的平标记血小板在显微镜下观察，方法繁琐，易受主观因素影响。用流式细胞术检测贮存池病患者阿的平荧光阳性率较正常人49%下降至15%。方法简便、快速、可靠，并且能较常规显微镜法检测更多血小板。

骨髓增殖异常综合征和晚期肾衰中出现的获得性致密颗粒贮存池疾病，也能用流式细胞术检测和诊断。

804. 为什么血栓弹力图中的MA值反映的是血小板的止血功能

答：血栓弹力图（thrombelastography，TEG）仪是利用血凝块切应力的改变进行的凝血功能检测，它是整体评价凝血、血小板和纤溶过程的分析仪。MA值是指描记图（TEG）上的最大振幅，即最大切变力系数，它反映正在形成的纤维蛋白与血小板相互联结的最强动力学特性及血凝块形成的稳定性，其中血小板的作用要比纤维蛋白原大，约占80%，血小板质量或数量的异常都会影响到MA值。因此，MA值主要体现的是血小板的止血能力。

805. 为什么要检测血栓弹力图的血小板图

答：由于个体差异的不同，不同患者对同一抗血小板药物的反应不同，可以利用血栓弹力图（TEG）中的血小板图来观察抗血小板治疗的效果和出血风险。有的患者即使每天服用标准剂量的阿司匹林和氯吡格雷，仍会反复发作心肌梗死、脑梗死，或是反复发生出血，甚至脑出血。可以通过TEG血小板图检测抗血小板药物对血小板的抑制率，直观地判断阿司匹林、氯吡格雷等的抑制效果，并根据检测结果调节药物的使用剂量，以防止出血风险的发生。

（金佩佩 吴 希）

第三节　凝血系统检验与疾病

806. 为什么凝血过程常用瀑布学说来描述

答：传统的凝血是指一系列酶解反应的过程，在这一过程中，多种凝血因子相继经酶解激活，由无活性前体转为活性形式，直至最终形成凝血酶；然而每步酶解反应均有放大效应，结果少量凝血因子Ⅻ（coagulation factorⅫ，FⅫ）即能使大量凝血酶原转为凝血酶。凝血过程包括内源性凝血途径、外源性凝血途径和共同途径。

（1）内源性凝血途径：是指参加的凝血因子全部来自血液（内源性），当血液与带负电荷的异物表面接触时，首先是FⅫ结合到异物表面上，在此FⅫ自身激活而转为FⅫa，FⅫa将裂解激活激肽释放酶原和FⅪ，使两者分别转变为具有酶解活性的激肽释放酶和FⅪa。经过接触相激活，FⅫ、FⅪ相继被激活，从而启动了内源性凝血途径。

（2）外源性凝血途径：指在血管损伤或血管内皮细胞及单核细胞受到细菌内毒素、补体C5a等因素刺激时，组织因子与血液接触，激活FⅦ，从而形成FⅦa-TF复合物，FⅦa-TF复合物生成后能迅速激活FⅩ，由此将启动外源性凝血途径。

（3）凝血共同途径：指在内源性凝血途径和外源性凝血途径中，FⅩ分别被FⅨa-FⅧa复合物和FⅦa-TF复合物激活为FⅩa，在Ca^{2+}存在情况下于磷脂膜表面与FⅤa结合形成1：1复合物（FⅩa-FⅤa），其作用是激活凝血酶原使之转变为凝血酶。纤维蛋白原被凝血酶酶解而转变为纤维蛋白，在FⅫa和Ca^{2+}的作用下最终形成稳定的纤维蛋白凝块。

整个凝血的级联激活过程犹如瀑布的水流，下游以酶原形式存在的因子依次被上游活化的凝血因子（酶形式）激活，再依次激活其下游的凝血因子（图4-1）。当然，凝血因子的激活尚不能完全用瀑布学说解释。近年来认为，凝血过程的启动是组织因子的释放以及组织因子与FⅦa的结合；组织因子和FⅦa不仅可以活化FⅩ，也可以使FⅨ活化；凝

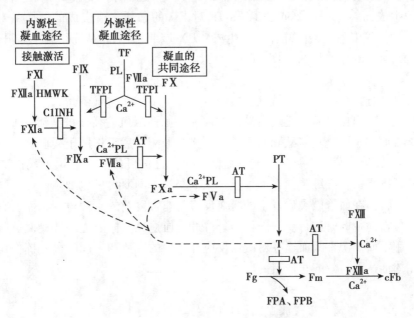

图4-1　传统的凝血途径示意图

血酶生成后除可以使本身大量活化外，还可以使FⅧ、FⅤ、FⅩⅢ及血小板活化；内源凝血途径由FⅪ被凝血酶激活为FⅪa启动等。

807. 为什么血管损伤直接启动的是外源凝血途径

答：组织因子（TF）是存在于多种细胞质膜中的一种特异性跨膜糖蛋白，是迄今所知强力的凝血系统激活剂。生理情况下，TF不出现于血液中，血管内皮细胞及各种血细胞表面也无TF活性表达。血管损伤时，TF得以与血液接触。TF有FⅦ和FⅦa的受体，当其与血液接触时即会在Ca^{2+}参与下与血液中的FⅦ结合形成1∶1复合物（FⅦ-TF）。一般认为单独的FⅦ或TF均无促凝活性，但FⅦ一旦与TF结合会很快被活化的FⅩ（FⅩa）激活为具有酶解活性的FⅦa，从而形成FⅦa-TF复合物，FⅦa-TF复合物生成后能迅速激活FⅩ，由此将启动外源性凝血途径。

808. 为什么内源凝血途径和外源凝血途径是相互联系的

答：外源性凝血途径中，FⅦa-TF复合物除能直接激活FⅩ外，还可以激活FⅨ，进而使FⅩ活化；内源性凝血途径中，被凝血酶激活的FⅪ可激活FⅨ，而FⅨa对FⅦ有一定的激活作用。另外，无论哪条凝血途径生成的凝血酶或FⅩa又可通过正反馈作用而同时加速内源性和外源性凝血途径的进行。事实上，机体在血管破裂后发生的凝血反应是一系列非常复杂的生理过程，需要有内源性和外源性两条凝血途径同时进行，而两条凝血途径在整个凝血过程中所起的作用有所不同。一般认为外源性凝血途径在体内生理性凝血反应的启动中起关键性作用，组织因子（TF）被认为是生理性凝血反应的启动物；而内源性凝血途径对凝血反应开始后的维持、巩固阶段可能发挥作用。机体在组织损伤引起血管破裂后，会暴露出TF，TF与血液中的FⅦ结合成复合物，FⅦ（FⅦa）-TF复合物将激活FⅩ，由此使凝血反应得以启动，生成最初的FⅩa和凝血酶。凝血反应不会因最初FⅩa和凝血酶的生成而终止，它要通过FⅦa-TF对FⅨ的激活、新生成的凝血酶对FⅪ及对FⅤ、FⅧ的激活等多条途径反复补充（生成）FⅩa和凝血酶，从而得到不断巩固和加强，这样才能达到有效的止血目的（图4-2）。

809. 为什么血液离开血管后迅速凝固

答：当血液流出血管后，迅速启动内源性和外源性凝血途径，被激活的FⅤa和FⅩa以及血小板表面的磷脂酰丝氨酸和Ca^{2+}形成凝血酶原酶，后者作用于凝血酶原使其分子中的精氨酸-异亮氨酸键发生断裂而形成凝血酶。可溶性的纤维蛋白在凝血酶的作用下转变为不溶性的纤维蛋白。纤维蛋白形如细丝，纵横交错，网罗大量血细胞而形成胶冻状的血块。事实上，机体在血管破裂后发生的凝血反应是非常复杂的生理过程，需要有内源性和外源性两条凝血途径同时进行。一般认为外源性凝血途径在体内生理性凝血反应的启动中起关键性作用，而内源性凝血途径对凝血反应开始后的维持和巩固阶段发挥作用。两条途径共同作用才能达到有效的止血目的。

810. 为什么人体需要多种凝血因子和抗凝蛋白以维持凝血功能的平衡

答：凝血系统由凝血和抗凝两方面组成，两者间的动态平衡是机体保持正常止血功能

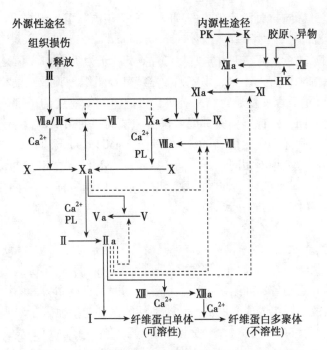

图 4-2　内源凝血途径和外源凝血途径相互关联示意图

的关键。凝血过程可分为外源性凝血途径、内源性凝血途径和共同凝血途径，这三个凝血途径需要的凝血因子也各不相同。机体的抗凝机制主要由肝素-抗凝血酶系统、蛋白 C 系统和组织因子途径抑制物（TFPI）三方面完成。抗凝血酶可中和凝血途径的丝氨酸蛋白酶，如 FⅡa、FⅩa、FⅨa、FⅪa 和 FⅫa 等，肝素可使该抑制作用明显增强。蛋白 C 可在蛋白 S 的辅助下水解灭活 FⅤa 和 FⅧa。TFPI 对组织因子途径（即外源性凝血途径）具有特异性抑制作用。正是由于有多种凝血因子和抗凝蛋白的存在，血液系统才能维持出血与血栓的平衡，使血液处于流动状态。

811. 为什么要检测凝血酶原时间

答：凝血酶原时间（prothrombin time，PT）是指在乏血小板血浆中加入过量的组织因子（兔脑渗出液），在 Ca^{2+} 存在的条件下，使凝血酶原转化为凝血酶，导致血浆凝固所需的时间。PT 超过正常对照 3 秒以上有临床意义。PT 延长见于：先天性凝血因子缺乏，如 FⅡ、FⅤ、FⅦ、FⅩ 及纤维蛋白原（Fg）缺乏；获得性凝血因子缺乏，如继发性/原发性纤维蛋白溶解功能亢进、严重肝病等；血液循环中存在 FⅡ、FⅤ、FⅦ、FⅩ 及 Fg 的抗体等。PT 缩短见于：妇女口服避孕药；血栓栓塞性疾病；高凝状态等。此外，PT 也是反映肝脏合成功能、储备功能、病变严重程度及预后的一个非常重要的指标。

812. 为什么凝血酶原时间检测试剂必须标注国际敏感指数值

答：凝血酶原时间（PT）检测是外源凝血系统最常用的筛查试验，其检测试剂的主要成分是组织凝血活酶，该酶需要对香豆素类抗凝药所致的凝血缺陷具有足够的敏感性。不同来源、不同制备方法的组织凝血活酶对 PT 结果影响很大，若没有一个校正指标，PT

结果的可比性很差，影响抗凝治疗效果的判断。1967 年国际卫生组织提出以人脑凝血活酶 67/40 批号作为标准品，以国际敏感指数（international sensitivity index，ISI）表示各种制剂与 67/40 之间相互关系。67/40 为原始参考品，定 ISI 为 1.0。ISI 值越大，则其敏感性越低。组织凝血活酶来源有人、兔、牛、猴等脑或其他组织，其敏感度相差很多。因此各种制剂必须标以 ISI 值，以便使所得结果有可比性。不同敏感度的试剂，检测的正常参考区间不同。事实上，同一份标本用同一型号仪器和试剂，使用试剂盒上标注的 ISI 进行测定时，不同实验室国际标准化比值（international normalized ratio，INR）的结果也会不同；同一份标本若仪器和试剂均不相同，则不同实验室的 INR 结果会相差更大。因此，当今国际上推荐通过建立 PT 试剂的区域性国际敏感度指数，使同一标本在不同仪器、不同试剂进行 PT 测定时，INR 结果趋向一致。

813. 为什么在凝血酶原时间检测报告中要使用国际标准化比值（INR）

答：凝血活酶是磷脂/组织因子混合物，是凝血酶原时间（PT）试验中的主要试剂成分。前者可由多种方法制备，如组织提取、培养、基因工程技术等。不同来源、不同制备过程、不同浓度以及不同组成成分的商品化凝血活酶试剂对凝血因子水平降低的反应能力有很大差异，导致 PT 结果的不同。敏感性高的 PT 试剂，患者的 PT 显著延长；而敏感性低的 PT 试剂，患者的 PT 变化范围小。此外，不同仪器所应用的 PT 终点法检测技术也各不相同，如基于光学原理的检测或基于机械性凝块原理的检测。因此，PT 检测结果也受仪器的检测原理和品牌的影响。凝血活酶试剂以及凝血仪器的多样性导致 PT 结果无法标准化。1983 年，国际卫生组织引入了国际标准化比值（INR）的概念，用凝血活酶所测得的参比血浆与正常血浆的 PT 比值和所用试剂标出的 ISI 值计算出 INR，其计算公式为：

$$INR = \left(\frac{PT_{test}}{PT_{normal}} \right)^{ISI}$$

。旨在消除仪器、试剂不同而导致的 PT 差异，极大地改善香豆素类抗凝剂（如华法林）实验室监测结果的一致性，使不同的凝血活酶试剂测得的结果具有可比性。

814. 为什么凝血因子Ⅶ缺乏时凝血酶原时间会延长

答：凝血因子Ⅶ（FⅦ）是主要参与外源性凝血途径的凝血因子，在 Ca^{2+} 存在的条件下，FⅦ与组织因子（TF）形成活化复合物（TF-FⅦa）后激活 FX、FIX 与内源凝血途径，最后形成纤维蛋白；在 FⅩⅢa 的激活下，纤维蛋白单体（fibrin monomer，FM）形成交联纤维蛋白团块，达到止血目的。当 FⅦ缺乏时，血管损伤后释放的 TF 不能与 FⅦ形成足够激活 FX 的复合物，导致 FX 不能充分被激活，从而影响后续纤维蛋白形成，引起凝血酶原时间延长和出血。

815. 为什么凝血酶原时间是肝病检测中的重要指标

答：凝血酶原时间（PT）的长短主要由 Fg、FⅡ、FⅤ、FⅦ、FⅩ的水平决定。而这些凝血因子都在肝脏合成，因此，肝损伤程度不同，各凝血因子血浆水平下降的程度也不同。急性肝炎时 PT 异常率为 10% ~ 15%，慢性肝炎为 15% ~ 51%，肝硬化为 71%，重型肝炎为 90%。Child-Pugh 分级中 PT 延长 1 ~ 4 秒计 1 分、4 ~ 6 秒计 2 分、>6 秒计 3 分，结合其他 4 项指标（白蛋白、胆红素、腹水、脑病）将肝病患者肝功能储备分为 A、B、C 级。中国第七届全国血栓与止血会议制定的肝病 DIC 诊断标准中包括：PT 延长 5 秒以上或 APTT 延长 10 秒以上，FⅧ：C<50%（必备条件）。此外，PT 与血小板计数常用于评价肝活检与肝脏外科手术患者的出血风险。由此可见，PT 在肝病患者的诊断与治疗中起着重要的作用。

816. 为什么国际标准化比值用于肝功能检测尚有争议

答：Robert 等用 7 种组织凝血活酶检测了 27 例肝功能衰竭患者及 29 例口服抗凝药患者的凝血酶原时间（PT）、PT 比值、PT 活动度与国际标准化比值（INR）。对于肝病患者，只有 PT 活动度可以排除组织凝血活酶来源不同所致 PT 的变化，INR 组间差异非常显著。但对接受口服抗凝治疗的患者，只有 INR 可以排除组织凝血活酶来源不同所致结果的差异。造成前者结果差异的原因有以下几点：①WHO 标定不同组织凝血活酶的 ISI 时用的是正常人或口服抗凝治疗患者的血浆，而非肝病患者的血浆；②肝病与口服抗凝治疗时凝血功能紊乱的机制不同；③许多肝病患者 INR 值很高，当它超过抗凝范围（4.0）时，标准化的准确性将大大降低，而 PT 活动度检测简单，所受影响因素少，只要准确测定正常人与肝病患者的 PT 即可。因此，目前 PT 活动度是评价肝病患者病情或病情变化的最佳表达方式，而 INR 是否适用于肝病患者目前仍存在争议。

817. 为什么要检测活化部分凝血活酶时间

答：活化部分凝血活酶时间（activated partial thromboplastin time，APTT）是内源凝血系统一个较为敏感的筛查试验。通过一定时间内以激活物（白陶土、鞣花酸等）激活 FⅪ，以部分凝血活酶（脑磷脂）替代血小板因子，加入 Ca^{2+} 后观察血浆凝固所需的时间。作为临床最常用的内源性凝血因子的筛查试验，测定值较正常对照延长 10 秒以上为异常。

（1）APTT 延长见于：①血浆 FⅧ、FⅨ、FⅪ和 FⅫ的水平减低：如血友病 A（haemophilia A，HA）、血友病 B（haemophilia B，HB）及 FⅪ、FⅫ缺乏症；②严重的 FⅡ、FⅤ、FⅩ和纤维蛋白原（Fg）缺乏：见于肝脏疾病、阻塞性黄疸、新生儿出血症、肠道灭菌综合征、吸收不良综合征、口服抗凝剂及低（无）纤维蛋白血症等；③纤维蛋白溶解活性增强：如继发性、原发性纤维蛋白溶解功能亢进等；④血液循环中有抗凝物质：如肝素/类肝素物质、抗 FⅧ或 FⅨ抗体等；⑤系统性红斑狼疮及一些免疫性疾病。

（2）APTT 缩短见于：①高凝状态：如促凝物质进入血液及凝血因子活性增高等情况；②血栓性疾病：如心肌梗死、不稳定型心绞痛、脑血管病变、糖尿病伴血管病变、肺梗死、深静脉血栓形成（deep venous thrombosis，DVT）；③妊娠高血压综合征和肾病综合征等。

818. 为什么检测活化部分凝血活酶时间的目的不同要用不同的试剂

答：活化部分凝血活酶时间（APTT）的检测试剂由磷脂和激活剂组成。磷脂可以是人、动物或植物来源，激活剂的选择也十分广泛，如硅土、高岭土、鞣花酸或某些带负电荷的物质等。在理想状态下，当凝血因子水平低于 0.3U/ml（因子活性为 30%）时，APTT 值就会延长。但是研究表明，不同的 APTT 试剂对轻度或中度因子缺乏的反应性存在差异，有些 APTT 试剂对于轻度 FIX 缺陷的敏感性要低于轻度 FVIII和 FXI 缺陷。同样，不同的商品化 APTT 试剂对于狼疮抗凝物（lupus anticoagulant，LA）以及肝素的敏感性也存在差异。因此，对肝素、LA 和凝血因子缺乏症检测所选用的 APTT 试剂应该有所区别。检测凝血因子缺乏时，建议使用鞣花酸为激活剂的 APTT 试剂盒；肝素治疗监测时，建议使用白陶土为激活剂的 APTT 试剂盒。

819. 为什么缺乏凝血因子Ⅷ/Ⅸ/Ⅺ/Ⅻ时 APTT 延长而 PT 正常

答：凝血因子 FVIII/Ⅸ/Ⅺ/Ⅻ（FVIII、FIX、FXI、FXII）作为内源凝血途径的重要组成成分，在 Ca^{2+} 和酸性磷脂表面（包括血小板、单核/巨噬细胞和血管内皮细胞等）的存在下，通过瀑布连锁反应生成 FIXa-FVIIIa 复合物，该复合物使 FIXa 激活 FX 的速率大大提高；最后通过共同凝血途径所形成的纤维蛋白单体在 FXIIIa 的作用下，转化为交联纤维蛋白，达到止血的目的。APTT 是内源凝血系统的筛查试验，在内源凝血系统凝血因子(FVIII、FIX、FXI、FXII等）缺乏时延长；PT 是外源凝血系统的筛查试验，在外源凝血系统凝血因子 FVII缺乏时延长。因此，在 FVIII、FIX、FXI、FXII缺乏时，APTT 延长而 PT 正常。

820. 为什么缺乏凝血因子Ⅱ/Ⅴ/Ⅹ时 PT 和 APTT 均延长

答：无论内源凝血途径还是外源凝血途径，最后都需通过共同凝血途径，形成纤维蛋白单体，再在 FXIIIa 的激活下，形成交联纤维蛋白团块，达到止血的目的。凝血因子Ⅱ/Ⅴ/Ⅹ（FⅡ、FⅤ、FⅩ）处于共同凝血通路。经过内源性（FIXa-FVIIIa）、外源性（FVIIa-TF）凝血途径的激活，FX 转变为活化的 FXa。FXa 在 Ca^{2+} 存在条件下，于磷脂膜表面与 FVa 形成复合物，即凝血酶原酶，凝血酶原酶激活凝血酶原（FⅡ），使之转为具有酶解活性的凝血酶（FⅡa）。在凝血酶原酶中发挥凝血酶原激活作用的蛋白酶是 FXa，FVa 是 FXa 的辅因子，FXa 是丝氨酸蛋白酶，它是通过对凝血酶原的有限水解作用而使之激活。但 FXa 首先要与磷脂和 FVa 结合才能发挥酶解功能。PT 和 APTT 分别是外源凝血系统和内源凝血系统的筛查试验，所以当 FⅡ/FⅤ/FⅩ缺乏时，体外血浆检测表现为 PT 和 APTT 均延长。

821. 为什么要检测凝血酶时间

答：凝血酶时间（thrombin time，TT）是指在血浆中加入"标准化"的凝血酶后血液凝固所需要的时间。TT 是检测凝血、抗凝及纤维蛋白溶解系统功能的一个简便试验。TT 延长见于血浆纤维蛋白原水平减低或结构异常；临床应用肝素，或在肝病、肾病及系统性红斑狼疮时的肝素样抗凝物质增多；纤溶蛋白溶解系统功能亢进等情况。

822. 为什么要检测纤维蛋白原水平

答：凝血系统的主要生理功能之一就是在创伤处通过将血浆中的纤维蛋白原转变成纤维蛋白，进而形成纤维蛋白网状结构，阻止伤口出血。很多病理性状态可使人体内纤维蛋白原的含量降低，使凝血系统无法产生足够的纤维蛋白进行止血。遗传性纤维蛋白原缺乏常见于遗传性无纤维蛋白原血症、遗传性低纤维蛋白原血症和部分遗传性异常纤维蛋白原血症；继发性纤维蛋白原缺乏常见于弥散性血管内凝血、原发性纤溶亢进症、重度肝功能衰竭、接受 L-天冬酰胺酶、丙戊酸钠和降纤药治疗（抗栓酶、去纤酶）以及溶栓治疗中。纤维蛋白原是急性时相反应蛋白，在生理性的刺激下血浆中的纤维蛋白原水平会上升，如怀孕、老年人、免疫反应或使用雌激素。纤维蛋白原水平过高也与心血管疾病和血栓密切相关。持续性的高水平纤维蛋白原可增加静脉或动脉血栓发生的风险（血栓前状态或高凝状态）。同时，高水平的纤维蛋白原也可能是静脉或动脉血栓并发症产生的风险因素。因此，了解纤维蛋白原的血浆水平，对于临床上凝血状态的判定及溶栓抗凝治疗监测有着重要的意义。

823. 为什么 Clauss 法检测纤维蛋白原水平优于凝血酶原时间演算法

答：Clauss 法检测纤维蛋白原是根据其与凝血酶作用最终形成纤维蛋白的原理，凝血酶使血浆凝固的时间与纤维蛋白原浓度呈负相关。虽然检测原理与凝血酶时间（TT）相同，但其使用凝血酶的浓度是 TT 的 25 倍，且待检样本进行了 10 倍稀释，肝素（<0.6U/ml）和纤维蛋白原/纤维蛋白降解产物（fibrin/fibrinogen degradation products，FDP）（<100μg/dl）不影响检测的结果。Clauss 法精密度较高，在高、中、低值时准确性良好，最低检测限为 0.5g/L，是目前检测纤维蛋白原的首选方法。凝血酶原时间演算法是通过凝血酶原时间（PT）值的演算得到纤维蛋白原含量，只有在一定的范围内，PT 与纤维蛋白原含量的相关性较好。总体上其精密度较差，在 PT 检测值异常、纤维蛋白原含量及结构异常等情况并不适用。

824. 为什么多种因素可导致 Clauss 法纤维蛋白原检测假性降低

答：血浆纤维蛋白原浓度假性降低可见于以下几种情况：①血浆中副蛋白水平增高：高浓度的副蛋白影响纤维蛋白单体的聚合，造成纤维蛋白原的假性降低；②牛凝血酶抗体的存在：临床上使用牛凝血酶可导致凝血酶抗体的产生，这些抗体引起凝血酶生成速率的假性降低，进而导致纤维蛋白原的假性减少；③FDP 水平增高：高浓度的 FDP 可干扰纤维蛋白单体（FM）的聚合，造成纤维蛋白原浓度的假性降低；④肝素污染：肝素是强大的抗凝剂，能不可逆地抑制具有凝血活性的丝氨酸蛋白酶，包括凝血酶，进而干扰血液的凝固，引起纤维蛋白原浓度的假性降低。所以，纤维蛋白原检测水平下降，要注意排除上述假性减少的原因。

825. 为什么遗传性异常纤维蛋白原血症的临床表现呈多样性

答：遗传性异常纤维蛋白原血症是常染色体显性遗传性疾病，绝大多数患者是杂合子。纤维蛋白原分子的功能异常涉及纤维蛋白的形成和稳定性异常。当纤维蛋白原转化为纤维蛋白时，首先需要凝血酶将纤维蛋白原裂解，先后释放出纤维蛋白肽 A 和肽 B，生成纤维蛋白单体（FM），FM 再进行多聚化。FXⅢa 可以稳定多聚化的纤维蛋白。异常纤维蛋白原血症可由纤维蛋白原多肽裂解、FM 多聚化和纤维蛋白原向纤维蛋白转化过程发生障碍所引起，患者表现为出血倾向；有些异常纤维蛋白原血症所产生的纤维蛋白不能被纤溶活性所降解，患者表现为血栓形成倾向；但部分异常纤维蛋白原血症患者可能无任何临床表现。

826. 为什么纤维蛋白原缺乏症要鉴别是遗传性抑或继发性

答：遗传性纤维蛋白原缺乏症包括无纤维蛋白原血症及低纤维蛋白原血症，主要是由于纤维蛋白原基因缺陷导致纤维蛋白原的合成、分子结构的变异，使外周血中纤维蛋白原（Fg）水平减少或完全缺失。遗传性无纤维蛋白原血症较为罕见，多在婴儿期因脐带根部出血不止而得以诊断；低纤维蛋白原血症患者若其 Fg 水平不低于 $0.5g/L$，则一般不会发生自发性出血。通常根据阳性家族史、临床出血表现，再结合实验室检测（Fg 水平减低）即可对其进行诊断。但遗传性纤维蛋白原缺乏应与获得性纤维蛋白原缺乏仔细鉴别，后者多见于肝脏疾病或弥散性血管内凝血、接受门冬酰胺酶或抗胸腺球蛋白治疗以及体内含有纤维蛋白溶酶原等情况，在积极治疗原发病的基础上，采取针对病因的措施可以得到缓解和治愈。因此，鉴别原发和继发对预后判断以及治疗方案选择都至关重要。

827. 为什么将凝血因子ⅩⅢ称为纤维蛋白稳定因子

答：血浆凝血因子ⅩⅢ（FⅩⅢ）是由 2 条 A 亚单位和 2 条 B 亚单位组成的四聚体糖蛋白，即 A2B2，分子量约为 340 000。A 链上活性半胱氨酸起转酰胺酶作用，B 链无酶作用但具有载体蛋白的功能。编码 A 链蛋白质基因位于 6 号染色体（6p24～p25），而 B 链的基因位于 1 号染色体（1q31～q32.1）。凝血酶裂解 A 链的精氨酸 37-甘氨酸 38 肽键，暴露半胱氨酸活性位点使 FⅩⅢ激活。活化的 FⅩⅢ（FⅩⅢa）是一种转酰胺酶，在 Ca^{2+} 参与下，催化纤维蛋白单体（FM）和多聚体之间的氢键连接，转变成共价酰胺键连接，即形成 γ-谷氨酰胺-ε-赖氨酸键。这种交联连结使纤维蛋白凝块的稳定性增加。FⅩⅢa 通过纤维蛋白的 Aα 链交联和抑制连接于交联纤维蛋白的纤溶酶原，对纤溶起抵抗作用。同时，FⅩⅢa 也将 $α_2$-抗纤溶酶交联于纤维蛋白中，进一步增加了纤溶抵抗，使得纤维蛋白凝块更加稳定。因此，FⅩⅢ也称为纤维蛋白稳定因子。

828. 为什么要进行凝血因子ⅩⅢ定性试验

答：常规凝血检查筛查试验均以纤维蛋白凝块形成为终点，因凝血因子ⅩⅢ（FⅩⅢ）不参与凝块形成（即纤维蛋白原转化为纤维蛋白）及以上阶段的凝血过程，所以以 FⅩⅢ缺乏患者常规凝血检查筛查试验结果均正常。常用 FⅩⅢ缺乏的筛查试验是凝块稳定性试验，即将纤维蛋白凝块置于 5mol/L 尿素溶液或 2% 乙酸或 1% 单氯乙酸溶液中，在 24 小时内凝块溶解表明 FⅩⅢ严重缺乏（<1%）。但阴性结果不能排除 FⅩⅢ缺乏，当然更不能鉴别基因缺陷的杂合子患者，分析结果时应该引起注意。

829. 为什么要检测凝血因子ⅩⅢ活性和亚基抗原含量

答：血浆中除四聚体凝血因子ⅩⅢ（FⅩⅢ）外，也存在未结合的游离 B 亚基。游离 B 亚基的浓度在正常人、杂合子及纯合子 FⅩⅢ缺陷症患者中几乎恒定。因而 FⅩⅢ缺乏大多数是由于 A 亚基的缺乏/缺陷引起。FⅩⅢ缺陷症杂合子患者血浆中存在 FⅩⅢ蛋白，止血机制正常。一般 FⅩⅢ浓度低于 1% 才发生临床出血症状，2%～3% 的浓度就可以使出血停止。FⅩⅢ活性检测有助于 FⅩⅢ缺陷症的诊断。同时，对亚基抗原进行检测可对 FⅩⅢ缺乏进行分型：最常见 FⅩⅢ缺乏的纯合子 A 亚基抗原含量和酶活性均测不到（<1%），B 亚基约为正常水

平的50%；FⅩⅢ缺乏的杂合子 A 亚基水平约为正常的50%，B 亚基水平约80%；另一种少见类型见于日本人和意大利人，特点是 B 亚基缺乏和 A 亚基低水平。

830. 为什么要进行甲苯胺蓝纠正试验

答：甲苯胺蓝纠正试验，即游离肝素时间，是检测是否存在肝素和类肝素物质最直接和简便的试验。甲苯胺蓝呈碱性，有中和肝素的作用。在凝血酶时间（TT）延长的受检血浆中加入少量甲苯胺蓝，再测定 TT。若延长的 TT 恢复至正常或明显缩短，则表示受检血浆中有类肝素物质存在或肝素增多；若不缩短，则表示受检血浆中存在其他抗凝类物质或缺乏纤维蛋白原。

831. 为什么要进行活化部分凝血活酶时间纠正试验

答：活化部分凝血活酶时间（APTT）纠正试验可分析 APTT 延长的原因，区分 APTT 延长是由于凝血因子缺乏引起的还是由于血浆中存在抑制物引起的（如狼疮抗凝物和凝血因子特异性抗体），其对检测凝血因子抗体尤其是 FⅧ抗体具有重要价值。APTT 纠正试验即将患者血浆与正常人混合血浆等体积1∶1混合，分别于即刻和37℃孵育2小时后进行 APTT 检测。若混合后血浆所测的 APTT 值不能被纠正或部分被纠正，则提示有抑制物的存在。若混合后血浆所测 APTT 值可以被纠正，则提示凝血因子缺乏（图4-3）。值得注意的是，FⅧ抗体属时间和温度依赖型，而其他凝血因子抗体或狼疮抗凝物多为时间和温度非依赖型。

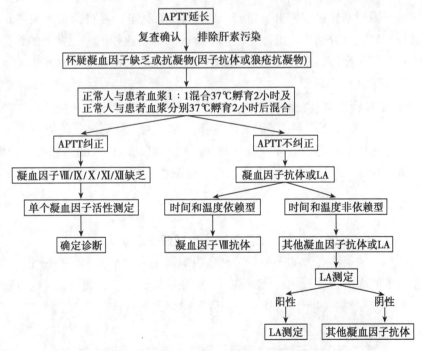

图4-3　APTT 延长的纠正试验结果与意义

注：LA，狼疮抗凝物

832. 为什么出血性疾病需要检测凝血因子活性

答：凝血是一系列血浆凝血因子相继酶解激活的过程，最终生成凝血酶，形成纤维蛋白凝块。凝血过程一般被分为内源凝血途径、外源凝血途径及共同凝血途径。内源及外源凝血途径的主要区别在于启动方式及参加的凝血因子不同，结果形成两条不同的FX激活通路。内源凝血途径是指参加的凝血因子全部来自血液（内源性），这一凝血途径通常是因血液与带负电荷的异物表面（如玻璃、白陶土、硫酸酯、胶原等）接触而启动（接触激活）。内源性凝血因子包括FⅫ、FⅪ、FⅨ、FⅧ。外源凝血途径是指参加的凝血因子并非全部存在于血液中，所需凝血因子还有来自血液以外的（外源性），如组织因子等。这一凝血途径是因组织因子暴露于血液而启动。外源凝血因子包括组织因子及FⅦ。在内源凝血途径和外源凝血途径激活过程中，FX分别被FⅨa-FⅧa复合物和FⅦa-TF复合物激活为FXa，而FXa生成以后的凝血过程是两条凝血途径所共同拥有的通路，因此称为凝血的共同途径。共同途径包括凝血酶的生成和纤维蛋白形成两个阶段，参与的凝血因子为FX、FV、FⅡ及纤维蛋白原。机体的止血是一个复杂的过程，任一凝血因子的缺乏都可能导致出血。因此，出血性疾病需要做凝血因子活性检测以对出血原因进行排查。

833. 为什么临床常用一期法检测凝血因子活性

答：一期法检测凝血因子活性，原理上类似于APTT或PT检测。当内源凝血因子，如FⅧ、FⅨ、Ⅺ或FⅫ活性下降时，APTT就延长；当外源凝血因子或共同途径凝血因子，如FⅡ、FV、FⅦ或FX活性下降时，PT就延长。因此，将稀释的待检血浆或正常人血浆分别与相应的乏因子基质血浆混和，进行APTT或PT测定。再将待检血浆测定结果与正常人血浆进行比较，可分别计算出待检血浆中所含因子活性相当于正常人的百分率。由于一期法检测凝血因子操作简便，因此是目前临床上常用的凝血因子检测方法。

834. 为什么在检测某些凝血因子活性时会出现假性减低

答：在FⅧ、FⅨ、FⅪ、FⅫ等因子活性测定时，由于待测血浆均进行了一定比例的稀释，可以一定程度上避免一些异常抗凝物的干扰。但是，高浓度的肝素、纤维蛋白/纤维蛋白原降解产物（FDP）、自身抗体（如因子抑制物）等，仍有可能引起因子活性的假性减低。

835. 为什么在检测某些凝血因子活性时会出现假性增高

答：血液标本采集不当（如采血不顺利、组织液混入血等）、保存不当（如低温保存时引起凝血因子的冷激活等）均可使凝血因子活性呈假性增高。此外，若输血后检测凝血因子正常，不能排除凝血因子缺陷症，一般应在输血7天后再测定。

836. 为什么检测凝血因子活性时需要分别制定正常及低值参考曲线

答：凝血因子测定的基本方法基于APTT或PT，其检测对象是稀释的受检者血浆与乏因子血浆的混合物。检测体系应制备两种参考曲线：即正常参考曲线及低值参考曲线。正常参考曲线是为实验室特定的分析系统建立线性范围，应该在建立凝血因子分析程序之前制定，且当试剂批号、参考血浆及仪器改变时应重新制定。而低值参考曲线则适用于凝血因子活性检测结果低于正常参考曲线线性范围的受检标本。因此一般情况下使用正常参考曲线，凝血因子低下时使用低值参考曲线。

837. 为什么发色底物法可检测部分凝血因子活性

答：发色底物法是二期法检测的改进方法，主要应用于FⅧ的活性测定。其第一步是将待测样本与含有磷脂、Ca^{2+}、FⅨa以及FX的试剂溶液进行孵育后生成FXa；第二步加入发色底物进行检测。FXa可作用于其特异的发色底物S2765，使其释放对硝基苯胺，可在405nm波长条件下通过读取对硝基苯吸光度值换算出凝血因子FⅧ的活性。

838. 为什么出血性疾病需要检测纤溶活性

答：纤溶系统的异常亢进可导致出血性疾病的发生，纤溶亢进所致出血可分为先天性（或遗传性）和获得性两大类，后者较先天性多见。因此，出血性疾病需要进行纤溶系统活性的检测。纤溶活性的实验室检查主要包括：FDP和D-二聚体水平检测、优球蛋白溶解时间（euglobulin clot lysis time，ELT）、组织型纤溶酶原活化剂活性及抗原测定、α_2-抗纤溶酶活性检测、纤溶酶原活性及抗原测定等。

839. 为什么要检测爬虫酶时间

答：Bothrop tararace（属响尾蛇科）蛇毒内含爬虫酶（reptilase），有类似凝血酶的作用，能使纤维蛋白原凝固，但对肝素不敏感。爬虫酶时间（reptilase time，RT）是在一定量的爬虫酶的作用下，血浆凝固所需要的时间，故对接受肝素治疗的患者检测纤维蛋白形成的情况非常有用。循环血液中存在肝素时，凝血酶时间（TT）延长而RT正常；TT、RT均延长见于低（无）纤维蛋白原血症、异常纤维蛋白原血症和FDP增多。因此，纤维蛋白原（Fg）水平、TT和RT这三种试验组合可以鉴别肝素增多或纤维蛋白原异常。

840. 为什么要检测凝血酶原片段1+2

答：血浆凝血酶原片段1+2（prothrombin fragment 1+2，F1+2）检测是通过检测血浆F1+2状态，诊断血栓前状态和血栓性疾病，以便对其进行及时治疗。F1+2增高见于血栓前状态和血栓性疾病，如弥散性血管内凝血、深静脉血栓、肺栓塞、急性白血病（尤其是急性早幼粒细胞白血病）、遗传性抗凝血酶缺乏症、蛋白C缺乏症、蛋白S缺乏症等。F1+2降低见于口服抗凝剂患者，因此也可作为口服抗凝剂的监测指标。

841. 为什么要检测纤维蛋白肽A

答：在纤维蛋白原转变为纤维蛋白的过程中，凝血酶先裂解纤维蛋白原分子的Aα链的Arg16-Gly17键，释放出纤维蛋白肽A（fibrinopeptide A，FPA）16个氨基酸（FPA 1-16），剩下部分称为纤维蛋白Ⅰ（FbⅠ）；凝血酶继续裂解纤维蛋白肽Bβ链，剩下部分称

纤维蛋白 Ⅱ（Fb Ⅱ）。Fb Ⅰ 和 Fb Ⅱ 可以自行聚集形成可溶性纤维蛋白单体聚合物。因此，血液中出现 FPA 表明有凝血酶生成。在恶性肿瘤转移、冠心病、缺血性中风、深静脉血栓、肺栓塞、弥散性血管内凝血、肾病综合征、大面积烧伤、尿毒症、系统性红斑狼疮、妊娠晚期、妊娠高血压综合征、肾小球肾炎时 FPA 明显增高。由于凝血酶生成后，立即被抗凝血酶结合，形成凝血酶-抗凝血酶复合物（thrombin-antithrombin complex，TAT）。因此，虽然血浆中游离凝血酶无法检测，FPA 是凝血酶作用于底物纤维蛋白原所释放出的特殊产物，检测其生成的量的多少，可以间接反映凝血酶生成的量。所以，FPA 是血栓与止血检测的一个重要指标。

842. 为什么 D-二聚体和纤维蛋白肽 A 是重要的血栓前状态分子标志物

答：纤维蛋白肽 A（FPA）是在凝血酶的作用下，纤维蛋白原释放出的一种小分子多肽物质；D-二聚体则是在纤溶酶的作用下，纤维蛋白产生的特异性降解产物。因此，FPA 可反映凝血酶活性；D-二聚体可反映纤溶酶活性，它的产生也表明有稳定的纤维蛋白形成，故又可反映凝血的活化。两者检测值的升高表明凝血系统及纤溶系统被激活，体内有微血栓形成，常作为重要的血栓前状态分子标志物。

843. 为什么血友病表现为 APTT 延长而 PT 正常

答：血友病分为 A、B 两型，分别是由 FⅧ 及 FⅨ 的质或量的缺陷所导致，均属于伴性隐性遗传性出血性疾病，也是临床最常见的遗传性出血性疾病之一，其中血友病 A 更常见。FⅧ 的功能是作为 FⅨ 的辅因子而参与 FⅨa 对 FX 的激活，形成 FXa 并最终组成凝血酶原酶激活凝血酶原参与体内凝血过程。APTT 试验通过白陶土脑磷脂的混悬液充分激活 FⅫ、FⅪ，并为凝血反应提供丰富的催化表面，是内源凝血系统敏感的筛查试验之一。PT 检测是通过在受检血浆中加入过量的组织因子（兔脑、人脑、胎盘、肺组织等浸出液）和 Ca^{2+} 混合物，使凝血酶原转变为凝血酶，后者使纤维蛋白原转变为纤维蛋白，是外源凝血系统常用的筛查试验之一。FⅧ 及 FⅨ 参与内源性凝血途径，而血友病患者体内 FⅧ 或 FⅨ 活性降低，使其激活 FX 活性降低，导致 APTT 延长，但是并不影响外源性凝血途径，所以 PT 检测正常。

844. 为什么诊断血友病 A 要排除血友病 B 和血管性血友病

答：血友病 A 和血友病 B 分别是由 FⅧ 及 FⅨ 的质或量的缺陷所导致，均属于伴性隐性遗传性出血性疾病。临床上主要表现为皮肤黏膜出血、关节出血、肌肉出血和血肿、血尿，以及出血引致的畸形等，多数患者为男性。血管性血友病（von Willebrand disease，VWD）是由于血管性血友病因子（VWF）缺乏或分子结构异常所致。临床表现主要为鼻出血、齿龈出血、胃肠道出血、拔牙或外科手术后出血、妇女月经量多、产后出血等，较少有肌肉和关节出血。常发生于儿童期，随年龄的增长，出血的严重程度可逐渐减轻。根据不同亚型可呈常染色体显性或隐性遗传，男女发病率无差异。由于血浆中 VWF 是 FⅧ 的保护性载体，可以防止后者过早降解。因此，VWF 水平的下降可导致 FⅧ 活性的下降，加上 VWD 及血友病的临床表现均为出血，需将两者进行鉴别，其主要的实验室鉴别指标见表 4-1。

表 4-1　血友病 A 与血友病 B 的鉴别指标

	血友病 A	血友病 B	VWD
出血时间	正常	正常	延长
APTT	延长	延长	延长
FⅧ：C	降低	正常	降低
FⅨ：C	正常	降低	正常
VWF：Ag	正常	降低	降低（2N 型可正常）
VWF：Act	正常	降低	降低（2N 型可正常）
RIPA	正常	正常	降低（2N 型可正常）
VWF 多聚体分析	正常	正常	异常（1/2M/2N 型可正常）
基因检测	F8 基因突变	F9 基因突变	VWF 基因突变

注：VWD，血管性血友病；APTT：活化部分凝血活酶时间；FⅧ：C：凝血因子Ⅷ活性水平；FⅨ：C：凝血因子Ⅸ活性水平；VWF：Ag：血管性血友病因子抗原水平；VWF：Act：血管性血友病因子活性水平；RIPA：瑞斯托霉素诱导的血小板凝集

845. 为什么血友病需要进行基因诊断

答：血友病 A/B（HA/HB）是一种性联隐性遗传性疾病，其遗传基因位于 X 染色体上。男性患者具有一条含突变 F8/F9 基因的 X 染色体，不能控制 FⅧ/FⅨ的正常合成，所产生的 FⅧ/FⅨ分子结构缺陷或致 FⅧ/FⅨ含量减少，临床表现为严重程度不同的出血症状；女性如含有一条含突变基因的 X 染色体，因其尚有另一条正常的 X 染色体，故其本身多无出血的临床表现，但其所携带的致病基因可以传给下一代，即为女性携带者。随着分子生物学技术的发展，基因诊断不仅可以了解导致血友病 A 的本质所在，阐明疾病的发病机制；其另一重要用途是可以利用所了解的基因缺陷的本质，进行 HA/HB 家系中相关女性的致病基因携带者诊断，对确诊为血友病携带者的女性，在其妊娠的早期进行产前基因诊断，避免血友病患儿的出生。因此，这项工作对优生、优育，提高人口素质，有着深远的意义。基因诊断，根据所采用方法的不同，可分为直接基因诊断和间接基因诊断。直接基因诊断主要是检测直接导致疾病发生的基因缺陷，如 HA 的 F8 基因内含子 22 倒位、F8 基因内含子 1 倒位及各种 F8 基因的缺失、插入、点突变等；间接基因诊断则是利用有缺陷的基因内或外与其紧密连锁的多态性位点为标记，进行家系的遗传连锁分析。

846. 为什么血友病家系中的女性成员需要进行携带者基因诊断

答：血友病 A/B（HA/HB）是一种性联隐性遗传性疾病，其遗传基因位于 X 染色体上。血友病家系中的女性成员可能携带含有致病基因突变的 X 染色体但本身并无临床出血表现。但是，女性血友病携带者可将其所携带的致病基因传给下一代，导致血友病患儿的出生。因此，对血友病家系中的女性成员进行携带者基因诊断可明确其是否携带致病基因 X 染色体。按照遗传规律，若其与正常男子结婚，则其儿子中发生血友病的可能性为

50%，其女儿为血友病携带者的可能性也有 50%。因此，对于血友病女性致病基因携带者需要进一步产前基因诊断，明确胎儿的致病基因携带情况，做到优生优育。

847. 为什么血友病 A 有多种遗传结果

答：血友病 A（HA）属于伴性隐性遗传性疾病，其遗传结果理论上有以下 4 种可能：①HA 男性患者与正常女性结婚：其儿子中无 HA 患者，但其女儿 100% 为 HA 携带者；②正常男子与女性 HA 携带者结婚：其儿子中发生 HA 的可能性为 50%，其女儿携带 HA 的可能性也为 50%；③HA 男性患者与女性 HA 携带者结婚：其子女中可能有 HA 的儿子、HA 的女儿、携带 HA 的女儿及正常儿子，但这种可能性只有 1/100 万；④HA 男性患者与 HA 女性患者结婚：其子女均为 HA 患者，这种可能性更少。

848. 为什么血友病 A 需要进行凝血因子Ⅷ抑制物筛查

答：血友病 A（HA）患者主要表现为自发性关节、肌肉、内脏的反复出血，中枢神经系统出血可致死亡。因此，该病危害性大，致残、致死率高。替代治疗是目前最有效的治疗方法，但凝血因子Ⅷ抑制物的产生是困扰 HA 患者的最主要问题。文献报道，20% ~ 50%接受 FⅧ制剂替代治疗后的 HA 患者可产生 FⅧ抑制物（抗 FⅧ抗体），这些抗体能中和 FⅧ的凝血活性，通过形成抗原-抗体复合物使输入体内的 FⅧ被清除/灭活，导致输注的 FⅧ制品失效，给临床治疗带来困难。对血友病患者进行抑制物的筛查可有效明确其抑制物的存在情况，为临床治疗有效性判断提供依据。

849. 为什么女性也会发生血友病

答：血友病是由于 F8/F9 基因突变所引起的伴性隐性遗传性出血性疾病，是临床最常见的遗传性出血性疾病之一。血友病 A/B（HA/HB）的遗传基因均位于 X 染色体上。男性患者具有一条含突变基因的 X 染色体，不能控制 FⅧ/FⅨ的正常合成，所产生的 FⅧ/FⅨ分子结构缺陷或致 FⅧ/FⅨ含量减少，临床表现为严重程度不同的出血症状；女性如有一条含突变基因的 X 染色体，因其尚有另一条正常的 X 染色体，故其本身多无出血的临床表现，但其所携带的致病基因可以传给下一代，即为女性血友病携带者。一般说来，女性发生血友病的概率极低。但是当女性的两条 X 染色体均携带有致病基因突变，如为 F8/F9 基因的纯合突变或双杂合突变则可导致女性血友病的发生；另外，当女性血友病携带者的 X 染色体发生非随机灭活导致其携带致病基因的 X 染色体保留活性，而其正常 X 染色体基本无活性时，也可出现临床出血症状，即为女性血友病患者。

850. 为什么缺乏血管性血友病因子会有出血症状

答：血管性血友病因子（VWF）主要由内皮细胞和巨核细胞合成，它的生成首先是合成 VWF 单体，然后在高尔基体中经过加工、修饰而最终形成成熟的 VWF 多聚体，在血浆中与 FⅧ形成复合物并对 FⅧ起稳定作用。VWF 与血小板膜糖蛋白（GP）Ⅰb-Ⅸ和内皮下胶原结合，为血小板黏附在内皮下的桥梁；与血小板膜 GPⅡb-Ⅲa 结合，参与血小板聚集功能，发挥止血功能。此外，VWF 还能通过内皮细胞表面玻璃连接蛋白受体（αVβ3）和 VWF 分子上的精氨酸-甘氨酸-天冬氨酸（RGD）位点的结合黏附于受刺激的内皮细胞。

所以当 VWF 水平或功能降低时，会出现血小板和内皮细胞功能缺陷引起的一期止血缺陷和 FⅧ缺乏引起的二期止血缺陷，患者将有不同程度的皮肤和黏膜出血症状。

851. 为什么血管性血友病是最常见的遗传性出血病

答：血管性血友病，亦称为 von Willebrand 病（VWD），是 1926 年由芬兰医生 Eric von Willebrand 首次报道。VWD 在遗传性出血性疾病中最为常见，其发病机制是患者的 VWF 基因突变，导致血浆血管性血友病因子（VWF）数量减少或质量异常。国外报道 VWD 发病率约为千分之一，是血友病发病率的十倍。目前我国尚无统计学资料。患者有皮肤黏膜出血的倾向，以鼻黏膜与牙龈出血最常见，这与血友病以关节及软组织出血为主的临床表现有很大不同。女性患者常有月经过多或分娩后大量出血。由于 VWD 的类型不同，临床症状轻重不等。轻型患者（1 型）仅有月经过多、在拔牙或其他小手术后出血不止，或在家系调查时才被发现；2 型患者存在中度出血风险；重型患者（3 型）出血明显，可同血友病一样发生自发性关节与肌肉出血。家族中不同成员的出血表现及严重程度也不相同。患者的出血倾向可能随着年龄增加而减轻。由于医疗条件的限制，目前我国许多患者尚未得到诊断。

852. 为什么血管性血友病要检测出血时间

答：血管性血友病（VWD）是由于患者体内的 *VWF* 基因分子缺陷而造成血浆中血管性血友病因子（VWF）数量减少或质量异常的一种最常见的遗传性出血性疾病。VWF 的正常生理功能包括：①通过与血小板膜 GP Ⅰb 和 GPⅡb-Ⅲa 以及内皮细胞胶原蛋白的结合，在止血过程中起桥梁作用，协助血小板黏附并聚集于损伤血管处，这种功能需要由 VWF 多聚物的大分子结构存在；②作为 FⅧ的载体，结合后能使 FⅧ在血浆中保持稳定。出血时间（BT）测定是 VWD 的筛查试验，BT 延长是 VWD 的筛查指标之一。在 3 型（重型）和大部分 2 型 VWD，BT 均有明显延长，而在 1 型 VWD 则变异较大，BT 可以正常或接近正常。有资料统计，VWD 的 BT 异常率约为 30%。阿司匹林耐量试验可提高阳性率，但小儿患者应慎用；应用 BT 测定器法，可提高 VWD 的诊断率。

853. 为什么要检测血管性血友病因子的抗原和活性水平

答：血管性血友病因子（VWF）抗原和活性的检测是诊断血管性血友病（VWD）的确诊试验。VWF 抗原在全自动血凝分析仪上可用免疫比浊法进行快速检测，VWF 活性可用免疫比浊法或瑞斯托霉素诱导的血小板凝集法定量检测。结合 VWF 抗原和活性水平，可对 VWD 进行分型：1 型患者 VWF 抗原水平中度降低，且 VWF 活性与抗原的比值>0.6；2 型患者 VWF 活性与抗原的比值<0.6；3 型患者 VWF 抗原水平极低或缺如。此外，在正常人群中，O 型较 A 型、B 型和 AB 型血者 VWF 的抗原及活性平均值均明显减低。因此，一般推荐对 VWD 患者同时进行 VWF 抗原和活性测定。

854. 为什么血管性血友病要进行血管性血友病因子多聚体电泳分析

答：血管性血友病因子（VWF）在高尔基体中进行多聚化和加工修饰完成后，一部分直接分泌至血浆，另一部分储存在内皮细胞的棒管状（Weibel Palade）小体和血小板的

α 颗粒中，内皮细胞和血小板中储存的 VWF 是大分子量的多聚体，具有较强的生物学活性。血管性血友病（VWD）分为 1 型、2 型和 3 型（2 型又分为 2A、2B、2N 和 2M 四种）。2A 型：血浆中缺乏 VWF 的高分子和中分子的多聚物，VWF 的初期止血功能减退。其可能机制为基因突变引起 VWF 多聚体的装配和分泌障碍，使 VWF 滞留于内质网中，或 VWF 多聚体空间构型改变，使其对血浆中的蛋白酶异常敏感而被过快降解。2B 型：血浆中缺乏高分子 VWF 多聚物。这是由于这类患者分泌的 VWF 分子与血小板 GP Ⅰ b 的亲和力显著增高，自发地与血小板结合而消耗了高分子多聚物。2M 型：VWF 依赖性血小板黏附能力降低，而 VWF 多聚体正常。因此，通过多聚体电泳实验可以辅助 VWD 分型。一般采用 SDS 凝胶电泳进行 VWF 的多聚体电泳分析，本法在 VWD 的分型诊断中有较大的应用价值。

855. 为什么血管性血友病要进行瑞斯托霉素诱导的血小板凝集试验

答：血浆中的血管性血友病因子（VWF）可通过与血小板膜糖蛋白（GP）Ⅰ b 结合，促进血小板的黏附与聚集。瑞斯托霉素诱导的血小板凝集（ristocetin-induced platelet aggregation，RIPA）试验是 VWF 的功能试验之一，可辅助血管性血友病（VWD）患者的分型。其方法是在富含血小板血浆加入瑞斯托霉素（1.2mg/ml），使用血小板聚集仪检测血小板聚集率。部分 1 型患者（约 30%）RIPA 可以正常；大部分 2 型患者 RIPA 显著下降，但 2B 型患者由于其变异的 VWF 与 GP Ⅰ b 的亲和力增加，可被低浓度的瑞斯托霉素（0.5mg/ml）诱导聚集；3 型患者 RIPA 无凝集反应。因此，RIPA 是 VWD 患者的确诊试验之一，对于怀疑 VWF 有质改变的 2 型患者，还应进行低浓度瑞斯托霉素诱导的血小板聚集试验。

856. 为什么要检测血管性血友病因子与胶原的结合试验

答：因高分子量血管性血友病因子（VWF）多聚体优先与胶原结合，所以本试验亦是一个 VWF 的功能试验。VWF 与胶原结合能力（VWF：CB）通常使用Ⅲ型胶原包被酶标板，以酶联免疫法进行测定。结合 VWF：CB 和 VWF 抗原（VWF：Ag）水平检测，有助于 1 型与 2 型 VWD 的分型诊断。2A 和 2B 型 VWD 患者 VWF：CB 与 VWF：Ag 的比值＜0.6；1 型、2M 型和 2N 型 VWD 患者 VWF：CB 与 VWF：Ag 的比值正常。因此，VWD 患者的诊断需要进行 VWF：CB 测定，以便进行诊断与鉴别诊断。

857. 为什么要检测血管性血友病因子与凝血因子Ⅷ的结合试验

答：血浆中血管性血友病因子（VWF）能够作为 FⅧ的载体，保护 FⅧ免于遭受各种蛋白酶的作用而失活。2N 型血管性血友病（VWD）是一种的 VWD 变异型，其特征是 FⅧ缺乏，而 VWF 抗原和活性可正常或异常，但比值为 1，这类患者很容易被误诊为血友病 A。目前发现的 2N 型 VWD 的分子缺陷大多数集中在 D'区，即 VWF 与 FⅧ结合的部位。2N 型患者主要诊断依据为 FⅧ：C 减少以及 FⅧ与 VWF 的结合能力（VWF：FⅧB）显著降低。酶联法检测患者血浆中 VWF 与 FⅧ的结合能力，是 2N 型 VWD 的确诊试验。因此，对 VWD 患者进行 VWF：FⅧB 测定有助于 VWD 的分型和鉴别诊断。

858. 为什么血管性血友病凝血因子Ⅷ活性降低

答：血浆中血管性血友病因子（VWF）能够作为FⅧ的载体，保护FⅧ免于遭受各种蛋白酶（凝血酶、纤溶酶和蛋白C）的作用而失活。VWF在正常血浆中的浓度约为10mg/L，而FⅧ的浓度只有200μg/L。VWF与FⅧ结合部位在D'-D3区，相当于VWF成熟亚单位氨基酸残基的第1～272位。VWF与FⅧ结合位点的突变，常导致2N型VWD。VWF与FⅧ的关系类似于江河中船与船夫的关系。将VWF比作小船，FⅧ比作船夫，若小船破损，船夫必然落水。VWF质、量缺损，必然导致其对FⅧ的保护作用受损，后果是FⅧ活性降低。

859. 为什么血管性血友病要进行基因诊断

答：VWF基因不同区域的突变，都会对血管性血友病因子（VWF）产生不同的影响，从而使血管性血友病（VWD）患者表现出不同程度的出血症状。VWD的出血程度与VWF水平和疾病亚型有关，多表现为黏膜出血，少数严重出血者表现为与血友病相似的关节及肌肉出血。VWD的临床表现及实验室表型检测结果有时不能明确地对VWD进行诊断及分型。而且，目前VWD的分型标准比较复杂且分型实验操作繁琐，导致很多患者的临床分型存在误差。研究认为，VWF的基因诊断有助于VWD的正确诊断及分型。数据显示：2型VWD的突变主要位于特定的功能结构域，如2N型突变主要位于外显子18-25；2A、2B及2M型突变主要位于外显子28；2A型主要位于外显子11-16、24-26及51-52；1型及3型VWD的突变则需要检测VWF所有的外显子区域。此外，VWF不同功能结构域的复合杂合突变还可能导致复合亚型表现的VWD。因此，基因检测对临床上VWD的诊断有很大帮助，同时，精准的VWD分型对其个体化治疗有较大的指导作用。

860. 为什么血小板型血管性血友病又称为假性血管性血友病

答：血小板型血管性血友病是一种血小板缺陷疾病，其与2B型血管性血友病临床表现和实验室表型极为相似，患者主要表现为黏膜出血。血浆中缺乏大分子量的血管性血友病因子（VWF）多聚体，低浓度瑞斯托霉素可以诱导血小板凝集反应，且常伴有不同程度的血小板减少。但与2B型血管性血友病不同的是，血小板型血管性血友病基因突变发生于血小板糖蛋白（GP）Ⅰb，而非VWF基因，变异的GPⅠb蛋白与VWF的亲和力增加，导致高分子量VWF多聚体的清除加快。因此，本病又称假性血管性血友病或血小板型血管性血友病。

861. 为什么血管性血友病需要注重预防

答：血管性血友病（VWD）患者有出血倾向，其在日常生活中需要特别注重预防。生活中经常接触到的药物，如阿司匹林、双嘧达莫（潘生丁）、吲哚美辛（消炎痛）、保泰松和右旋糖酐等，因其具有抑制血小板聚集、扩张血管作用，可加重出血。因此，VWD患者应该避免使用。在食物选择上VWD患者宜多食含维生素C较多的水果和蔬菜，避免粗硬食物，如鱼、骨头等，以免不小心刺破消化道黏膜，引起出血。此外，患者需保护好皮肤、黏膜，减少对皮肤、黏膜的刺激。刷牙时要用软毛牙刷，避免损伤齿龈，引起出血。活动时要避免使用锐利工具，尽量避免肢体与外界物体的碰撞，防止皮肤受损、皮下出血。在家中如果发生创伤性出血，尽量采取压迫止血，同时限制出血部位关节活动。

862. 为什么缺乏维生素 K 会引起出血

答：依赖维生素 K 的凝血因子包括 F II、F VII、F IX 及 F X。这些凝血因子所共有的生化特征是：分子中均含有特殊的 γ-羧基谷氨酸（Gla），Gla 是可以和 Ca^{2+} 结合的氨基酸，依赖维生素 K 的凝血因子与 Ca^{2+} 结合后发生构象改变，从而显露出与磷脂膜结合的特征，参与血液凝固过程。F II、F VII、F IX 及 F X 的生物合成有赖于维生素 K 的参与，在缺乏维生素 K 或应用维生素 K 拮抗剂时，体内合成的 F II、F VII、F IX 及 F X 除特定的谷氨酸残基未被羧基化外，其余部分的氨基酸顺序及糖组分均正常，但是这种形式的 F II、F VII、F IX 及 F X 不能参与凝血过程。因此，维生素 K 缺乏可导致出血。

863. 为什么口服维生素 K 拮抗剂时需要监测国际标准化比值

答：维生素 K 拮抗剂（代表药物：华法林）可通过抑制维生素 K 参与的 F II、F VII、F IX 及 F X 在肝脏的合成而达到抗凝的效果，主要应用于深静脉血栓与肺栓塞的防治，以及心脏瓣膜疾病与人工瓣膜血栓的预防。华法林的剂量反应关系变异很大，受遗传因素及环境因素等影响，因此需要严密监测。其主要副作用是出血，常表现为创面渗血、血尿、消化道出血、皮肤黏膜出血、肌肉关节出血与肺出血等。由于华法林主要影响外源性凝血系统，因此，口服华法林主要通过监测凝血酶原时间（PT）来反映抗凝的效果并调整用药剂量。但是，PT 检测过程中使用试剂（凝血活酶）的促凝活性及敏感性不同，国际标准化比值（INR）可使不同的凝血活酶试剂测得 PT 的结果具有可比性。因此，口服维生素 K 拮抗剂类抗凝药需要定期检测 INR，以保证患者在极低出血风险的前提下，达到最大的抗凝效果。

864. 为什么误服灭鼠药后需要及时补充维生素 K_1

答：杀鼠酮、鼠敌等属于双香豆素抗凝血类灭鼠药，误服后出血是其最大临床特征，也称华法林中毒。在出血前常有 2～5 天的潜伏期，主要表现为精神沉郁、食欲减退等；继之出现体外出血，如鼻出血、呕血、血尿、血便或黑粪，甚至脑出血。根据病史（服灭鼠药）、症状（广泛出血）和凝血酶原时间（PT）延长可明确诊断。维生素 K_1 可拮抗其抗凝作用，在急救时需及时补充。

865. 为什么在诊断遗传性 F VII 缺乏时必须先排除获得性 F VII 缺乏

答：肝脏疾病、华法林中毒或营养不良造成的维生素 K 缺乏是获得性 F VII 缺乏最常见原因，在这些情况下，可同时出现其他依赖维生素 K 的因子（F II、F IX、F X）缺乏。此外，同型半胱氨酸血症、Gilbert 综合征、Dubin-Johnson 综合征也都可以出现继发性 F VII 缺乏。因此在诊断遗传性 F VII 缺乏症时必须先排除获得性 F VII 缺乏症。

866. 为什么遗传性凝血因子 XI 缺乏症与血友病 A/B 的遗传方式不同

答：遗传性凝血因子 XI 缺乏症，既往称为血友病 C，与血友病 A/B（HA/HB）在遗传方式上有很大差别。遗传性凝血因子 XI 缺乏症是常染色体隐性遗传，而 HA 和 HB 是 X

染色体隐性遗传。此外，两者的临床表现也有较大差异。重型 HA/HB 主要表现为反复关节、肌肉出血，尽管 FXI 减低也会导致出血倾向，但是出血程度的轻重与 FXI 水平并不完全成正比。在某些 FXI 水平很低的患者中并没有发生严重的出血，甚至在手术时也没有发生明显的凝血障碍。据估计，约有一半的 FXI 减少的患者会出现出血症状，而另一半则无明显的临床表现。FXI 缺乏引起的出血一般轻微，皮下瘀斑、鼻出血、经血过多、血尿、产后出血和拔牙后出血最为常见，自发出血少见，关节出血和肌肉出血也较少见。

867. 为什么肝脏功能异常会引起凝血功能障碍

答：肝脏疾病常有止凝血异常，临床上表现为鼻出血、牙龈出血、皮肤瘀斑、胃肠道出血等，重者会伴发弥散性血管内凝血并危及生命。因此，出血作为肝脏疾病常见的、甚至是主要的临床症状，一直以来倍受重视。参与凝血过程的几乎所有凝血因子、抗凝血蛋白（抗凝血酶、蛋白 C、蛋白 S）和纤溶成分（纤溶酶原、α_2-抗纤溶酶）均在肝脏合成，而循环中被激活的凝血因子和纤溶酶原活化剂则主要在肝脏清除。当存在肝脏疾病时，从没有激活的凝血因子到激活的凝血因子、从抗凝血因子到纤溶各个阶段都可能受到影响。因此，一方面凝血因子合成减少；另一方面，纤维蛋白溶解系统的抑制成分合成也减少。加上肝病患者的血小板计数多数低下，最终的结果是患者的血液凝固性减低，易发生出血症状。

868. 为什么肝脏功能异常时要检测纤溶活性

答：急性肝炎尤其肝衰竭时常常有纤溶活性亢进，表现在纤溶酶原（plasminogen，PLG）和 α_2-抗纤溶酶（α_2-antiplasmin，α_2-AP）水平的降低、优球蛋白溶解时间（ELT）的缩短、FDP 和 D-二聚体的升高，这种情况也可成为出血的因素。肝硬化患者也存在纤溶亢进，表现为 ELT 缩短、FDP 升高和组织型纤溶酶原活化剂（t-PA）升高等，其原因主要是肝脏对它们的清除能力减低，而这时纤溶酶原激活抑制物-1（PAI-1）未能相应增加。其他纤溶抑制物如 α_2-AP、富含组氨酸糖蛋白（histidine rich glycoprotein，HRG）水平也是降低的。纤溶系统平衡的紊乱导致了 PLG 的降低，FDP、D-二聚体和纤维蛋白肽 Bβ 水平的增高以及纤溶酶-抗纤溶酶复合物（plasmin-α_2-antiplasmin complexes，PAP）的出现，呈现高纤溶状态。凝血酶激活纤溶抑制物（thrombin activatable fibrinolysis inhibitor，TAFI）是新近发现的一种纤溶酶抑制物，该物质被凝血酶激活后对 PLG 活化具有抑制作用。在慢性肝脏疾病中，尤其是肝硬化患者，TAFI 的抗原和活性均明显减低，从而导致纤溶亢进。因此，肝脏疾病时，进行纤溶功能检测可以明确是否存在纤维蛋白溶解系统的异常，为肝功能判断及临床治疗提供充分的依据。

869. 为什么肿瘤患者治疗期间要进行凝血功能检测

答：据报道，50% 癌症患者和 90% 有转移肿瘤的患者表现为一至数个凝血参数的异常。最常见的包括凝血因子水平升高（如 FⅦ、FⅧ、FⅨ 和 FⅪ）、纤维蛋白原（Fg）和 FDP 水平增加、血小板增加等。癌症患者高凝状态的发病机制十分复杂，一般的因素如发生急性时相反应、蛋白代谢异常、坏死、血流动力学改变（如卧床导致淤血）都会有助于凝血的激活，但是起关键作用的可能是肿瘤细胞特殊的促凝机制。恶性肿瘤细胞可通过多种途径和凝血系统相互作用，活化凝血系统。基本上可概括为两类：其一是肿瘤细胞的活性：包括促凝活性、纤维蛋白溶解活性和释放细胞因子（如白细胞介素-1、肿瘤坏死因子、血管内皮生长因子）；其二是直接与其他血细胞相互作用：如内皮细胞、血小板和单核细胞等。肿瘤患者治疗期间要进行凝血功能的检测，有助于判断是否存在高凝状态，对是否实施抗凝治疗有重要的指导作用。

870. 为什么术前需要常规进行凝血功能筛查

答：出血是外科手术的主要并发症之一，外科手术的异常出血发生率为 0.05% ~ 12%。为有效预防外科手术的异常出血，术前应尽可能充分、详细掌握患者与出血相关的病史、体格检查和实验室检查三方面的资料。进行止血与血栓实验检测的意义在于：①弥补可能被遗漏的出血性疾病史，防止轻型和亚临床型凝血因子缺乏患者择期手术出血的风险；②了解术前患者的止、凝血状态，为术中、术后可能发生的异常出血作出有效的止血准备。卫生部在 2000 年发布了 412 号文件，规定一般术前止凝血实验室筛查试验应包括以下内容：血小板计数、APTT 和 PT。若出现结果异常，应该进一步实施相应的确诊试验，以明确止血缺陷的原因，采取针对性治疗，保障患者的手术安全。

871. 为什么要检测组织因子水平

答：组织因子（TF）是一个分子量约 47 000 的跨膜糖蛋白，既是 FⅦ在细胞表面的受体，又是 FⅦ或激活的 FⅦ（FⅦa）的辅因子。正常情况下，TF 位于血管壁外膜细胞、包绕血管的成纤维细胞、肝、脾、肾等器官的纤维囊，及皮肤外层的表皮细胞、肾小球上皮细胞、脑皮质、心肌细胞、肺泡巨噬细胞、胃肠道壁、部分生殖泌尿道和子宫内膜基质细胞中，而在血管中膜或内膜层却很少。因此，正常情况下 TF 不存在于循环中或不与循环血液接触，只有当血管壁的完整性遭到破坏时 TF 才暴露于循环血液。TF 通过与 FⅦ/Ⅶa结合而启动外源系统凝血级联反应。而且 TF 依靠其与细胞膜的紧密结合发挥"锚"作用，使生理性凝血过程局限于损伤部位，而不从血液凝固的起始部位向远处播散。TF-Ⅶa复合物可迅速催化因子 X 的激活。另外，TF-Ⅶa 能以较低的速率激活 FⅨ，激活的 FⅨa 在辅因子 FⅧa 的存在下可激活 FX 转变成 FXa，这些过程最终导致凝血酶产生。凝血酶进而催化纤维蛋白原转变成纤维蛋白单体并聚合成纤维蛋白凝块。因此 TF 可同时激活FⅨ和 FX，启动内/外源性两种凝血酶级联放大反应，在血栓形成过程中起着重要的作用。但是在生理浓度时，TF 和 FⅦ单独存在都不具有促凝活性。此外，系统性炎症反应综合征（如内毒素血症、严重创伤、休克等）及弥散性血管内凝血时均出现肿瘤坏死因子、白介素-1 等细胞肽大量分泌。这些细胞肽可引起血中 TF 含量明显增高，且增高程度与预后密切相关。因此，对 TF 进行检测，可以了解凝血系统的激活情况，以利采取积极的治疗措施。

872. 为什么可用发色底物法检测组织因子活性

答：测定组织因子（TF）的活性对了解凝血的激活状态具有重要的意义。一般多采用发色底物法进行测定。将样本与人 FⅦ混合并温育，使其形成 TF/Ⅶ复合物。后者可作用于反应液中一高度特异性底物（SPECTROZYME FⅦa），并使其裂解，释放出对硝基苯发色团。在波长 405nm 处测定吸光度值，并与标准曲线比照即可测得样本中 TF 的活性。

873. 为什么要用生物素-亲和素酶联免疫反应检测血浆组织因子抗原

答：由于组织因子（TF）的含量在血浆中极低，普通的酶联免疫反应无法检测，一般需要利用生物素-亲和素放大的酶联免疫反应进行测定。将组织或血浆样本加至预先包被有抗人 TF 单克隆抗体（捕获抗体）的酶标板孔中，以生物素标记的二抗（检测抗体）特异识别已结合的 TF，然后加辣根过氧化物酶标记的链霉亲和素形成双抗体夹心酶联免疫复合物。加入底物 TMB 后，辣根过氧化物酶与之反应生成蓝色溶液，以硫酸终止反应，此时溶液将变成黄色。TF 水平可通过测定波长 450nm 处吸光度值，并与标准曲线比对获得。

874. 为什么肝素和类肝素物质增多会引起出血

答：肝素是一种酸性黏多糖，为高度硫酸化的葡胺聚糖，由嗜碱性粒细胞或肥大细胞生成，广泛存在于人体组织中。其抗凝机制主要为：①增强抗凝血酶（AT）的作用；②抑制 FXIa、FXa、FIXa、FXIIa；③促进纤溶；④抑制血小板；⑤刺激内皮细胞释放表面结合的组织因子途径抑制物（TFPI）而起抗凝作用。类肝素样物质同样具有葡胺聚糖的理化性质，因此其抗凝作用与肝素类似。肝素样抗凝物质多见于系统性红斑狼疮患者，也可见于肝病、流行性出血热、急性白血病、浆细胞恶性疾病、肿瘤、弥散性血管内凝血、移植后、应用药物的患者及老年人。肝素和类肝素物质增多的原因包括：肝素在肝脏降解减低；血管内皮细胞、肿瘤细胞释放的葡胺聚糖增加；治疗肾上腺肿瘤的药物苏拉明可抑制降解葡胺聚糖的酶；最后的结果均导致患者出血风险的增加。

875. 为什么血栓弹力图仪检测有别于传统凝血检测

答：1948 年 Dr. Hellmut Hartert 发明了血栓弹力图（TEG）技术，并在 20 世纪 60 年代起逐渐应用于临床。其基本原理是承载血标本的圆柱形杯以 4°45′ 的角度和每 9 秒/周的速度匀速转动，通过置于杯中的金属探针监测血液的凝固状态。杯内血液未凝固时，探测针与血液间无旋转切应力产生；一旦纤维蛋白与血小板复合物产生并且与探测针黏合在一起时，切应力产生并逐渐增加，针运动的幅度产生变化，通过传感器放大描出的图形为 TEG 曲线。当血块回缩或溶解时，探测针与血凝块的切应力减小，图形发生相应变化。经软件处理后形成的 TEG 曲线可得到近 20 个标准化参数，分别反映凝血系统、纤维蛋白原水平、血小板数量和功能以及纤溶系统的功能（图 4-4）。因此，血栓弹力图仪是利用血凝块切应力的改变进行的凝血功能检测，综合反应体内的出血或血栓形成倾向，有别于传统单一指标的凝血检测。

876. 为什么血栓弹力图反映的是综合止凝血功能

答：凝血过程极为复杂，是体内各种凝血及抗凝成分相互调节和平衡的结果。因此，目前广泛应用于临床的单个成分变化的检测并不足以反映凝血的"整体"或"全貌"。血栓弹力图（TEG）是整体评价凝血、血小板和纤溶过程的分析仪。它不需要进行标本处理，用少量全血即可检测凝血因子、血小板、纤维蛋白原、纤溶系统和其他细胞成分之间

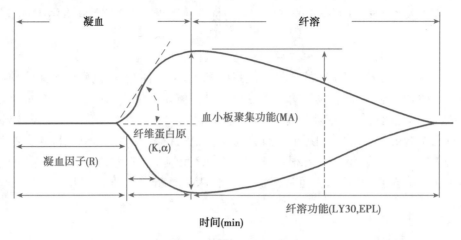

图 4-4　TEG 曲线示意图

的相互作用，为凝血全过程提供相关参数。通过加入激活剂在体外诱导血凝块形成，用感受器测定血栓形成的时间和数量，并由计算机绘制凝血速度和强度曲线。凝血综合指数即 CI 值，是结合了 TEG 曲线的反应时间、凝集时间、凝集块形成速率、最大振幅结合推算得出，参考值为 -3 ~ +3。反映样本在各种条件下的凝血综合状态，低于 -3 提示存在低凝，高于 3 提示存在高凝，介于 -3 和 3 提示为正常。此参数用于综合评价凝血功能，对血栓和出血的预测具有重要意义。TEG 现已成为临床上监测凝血功能的重要检查方法之一，在多个国家的输血、麻醉、重症医学、心脏外科等指南里被建议使用。

877. 为什么血栓弹力图各项参数可以分别反映止凝血功能障碍

答：血栓弹力图（TEG）曲线主要通过 R 值、K 值、α 角、MA 值、CI 值、LY30 和 EPL 等指标来反应各阶段凝血功能，当不同的指标存在异常时，可提示相应阶段的凝血功能障碍。其主要参数的参考范围和临床意义见表 4-2。

表 4-2　血栓弹力图主要参数的参考范围和临床意义

参数	参考范围	参数意义	临床价值
R 值	5 ~ 10min	代表凝血启动阶段，反应凝血因子的功能	R 值延长提示凝血因子不足，或者受抗凝药物及血液稀释影响；R 值缩短提示凝血因子活性增强
K 值	1 ~ 3min	血凝块生成速率，反映纤维蛋白和血小板共同作用的结果，其中以纤维蛋白的功能为主	K 值延长，提示纤维蛋白原功能不足；K 值缩短，提示纤维蛋白原量或功能增加
α 角	53° ~ 72°	与 K 值的临床意义相似，主要反映纤维蛋白的功能	α 角增大，提示纤维蛋白原功能增强
MA 值	50 ~ 70mm	代表纤维蛋白凝块的最终强度，主要反映血小板的功能	MA 值增大，提示血小板功能亢进

参数	参考范围	参数意义	临床价值
CI	−3 ~ +3	综合凝血指数	CI 低于−3 提示存在低凝，高于 3 提示存在高凝，介于−3 和 3 为正常
LY30	<7.5%	反映纤溶功能	LY30 增大，提示纤溶亢进
EPL	<15%	反映纤溶功能	EPL 增大，提示纤溶亢进

878. 为什么血栓弹力图有其独特优势

答：目前广泛应用于临床的传统凝血功能检测指标主要包括凝血酶原时间（PT）、活化部分凝血活酶时间（APTT）、凝血酶时间（TT）、血浆纤维蛋白原（Fg）水平及血小板计数等。传统的凝血四项等检测方法是以血浆为标本，APTT、PT、TT 等指标仅反映凝血过程中的初始状况，血小板计数仅能反映数量，不能体现功能。与传统项目相比，血栓弹力图（TEG）主要优势在于：①可以反映血液从凝血块形成直到纤维溶解的全过程，比传统凝血项目更加全面直观；②可以反映凝血因子与血小板之间的相互作用，全面地表现受检者整体凝血状况；③可以同时快速检测高或低纤溶状态（TEG 检测对创伤引起的纤溶亢进检测具有较高的敏感性和特异性）；④TEG 是以全血为标本，操作简单、快捷，能在床旁进行，特殊的诊断功能可以对血液凝固状态进行初步的判断，大大方便了临床一线医务人员对患者的诊治。当然，TEG 也有某些局限性，如目前尚缺乏标准化的评估指南，对指导治疗决策的阈值选择也不尽一致。因此，临床医生应根据具体情况选择合理的凝血功能检查。

879. 为什么血栓弹力图在肝脏移植围手术期中有重要应用价值

答：在肝移植手术中，复杂原因的大量出血可对患者生命造成极大威胁。若伴有凝血功能障碍，使术中止凝血情况更为复杂。面对这些患者的输血处理仍然是个难题，尤其是对凝血功能障碍的患者。单凭经验决定凝血功能异常的原因决定是否需要输血、输血量与成分等，经常具有盲目性。临床上急需有既简单又敏感、可靠的方法来检测大量失血患者的凝血功能状况，在较短的时间内检测出患者凝血障碍的原因，并在其指导下进行合理的输血。这样，既可避免多种凝血测定法而延误处理时间，又可及时纠正凝血障碍、减少失血与输血。血栓弹力图（TEG）检测的优势在于：①综合诊断患者围手术期的凝血变化；②指导围手术期的成分输血和凝血相关药物的使用；③及时发现和诊断纤溶亢进的情况；④发现高凝状态，预防手术后的血栓发生；⑤判断肝素在手术中的影响；⑥术后监测出血原因，减少二次手术打击；⑦操作简便，无需标本预处理。因此，TEG 在肝脏移植围手术期中有重要应用价值。

880. 为什么血栓弹力图的血小板图可监测抗血小板治疗

答：抗血小板治疗药物主要有阿司匹林（环氧化酶抑制剂）、氯吡格雷（ADP 受体抑制剂）等。血栓弹力图（TEG）血小板图试验的激活剂包括花生四烯酸（AA）和 ADP，前者用于阿司匹林的用药监测，后者用于除阿司匹林以外的其他抗血小板药物的监测。通过软件计算，比较不同激活剂得到的 TEG 结果，可以分别判断使用不同抗血小板药物后患者的药物疗效。若 AA 抑制率<50%，提示阿司匹林的抗血小板作用不足；若 ADP 抑制率<30%，提示氯吡格雷等 ADP 受体抑制剂的抗血小板作用不足；此外，TEG 血小板图还可用于评估心血管患者再缺血事件的发生概率以及纤维蛋白原活性。因此，TEG 血小板图是抗血小板治疗监测的良好手段。

881. 为什么血栓弹力图可监测术中肝素的应用

答：临床上，肝素类抗凝药物的剂量较难把握，若剂量不足，患者可能出现深静脉血栓等并发症；若剂量过大，患者发生出血的可能性显著增加。虽然低分子肝素的安全范围增加，临床上也较少检测其是否过量，但同样存在用量不足或过量的问题。使用普通反应杯和肝素酶反应杯分别对同一全血标本进行血栓弹力图（TEG）检测，通过比较生成曲线的 R 值，可以判断评估各类肝素、低分子肝素以及类肝素的疗效，评估鱼精蛋白中和肝素后的效果，以及判断患者是否存在肝素抵抗。若普通反应杯的 R 值延长，而肝素酶反应杯的 R 值正常，则提示血浆中存在肝素或类肝素物质。因此，TEG 技术可用于监测肝素的应用。

882. 为什么血栓弹力图可以指导临床输血

答：在心脏外科和肝移植等出血量较大的手术中，血栓弹力图（TEG）最早被麻醉医师用于术中实时反映凝血功能的变化，指导成分输血，减少血制品的用量和再次手术的概率。当 TEG 各项参数正常时，多数情况下出血是由于外科原因引起，可以暂时观察或外科止血，不予用止血制剂；当 R 值延长时，可输注新鲜冷冻血浆；当 K 值延长和（或）α角缩小时，可输注冷沉淀；当 MA 值降低时，可输注血小板。通过 TEG 检测，能判断导致出血的具体原因，鉴别凝血因子、纤维蛋白原、血小板的原因或是大量肝素残留导致的出血，指导临床采取正确的止血措施。欧美许多国家将 TEG 作为血液制品管理的重要工具，有助于节约用血、降低因过度输血引起的副作用及死亡率。因此，TEG 在指导临床输血中具有重要的应用价值。

（陆晔玲　周景艺　吴　希）

第四节　抗凝系统检验与疾病

883. 为什么生理状况下细胞和体液抗凝同时存在

答：生理状态下，凝血系统是有低水平活性的，但因有生理水平的抗凝功能存在，使两者处于动态平衡中。抗凝系统可对血液凝固系统进行调节，改变凝血性质，减少纤维蛋白的形成、降低各种凝血因子的活化水平。该系统主要包括细胞抗凝和体液抗凝成分。细胞抗凝作用主要通过单核-巨噬细胞系统、肝细胞及血管内皮细胞来完成，包括合成分泌抗凝蛋白、光滑内皮阻止血小板的黏附活化以及单核-巨噬细胞对活化凝血因子清除作用等。体液抗凝主要通过抑制凝血反应的抗凝蛋白起作用，主要包括：

（1）抗凝血酶（AT）：由肝、血管内皮细胞分泌，是体内主要的抗凝物质。它的机制是与肝素以 1∶1 比例结合形成复合物，从而使多个以丝氨酸蛋白酶为中心的凝血因子失去活性。

（2）蛋白 C 系统：包括蛋白 C（protein C，PC）、蛋白 S（protein S，PS）、血栓调节蛋白（TM）、活化蛋白 C 抑制物（activated protein C inhibitor，APCI）及内皮细胞蛋白 C 受体（endothelial protein C receptor，EPCR）。PC 和 PS 均由肝脏合成，是依赖维生素 K 的抗凝物质。抗凝机制是 PC 与凝血酶、TM 以 1 : 1 : 1 比例结合形成复合物，生成活化蛋白 C（activated protein C，APC），在 PS 的辅助下 APC 灭活 FⅧa 和 Ⅴa 起抗凝作用。

（3）其他：组织因子途径抑制物（TFPI）、肝素辅因子-Ⅱ（heparin cofactor-Ⅱ，HC-Ⅱ）、α_1-抗胰蛋白酶、α_2-巨球蛋白（α_2-macroglobulin，α_2-MG）和 C1-抑制剂等。

884. 为什么有些人存在血栓形成倾向

答：临床上，有些人存在血栓易发倾向，多以静脉血栓栓塞（venous thromboembolism，VTE）的形式出现，且有些有明显的家族史。有些疾病动脉血栓也有相当的发生率，但总体少于静脉血栓，近来认识到这部分人群存在容易血栓的倾向。易栓症是指由于抗凝蛋白、凝血因子、纤溶成分等遗传性或获得性缺陷所致容易发生血栓栓塞症的病理状态。遗传性易栓症的主要临床特点是有血栓家族史，初次发生血栓年龄轻，有反复的血栓形成，患者存在难以治疗的血栓病；而获得性易栓症可见于抗磷脂综合征、肝病、肾病综合征及系统性红斑狼疮等。易栓症的血栓栓塞类型主要为静脉血栓，某些遗传性易栓症（如高同型半胱氨酸血症）同时伴有动脉血栓形成危险度的升高。

885. 为什么要鉴别抗凝蛋白缺陷症是遗传性还是获得性

答：静脉血栓栓塞（VTE）是一种典型的多因素疾病，其中抗凝蛋白活性降低是已知的危险因素。三个主要的抗凝蛋白（抗凝血酶、蛋白 C 和蛋白 S）均主要由肝脏合成，如果患者肝脏存在疾病或者由于炎症、感染等疾病可导致合成减少。近年来，随着分子生物学技术的发展，对 VTE 遗传性危险因素的研究有了很大的进展。目前的研究表明两种基因突变 F Ⅴ Leiden 和凝血酶原基因 G20210A 是西方人群最常见的遗传性易栓因素，而三种遗传性抗凝蛋白缺陷则可能是中国人 VTE 患者最为常见的遗传性因素。有报道，在 VTE 患者中这三种遗传性抗凝因子总缺陷率达到 44.7%。VTE 治疗指南规定，如果患者没有显著的遗传性危险因素，抗凝药物治疗半年至一年后可以逐渐停用。但若患者存在遗传性抗凝蛋白缺陷，尤其是有家族史者应终身使用抗凝药物，否则极易发生再次血栓形成。由此可见，鉴别遗传性和获得性抗凝蛋白缺陷十分必要。

886. 为什么检测抗凝血酶首先要测定其活性

答：抗凝血酶（AT）是人体最重要的抗凝蛋白之一，在血栓病的诊断与治疗上均有重要价值，因此，近年来越来越受到重视。在实际应用中，应该首先测定其活性，因为活性能直接反映其功能情况，临床价值较大。目前的 AT 活性测定，大多数采用发色底物法。受检血浆中加入过量凝血酶，使 AT 与凝血酶形成 1 : 1 复合物，剩余的凝血酶作用于发色底物，释出显色基团。显色的深浅与剩余凝血酶呈正相关，而与 AT 活性呈负相关，根据受检者吸光度从标准曲线中计算出 AT 活性。参考范围根据不同试剂品牌略有差异，男女差异不大，建议各实验室要建立自己的参考范围。

887. 为什么低抗凝血酶活性的患者还需检测其抗原含量

答：临床上抗凝血酶（AT）活性减低的患者，如果排除获得性因素造成的缺乏，就要怀疑原发性 AT 缺陷症，AT 活性和抗原的同时检测，是遗传性 AT 缺乏的主要分型依据。AT 抗原的检测一般都是基于抗原抗体反应，手工测定一般采用 ELISA 方法，将抗 AT 抗体包被在固相板上，血浆中 AT 抗原与固相的抗 AT 抗体结合，再加入酶标记的抗 AT 抗体，则形成抗体-抗原-酶标抗体的双抗体夹心，加入显色基质后，根据发色的深浅来判断 AT 抗原的含量。自动化仪器检测一般采用免疫比浊法，操作简单，结果重复性好。遗传性 AT 缺乏依据活性和抗原检测分为两型：①抗原和活性同时下降，即量的减少，亦称为交叉反应物质阴性（cross reaction material negative，CRM-）型；②抗原正常，活性下降，即质的异常，亦称为交叉反应物质阳性（cross reaction material positive，CRM+）型。

888. 为什么肝素能增强抗凝血酶的活性

答：肝素是一种酸性黏多糖，主要由肥大细胞和嗜碱性粒细胞产生，存在于大多数组织中，在肝、肺、胃肠和心肌组织中更为丰富。肝素在体内和体外都具有抗凝作用，它作为辅因子作用于抗凝血酶（AT）的赖氨酸残基从而大大增强 AT 的活性，使 AT 和凝血酶结合得更快、更稳定，凝血酶因此立即失活。当 AT 和丝氨酸蛋白酶结合后，肝素可从复合物中重新解离释放，再与其他游离的 AT 结合，继续发挥其抗凝作用。综上所述，肝素作为临床常用的抗凝药物，其本身并无抗凝活性，其抗凝作用必须依赖于 AT 的活性实现。

889. 为什么抗凝血酶检测有重要的临床应用价值

答：抗凝血酶（AT）活性和抗原检测是临床上评估凝血状态的重要指标，AT 活性下降的患者临床上有血栓发生的倾向。获得性 AT 缺乏或活性减低主要原因有：①AT 合成降低，见于肝病导致的肝功能障碍，主要见于肝硬化、重症肝炎、肝癌晚期，常与疾病严重度相关，可伴发血栓形成；②AT 丢失增加：见于肾病综合征；③AT 消耗增加，见于血栓前期和血栓性疾病，如心绞痛、心肌梗死、弥散性血管内凝血（DIC）、脑血管疾病、外科手术后、口服避孕药、PE、深部静脉血栓形成、妊高征等。在疑难 DIC 诊断时，AT 下降具有较高的价值，如急性白血病时 AT 下降可以看作是 DIC 发生的危险信号。AT 水平和活性增高的临床价值有限。

890. 为什么抗凝血酶活性低下患者容易形成血栓

答：抗凝血酶（AT）主要由肝细胞合成，经修饰加工去掉 32 个氨基酸的信号肽后，成为可分泌的蛋白质，含有 432 个氨基酸。AT 是主要的生理性抗凝物质，对凝血酶的灭活能力占所有抗凝因子的 70%～80%。AT 的抑酶谱很广，它能抑制 FⅡa、FⅦa、FⅨa、FⅩa、FⅪa、FⅫa 以及纤溶酶、胰蛋白酶、激肽释放酶等，作用机制都是相同的。上述凝血因子的活性中心均含有丝氨酸残基，属于丝氨酸蛋白酶。AT 分子上的精氨酸残基，可以与这些酶活性中心的丝氨酸残基结合，以此封闭这些酶的活性中心而使之失活。在血液中，每一分子 AT 可以与一分子凝血酶结合形成 TAT 复合物，从而使后者失活。遗传性 AT 缺陷症主要是由编码 AT 的基因（SERPINC1）突变所致，临床表现主要是静脉血栓（60%），某些患者可伴有肺栓塞（PE）（40%）。50% 以上的患者有 1 次以上的血栓病临床表现。虽然各年龄都可发生，但67%患者初次发病年龄为10～35岁，其中约1/3患者血栓发生无明显诱因。

891. 为什么有多种方法可以检测抗凝血酶活性

答：抗凝血酶（AT）活性测定常用的方法包括发色底物法、凝固法，其中发色底物法具有操作简便、易于推广等优点。FXa发色底物法是在待测血浆中加入肝素和过量的FXa，血浆中的AT与FXa形成无活性复合物，剩余的FXa水解显色肽S-2765并释放发色基团对硝基苯，对硝基苯在405nm波长有最大吸收峰，其显色程度与剩余FXa的量呈正相关，与待测血浆中AT活性呈负相关。凝固法是将稀释的待检标本与过量的凝血酶作用，反应体系中剩余的凝血酶可以使纤维蛋白原凝固。凝固时间的长短与剩余凝血酶的含量成正比，与AT的活性呈反比。据此，可以计算出AT活性。根据AT基因突变位点与性质，并结合临床表型的实验室检查结果，可将AT缺陷症分为两型：Ⅰ型，AT蛋白功能与抗原水平平行下降；Ⅱ型，AT抗原水平正常，但蛋白功能异常。

892. 为什么怀疑肝素抵抗时首先要检测抗凝血酶活性

答：肝素抵抗即超大剂量的肝素无法达到预期的抗凝效果。肝素的抗凝作用在于和抗凝血酶（AT）特异地结合，使后者的构型发生改变，暴露出AT的活性中心，从而灭活血浆中的FⅡa、FⅨa、Ⅹa、Ⅺa和Ⅻa等丝氨酸蛋白酶。如果患者本身的AT很少或存在缺陷，再多的肝素也无济于事。临床上肝素应用广泛，血透患者、支架手术都需要大剂量的普通肝素进行抗凝，而低分子肝素更是作为抗凝常用药用于各类血栓患者预防与治疗。因此，只要患者使用肝素，首先应该检测抗凝血酶活性的基础值，发现降低应该及时处理，以免治疗过程中发生肝素抵抗。

893. 为什么有多种原因可以导致获得性抗凝血酶缺乏

答：获得性抗凝血酶（AT）缺乏包括AT的合成减少、丢失增多、消耗增加及其他原因引起。①合成减少主要见于进行性肝实质损伤，如肝硬化、重症肝炎、肝癌晚期等，常与疾病严重程度相关；②丢失增加见于肾病综合征，AT随尿蛋白排泄而减少；③消耗增加见于血栓前期和血栓性疾病、心脑血管疾病、弥散性血管内凝血、脓毒血症、先兆子痫、大型外科手术、烧伤等；④药物影响：肝素治疗初期，AT活性可降低，甚至低至20%～30%；雌激素治疗时，AT可伴随FⅡ、FⅦ、FⅨ、FⅩ升高而轻微减低；⑤新生儿：新生儿刚出生几天内AT含量可仅为正常含量的30%左右。

894. 什么是蛋白C系统

答：1976年，Stenflo在分离牛血浆成分时，在pool C中分离出一种新的蛋白，后经Esmon等证实是一种抗凝蛋白，命名为蛋白C（PC）。肝脏合成的PC是由461个氨基酸组成，经过对32个信号肽和10个前肽的剪切等一系列复杂过程，形成由419氨基酸组成的成熟PC。成熟PC分子量为62 000，经蛋白酶解剪切去除Lys156-Arg157二肽，形成由155个氨基酸组成的轻链和由262个氨基酸组成的重链，两者通过Cys141与Cys277间的二硫键相连。凝血酶与血栓调节蛋白（TM）复合物对PC激活部位（Arg169-Leu170）的剪切使激活肽从重链中释放，从而形成活化的 PC（APC）。后来又陆续发现了蛋白 S（PS）、活化蛋白 C 抑制物（APCI）和内皮细胞蛋白 C 受体（EPCR），这些蛋白的作用关系密切，相辅相成，就统一命名为蛋白 C 系统。其中 PS 为 PC 的辅因子，可提高 APC 的活性，EPCR-APC 复合物在 PS 的协同作用下，可裂解 FVa 和 FVIIIa，发挥抗凝活性。

895. 为什么蛋白 C 系统是微循环抗血栓的主要调节物质

答：蛋白 C 系统是以酶原形成存在于血浆中的，其活化是随着凝血酶的产生并与内皮细胞表面的血栓调节蛋白（TM）形成复合物而启动。微循环是微动脉与微静脉之间毛细血管中的血液循环，是循环系统中最基层的结构和功能单位。毛细血管是体内分布最广、管壁最薄、口径最小的血管。其管壁主要由一层内皮细胞构成。此时，若内皮细胞表面表达了内皮细胞蛋白 C 受体（EPCR），则可与蛋白 C（PC）结合，结合于 EPCR 的 PC 可被 TM 与凝血酶复合物（TMT）激活，切下 12 个氨基酸的蛋白 C 肽而形成 APC，APC 具有多方面的抗凝血、抗血栓功能。由此可见，由于内皮细胞表达 EPCR，PC 系统因此成为微循环抗血栓形成的主要调节物质。

896. 为什么活化蛋白 C 具有多方面的抗凝和抗血栓功能

答：活化的蛋白 C（APC）可以从多个环节发挥抑制凝血因子、抑制血栓形成的功能。①EPCR-APC 复合物在蛋白 S（PS）的协同作用下，可将 FVa 和 FVIIIa 裂解：这种灭活反应需要 Ca^{2+} 的存在，反应速度非常快；②限制 FXa 与血小板结合：存在于血小板表面的 FVa 是 FXa 的受体，当 FXa 与其结合后，可使 FXa 的活性大为增强，由于 APC 能使 FVa 灭活，使 FXa 与血小板的结合受到阻碍，因而使 FXa 激活凝血酶原的作用大为减弱；③增强纤维蛋白的溶解：APC 通过灭活纤溶酶原激活抑制物-1（PAI-1），刺激纤溶酶原活化剂的释放，从而增强纤溶活性。

897. 为什么蛋白 C 缺乏可以形成血栓

答：蛋白 C（PC）是人体抗凝系统的重要因子之一，主要由肝脏合成，肾脏、睾丸也可能合成部分（分别为肝脏的 35% 和 22%）。PC 是维生素 K 依赖的丝氨酸蛋白酶原，与蛋白 S（PS）、血栓调节蛋白（TM）和内皮细胞蛋白 C 受体（EPCR）等共同组成 PC 系统，在抗凝过程中起重要作用。PC 是体内重要的抗凝因子，其抗凝活性占全血抗凝活性的 20%～30%，临床多以占正常血浆 PC 活性的百分数来衡量 PC 的水平，健康成人的下限为 65%～75%，上限为 124%～165%，人群离散度大，随着年龄增长呈下降趋势。活化的蛋白 C（APC）可特异性地裂解 FVa 和 FVIIIa，从而减少凝血酶的生成，达到抗凝作用。遗传性 PC 缺陷症主要是由编码 PC 的基因（PROC）突变所致，呈常染色体显性遗传。杂合子 PC 缺陷症是静脉血栓形成的重要危险因素之一，发病年龄往往在成年期；纯合子 PC 缺陷症的患者大多为婴儿发病，通常会导致新生儿暴发性紫癜，患者出生后不久就会在微循环系统形成广泛血栓，病情凶险。大部分杂合子 PC 缺乏症患者的 PC 活性约为正常人的 50%，通常并不表现出临床症状，但晚期会出现凝血并发症，以反复性静脉血栓形成为主要表现。

898. 为什么可以用多种方法检测蛋白 C 活性

答：血浆蛋白 C（PC）活性检测目前基本上可以归纳为两种方法：一种是凝固法，另一种是发色底物法。①凝固法：基于活化的蛋白 C（APC）可以降解 F V a 和Ⅷa 的作用设计，反应体系中凝血酶和血栓调节蛋白（TM）使 PC 活化，APC 具有灭活 F V a、FⅧa 的作用，从而使 APTT 延长，其延长的程度与 PC 活性呈现相关性，由此可以计算出 PC 活性；②发色底物法：受检血浆中先加入 PC 激活剂（如从蛇毒中提取的成分），PC 被激活为 APC，APC 可作用于发色底物，使底物释放出显色基团，其显色的深浅与受检血浆中的 PC 活性成平行关系，根据受检者所测得的吸光度值计算出 PC 的活性。发色底物法重复性好，试剂相对稳定，目前为临床实验室主流检测方法。

899. 为什么低蛋白 C 活性的患者还要检测其抗原含量

答：蛋白 C（PC）活性检测下降的患者，如果排除获得性缺陷，就需要怀疑先天性 PC 缺乏症。先天性 PC 缺乏是已知的静脉血栓栓塞（VTE）的病因之一，为了准确分型需要做 PC 抗原检测。Ⅰ型：抗原和活性同时下降，即量的减少；Ⅱ型：抗原正常，活性下降，即质的异常。PC 抗原检测不同于 AT 抗原测定，目前国内没有基于自动化仪器的商品化免疫比浊法试剂盒，一般都是采用 ELISA 方法或者免疫火箭电泳法进行检测。以 ELISA 法为例，先将抗 PC 抗体包被在固相板上，血浆中 PC 抗原与固相的抗 PC 抗体结合，再加入酶标记的抗 PC 抗体，则形成抗体-抗原-酶标抗体的双抗体夹心，加入显色基质后，根据发色的深浅来判断 PC 抗原含量。

900. 为什么会发生活化蛋白 C 抵抗现象

答：活化蛋白 C（APC）可特异性地裂解 FV/FVa 的 Arg306 和 Arg506 两个位点，以及 FⅧ/FⅧa 的 Arg336 位点，将其灭活，从而减少凝血酶的生成，以达到抗凝作用。利用这一特性，在 APTT 试验中加入 APC，可导致 F V a 和 FⅧa 活性降低从而导致 APTT 时间延长。如果加入 APC 后，APTT 并不发生明显延长，该现象就被定义为活化蛋白 C 抵抗（activated protein C resistance，APCR）。现已证明，APCR 多数是由于 FV 或 FⅧ基因发生突变，导致 APC 无法有效灭活 F V a 和 FⅧa，致使该凝血因子活性增高，导致血栓形成倾向。这种 APC 抵抗，最具代表性的是 Dahlbck 报道的 FV Leiden 突变（p. Arg506Gln），其他一些获得性因素也可能导致 APCR 现象的产生。总之，有血栓高危因素的人群建议做 APCR 筛查试验，以降低血栓发生的危险或预防血栓的发生。

901. 为什么要进行活化蛋白 C 抵抗试验

答：活化蛋白 C 抵抗（APCR）是西方人群最常见的家族性易栓症发病的病理因素，在欧美易栓症人群中的发生率为 20%～60%，其中约 90% APCR 是由于 FV Leiden 突变所致，突变的 F V a 保持着原来的促凝活性，但被 APC 降解大大降低，导致高凝状态的产生。但在东方人群，目前的研究结果表明，FV Leiden 突变较罕见，只在一些少数民族中有所报道。需要注意的是，如果采用基于凝固法的 APCR 试验，药物等因素可以干扰结果，比如口服抗凝药物（华法林、达比加群等）、肝素治疗等。此外，如果患者狼疮抗凝物阳性，本身 APTT 结果就延长，APCR 结果就不理想或者不明显。但是 APCR 作为一个简单的实验，其最大的临床意义在于寻找血栓性疾病患者的病因及危险因素，以制定针对性的治疗策略。

902. 为什么可以用多种方法检测活化蛋白 C 抵抗

答：活化蛋白 C 抵抗（APCR）主要有凝固法和发色底物法两种方法。①凝固法（APC-APTT 法）：以 APTT 为基础，在受检血浆中加入活化蛋白 C（APC），计算 APC 比率（APC ratio）或 APC 敏感率（APC sensitivity ratio）值作为量化 APCR 的指标；②发色底物法：受检血浆以一定比例稀释后，加入磷脂、FIXa、FX 和 APC 一起孵育，由于 APC 可灭活 FVIIIa，从而限制了 FXa 形成，然后加入 FXa 的作用底物，测得不加与加 APC 时底物显色值，并以其比值作为 APCR 指标。一般 APC-APTT 法常用作筛查方法，发色底物法试剂略贵，但试剂稳定，重复性好。

903. 为什么凝血因子 V Leiden 突变容易发生静脉血栓

答：凝血因子 V 基因 Leiden 突变是人类 FV 的一种基因突变，它可以导致高凝状态的发生。这种突变的 FV 不能被活化蛋白 C（APC）灭活，呈现活化蛋白 C 抵抗（APCR）。FV Leiden 突变在欧美高加索人种中十分普遍且世代相传，发生率为 3%～5%，而在西班牙裔、非洲裔中少一些，亚裔血统罕见。因在 1994 年最早被 R. Bertina 等发现于荷兰的莱顿市（Leiden）故取名 Leiden 突变。其后证明 FV 基因点突变（第 1691 位碱基 G→A，c.1691 G>A），造成 FV 蛋白第 506 位精氨酸被谷氨酰胺替代（FV R506Q）是 APCR 的分子致病机制。在欧洲，超过 30% 的深静脉血栓或肺栓塞患者可检测出 FV Leiden 突变。有突变位点的人群发生血栓的风险取决于基因型：杂合子患者发生血栓的风险增加 4～8 倍；纯合子患者发生血栓的风险则增加 80 倍。用分子生物学方法可明确患者基因突变类型。

904. 为什么凝血酶原 G20210A 突变容易发生静脉血栓

答：凝血酶原是肝脏合成的维生素 K 依赖性凝血因子。凝血酶原基因 3'末端非翻译区 20210 位点核苷酸发生 G→A 突变，此区可能在基因表达中起调控作用，它可能增强了凝血酶原基因的转录或翻译效率，或是使转录的 mRNA 稳定性增强，导致凝血酶原浓度与活性增高，从而增加发生静脉血栓的风险。该突变与原因不明的复发性流产、妊娠期高血压疾病、胎盘早剥和胎儿生长受限的发生密切相关。凝血酶原 G20210A 突变的发生率在北欧人群为 2%，在初发的静脉血栓栓塞患者为 6%，在不良妊娠结局的妇女中为 10% 左右，是遗传性易栓症的最主要原因之一，但是在我国人群中其发生率极低。杂合子携带者发生静脉血栓的风险比无此变异者高 3 倍。

905. 为什么 FV Leiden 和 FII G20210A 突变不是中国人易栓症的主要原因

答：中国人血栓性疾病发生的遗传性危险因素与西方国家显著不同：FV Leiden 和 FII G20210A 突变是西方人群最为常见的遗传性易栓因素，其血栓患者 FV Leiden 或 FII G20210A 突变的检出率在 50% 以上，总人群中的发生率分别为 3%～7% 和 2%。在我国内地、台湾和香港地区的汉族正常人群和静脉血栓栓塞症（VTE）患者中均未发现 FII G20210A 突变，仅确定了 1 例 FV Leiden 突变患者。因此，FV Leiden 和 FII G20210A 突变不是中国人易栓症的主要原因。在中国人群中，静脉血栓的病因以抗凝蛋白缺陷为主，尤以蛋白 S（PS）缺陷症的发生率最高。有研究提示，内地静脉血栓形成的患者中 PS 缺陷占 14.9%，台湾和香港分别为 32.9% 和 21.3%。

906. 为什么蛋白 S 既有直接抗凝活性又有间接抗凝活性

答：蛋白 S（PS）是肝细胞合成的依赖维生素 K 的蛋白质，它是蛋白 C 抗凝系统的重要组成成分。蛋白 C（PC）在内皮细胞表面被凝血酶-TM 复合物（TMT）激活后，在辅因子 PS 的作用下，水解灭活凝血加速剂（FVa 和 FVⅢa），此为 PS 的间接抗凝活性。PS 也可以直接与促凝因子 FVa 和 FXa 可逆性结合，从而直接抑制凝血酶原酶复合物的活性；PS 还可以与 FVⅢa 结合，从而抑制 FX 的激活。补体 C4b 结合蛋白可与 PS 可逆性结合，当底物为 FVa 时，PS 的 APC 的辅因子活性可因与 C4b 结合蛋白结合而被中和；当作用底物为 FVⅢa 或凝血酶原酶复合物时，与 C4b 结合蛋白结合则不影响 PS 的活化蛋白 C（APC）的辅因子活性。

907. 为什么蛋白 S 缺乏容易形成血栓

答：蛋白 S（PS）是一种单链糖蛋白，由肝细胞合成，是依赖维生素 K 蛋白质中碱性最强的丝氨酸蛋白酶因子，与蛋白 C（PC）、血栓调节蛋白（TM）和内皮细胞蛋白 C 受体（EPCR）等共同组成蛋白 C 系统，在抗凝过程中起重要作用。由于 PS 是 PC 的辅因子，其缺乏可导致活化蛋白 C（APC）灭活 FVa 和 FVⅢa 的活性降低，血栓形成以静脉血栓为多见。静脉血栓主要累及下肢静脉，也可累及内脏静脉，30% 的患者发生肺栓塞。与 PC 缺陷症相同，可有新生儿暴发性紫癜等特征性表现。

908. 为什么不同厂家生产的蛋白 S 检测试剂稳定性差异大

答：目前全球有多家生产测定血浆蛋白 S（PS）活性试剂的厂家，其检测原理都是凝固法。试剂成分有两大类。第一类含有三种试剂，包括①冻干的乏 PS 血浆；②提纯的、含氯化钙的活化蛋白 C（APC）试剂；③PS 启动试剂：由 Russell 蝰蛇毒提取出的添加磷脂的激活物。第二类只含有两种试剂，包括①冻干的乏 PS 血浆；②PS 试剂：含有重组兔组织因子、合成磷脂、钙离子、APC。两类试剂的主要区别在于是否将 Ca^{2+} 和磷脂放在一起。第一类试剂因为将 Ca^{2+} 和磷脂分开放，所以其试剂稳定性明显优于第二类试剂。临床上推荐使用第一类试剂进行常规 PS 活性检测。

909. 为什么要同时检测血浆总蛋白 S 抗原和游离蛋白 S 抗原

答：蛋白 S（PS）是蛋白 C（PC）的辅因子，在血浆中有 2 种形式：①约 60% 是与补体 C4 蛋白结合的 PS（C4bp-PS），称为结合型，此型 PS 无辅因子功能；②40% 的 PS 为游离型 PS（free PS，FPS），具有辅因子功能。血浆总蛋白 S（total protein S，TPS）包括 FPS 和 C4bp-PS。同时检测血浆中总 PS 抗原和游离 PS 抗原，再结合 PS 活性，即可对遗传性 PS 缺陷症进行分型。Ⅰ型患者 TPS 抗原、FPS 抗原和 PS 活性均降低；Ⅱ型患者 TPS 抗原和 FPS 抗原正常，但 PS 活性降低；Ⅲ型患者 TPS 抗原正常，FPS 抗原和 PS 活性降低。

910. 为什么组织因子途径抑制物是重要的生理性抗凝蛋白

答：组织因子途径抑制物（TFPI）是一种与脂蛋白结合的生理性丝氨酸蛋白酶抑制物，全长由 276 个氨基酸残基组成，含 K1、K2 和 K3 三个 Kunitz 结构域，另外还包括 2 个连接区以及一个富含酸性氨基酸的 N 末端和一个富含碱性氨基酸的 C 末端。结构域 K1 和 K2 是 TFPI 发挥抗凝活性的关键部位，K3 在该作用中并非必需，但它的存在可以使 TFPI 更好地抑制凝血。TFPI 主要作用是调节 TF-FⅦa 参与的凝血过程。TFPI 还可以直接与 FⅩa 的活性中心 1：1 结合达到抑制 FⅩa 的目的，并以依赖 FⅩa 的形式在 Ca^{2+} 存在条件下抑制 TF/FⅦa 复合物。因此 TFPI 是一个非常重要的生理性抗凝蛋白。

911. 为什么可用多种方法检测血浆组织因子途径抑制物

答：血管受损后，组织因子途径在凝血启动中占主导作用，组织因子途径抑制物（TFPI）作为重要的负向调节抗凝蛋白受到重视。对于其分析测定，通常首先测定其活性，可采用发色底物法，其原理基于 TFPI 对 TF-FⅦa 复合物激活 FⅩ 的抑制能力。待检样品中的 TFPI 与试剂中的 TF-FⅦa 和 FⅩ，残余的 TF-FⅦa 复合物激活 FⅩ，FⅩa 作用于特异性的发色底物，显色的深浅与受检血浆中的 TFPI 活性成反比。此外，也可用 ELISA 方法测定 TFPI 总抗原。先将抗 TFPI 抗体包被在固相板上，血浆中 TFPI 抗原与固相的抗 TFPI 抗体结合，再加入酶标记的抗 TFPI 抗体，则形成抗体-抗原-酶标抗体的双抗体夹心，加入显色基质后，根据发色的深浅来判断 TFPI 的抗原含量。大多数情况下，TFPI 减低为获得性，如大手术、脓毒血症与弥散性血管内凝血引起的消耗性降低；先天性缺乏者易患血栓。老年人、妊娠时 TFPI 可增高，注入肝素或者肾衰竭时 TFPI 也可增多。因此，对 TFPI 活性和抗原的检测有助于全面评估患者 TFPI 的含量以及潜在的血栓发生风险，为临床治疗提供依据。

912. 为什么血浆中会存在类肝素物质

答：类肝素物质即在化学结构上与肝素有一定程度的类似，且具有抗凝血活性的物质。在常规凝血检测中，表现为凝血酶时间（TT）延长，活化部分凝血活酶时间（APTT）也可略有延长。体内类肝素物质过量，可注射硫酸鱼精蛋白进行中和；体外实验时可用甲苯胺蓝中和肝素的抗凝作用。因此，当 TT 延长，可在待检血浆中加入少量甲苯胺蓝，延长的 TT 恢复正常则表示肝素样物质增多，否则可能为其他抗凝类物质。血浆中类肝素物质增多常见于严重肝病、肝移植、肝叶切除、弥散性血管内凝血、系统性红斑狼疮、某些恶性肿瘤（多发性骨髓瘤、肾上腺皮质肿瘤）、过敏性休克、肾病综合征、氮芥及放化疗后。需注意，单纯的甲苯胺蓝纠正试验有时对肝素类物质不一定敏感，比如伴随有 FDP 增高、异常纤维蛋白原增多等。

913. 为什么口服华法林会减低维生素 K 依赖凝血因子及蛋白 C 的活性

答：维生素 K 能促使维生素 K 依赖性凝血因子 Ⅱ、Ⅶ、Ⅸ、Ⅹ 的氨基末端谷氨酸羧基化转变成 γ-羧基谷氨酸，羧基化能够促进维生素 K 依赖性凝血因子结合到磷脂表面，因此可以加速血液凝固。γ-羧基化需要还原型维生素 K（维生素 KH2）的参与。华法林可通过抑制维生素 K 环氧化物还原酶的活性从而阻断维生素 KH2 的生成，进而抑制维生素 K

依赖性凝血因子Ⅱ、Ⅶ、Ⅸ、Ⅹ的合成而达到抗凝的效果，其对血液中已有的凝血因子Ⅱ、Ⅶ、Ⅸ、Ⅹ并无抵抗作用，在试管内无抗凝血作用，即不参与体外抗凝。此外，蛋白C（PC）和蛋白S（PS）也属于维生素K依赖的抗凝蛋白，口服华法林初期，由于PC比其他依赖维生素K的凝血因子的半衰期短，首先迅速降低，可达40%～50%，导致短暂的血液高凝状态。

914. 为什么在肝素治疗时需要进行实验室监测

答：肝素广泛应用于预防和治疗血栓性疾病以及某些情况下（血液透析、体外循环）的抗凝处理，常用的制剂有普通肝素（unfractionated heparin，UFH）和低分子量肝素（low molecular weight heparin，LMWH）两类。其最常见的不良反应是出血，应用UFH时出血发生率为7%～10%，LMWH虽然比较安全，但大剂量使用仍然存在出血的可能性。为使肝素达到良好的抗凝效果同时出血的发生率最低，可以通过实验室监测血浆肝素的水平来解决。肝素抗凝另一不良反应是血小板减少，肝素诱导的血小板减少（heparin-induced thrombocytopenia，HIT）是肝素治疗最重要的并发症之一，常发生于应用肝素后4～14天，血小板减少的发生率2%～5%，部分患者可以并发血栓形成。此外，肝素治疗个体间差异较大，部分患者甚至可能发生肝素抵抗，主要是与个体间抗凝血酶的水平差异有关。因此，为保证肝素的有效性及降低并发症的风险，临床使用肝素时，需要进行实验室监测。

915. 为什么可以有多种指标监测血浆肝素水平

答：血浆肝素含量的测定可以保证其疗效并降低不良反应的风险。不同方法检测的适应证和敏感性有很大的差异，可以根据不同情况进行选择。①APTT检测：一般将肝素治疗时的APTT控制在正常对照值的1.5～2.5倍较为安全、有效，此法操作简单、快速和价廉，但临床上有其局限性，如在低凝时易造成肝素的用量偏低，高凝时用量过度；②活化凝血时间（ACT）：当血浆肝素浓度>1IU/ml时，可用ACT监测，临床不同的抗凝强度，ACT维持在不同水平；③甲苯胺蓝纠正试验：在TT明显延长的情况下，用少量的甲苯胺蓝后，延长的TT缩短5秒以上，提示血浆中有肝素或类肝素物质存在；同样硫酸鱼精蛋白加入血浆后，若APTT恢复正常，也提示血浆中肝素或类肝素物质的存在；④发色底物法（抗活化因子Ⅹa试验）：标本中的肝素与抗凝血酶（AT）形成复合物，灭活FⅡa和FⅩa，肝素对FⅩa抑制速度直接与其浓度成正比，剩余的FⅩa活性，通过其与特异的底物作用，发色强度与肝素浓度成反比；⑤TEG-肝素酶杯检测：TEG的肝素酶杯中含有肝素酶，可降解血液中的肝素。将普通杯弹力图曲线和肝素酶杯弹力图曲线叠加，对比R值，若普通杯的R值明显高于肝素酶杯，即表示肝素类物质的存在，该方法既可监测普通肝素，也可监测低分子量肝素。

916. 为什么低分子肝素治疗需用抗活化凝血因子Ⅹ活性监测

答：低分子肝素（LMWH）是由普通肝素解聚制备而成的一类分子量较低的肝素的总称。常见的LMWH有依诺肝素钠（克赛）、那屈肝素钙（速避凝）、达肝素钠（法安明）等。LMWH具有明显的抗活化凝血因子Ⅹ（FⅩa）活性，而其抗活化凝血因子Ⅱ（FⅡa）

的活性较低，且 LMWH 分子量越低，其抗 F X a 活性越强。其生物利用度是普通肝素的 3 倍，使 LMWH 维持抗血栓作用的同时降低出血风险。但是大剂量、长时间使用 LMWH 仍然可能会发生出血风险和肝素诱导的血小板减少。因此，提倡进行实验室监测。由于 LMWH 具有抗 X a 活性，因此可以在受检血浆中加入过量的 F X a，F X a 与 AT-LMWH 形成复合物，剩余的 F X a 作用于发色底物，后者释放出显色基团，显色深浅与 LMWH 呈负相关，可以从标准曲线上查到 LMWH 的浓度。

917. 为什么会发生肝素诱导的血小板减少

答：1976 年，国外报道在 52 例接受肝素治疗的患者中，有 16 例患者发生了血小板减少，即肝素诱导的血小板减少（HIT），发生率高达 32%。此后各种文献报道 HIT 发生率为 1% ~ 24% 不等。HIT 程度与肝素的剂量、注射的途径和既往有无肝素接触史等并无明确的关系，但是与肝素制剂的来源有一定关系，如取自小牛肺脏的肝素要比取自猪肠黏膜的肝素更易导致血小板减少。HIT 一般发生于应用肝素后 4 ~ 14 天，若治疗过程中，血小板低于治疗前的 50%，应怀疑并发 HIT；当血小板 $<50\times10^9$/L，需考虑停用肝素。目前认为 HIT 可能与免疫机制有关，部分患者体内可以出现一种特异性抗体 IgG，该抗体可以与肝素-PF4（血小板 4 因子）复合物结合，抗体-肝素-PF4 形成 3 分子复合物，再与血小板表面的 Fcγ Ⅱ a 受体结合，免疫复合物可以激活血小板，产生促凝物质，导致 HIT。因此 PF4 又称"肝素结合阳离子蛋白"，由血小板 α 颗粒分泌，血小板活化时表达。目前临床 HIT 的诊断可依赖 4Ts 积分法和抗肝素-PF4 抗体检测，低 4Ts 评分（≤3 分）且抗肝素-PF4 抗体阴性基本可以排除 HIT，中 4Ts 评分者（4 ~ 5 分）和高 4Ts 评分者（6 ~ 8 分）者需在明确排除 HIT 后方可继续使用肝素治疗。

918. 为什么要行复钙交叉试验

答：复钙交叉试验（cross recalcification test，CRT）是基于复钙时间测定的一种改良的筛查试验，可用于出血的鉴别诊断。将受检血浆与 1/10 体积的正常人混合血浆混合，在 37℃ 下孵育后加入 Ca^{2+}，血浆复钙时间正常范围为 2.2 ~ 3.8 分钟。复钙时间缩短（<1.5 分钟）提示凝血亢进；复钙时间延长提示凝血因子减少或血中有大量抗凝物质。轻度延长：4 ~ 7 分钟；中度延长：7 ~ 12 分钟；重度延长：>12 分钟。CRT 根据患者血浆与正常血浆的比例可以区分复钙时间延长的原因，鉴别是凝血因子缺乏还是循环血中有抗凝物质存在：若延长的复钙时间可以被 1/10 体积的正常人混合血浆所纠正，说明患者有内源凝血系统凝血因子缺陷；若延长的复钙时间不能被等量的正常人混合血浆所纠正，则认为是存在循环抗凝物质存在。CRT 对于凝血因子筛查敏感性不及 APTT，且容易受血浆中残余的血小板数量和功能的影响，同时由于为手工实验，误差较大。但由于 CRT 不需要特殊的实验室设备，检测方法较简单，目前仍然有一定的临床应用价值。

919. 为什么有些人的血浆中会存在凝血因子Ⅷ抑制物

答：凝血因子Ⅷ（FⅧ）抑制物是一种抗体，绝大多数属 IgG，少数为 IgG 和 IgM 混合存在，其在正常人体内不会产生。约 50% 的获得性血友病患者既往身体健康，无任何病因可查，另有 50% 的患者是继发于其他疾病，可能与机体的免疫功能失调有关。与获得性血友病相关的最常见疾病是自身免疫性疾病、围生期、恶性肿瘤、药物反应（青霉素及其衍生物）和皮肤疾病等。此外，部分血友病 A（HA）患者因反复多次输注新鲜血浆、全血或抗血友病球蛋白后也可产生 FⅧ抗体，发生率报道不等，在重型 HA 患者可高达 30%～50%。抑制物的产生会导致出血加剧，一般剂量的 FⅧ制剂治疗无效。FⅧ抑制物检测可采用 Bethesda 法，将受检血浆与一定量的正常人新鲜血浆混合，测定混合血浆残留 FⅧ活性，若受检血浆中存在抑制物，则测得的 FⅧ残留活性降低。以 Bethesda 单位来计算抑制物的含量，1 个 Bethesda 单位相当于灭活 50% FⅧ活性所需抑制物的量。

920. 为什么可用多种方法判断是否存在血浆凝血因子抑制物

答：体内一旦产生针对特定凝血因子的抑制性抗体，无论对于血友病患者还是非血友病患者，都会给治疗带来极大的困难。因此，凝血因子抑制性抗体的准确测定对诊断及合理治疗至关重要。目前，主要有 3 种检测方法：①筛查试验：一是 APTT/PT 纠正试验，患者血浆与正常人血浆混合后检测 APTT/PT，根据其纠正程度，初步判定 APTT/PT 延长是凝血因子缺乏导致或是凝血因子抑制物存在所导致，注意 FⅧ抑制物是时间和温度依赖，患者血浆与正常人血浆混合后于 37℃孵育 2 小时后检测阳性率更高；另外一种方法为因子平行稀释法，利用自动血凝仪在凝血因子检测时制备多个稀释浓度，判读各个稀释浓度的检测结果连线是否与标准曲线平行，若不平行，多有凝血因子抑制物存在；②Bethesda 法（定量试验）：在临床广泛应用最广泛，Nijmegen 方法是 Bethesda 法的改良，近年来多用于 FⅧ抑制物的定量检测；③ELISA 法：可以对抑制物的含量及特性进行研究，一般较少用于常规临床检测。

921. 为什么 Bethesda 法检测凝血因子抑制物在临床上广泛应用

答：血浆凝血因子抑制物测定最为经典的是 Bethesda 法，将待测血浆与正常新鲜血浆按一定比例混合，37℃温育 2 小时后，测定混合血浆剩余的凝血因子活性。如果待测血浆中含有某种凝血因子抑制物，则混合血浆中相应凝血因子的活性会降低（例如含有 FⅧ抑制物，则 FⅧ活性降低）。通常以 Bethesda 抑制单位来计算凝血因子抑制物的含量：1 个 Bethesda 单位相当于灭活 50% 某种凝血因子活性所需抑制物的量，正常人无抑制物存在。此法测定较简便，可对多种凝血因子抑制物进行测定，并可对血浆凝血因子抑制物进行量化，所以在临床上应用广泛。其对同种免疫产生的凝血因子抑制物较敏感，对自身免疫、药物免疫、肿瘤免疫产生的凝血因子抑制物则不太敏感。

922. 为什么因子平行稀释法检测血浆凝血因子抑制物更简便快速

答：因子平行稀释法是将待测血浆和校准血浆分别进行一系列稀释（例如 1∶10、1∶20、1∶40、1∶80、1∶160 等），在稀释过程中，因为降低了因子抑制物的抑制活性，从而因子的凝血活性得以增加。通过测定凝固时间，并分别绘制待测和校准血浆的凝固时间——因子活性曲线来对待测血浆中因子抑制物的活性进行判断。若待测血浆中不含因子抑制物，则两条稀释曲线呈平行状态；反之，两条稀释曲线出现交叉，可判断待测血浆中存在因子抑制物（图4-5）。因子平行稀释法可通过全自动血凝仪检测并进行图形分析，操作简便、快速，检测灵敏度高。

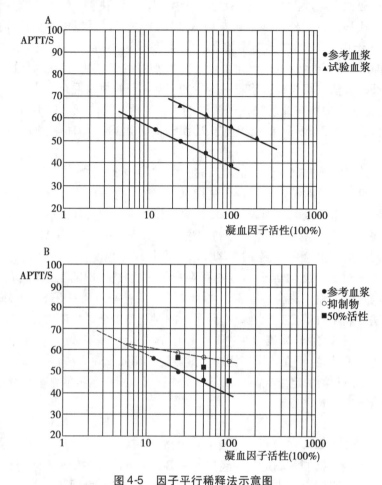

图4-5　因子平行稀释法示意图

注：A. 试验血浆中无抑制物，两条稀释曲线平行；B. 试验血浆中存在抑制物，两条稀释曲线相交

923. 为什么血浆凝血因子抑制物最常见于血友病 A

答：血友病 A（HA）是血浆 FⅧ质和（或）量的异常所导致的遗传性出血性疾病，目前临床上以替代治疗为主，即间断输注外源性 FⅧ以维持机体的凝血功能。有相当多的患者，经过若干次替代治疗，血浆中产生了针对 FⅧ的抗体，使外源性 FⅧ迅速失活，降低了治疗效果。这种抑制 FⅧ的抗体被称为 FⅧ抑制物，它可干扰凝血反应，使得对出血的控制更加困难。其发生率在各型报道不一，重型 HA 中可达30% ~ 50%。根据抑制物免疫应答的强度可分为低反应型和高反应型。低反应型约占25%，其特点是反应慢，抗体滴度<5BU，停止输注外源性 FⅧ后抑制物可在几周内自行消失，再次暴露于抗原后抗体滴度并不升高；高反应型约占75%，其特点是反应强烈、迅速，抗体滴度>10BU 或再次输注 FⅧ后抑制物升高明显，体内抑制物长期存在，甚至可达数年。抑制物的产生可能与患者 F8 基因缺陷的类型、接触凝血因子的时间、大剂量凝血因子的暴露、IL-10 和 HLA 的基因多态性、特殊炎症和疫苗接种等因素有关。

924. 为什么华法林具有抗凝作用

答：华法林的化学结构为 3（α-苯基丙酮)-4-羟基香豆素，是目前最常用的口服抗凝药。凝血因子Ⅱ、Ⅶ、Ⅸ、Ⅹ的氨基末端谷氨酸需完成羧基化才能转化为有活性的凝血因子，而 γ-羧基化过程需要还原型维生素 K（维生素 KH2）的参与。华法可通过抑制维生素 K 环氧化物还原酶的活性，阻断维生素 KH2 的生成，从而干扰上述凝血因子在肝脏的合成活化，使其仅停留在前体阶段（有抗原，无活性），达到抗凝的目的。本品在体内有对抗维生素 K 的作用，但对血液中已有的 FⅡ、FⅦ、FⅨ、FⅩ 并无抵抗作用。

925. 为什么华法林是深静脉血栓的重要口服治疗药物

答：深静脉血栓形成（DVT）主要是由于血液瘀滞和高凝状态引起，抗凝治疗是重要的治疗措施。华法林是传统的口服抗凝药，抗凝效果持久是其优点，缺点是显效慢，与食物与药物的相互作用及药物基因组学的因素使之药效受较多因素影响，不易控制。在血栓急性期，为防止血栓增大，需快速抗凝。华法林可与肝素重叠使用 4～5 天，因为华法林只是抑制肝脏合成新的 FⅡ、FⅦ、FⅨ、FⅩ，产生作用有一定滞后性。一般 DVT 患者华法林治疗时，建议 INR 控制在 2.0～3.0 之间。患者只要注意华法林应用的影响因素，坚持监测 INR 并根据结果及时进行药物剂量的调整，同样可以取得良好的用药效果。

926. 为什么新型口服抗凝药物尚不能完全替代华法林

答：华法林在 1954 上市至今，在临床上已使用了 60 多年，得到医生和患者的广泛信任。但华法林存在起效慢、失效时间长，个体对药物的治疗反应差异大，安全窗窄、需要频繁抽血监测及调节剂量，并与多种药物之间存在相互作用，容易受到饮食的影响，过量易导致出血等问题。因此，新型抗凝药如利伐沙班（rivaroxaban）、达比加群（dabigatran）应运而生。这些药物具有药代动力学稳定、生物利用度高、可固定剂量使用、无需频繁监测凝血功能、起效快、不良反应少等优点，受到广大患者和医师的青睐。但由于其价格相对昂贵，限制了临床广泛应用。华法林价格低廉、适应证广泛、疗效明确，仍受欢迎。只要针对其缺陷，合理检测，及时调整用药剂量，注意药物之间相互作用，避免摄入大量含维生素 K 的饮食，一样能够达到良好的治疗效果。因此，临床上新型口服抗凝药物尚不能完全替代华法林。

927. 为什么需要检测基因多态性以指导华法林用药

答：华法林主要用于深静脉血栓、肺栓塞、心脏瓣膜置换术、髋关节置换术以及房颤引起的血栓栓塞并发症的防治。但其疗效和出血反应的个体差异极大，剂量不易掌控，过低可能无效，过量又可能造成出血，不同患者所需用量可以相差十倍以上。因此，治疗剂量个体化非常必要。华法林在体内代谢的速度与作用靶点的基因多态性有关。华法林药物相关基因主要分为两类，一类是与其代谢和作用靶点相关的基因，如 *CYP2C9* 和 *VKORC1* 等。*CYP2C9* 基因突变会引起此酶代谢华法林能力降低，故可降低华法林用量。VKORC1 是编码维生素 K 代谢循环中的限速酶基因，是华法林在体内的作用靶点，对华法林治疗初期有重要的影响。研究表明，VKORC1 1639 位点携带 AA 型的患者较 GG 型更快进入治疗窗，并且有更低的稳定剂量，但初始治疗期（1 个月内）也更易发生出血事件。因此，

VKORC1 基因多态性直接决定了华法林的抗凝效果。上述两种基因表达降低可以使得患者对华法林更加敏感，换言之，可以使患者用更小的华法林剂量来达到足够的抗凝效果，这两种基因的遗传多态性可解释约 15% 和 25% 的华法林剂量变异。另一类是体内维生素 K_1 代谢循环相关的基因，如 *GGCX*、*CYP4 F2*、*EPHX1*、*APOE* 等。CYP4F2 编码一种氧化酶，主要负责体内维生素 K_1 代谢，基因突变会使体内维生素 K 含量的上升，导致需要增加华法林剂量；*GGCX* 基因编码 γ-谷氨酰基羧化酶，当活性发生变化时会直接引起凝血因子活化异常，导致所需华法林的剂量升高；*EPHX1* 基因编码微粒体环氧化物水解酶，该类酶具有维生素 K 环氧化物的 1 个结合位点，与个体间华法林用药差异具有相关性。将上述基因检测结果和国际标准化比值（INR）监控相结合，可以更有效、迅速地调整华法林维持剂量，使达到疗效的同时减少华法林的出血风险。

928. 为什么服用华法林早期需监测蛋白 C 和蛋白 S 活性

答：华法林作为维生素 K 抑制剂，不仅仅抑制了 FⅡ、FⅦ、FⅨ、FⅩ 在肝脏的合成，同时抑制了蛋白 C（PC）和蛋白 S（PS）的羧基化从而使 PC 和 PS 活性降低。研究者选取了口服华法林抗凝治疗的 50 例患者，分别在服药前，服药后第 1、3、5、10、15 及 30 天对患者的血浆 PC 活性、PS 活性及国际标准化比值（INR）进行动态监测，结果发现患者第 3~15 天的血浆 PC 活性、PS 活性明显低于对照组，但此时的 INR 尚未达到治疗范围。抗凝强度越高，患者的血浆 PC 活性和 PS 活性下降越明显。口服华法林患者的体内抗凝功能的下调先于凝血功能的下调，血浆 PC 活性和 PS 活性降低，使得华法林的抗凝效果受到一定程度的减弱。因此，对口服华法林患者除监测 INR 外，还应同时注意血浆 PC 活性和 PS 活性的变化，以更好地指导临床抗凝治疗。

929. 为什么不同的疾病国际标准化比值要控制在不同水平

答：华法林可用于防治血栓栓塞性疾病，可防止血栓形成与发展，如治疗血栓栓塞性静脉炎，降低深静脉血栓和肺栓塞的发病率和死亡率，减少外科大手术、风湿性心脏病、髋关节固定术、人工置换心脏瓣膜手术等的静脉血栓发生率。目前认为静脉血栓患者的国际标准化比值（INR）一般应保持在 2.0~3.0 或 2.0~2.5 之间；有心房纤维性颤动的患者的 INR 值一般应保持在 2.0~3.0 之间。理想的 INR 值一定是每一个患者个性化的。中国人的身高和体重与欧美白人显著不同，所以华法林抗凝治疗时 INR 的目标值不能盲目照搬欧美共识。当 INR 值高于 4.5 时，提示血液凝固处于临界值；而 INR 低于 1.5 不能提供有效的抗凝作用。因此提倡对于不同的疾病，INR 应控制在相应的水平。

930. 为什么新型口服抗凝药物是房颤患者新的选择

答：心房颤动（房颤）是临床上最常见的心律失常之一，房颤极易造成心房血栓形成，随动脉血流至脑部。因此，房颤是缺血性脑卒中的重要独立危险因素。房颤患者需要进行血栓栓塞预防，研究表明，华法林可使脑卒中的相对危险降低 68%。但是华法林的代谢受基因、药物之间的相互作用和含有维生素 K 食物的影响，必须常规进行监测并调整剂量保证国际标准化比值（INR）在目标范围内，抗凝不足时卒中风险增加，抗凝过度则出血风险增加。由于医生及患者对出血风险的担心，频繁监测 INR 也降低了患者的依从性，使华法林应用受到一定的局限性。近几年新型抗凝药物的出现成为房颤患者的福音，已有研究表明，直接凝血酶抑制剂（达比加群）和直接Ⅹa因子抑制剂（利伐沙班、阿哌沙班）已显示了良好的抗凝效应和安全性，且服用方便、无需常规监测，有望取代华法林成为未来抗凝治疗的主流药物。但目前而言，华法林依旧是房颤患者首选的药物。

931. 为什么新型口服抗凝药同样需要实验室监测

答：新型口服抗凝药是一类直接与单个凝血因子作用的药物，包括直接FⅩa抑制剂和FⅡa抑制剂等，前者包括阿哌沙班、利伐沙班、依度沙班等，后者有达比加群。由于其不像华法林等传统抗凝药那样作用于多个凝血因子，而是仅抑制某一个凝血因子，具有可预测的药代动力学和药效学，抗凝作用不依赖于抗凝血酶，口服起效快，治疗窗宽，相对于华法林半衰期较短，与食物和药物之间很少相互作用，且剂量个体差异小只需固定剂量服用，通常治疗过程中无需常规进行凝血指标监测，对医生及患者均极为方便。但是，在某些特殊情况下，如需紧急手术或侵入性操作、疑似明显出血、疑似服药过量、严重血栓形成、肾或肝功能进行性衰竭、患者依从性差、怀疑潜在的药物相互作用等，通过实验室指标评估监测新型口服抗凝药的抗凝作用也十分必要。其实验室监测指标主要有：①蝰蛇毒凝血时间（ecarin clotting time，ECT）：可定量评估达比加群的活性，如果ECT超过参考值上限的3倍，提示出血风险增加；②稀释的凝血酶时间（dilute thrombin time，dTT）：若>65s，提示出血风险增加；③抗FⅩa试验：对于利代沙班等疗效监测目前尚无统一标准。

（顾　怡　沈　薇　周景艺）

第五节　纤溶系统检验与疾病

932. 为什么纤溶系统是个复杂的体系

答：纤溶酶（plasmin，PL）作用于纤维蛋白原或纤维蛋白，将其多肽链的赖氨酸结合部位切断使之溶解的现象，称为纤维蛋白溶解，简称纤溶。由此产生的分解产物为纤维蛋白（原）降解产物（FDP）。参与纤溶过程的一系列化学物质组成的系统称为纤溶系统。纤溶系统的基本成分是纤溶酶原（PLG）、组织型纤溶酶原活化剂（t-PA）、尿激酶型纤溶酶原活化剂（u-PA）、纤溶酶原激活抑制物-1（PAI-1）、纤溶酶原激活抑制物-2（PAI-2）以及α_2-抗纤溶酶（α_2-AP）。其他成分还包括：①尿激酶型纤溶酶原活化剂受体（urokinase-type plasminogen activator receptor，u-PAR）；②富含组氨酸糖蛋白（HRG）：是PLG的竞争性抑制物；③活化的因子Ⅻ（FⅫa）：可将激肽释放酶原激活为激肽释放酶，后者可激活PLG；④α_2-巨球蛋白（α_2-MG）；⑤活化C1抑制物：可抑制蛋白酶的作用，调节纤溶活性；⑥玻璃连接蛋白：可与PAI-1结合，调节其功能。随着研究的深入，近年来发现凝血酶激活的纤溶抑制物（TAFI）对纤溶的活性也起着重要的作用。此外，血管紧张素Ⅱ、间质金属蛋白酶等都与纤溶系统有着密切的关系。由此可见，纤溶系统的组成相当复杂，上述各成分间的相互作用，发挥纤维蛋白溶解系统的功能。

933. 为什么纤溶酶原可通过多种途径被激活

答：纤溶酶原主要通过三种途径激活成纤溶酶：①内激活途径：是由内源性凝血途径裂解纤溶酶原而形成纤溶酶的途径，FⅫa 可将激肽释放酶原激活为激肽释放酶，激肽释放酶使单链尿激酶型纤溶酶原活化剂（single chain urokinase type plasminogen activator，scu-PA）转变成双链尿激酶型纤溶酶原活化剂（two chains urokinase type plasminogen activator，tcu-PA），进一步使纤溶酶原激活为纤溶酶，此途径是继发性纤溶的理论基础；②外激活途径：是由血管内皮细胞中释放的组织型纤溶酶原活化剂（t-PA）裂解纤溶酶原形成纤溶酶的途径，该激活途径是原发性纤溶的理论基础；③外源性激活途径：是由外界进入体内的溶栓药物如链激酶（streptokinase，SK）、尿激酶（urokinase，UK）和 t-PA 等，使纤溶酶原激活为纤溶酶的过程，此途径是溶栓治疗的理论基础。

934. 为什么生理情况下血浆中纤溶酶基本不发挥其功能

答：纤溶系统由纤溶的激活物和抑制物共同组成。血浆中抑制纤维蛋白溶解的物质统称为纤溶抑制物，它们存在于血浆、组织及各种体液中。根据其作用可分为两类：一类是抑制纤溶酶原的激活；另一类是抑制纤溶酶的作用，一旦纤溶酶生成后立即与之结合并使之失效，称抗纤溶酶。正常情况下，血液中的抗纤溶酶的含量远远高于纤溶酶的含量，因而纤溶酶的作用不易发挥。但在血管受损发生血凝块或血栓后，由于纤维蛋白能吸附纤溶酶原和激活物而不吸附抑制物，使得纤溶酶能大量形成而发挥作用，最终使血凝块溶解和液化。

935. 为什么生理情况下凝血与纤溶过程能保持平衡

答：血液正常的流动性有赖于血浆凝血-纤溶系统的动态平衡，组织型纤溶酶原活化剂（t-PA）和纤溶酶原激活抑制物-1（PAI-1）相互制约，维持了正常血浆纤溶活性。纤维蛋白溶解系统被激活过程可分为 2 个阶段：①起始阶段：凝血酶将纤维蛋白原转变为非交叉连接的纤维蛋白，在 FⅧa 的作用下，纤维蛋白连接成为牢固的凝块，纤溶酶原（PLG）和 t-PA 与最初形成的纤维蛋白通过赖氨酸结合部位结合在纤维蛋白表面，在该表面，PLG 被激活为纤溶酶（PL），但数量较少；②加速阶段：少量 PL 作用于纤维蛋白，使 PLG 在纤维蛋白上的结合部位更多地暴露，大量 PLG 结合在上面，形成更多的 PL，纤维蛋白降解，产生 FDP。抗纤溶的功能则由 PAI-1、纤溶酶原激活抑制物-2（PAI-2）和 α_2-抗纤溶酶（α_2-AP）来完成。在血液循环中，大多数 t-PA 与 PAI-1 以 1：1 的比例形成复合物，少量处于游离状态。PAI-1 结合在纤维蛋白上，抑制 t-PA 和尿激酶型纤溶酶原活化剂（u-PA）。激活的 PAI-1 也在血小板和内皮细胞内合成，血小板被凝血酶激活后，PAI-1 被释放至其表面。由血小板组成的纤维蛋白凝块，由于大量 PAI-1 集聚，血凝块较牢固，不易被溶解。此外，由于交叉连接的纤维蛋白较纤维蛋白单体（FM）复杂，t-PA 不易结合上去。因此，后期的凝血块不易被降解，这也是为什么 t-PA 必须在血栓形成的 6 小时内应用较为有效的原因。PL 在血液循环中很快被 α_2-AP 结合，形成复合物，失去其溶栓的活性。α_2-AP 通过 FⅧa 也结合在纤维蛋白上，抑制形成的 PL，使凝块不被降解，结合在纤维蛋白上的 PL 受到 α_2-AP 的抑制作用较在血液循环中弱。上述凝血和纤溶系统各成分相互作用和制约，使生理情况下凝血与纤溶过程保持平衡。

936. 为什么纤溶酶的作用是多方面的

答：纤溶酶是由纤溶酶原在激活物的激活下形成，属于双链丝氨酸蛋白酶。其具备多种生理作用：①降解纤维蛋白原和纤维蛋白；②水解各种凝血因子（FV、FⅦ、FX、FⅪ和FⅫ等）；③分解血浆蛋白和补体；④可将单链组织型纤溶酶原活化剂（single chain tissue plasminogen activator，sct-PA）、单链 u-PA（scu-PA）转变为双链组织型纤溶酶原活化剂（two chains tissue plasminogen activator，tct-PA）、双链 u-PA（tcu-PA）；⑤将谷氨酸纤溶酶原（PLG）转变为赖氨酸 PLG，后者被激活剂激活的效率大，且与纤维蛋白的亲和力更高；⑥可降解血小板膜糖蛋白（GP）Ⅰb、GPⅡb/Ⅲa；⑦激活转化生长因子、降解纤维连接蛋白、凝血酶敏感蛋白等各种基质蛋白质；⑧水解胶原蛋白。

937. 为什么遗传性纤溶酶原异常可导致血栓形成

答：纤溶酶原（PLG）在其活化剂的作用下转变成纤溶酶，起到清除血液中纤维蛋白凝块、防止血栓形成的作用。PLG 为分子量 92 000 的糖蛋白，含 791 个氨基酸，基因长度 55kb，位于染色体 6q26-27，在肝脏合成。血浆中存在谷氨酸型 PLG 和赖氨酸型 PLG，均可被组织型纤溶酶原活化剂（t-PA）活化形成纤溶酶。PLG 蛋白异常使纤维蛋白凝块不易溶解，可导致患者体内发生血栓。异常 PLG 分子导致血栓形成的机制可能有以下几方面：①靠近酶活性中心发生点突变，导致纤溶酶活性下降；②纤溶活性降低伴异常 PLG 对活化剂激活反应迟缓的反应动力学异常；③纤溶活性降低伴 PLG 分子电荷改变导致对纤维蛋白的水解能力降低。

938. 为什么要检测血浆中组织型纤溶酶原活化剂水平

答：组织型纤溶酶原活化剂（t-PA）主要由血管内皮细胞合成，与血管性血友病因子（VWF）一起贮存在 Weibel Palade 小体内，其他细胞如单核细胞、巨核细胞、间皮细胞、肥大细胞、血管平滑肌细胞、心肌成纤维细胞、神经元也可合成少量 t-PA。正常人血浆中的 t-PA 水平为约 2～5μg/L，半衰期为 4～5 分钟。游离状态的 t-PA 与纤溶酶原（PLG）的亲和力较低，只有在 t-PA、PLG 和纤维蛋白三者形成复合体后才能有效地激活 PLG 转变成纤溶酶，从而使纤维蛋白凝块溶解。检测血浆中 t-PA 水平有以下临床意义：

（1）t-PA 增高：先天性 t-PA 增高较少见，临床上有明显出血。先兆子痫中内皮细胞功能失常，t-PA 增高，并与蛋白尿呈正相关。t-PA 是胰腺肿瘤细胞生长、扩散及血管生长必需的因子。肌强直性营养不良时血中 t-PA 及 t-PA/PAI-1 复合物升高，外科手术创伤、低血压、缺氧、酸中毒、热射疗、内毒素血症、前列腺癌、脑血管意外、白血病（尤其是 M3 型急性髓细胞白血病）、弥散性血管内凝血、严重肝病时 t-PA 也会有不同程度的升高。

（2）t-PA 减少：文献上曾报道 t-PA 释放减少导致的血栓性疾病，但较少见。而 t-PA 减少是否是血栓形成的危险因子，目前尚有争论。纤溶酶原激活抑制物-1（PAI-1）的增高有可能是 t-PA 减少的原因。

939. 为什么在纤维蛋白存在时组织型纤溶酶原活化剂的作用更强

答：组织型纤溶酶原活化剂（t-PA）的主要功能是将纤溶酶原（PLG）的精氨酸 561-缬氨酸 562 处的肽链裂解，使其形成有活性的纤溶酶。在无纤维蛋白存在的条件下，t-PA

对 PLG 的激活作用较弱，两者的亲和力 Km 为 $65\mu mol/L$；在纤维蛋白存在时，此激活作用明显增强，Km 变为 $0.15\sim1.5\mu mol/L$。PLG 和 t-PA 通过赖氨酸结合部位结合在纤维蛋白上，形成了三体复合物，从而增加了亲和力。纤维蛋白在少量纤溶酶的作用下，部分被消化，可暴露新的赖氨酸残基，从而更多地结合 t-PA 和 PLG。此外，纤维蛋白原及纤维蛋白的降解片段 DDE 也可促进 t-PA 对 PLG 的激活。

940. 为什么组织型纤溶酶原活化剂可以与纤维蛋白结合

答：蛋白的结构决定其功能，组织型纤溶酶原活化剂（t-PA）是一种糖蛋白，含 527 个氨基酸，分子量为 $68\,000\sim72\,000$。分泌出细胞时，t-PA 呈单链，但很容易被纤溶酶在精氨酸 275-异亮氨酸 276 处裂解，成为双链 t-PA。氨基端称为 A 链，羧基端称为 B 链，B 链是蛋白酶区，与其他丝氨酸蛋白酶有同源性。第 $6\sim43$ 位氨基酸残基属于指状结构区，此区的功能与 t-PA 和纤维蛋白结合有关。但尿激酶型纤溶酶原活化剂（u-PA）无此结构区，故不能与纤维蛋白结合。

941. 为什么要检测血浆中尿激酶型纤溶酶原活化剂水平

答：尿激酶型纤溶酶原活化剂（u-PA）是一种单链糖蛋白，主要由泌尿生殖系统上皮细胞产生。广泛存在于各种组织，尤其是结缔组织或细胞外组织。u-PA 有两种类型，未活化的单链尿激酶（scu-PA）和已活化的双链尿激酶（tcu-PA）。两种类型的 u-PA 均可以直接激活纤溶酶原（PLG），不需纤维蛋白作为辅因子，但 tcu-PA 对纤溶系统的激活较 scu-PA 更强。正常人血浆中 u-PA 的水平较恒定（$<0.008mg/L$），昼夜变化不大。剧烈体力活动、静脉滴注 1-去氨基-8-D 精氨酸加压素（DDAVP）、急性早幼粒细胞白血病时血中 u-PA 升高。u-PA 除在肝脏中清除外，也从尿中排出。因此，在急性肾炎、狼疮肾炎时血浆中 u-PA 也常升高。此外，u-PA 和它的受体（u-PAR）与肿瘤细胞的侵袭及转移也有密切的关系。因此，通过血浆中 u-PA 水平的检测，有助于相关疾病的诊断和预后判断。

942. 为什么组织型和尿激酶型纤溶酶原活化剂的作用有区别

答：组织型纤溶酶原活化剂（t-PA）和尿激酶型纤溶酶原活化剂（u-PA）纤溶作用的区别表现在以下几方面：①t-PA 的局部纤溶作用强，而全身纤溶作用弱；②u-PA 的全身性纤溶作用强，而无局部纤溶作用或很弱；③u-PA 可在细胞外间质局部活化纤溶酶原（PLG），降解部分糖蛋白。同时 t-PA 和 u-PA 又有协同作用，使血凝块溶解效应增强。

943. 为什么纤溶酶原活化剂抑制物-1 有重要的作用

答：在血液循环中，凝血系统被激活形成纤维蛋白后，纤溶系统也同时被激活，溶解纤维蛋白。然而，组织型纤溶酶原活化剂（t-PA）的作用要受纤溶酶原活化剂抑制物-1（PAI-1）的控制和调节，PAI-1 的浓度或活性的高低直接影响着纤溶系统的活性。PAI-1 主要由血管内皮细胞合成，正常人血浆中浓度为 $5\sim85\mu g/L$。其主要通过以下几方面发挥抗纤溶的作用：①PAI-1 与单链 t-PA、双链 t-PA 及双链 u-PA 以 1∶1 的比例形成复合物而灭活 t-PA 和 u-PA；②血小板 α 颗粒中贮存着大量 PAI-1，当其被激活后，α 颗粒中的 PAI-1 随之释出，对稳定凝块，使其不被纤溶酶破坏起到重要的作用。血液中纤溶活性调节主要取决于内皮细胞分泌的 t-PA/PAI-1 的相对比例。

944. 为什么纤溶酶原活化剂抑制物-1 升高是心血管疾病的危险因子

答：纤溶酶原活化剂抑制物-1（PAI-1）与动脉粥样硬化（AS）的发生有密切的关系。2 型糖尿病血管粥样斑块中 PAI-1 量比无糖尿病患者的斑块更高。严重 AS 的动脉中 PAI-1 的 mRNA 表达水平较正常血管高，AS 患者血管 PAI-1 在病变表面的内皮细胞中表达增强。血浆中 PAI-1 升高是冠心病不稳定型心绞痛、心肌梗死的危险因子。冠心病的许多危险因子诸如吸烟、体力活动少、血脂异常、高血压、糖尿病、肥胖等所伴有的耐胰岛素、血胰岛素增高、血中甘油三酯升高、高密度脂蛋白下降、极低密度脂蛋白（VLDL）升高、高血糖等都可直接刺激内皮细胞对 PAI-1 的转录和分泌。此外，*PAI-1* 基因 4G/5G 多态性也是冠心病的危险因子，在这种多态性情况下血浆 PAI-1 表达水平较高。45 岁以前第一次心肌梗死后，血浆 PAI-1 升高是再梗死的危险因子。

945. 什么是尿激酶型纤溶酶原活化剂的抑制物

答：纤溶酶原活化剂抑制物-2（PAI-2）是一种糖蛋白，含有 415 个氨基酸。最早是从人胎盘中提取的，其他如白细胞、单核细胞、巨噬细胞也能合成 PAI-2。它有两种类型：一种为非糖基化型（低相对分子质量型），相对分子质量为 46 000；另一种为糖基化型（高相对分子质量型），相对分子质量为 70 000。主要作用是有效地抑制双链 u-PA 和双链 t-PA，对单链 t-PA 和单链 u-PA 作用很弱，一般认为是体内尿激酶型纤溶酶原活化剂的主要抑制物。PAI-2 通过其谷氨酰胺 83-谷氨酰胺-异亮氨酸-谷氨酰胺 86 残基与纤维蛋白（原）交叉连接，抑制纤溶酶原活化剂，保护血块不被溶解。

946. 为什么要检测血浆中纤溶酶原活化剂抑制物-2 水平

答：纤溶酶原活化剂抑制物-2（PAI-2）最早是从人胎盘细胞中分离出来，主要来源于人类单核细胞、巨噬细胞。血管内皮细胞中不表达 PAI-2 或表达量很低，但在炎症刺激时表达明显增多，正常人血浆 PAI-2 的水平低于 5μg/L。妊娠期血浆 PAI-2 逐渐升高，最高可达 100～300μg/L，分娩后 1 周降至测不到的水平。若并发宫内生长迟缓不伴先兆子痫，则 PAI-2 水平低而 PAI-1 正常；若产妇有先兆子痫而无宫内生长迟缓，则 PAI-2 正常，PAI-1 升高。PAI-1/PAI-2 抗原之比，正常妊娠为 0.6，先兆子痫时升至 2.5。此外，有研究指出，PAI-2 有抑制癌肿扩散和转移的作用。PAI-2 表达量低的肿瘤患者易发生淋巴结转移，预后较差。因此，检测血浆中的 PAI-2 水平，可帮助诊断先兆子痫等产科并发症，并可对肿瘤患者的预后进行评估。

947. 为什么尿激酶型纤溶酶原活化剂受体与恶性肿瘤相关

答：尿激酶型纤溶酶原活化剂受体（u-PAR）是与肿瘤生物特性密切相关的一种受体蛋白。前列腺癌、食管癌、乳腺癌和卵巢癌细胞中，尿激酶型纤溶酶原活化剂（u-PA）和 u-PAR 都增高，恶性组织中的 u-PAR 水平比相应的正常组织高出数倍。若 u-PAR 水平在肺、乳腺、卵巢和结肠癌时升高，常反映预后不良。u-PAR 过度表达可促进肿瘤细胞直接或间接分泌与血管形成有关的因子，如血管内皮生长因子（VEGF）、血小板衍生生长因子、成纤维细胞生长因子（bFGF）、肝细胞生长因子等。所以说，u-PAR 与肿瘤的生长、浸润、转移和血管新生有着重要的关系。

948. 为什么要检测血浆中 α_2-抗纤溶酶水平

答：α_2-抗纤溶酶（α_2-AP）是一种单链糖蛋白，含有 452 个氨基酸，相对分子质量为 67 000，主要由肝脏合成或释放。以两种形式存在于血液循环中，一种能与纤溶酶结合，约占 70%；另一种为非纤溶酶结合型，无抑制功能。前者的主要功能是抑制纤溶酶，同时，对胰蛋白酶、凝血因子（FⅩa、FⅪa、FⅫa）、激肽释放酶及其他丝氨酸蛋白酶也有一定的抑制作用。其抗纤溶机制主要通过以下过程实现：①在血液循环中，α_2-AP 的作用主要是与纤溶酶结合形成复合物，抑制纤溶酶，调节血液循环中纤溶活性；②在纤维蛋白表面 α_2-AP 通过 FⅫa 与纤维蛋白交叉连接，抑制血块被纤溶酶溶解。

正常血浆中 α_2-AP 的水平约为 70mg/L，为纤溶酶原水平的 $1/3 \sim 1/2$，是组织型纤溶酶原活化剂（t-PA）的 14 000 倍。先天性或遗传性 α_2-AP 缺乏少见，可引起严重出血或创伤后迟发性出血等临床表现。获得性 α_2-AP 缺乏症则相对较多见，如严重肝脏病。血浆中 α_2-AP 减少可见于消耗增多，如弥散性血管内凝血、静脉滴注 t-PA、u-PA 或其他纤溶酶原激活剂。由于 α_2-AP 与疾病过程中产生的纤溶酶结合形成纤溶酶-抗纤溶酶复合物（PAP），血液循环中 PAP 增高。故临床上常结合 α_2-AP 及 PAP 作为纤溶活性的指标。

949. 为什么凝血酶激活的纤溶抑制物参与纤溶过程的调控

答：凝血酶激活的纤溶抑制物（TAFI）是一种主要由肝脏分泌的存在于血浆中的单链糖蛋白，经凝血酶-血栓调节蛋白复合物（TMT）作用后变为活化型的 TAFIa。TAFIa 具有抑制纤溶酶原（PLG）转化为纤溶酶的生物活性，被认为是凝血与纤溶系统的调节因子。TAFIa 的作用机制为：去除纤维蛋白羧基端赖氨酸残基，从而减少 PLG 的结合和纤溶酶的形成；抑制谷氨酸型 PLG 转变为赖氨酸型 PLG，后者可以在血液循环中转变为纤溶酶，故 TAFI 可以抑制纤溶酶在血液循环中形成。TAFI 水平升高可见于深静脉血栓形成、动脉血栓、弥散性血管内凝血、感染、炎症等疾病；TAFI 水平下降可见于某些凝血因子减少（如血友病、遗传性 FⅪ缺陷症）、急性早幼粒细胞白血病等。

950. 为什么富含组氨酸糖蛋白参与纤溶过程的调控

答：富含组氨酸糖蛋白（HRG）合成于肝脏，对凝血及纤溶系统均有一定的调节作用。HRG 与纤溶酶原（PLG）的 A 链环状结构中赖氨酸结合部位有高度的结合亲和力，Kd 值约为 1μmol/L。在 2μmol/L PLG 及 1.5μmol/L HRG 浓度下，50% 以上的 PLG 与 HRG 结合，形成可逆性的复合物，从而使结合在纤维蛋白上的 PLG 减少，纤溶酶的形成减少。由于纤溶酶的减少，α_2-抗纤溶酶增高，又可与纤溶酶形成复合物，抑制纤溶活性。因此，从总体上来说，HRG 通过其竞争性抑制 PLG 的活化使纤溶活性降低。HRG 还能掺入血凝块中，故血清的 HRG 水平明显低于血浆。同时，HRG 还有中和肝素的作用。此外，血小板膜上的凝血酶敏感蛋白（TSP）可能是 HRG 的受体，HRG 与血小板结合后又可将 PLG 聚集在其表面，并与 TSP、PLG 形成三体复合物，调节血小板表面进行的凝血与纤溶。

951. 为什么 α₂-巨球蛋白参与纤溶过程的调控

答：α₂-巨球蛋白（$α_2$-MG）存在于人的血浆及血管外液，后者中的 $α_2$-MG 水平约为血浆中的 70%。肝细胞和巨噬细胞是 $α_2$-MG 的主要产生部位，$α_2$-MG 是由 2 个或 4 个分子量为 180 000 的亚单位所组成，是一种广谱的蛋白酶抑制物，可与金属蛋白酶、丝氨酸蛋白酶等形成复合物，通过其巨大分子所产生的空间位阻效应使这些酶不能与其相应的底物结合，从而产生抑制效应。$α_2$-MG 蛋白酶复合物在血液循环中的半衰期只有 2～5 分钟，很快与受体结合后被清除。此外，$α_2$-MG 可与纤溶酶、双链 u-PA、t-PA、激肽释放酶结合，调节纤溶活性。大量纤溶酶形成时，$α_2$-抗纤溶酶先与纤溶酶结合，剩下的纤溶酶与 $α_2$-MG 结合，故 $α_2$-MG 抑制纤溶的功能只起到"第二线"的作用。

952. 为什么纤维蛋白原和纤维蛋白的降解产物不同

答：纤溶酶降解纤维蛋白原和纤维蛋白的产物有所不同（图4-6）：

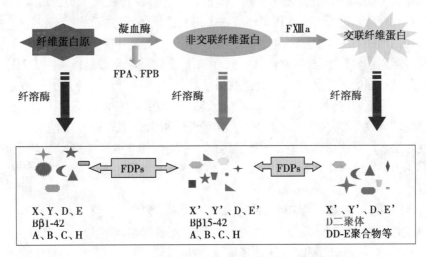

图 4-6　纤维蛋白原和纤维蛋白降解产物示意图

（1）纤溶酶降解纤维蛋白原：纤溶酶首先作用于纤维蛋白原的 Bβ 链，降解出肽 Bβ1-42；随后，又作用于 Aα 链，降解出极性附属物（含 A、B、C、H 片段），剩余的纤维蛋白原片段即为 X 碎片（fragment X，相对分子量 250 000）；X 碎片继续被纤溶酶作用，降解出 Y 碎片（fragment Y，相对分子量 150 000）和 D 碎片（fragment D，相对分子量 100 000）；Y 碎片在纤溶酶的作用下再降解成碎片 D 和碎片 E（fragment E，相对分子量 50 000）。

（2）纤溶酶降解纤维蛋白：①纤维蛋白Ⅰ（Fb-Ⅰ）和纤维蛋白Ⅱ（Fb-Ⅱ）的降解：Fb-Ⅰ和 Fb-Ⅱ均为凝血酶裂解纤维蛋白原的产物，在纤溶酶的作用下，Fb-Ⅰ和 Fb-Ⅱ中的 Bβ 链裂解出肽 Bβ15-42，然后从 Aα 链降解出极性附属物 A、B、C、H 片段，最终先后裂解出碎片 X'、Y'、D 和 E'；②交联性纤维蛋白的降解：Fb-Ⅰ和 Fb-Ⅱ可自行聚合成非交联的纤维蛋白，经 FⅩⅢa 作用后，形成交联的纤维蛋白，后者在纤溶酶的作用下，除降解出碎片 X'、Y'、D 和 E'外，还生成 D-二聚体、γ-γ 二聚体，复合物 1（DD/E）、复合物 2（DY/YD）、复合物 3（YY/DXD）等。

上述碎片及多聚体统称为纤维蛋白（原）降解产物（FDP），其中D-二聚体是交联性纤维蛋白降解的特异性标志物，是原发性纤溶和继发性纤溶鉴别的重要指标。

953. 为什么纤维蛋白（原）降解产物有抗血液凝固的作用

答：纤维蛋白（原）降解产物（FDP）具有一定的抗血小板聚集和抗血液凝固的作用：①碎片X（X'）：其与纤维蛋白原及纤维蛋白单体（FM）结构相似，故可与纤维蛋白原竞争结合凝血酶，并可与FM形成复合物，阻止FM的交联；②碎片Y（Y'）：可抑制FM的聚合和（或）抑制FM形成不溶性纤维蛋白；③碎片D和E（E'）：碎片D抑制FM的聚合，碎片E（E'）可竞争结合凝血酶；④极性附属物A、B、C、H：可延长APTT。综上所述，纤维蛋白（原）降解产物具有抗凝作用。

954. 为什么获得性纤溶亢进有原发性和继发性之分

答：纤溶亢进所致出血可分为先天性（或遗传性）和获得性两大类，后者远多于前者。先天性或遗传性纤溶亢进可发生在以下环节：①先天性循环纤溶酶原激活剂过多；②先天性纤溶酶原活化剂抑制物-1（PAI-1）减少或异常；③先天性 α_2-抗纤溶酶（α_2-AP）异常或缺乏。获得性纤溶亢进又有原发性和继发性之分。①原发性纤溶亢进是指病因未明或在有些原发病的病理生理过程中，纤溶酶原激活物被激活释放入血液循环，纤溶酶原被激活为纤溶酶；或由于纤溶系统的抑制物（PAI-1、α_2-AP）减少，使纤溶酶活性不受抑制，最终使纤溶酶的活性增高，导致纤溶亢进；②继发性纤溶亢进是指由于诸多原发疾病引起纤溶活性亢进，如恶性肿瘤、严重创伤、大型手术等。因此，原发性和获得性纤溶亢进本质上都是继发于其他疾病。但是，值得注意的是，原发性和继发性纤溶亢进的病因有时是交叉的。

955. 为什么原发性和继发性纤溶亢进症有时难以鉴别

答：原发性纤溶亢进简称原纤，与继发性纤溶亢进症临床症状均以出血为主要表现，故仅依靠临床症状，鉴别比较困难。尤其是继发性纤溶亢进在原发病未能及时明确，又以出血为首要症状时，诊断难度很大。实验室检测有助于两者的鉴别，详见表4-3。

表4-3　原发性纤溶亢进和继发性纤溶亢进的鉴别

鉴别项目	原发性纤溶亢进	继发性纤溶亢进
血小板计数	N	进行性↓
APTT/PT	N	进行性↑
Fg 含量	明显↓	进行性↓
AT	N	进行性↓
3P 试验	N	（+）
FDP	明显↑	进行性↑
D-二聚体	（−）	进行性↑
FⅧ：C	N	进行性↓
t-PA	明显↑	进行性↑
PLG	明显↓	进行性↓

注：Fg，纤维蛋白原；AT，抗凝血酶；FⅧ：C，凝血因子Ⅷ活性水平；t-PA，组织型纤溶酶原激活剂；PLG，纤溶酶原；N，正常；↑，升高/延长；↓，减低

要注意的是，有时上述各种实验室检查结果的区别并不明显，特异性不强。故必须根据原发病、临床表现及各种实验室结果全面综合动态分析。

956. 为什么原发性纤溶时纤维蛋白原水平明显下降

答：原发性纤维蛋白溶解症（原纤症）是指由于某些原因，纤溶酶原（PLG）被激活为纤溶酶，或纤溶酶抑制物减少，引起高纤溶酶血症，继后降解纤维蛋白原和其他血浆凝血因子，造成以低纤维蛋白原血症为主的低凝状态。临床表现为多部位的广泛出血。原纤发生的主要原因有：①纤溶酶原活化剂增多：前列腺、肺、胰腺、卵巢、胎盘、甲状腺及子宫等组织含有较丰富的纤溶酶原活化剂，当这些器官发生创伤或手术时，组织纤溶酶原活化剂可大量释放进入血液循环，引起原纤；②纤溶抑制物减少及纤溶酶原活化剂灭活能力下降：肝脏是 α_2-抗纤溶酶的合成场所，亦是纤溶酶原活化剂的灭活场所，当肝实质细胞严重受损时，如肝硬化、重症肝炎、在肝移植无肝期以及在肝移植后功能尚未恢复以前，纤溶抑制物产生减少，纤溶酶原活化剂的灭活功能降低，导致纤溶酶原活化剂增多，从而激发原纤；③先天性纤溶酶原活化剂增多；④肿瘤、腺癌（尤其是前列腺癌、胰腺癌）、急性早幼粒细胞白血病等肿瘤细胞可释放纤溶酶原活化剂，其中以 u-PA 为常见，激活纤溶系统。

957. 为什么弥散性血管内凝血的发病机制甚为复杂

答：弥散性血管内凝血（DIC）不是一个独立的疾病，而是许多疾病在进展过程中由于引起了凝血功能障碍而出现的最终共同途径，是一种临床病理综合征。一方面，由于血液内凝血机制被弥散性激活，促发小血管内广泛纤维蛋白沉着，导致组织和器官损伤；另一方面，由于凝血因子消耗引起全身性出血倾向。两种矛盾的病理生理机制在 DIC 发展过程中同时存在，程度不同，导致发病机制较为复杂，且可因基础疾病不同而各异，现将其归纳如下：

（1）外源性凝血途径激活：人体许多组织、细胞如血管内皮细胞富含组织因子（TF），当其受损时，TF 释入血液，通过激活外源性凝血途径触发凝血反应，导致微血栓形成，在 DIC 发病过程中具有极其重要的作用。此外，人体许多组织、细胞在损伤或破坏时释放的 TF 类物质以及一些进入血流的外源性物质具有与 TF 相同的活性和作用，也可成为 DIC 的"始动"因素。

（2）内源性凝血途径启动：多种致病因素如细菌、病毒、内毒素等激活 FⅫ导致内源性凝血途径激活，也是 DIC 发病机制中的重要一环。

（3）血小板活化加速凝血反应：多种 DIC 致病因素可导致血小板激活，使之在血管内皮处黏附、聚集并释放一系列内容物和代谢产物，加速、加重 DIC 进程。它一方面直接使纤维蛋白原转化为纤维蛋白形成血栓，同时通过对凝血因子及血小板等强大的正反馈作用进一步加速凝血过程；另一方面可直接激活纤溶系统，加重凝血紊乱。

（4）纤溶激活致凝血抗凝失调进一步加重：在 DIC 的发病机制中纤溶亢进十分重要，近年来学者已将凝血酶和纤溶酶并列为 DIC 发病机制的关键因素。纤溶激活的始动因素可以是凝血激活的病理因素，而凝血启动后的连锁反应也可以是纤溶激活的重要原因。

958. 为什么严重感染可引发弥散性血管内凝血

答：弥散性血管内凝血（DIC）是由许多病因所引起的一组严重的出血综合征。其特点是体内凝血功能亢进，在微血管内有广泛的血小板聚集和纤维蛋白沉积，以致凝血因子和血小板大量消耗，并诱发继发性纤溶，使止凝血功能障碍而导致严重的出血症状。已知感染性疾病是诱发 DIC 的主要病因之一，各种严重感染几乎都可并发 DIC。革兰阴性细菌感染所致的 DIC，其关键因素是内毒素。一般认为内毒素引起 DIC 的机制是多方面的，包括：①损害血管内皮，激活凝血系统；②激活补体系统，促进炎症反应；③激活血小板，促进聚集与释放；④促使白细胞内皮细胞相互反应；⑤刺激纤溶酶原活化剂抑制物-1（PAI-1）释放，抑制纤溶；⑥刺激单核吞噬细胞系统，促进细胞肽的大量释放；⑦活化 FXII，诱导血小板释放反应，损伤内皮并继之使 FXII 和 FXI 活化为 FXIIa 和 FXIa。革兰阳性细菌，如溶血性链球菌败血症、金黄色葡萄球菌败血症也可引起 DIC。其机制可能是细菌产生的酶与溶血毒素对血管内皮的直接损伤，并破坏红细胞、白细胞、血小板，增加毛细血管通透性，引起微循环障碍，造成中毒性休克综合征，导致 DIC。许多病毒血症，包括 HIV 感染、水痘、肝炎和巨细胞病毒感染均可并发 DIC。其机制目前尚不清楚，可能与 FXII 的激活、血小板释放反应、内皮损伤等有关。

959. 为什么恶性肿瘤可引发弥散性血管内凝血

答：实体瘤中前列腺癌并发弥散性血管内凝血（DIC）较多见，前列腺癌组织和转移病灶含有促凝物质，可释放到循环中引起 DIC。胰腺癌发生 DIC 也较多见。各种类型的急性白血病包括急淋、急非淋和慢性粒细胞白血病的急变期均可发生 DIC。急性白血病幼稚阶段的粒细胞、单核细胞和淋巴细胞可以释放促凝物质，且白血病细胞浸润和感染等因素可导致血管内皮损伤、内皮下胶原暴露、激活凝血系统，诱导 DIC 的发生。急性早幼粒细胞性白血病中的白血病细胞含有大量的促凝物质，最易发生 DIC，尤其是在化疗诱导缓解时更易发生，可导致凶险性出血。

960. 为什么重症肝病可引发弥散性血管内凝血

答：参与止凝血过程的几乎所有凝血因子、凝血调节蛋白（抗凝血酶、蛋白 C、蛋白 S、α_2-巨球蛋白）和纤溶系统成分（纤溶酶原、α_2-抗纤溶酶）均在肝脏合成，而循环中被激活的凝血因子和纤溶酶原活化剂则主要在肝脏清除。因此，肝脏在止凝血过程中的重要作用显而易见。当肝脏疾病时，从没有活性的酶原性凝血因子到激活的凝血因子、从抗凝成分到纤溶各个阶段都可能受到不同程度地影响。反映到实验室检查则表现复杂多变的异常，包括血小板数量和功能异常、纤维蛋白原质和量的异常、依赖维生素 K 的凝血因子缺乏和功能受损、血管内凝血和纤溶亢进等。急性、严重的肝细胞损害（急性重型肝炎）可出现纤维蛋白原明显降低，同时伴有血小板减少、FDP 增高，以及 FV、FVII 和 AT 水平的降低。目前认为急性重症肝炎并发弥散性血管内凝血（DIC）的原因可能和以下因素有关：①坏死肝细胞释放促凝物质（凝血前物质）增多；②肝炎病毒诱导单核细胞和内皮细胞上的组织因子高表达；③内毒素、炎症介质（IL-2、TNF 等）的释放；④激活的凝血因子在低血流量的血管入口处堆积；⑤抗凝血酶、蛋白 C、蛋白 S 及肝素辅因子-II 的水平降低。

961. 为什么羊水栓塞可导致弥散性血管内凝血

答：羊水栓塞可导致急性弥散性血管内凝血（DIC），并可引起急性呼吸、循环衰竭和多脏器功能衰竭。实验证实，正常孕期几乎无羊水进入母体循环。羊水进入母体的途径有两条：①强烈的子宫收缩，子宫腔内压力增高，驱使羊水经子宫颈的小静脉进入母体血流；②在胎盘早剥、子宫破裂、剖宫产等时，羊水由开放的子宫血管进入母体血液循环。羊水进入母体血液循环后对母体凝血系统有以下影响：①羊水具有类似组织因子的作用，可以促进凝血酶原转变为凝血酶，凝血酶大量生成后，导致机体广泛的微小血栓形成；②促进血小板聚集和加速血小板破裂；③羊水在促进广泛微血栓形成的同时引起继发性纤溶亢进，产生大量的 FDP，加重凝血功能障碍；④羊水的微粒物质造成微小血管的栓塞，引起反射性血管收缩，同时还刺激机体产生前列腺素 F2、5-羟色胺等血管活性物质，使小血管痉挛导致肺血管高压，右心排血受阻出现急性右心衰竭、急性呼吸衰竭和多系统器官衰竭；⑤母体对羊水内的抗原性物质发生过敏反应，引起过敏性休克。

962. 为什么妊娠高血压综合征会引发弥散性血管内凝血

答：妊娠性高血压综合征（妊高征）引起的弥散性血管内凝血（DIC）占妊娠相关DIC 的 47%。主要发病机制为：①妊高征时血管痉挛、血液黏稠度增加、循环血流量改变等导致全身组织器官缺氧缺血，损伤血管内皮细胞，致使血小板、纤维蛋白原和抗凝血酶减少，诱发慢性 DIC；②重度妊高征时免疫复合物明显增多，沉积于子宫胎盘床蜕膜血管壁并激活补体系统，引起局部的炎症反应、血管损伤、子宫胎盘血供不足、胎盘缺氧和胎盘滋养叶的破坏；滋养叶碎片进入母体血流，一方面激活外源性凝血系统，另一方面滋养叶的异体抗原（父系来源的）引起抗原抗体反应，从而激活凝血系统而诱发 DIC；③妊高征者存在血浆纤维蛋白原、FⅦ、FⅧ和血管性血友病因子（VWF）活性的明显增高，血液呈高凝状态，而抗凝血酶和蛋白 C 活性较未妊娠妇女明显降低；同时，妊高征患者纤溶酶原（PLG）水平下降、组织型纤溶酶原激活剂（t-PA）升高，FDP 明显升高，且患者血管内皮素-1（ET-1）和 P-选择素均明显增高，以上指标均提示妊高征患者有较明显的内皮细胞损伤、血小板活化、凝血功能增强和纤溶亢进。

963. 为什么胎盘早期剥离会引发弥散性血管内凝血

答：妊娠 20 周以后到胎儿娩出之前，正常位置的胎盘由子宫壁剥离引起的病理改变称胎盘早剥。胎盘早剥引发弥散性血管内凝血的机制可能有以下几方面：①胎盘剥离处的滋养叶细胞和损伤的蜕膜含有丰富的组织因子，释放后进入母体血液循环可激活外源性凝血系统，这一过程消耗了大量的血小板及纤维蛋白原；②纤维蛋白沉积可促进纤溶系统激活导致继发性纤溶亢进，不但继续消耗大量的凝血因子，而且产生了大量的 FDP，加重凝血障碍导致的出血；③体内多发的微血栓形成，可造成重要脏器如肺、肝、肾等的损害，导致多脏器功能衰竭或严重的休克。

964. 为什么弥散性血管内凝血会导致凝血功能异常

答：凝血功能异常是弥散性血管内凝血（DIC）最常见的病理生理变化，其演变过程如下：①初发性高凝期：为 DIC 的早期改变；②消耗性低凝期：在高凝期进行的同时，由于血栓形成过程中凝血因子的消耗及纤溶酶对凝血因子的降解，血液凝固性降低；③纤溶亢进期：可与低凝期同时存在，但易见于 DIC 后期，随着血管内血栓形成、大量血小板和凝血因子的消耗及代偿性抗凝增强，凝血过程渐趋减弱，纤溶过程则逐渐增强，加重严重出血的倾向。

965. 为什么弥散性血管内凝血会导致血小板和凝血因子水平降低

答：弥散性血管内凝血（DIC）发生时，多种致病因素可导致血小板在血管内皮下黏附、诱导血小板聚集并释放一系列内容物和代谢产物，加速和加重 DIC 的进程，导致血小板大量消耗性降低。同时，多种致病因素如细菌、病毒、内毒素等激活 FXII 导致内源性凝血途径激活是 DIC 发病机制中的重要一环。由于凝血激活消耗大量凝血因子导致凝血因子降低。所以，血小板和凝血因子减低是 DIC 发生的重要病理生理机制，也是患者发生严重出血的主要原因。

966. 为什么弥散性血管内凝血会导致纤溶亢进

答：弥散性血管内凝血（DIC）发生时，体内形成的大量凝血酶一方面直接使纤维蛋白原转化为纤维蛋白形成血栓，并通过对凝血因子及血小板等强大的正反馈作用进一步加速凝血过程；另一方面可直接激活纤溶系统，加重凝血紊乱。纤溶亢进期可与低凝期同时存在，但易见于 DIC 后期。随着血管内血栓形成、大量血小板和凝血因子的消耗及病理性抗凝物质增多，凝血过程渐趋减弱，纤溶过程则逐渐增强，且成为后期 DIC 病理生理过程中的主要矛盾。

967. 为什么将 D-二聚体升高作为继发性纤溶的标志

答：原发性纤溶是指在原发病的病理过程中，纤溶酶原激活剂被释放进入血液循环，纤溶酶原被激活为纤溶酶；或由于纤溶系统的抑制剂减少，致使纤溶酶的形成增多或纤溶酶活性不受抑制，最终使纤溶活性增高。此时未发生凝血，机体未产生交联纤维蛋白。因此，纤溶酶不能水解纤维蛋白降解产生 D-二聚体。继发性纤溶是指由原发病引起弥散性血管内凝血（DIC），纤维蛋白形成并沉积于血管内皮表面，促使纤溶酶原激活剂释放进入血液循环；同时纤溶系统的内激活途径被激活，导致纤溶系统功能亢进。在产生交联纤维蛋白的基础上，纤溶酶水解后者产生特异性的降解产物 D-二聚体。因此，D-二聚体升高是继发性纤溶的标志。

968. 为什么要检测 D-二聚体

答：D-二聚体（D-dimer，DD）是纤维蛋白降解产物之一，为继发性纤溶的特有代谢产物。该指标的特点是敏感性高，特异性低。利用其敏感性高的特点，临床上多以其的阴性结果作为低中危血栓形成患者的阴性排除依据。由于弥散性血管内凝血（DIC）时一般实验检测指标的敏感性和特异性不甚理想，而 DD 联合 FDP 对 DIC 的诊断敏感性和特异性较高，诊断效率较强，在 DIC 诊断中显示了其重要价值。溶栓治疗有效，往往也是以患者血浆中 DD 升高后再下降为特征。另外，DD 在继发性纤溶时阳性或增高，而原发性纤溶症时阴性或不增高，是鉴别两者的重要指标。因此，DD 检测在临床有其重要价值。

969. 为什么要检测纤维蛋白（原）降解产物

答：检测纤维蛋白（原）降解产物（FDP）包含纤维蛋白降解产物（fibrin degredation product，FDP）和纤维蛋白原的降解产物（fibrinogen degredation product，FgDP）。原发性纤溶亢进时，FgDP 含量可明显升高；高凝状态、弥散性血管内凝血、肝栓塞、器官移植排斥反应、妊娠高血压综合征、恶性肿瘤，心、肝、肾疾病以及血管栓塞性疾病、溶栓治疗等所致的继发性纤溶亢进时 FDP（以 DD 为代表）显著升高。临床一般联合 FDP 和 DD 作为纤溶系统亢进的筛查指标，指导临床诊断和治疗：①FDP 正常，DD 正常：多数为正常人，提示无纤溶过度现象；②FDP 阳性，DD 正常：多数为原发性纤溶亢进；③FDP 阳性，DD 阳性：多数为继发性纤溶亢进，常见于 DIC；④FDP 正常，DD 阳性：多数为 FDP 假阴性或 DD 假阳性。

970. 为什么纤维蛋白单体可作为凝血活化的标志物

答：纤维蛋白原在凝血酶的作用下，脱去纤维蛋白肽 A（fibrinopeptide A，FPA）与纤维蛋白肽 B（fibrinopeptide B，FPB）后，形成纤维蛋白单体（FM），后者自行聚合成为可溶性纤维蛋白复合物。FM 和可溶性纤维蛋白复合物是血栓前状态的标志物。FM 反映了凝血酶的活性，是凝血功能增强的早期分子标志物。正常人血液中 FM 含量极其微量或不存在，当 FM 水平升高，即是血液中有凝血酶生成的标志，表示凝血系统被活化。FM 提示了机体的高凝状态，临床上各种易诱发高凝状态的疾病都可能导致 FM 水平的升高，如败血症、感染性疾病（细菌与病毒感染）、休克、组织损伤、肿瘤、急性白血病、肝坏死、急性胰腺炎及妊娠高血压综合征等。弥散性血管内凝血（DIC）时为强阳性反应，FM 与 DD 的共同检测将有助于提高对 DIC 患者的诊断效能及预后评估水平。

971. 为什么要检测血浆中纤溶酶原水平

答：血浆中纤溶酶原（PLG）抗原水平（ELISA 法）的参考范围为（0.22 ± 0.03）g/L，活性水平（发色底物法）的参考范围为 75% ~ 140%。检测血浆 PLG 的活性及抗原可帮助临床诊断以下疾病或状态：①遗传性 PLG 异常：可以是抗原和活性同时下降（Ⅰ型），或抗原正常而活性下降（Ⅱ型）。本病是基因突变所致，该类患者容易发生血栓栓塞性疾病；②PLG 减少：通常是 PLG 被激活过多的结果，即纤溶酶激活剂增高所致，可见于原发性纤溶、重症肝炎、肝硬化、肝叶切除术、肝移植、前置胎盘、胎盘早期剥离、肿瘤播散、严重感染、弥散性血管内凝血等；此外，还可见于肝实质损伤所造成的合成减少；③PLG 增高：见于恶性肿瘤、糖尿病等血栓前状态和血栓性疾病。因此，通过血浆中 PLG 水平的测定，可了解体内纤溶状况，并衡量肝脏的合成功能。

972. 为什么要检测纤溶酶-抗纤溶酶复合物

答：纤溶酶是纤溶系统中起重要作用的关键酶，其一经形成便迅速与 α_2-抗纤溶酶结合形成纤溶酶-抗纤溶酶复合物（PAP）而被灭活，半衰期仅为 0.1 秒，不便直接检测。临床上通常通过检测 PAP 的血浆含量反映纤溶酶的生成，用于高纤溶酶血症和溶栓治疗的临床监测。伴随纤维蛋白形成增加和高纤溶酶血症的疾病，PAP 含量通常也增加。因此，对于许多疾病，FDP 水平和 PAP 水平可呈现相关性。PAP 的正常参考值范围为 0 ~ 150ng/

ml。除溶栓治疗外，PAP 浓度高于 150ng/ml 可视为血栓形成倾向或预示纤溶亢进。

973. 为什么 DIC 早期血浆鱼精蛋白副凝试验为阳性而晚期为阴性

答：3P 试验是血浆鱼精蛋白副凝试验（plasma protamine paracoagulation test，3P）的简称。凝血过程中形成的纤维蛋白单体（FM）可与 FDP（主要为 X 片段）形成可溶性纤维蛋白复合物。鱼精蛋白可使该复合物中游离 FM 自行聚合呈肉眼可见的纤维状、絮状或胶冻状沉淀，这种不需要加凝血酶就能使血浆发生的凝固现象，称为副凝固。因此，3P 试验阳性反映纤溶亢进、FM 增多，常见于 DIC 的早期或中期；在 DIC 后期，因纤溶物质极为活跃，FM 及纤维蛋白碎片 X（大分子 FDP）均被大量消耗，导致 3P 试验反而呈阴性。

974. 为什么要检测优球蛋白溶解时间

答：优球蛋白溶解时间（ELT）指在特定条件下观察凝血块完全溶解的时间，是判断纤溶系统活性的筛查试验之一。血浆优球蛋白组分中含纤维蛋白原、纤溶酶原和纤溶酶激活剂，但不含纤溶酶抑制物。用低离子强度的溶液（pH 4.5）沉淀和分离优球蛋白，再溶于缓冲液中，加钙或凝血酶使其凝固，检测凝块完全溶解的时间，即为 ELT。本试验具有一定的特异性和准确性，但敏感性较差。加钙法正常参考值为 >120 分钟，加凝血酶法正常参考值为 99~147 分钟。ELT 延长表明纤溶活性减低，见于血栓前状态和血栓栓塞性疾病；ELT 缩短表明纤溶活性增强，见于原发性或继发性纤溶亢进。

975. 为什么弥散性血管内凝血要进行抗凝治疗

答：抗凝治疗是阻断弥散性血管内凝血（DIC）病理过程最重要的措施之一。其目的在于抑制广泛性毛细血管内微血栓形成的病理生理过程，防止血小板及各种凝血因子进一步消耗，为恢复其正常血浆水平、重建正常凝血与抗凝平衡创造条件。肝素是临床最主要的抗凝治疗药物，通过抗凝血酶（AT）抑制多个活化的以丝氨酸蛋白酶为活性中心的凝血因子活性，达到抗凝效果。目前临床上使用的主要为普通肝素（UFH）和低分子量肝素（LMWH）。

976. 为什么弥散性血管内凝血要在抗凝治疗的基础上补充血液成分

答：在弥散性血管内凝血（DIC）早期（高凝期），需要实施抗凝治疗。继后出现的消耗性低凝血期，在抗凝治疗的基础上需补充所消耗的血液成分。若 DIC 的原因可以去除，往往可以达到满意的止血效果。可供选择的主要制品包括：①新鲜全血：可提供血小板以及除组织因子以外的全部凝血因子，纠正 DIC 的消耗性低凝状态；②新鲜冰冻血浆：新鲜冰冻血浆所含凝血因子浓度比新鲜全血提高近 1 倍，是 DIC 患者较理想的凝血因子补充制品；③纤维蛋白原制品：适用于 DIC 伴有明显低纤维蛋白原血症或出血极为严重者，使血浆纤维蛋白原含量达到 1.0g/L 以上为宜；④血小板悬液：血小板计数低于 20×10^9/L，或有严重脏器出血的 DIC 患者，需紧急输入血小板悬液，使血小板达到有效止血水平；⑤其他凝血因子制品：凝血酶原复合物（prothrombin complex concentrate，PCC），含 FⅡ、FⅦ、FⅨ和FⅩ，多在 PT 明显延长或相关凝血因子水平明显减低时输注；FⅧ浓缩剂，多在 APTT 明显延长或因子 FⅧ活性明显减低时输注。然而，DIC 的治疗最为重要的是解除病因，辅以上述措施，有助于病理生理反应的减轻甚至逆转。

977. 为什么弥散性血管内凝血可用纤溶抑制剂治疗

答：纤溶抑制剂主要是用于弥散性血管内凝血（DIC）的继发性纤溶亢进期，抑制纤溶酶对凝血因子的降解。其主要的适应证为：①DIC 的病因及诱发因素已经去除或基本控制，已行有效抗凝治疗及血小板、凝血因子补充，但出血仍难控制者；②DIC 后期，纤溶亢进已成为 DIC 主要病理过程及再发性出血或出血加重的主要原因；③DIC 时，纤溶试验指标证实有明显纤溶亢进。可供选用的制剂有氨基己酸、氨甲苯酸和氨甲环酸等。

978. 为什么弥散性血管内凝血在治疗过程中要持续监测凝血指标

答：弥散性血管内凝血（DIC）发病与病理生理改变相当复杂，临床表现相互重叠。为观察患者体内的凝血改变及药物治疗的效果，仅仅通过临床症状的改善，无法准确反映患者体内的真实情况。此时，只有通过实验室动态监测凝血指标的改变，才能掌握实时的凝血功能，指导临床处理。使用肝素抗凝治疗时，可以通过监测 APTT 或肝素浓度来反映机体抗凝治疗的水平。APTT 控制在正常对照的 1.5～2.5 倍，是肝素治疗的安全、有效剂量范围。此外，动态监测抗凝血酶（AT）的水平，是了解体内病理生理改变的重要依据，也是避免肝素治疗无效的重要手段。AT 活性在 90%以上，肝素可正常发挥疗效；AT 活性低于 70%，肝素效果下降；当 AT 活性在 50%以下，肝素抗凝效果消失，此时应该及时输注血浆以提高之。

979. 为什么血栓栓塞除抗凝治疗外还要酌情进行溶栓治疗

答：溶栓治疗是指利用溶栓药物激活体内的纤溶酶原，使之变成有活性的纤溶酶，进而促进血栓的溶解，达到清除新鲜血栓的一种治疗方法。抗凝治疗虽然能遏制急性血栓的扩展，降低血液的凝固状态，使血流通畅并可防止血栓复发，但已形成的血凝块仍有赖于自身激活的纤溶酶来消除。近端深静脉血栓中，血凝块大且包含了陈旧血块，自身激活的纤溶作用强度有限。据文献报道，近端深静脉血栓若单独抗凝治疗，6 个月后 60%的患者仍有血栓残留。残留的凝血块防碍了静脉瓣的功能，导致血流瘀滞、远端静脉扩张。因此，酌情选用溶栓治疗是消除血凝块的有效途径之一。

980. 为什么溶栓治疗有严格的适应证和禁忌证

答：溶栓治疗时，在血栓被溶解的同时，血液的凝固性也被动地降低，出血的风险明显增加（4%～13%）。因此，溶栓治疗必须严格掌握适应证和禁忌证。

心梗溶栓治疗的适应证：①持续性胸痛≥0.5 小时，含服硝酸甘油症状不缓解；②相邻两个或更多导联 ST 段抬高在肢体导联>0.1mV、胸导>0.2mV；③发病≤6 小时；④若患者来院时已是发病后 6～12 小时，心电图 ST 段抬高明显伴有或不伴有严重胸痛者仍可溶栓；⑤年龄≤70 岁。对于 70 岁以上的高龄急性心梗患者，应根据梗死范围、患者一般状态、有无高血压/糖尿病等因素，因人而异慎重选择。

心梗溶栓治疗的禁忌证：①两周内有活动性出血（胃肠道溃疡、咯血等），做过内脏手术、活体组织检查，有创伤性心肺复苏术，不能实施压迫的血管穿刺以及有外伤史者；②高血压病患者经治疗后在溶栓前血压仍≥160/100mmHg者；③高度怀疑有夹层动脉瘤者；④既往发生过出血性脑卒中，1年内发生过缺血性脑卒中或脑血管事件；⑤颅内肿瘤；⑥有出血性视网膜病史；⑦各种血液病、出血性疾病或有出血倾向者；⑧严重的肝肾功能障碍或恶性肿瘤等患者。

981. 为什么溶栓治疗存在出血风险

答：溶栓疗法是抗栓治疗的重要组成部分，其目的是溶解血管内血栓，使血管再通，促进病变部位组织及其功能的恢复。目前临床上常用的溶栓药物都属于纤溶酶原激活剂，如链激酶（SK）、尿激酶（UK）、重组 t-PA（rt-PA）等。第一代溶栓药：如 SK 可与纤溶酶原（PLG）结合形成 SK-PLG 复合物，使复合物中的纤溶酶原激活；UK 能直接激活循环中的纤溶酶原。这两种药物对纤维蛋白都无选择性，容易引起全身性纤溶激活和出血危险。第二代溶栓药：如 rt-PA（阿替普酶），对纤维蛋白具有特异性亲和力，但仍可能因血浆纤溶活性过强而导致出血。第三代溶栓药物：如瑞替普酶等，在保留了较强的纤维蛋白选择性溶栓作用的同时，与肝脏的清除受体结合力下降，血浆半衰期显著延长，临床上可单次静脉推注给药，其溶栓能力更强，而且出血风险明显降低。

982. 为什么溶栓治疗时建议进行实验室监测

答：溶栓治疗若药物应用过量，便会造成出血并发症；若用量不足，便达不到治疗的预期效果。因此在溶栓过程中，必须区别不同情况，选择相应指标进行监测，以指导和调整临床合理用药，使药物能达到既防止血栓形成，又不至于引起出血并发症。溶栓治疗监测时，应尽量达到以下指标：①Fg：下降并保持在 1.2~1.5g/L；②TT：延长至正常对照的 1.5~2.5 倍；③FDP：300~400mg/L；④DD：不同疾病、不同部位的血栓、不同剂量的溶栓药物，其增高的水平不同；⑤α_2-抗纤溶酶活性：宜降至参考值的 30% 以下。

983. 为什么妊娠并发症常导致纤溶亢进

答：胎盘早剥、妊高征、羊水栓塞均是妊娠并发症，伴有不同程度的纤溶亢进，若不及时处置，可以导致严重的后果。

（1）胎盘早剥：妊娠 20 周以后到胎儿娩出之前，正常位置的胎盘由于子宫壁剥离引起的病理改变，称胎盘早剥。胎盘早剥可引起出血。胎盘剥离处的滋养叶细胞和损伤的蜕膜含有丰富的组织因子，释放后进入母体血液循环，可激活外源性凝血系统，消耗大量的血小板及纤维蛋白原，导致出血不止；同时，纤维蛋白沉积，促进纤溶系统激活，导致继发性纤溶亢进。

（2）妊高征：妊高征者存在纤溶物质的增高（如血、尿 FDP 升高等），提示存在纤维蛋白的溶解。子痫患者胎盘血管及肾小球中均发现有较广泛的纤维蛋白沉积，血液供应受阻，胎盘受损，组织因子进入母体血液循环，诱发弥散性血管内凝血（DIC）。

（3）羊水栓塞：羊水栓塞可导致急性 DIC，并可引起急性呼吸、循环衰竭和多脏器功能衰竭。羊水在促进广泛的微血栓形成的同时，引起继发性纤溶亢进，产生大量的 FDP，FDP 可加重凝血功能障碍，导致明显出血。

984. 为什么妊娠期妇女 D-二聚体会升高

答：妊娠期妇女血液系统处于生理性的高凝状态，随着妊娠的进展，胎盘局部缺血，绒毛坏死，滋养叶碎片进入血微循环后被溶解，释放出组织凝血活酶，导致血管内凝血。同时，继发性纤溶系统也被激活，以清除子宫螺旋动脉和静脉窦内的血栓，加速子宫内膜的再生和修复，从而使 D-二聚体含量明显上升。有研究结果表明，妊娠期女性 D-二聚体水平明显高于非妊娠女性，并且随着早期、中期、晚期妊娠的发展不断增高。正常妊娠妇女到后期已处于纤溶增强状态。孕妇生产后，随着妊娠的结束，生理性的高凝状态也逐渐终止，其血浆 D-二聚体的含量也逐渐恢复至正常水平。

985. 为什么体外循环会导致纤溶亢进

答：心脏直视手术的成功依赖于两大进展：即体外循环人工心肺机的发明和低温技术的使用。然而体外循环可引起异常出血，发生率一般为 2%～5%，也可高达 12%，其中约 1/2 是手术的原因，另 1/2 是血小板功能缺陷和纤溶亢进导致的。体外循环的早期，患者的纤溶活性增高，此时可能呈原发性纤溶亢进。转流时，血管内皮细胞受到刺激和破坏，组织型纤溶酶原激活剂（t-PA）和 FⅫa 的血浆水平增高，从而激活纤溶系统，纤溶酶则水解纤维蛋白（原）生成大量 FDP。患者纤溶酶原活性明显减低，且在术后 7 小时内均受抑制。D-二聚体水平在术中和术后均增高（术后 2 小时达高峰）。α_2-抗纤溶酶减低，仅及正常时的 30% 左右，在体外循环后 48～72 小时才恢复正常。体外循环后期引起纤溶亢进，可能是由于心包腔（包括手术视野）的血栓形成，随之是局部和全身性纤溶。此外，其他可能的机制还包括纤溶酶原直接吸附于非生物材料上而自我活化等因素。

（梁　茜　陆晔玲　吴　希）

第六节　血液流变学检验与疾病

986. 为什么血液流变学不仅是指血液的流动性

答：血液流变学指专门研究血液的流动性和变形性的科学。"流"即指血液的流动性，"变"即指血液的变形性，简称流变。血液的流变性好坏，主要取决于三种因素：①心脏功能：即泵功能的好坏，推动力的大小；②血管：血管的硬度、弹性，血管内壁光滑度及血管的几何形状；③血液黏度：黏度高低、黏滞因子多少。可见，血液的流变性好坏不单纯取决于血液黏度，还包含心脏、血管，甚至血压、内分泌等因素。

987. 为什么血液在血管中的流动可分为层流和湍流

答：血液在血管内的流动方式主要分为层流流动和湍流流动两种：

（1）层流：层流也称片流，即流体在流动时分无数或若干液层分层流动，各液层的流速是不同的，即从流动的中心层到附面层（紧贴管壁），流速递减，从附面层到中心层流速递增。这些液层不是截然分开的，而是有连续性。越接近血管中心（中心层、轴心层、圆心）的血液流速越快，越靠近血管壁的血液流速越慢，紧贴管壁的一层几乎不流动。通常所说的流速是指各液层流速的平均值。层流是一种平稳的流动方式，是血液在血管内流动的主体方式，流动时几乎不发出声响，并对血管内壁有保护性作用。

（2）湍流：湍流也称紊流，常发生在动脉狭窄处，血管分支处及血管畸形与斑块形成处。湍流易损伤血管内膜而使血小板易于黏附进而形成斑块。因此，湍流形成部位也是血栓形成或脑出血的易发部位。测血压、心脏瓣膜听诊的声音或杂音，均属湍流发出的声音。湍流产生的机制是由于流通管道的突然变形，或有障碍物存在、管壁粗糙不光滑等原因，造成流线发生改变所致。日久天长的湍流存在必定造成血管内壁的损伤，像心脏瓣膜硬化、动脉硬化、梗死出血等。

988. 为什么血浆属于牛顿型流体

答：流体在作层流时，运动快的一层对运动慢的一层施加"拉力"，较慢层对较快层施加"阻力"，"拉力"和"阻力"是大小相等、方向相反的一对力，具有这种特点的力一般称为剪切力（内力）。单位面积上所承受的剪切力称为剪切应力。剪切率即层流流体液层之间彼此位置移动或滑动的速度，也就是流体在流动时剪切变形的速度。牛顿流体的黏度不随切变率增高而降低，也不随切变率的降低而增高，其黏度与切变率的高低无关。如果以切变应力（τ）对切变率（r）作图，其关系式为：$\tau = \eta \cdot r$。血浆中剪切应力与剪切率呈线性关系，其黏度不随剪切率的变化而变化，因此，血浆属于牛顿流体。

989. 为什么血液属于非牛顿型流体

答：在血液中，由于血细胞具有变形性、聚集性和黏附性，而这些特性又具有切变依赖性，故使血液具有非牛顿流动的特性。在血液中，剪切率与剪切应力不呈线性关系，其黏度值不为常数。黏度随切变率升高而降低，在低切变率时尤为明显。血液的非牛顿黏度特性是由于细胞成分的存在，去掉细胞成分后的血浆即牛顿流体。并且，这种非牛顿黏度在一定切变率范围内才展现出来，当切变率大于一定高度时，如$300s^{-1}$、$1000s^{-1}$，血液黏度不再随之降低，而是一个恒值，同牛顿黏度一样。这种恒值的黏度也被称为"卡松"黏度。

990. 为什么血液黏度有高切黏度和低切黏度之分

答：黏度的定义俗指流体的易流程度，亦即流体流动的难易程度。黏度只有在流体流动中才能显示或测定出来，流体在静止状态或非流动状态时，其黏度趋于无限大。血液或任何流体的黏度大小，取决于组成流体的物质成分、分子的结构及分子间的亲和力。亲和力高者黏度高，亲和力低者黏度低。但是必须明确，黏度的高低在不同条件下是可以变化的。不同切变率下的血液黏度不同。高切范围从$80 \sim 200s^{-1}$不等，低切范围从$1 \sim 20s^{-1}$不等，中切范围为$20 \sim 30s^{-1}$不等。因此，在血液黏度的表达中，永远也离不开切变率这一概念，如高切变率下的血液黏度（高切黏度）、低切变率下的血液黏度（低切黏度）等。

991. 为什么临床上有多种血液流变学检查指标

答：血液流变学检查指标比较复杂，各种指标的定义和临床意义如下：①全血黏度：指血液整体（包括血浆和所有血细胞）的黏度；②血浆黏度：指血液去除所有细胞成分后的黏度；③血细胞比容：指全血中有形成分体积与全血体积之比；④全血还原黏度：指全血黏度与血细胞比容之比；⑤血沉：指红细胞在血浆中沉降的速率，反映血液在静止状态下的细胞聚集程度；⑥血沉方程 K 值：消除了血细胞比容不同对血沉的影响，是对血沉的校正值，更能反映红细胞的聚集性；⑦红细胞聚集指数：表示红细胞聚集性的指标；⑧红细胞变形指数：红细胞变形能力的指标；⑨红细胞刚性指数：红细胞刚性（即硬度）的指标。⑩纤维蛋白原浓度：血液凝固性的指标。上述指标的综合判断，有利于了解血液的总体流动状态。

992. 为什么全血黏度受多种因素影响

答：影响全血黏度的因素有以下几种：①红细胞：红细胞在全血中占有极大比例，红细胞数量是影响全血黏度的重要因素，全血黏度随着红细胞数量的增加而增加，随着红细胞变形性的降低而增加，随着红细胞聚集性的增强而增加；②血浆黏稠度：血浆中大分子物质（各种蛋白质、脂类）决定着血浆的黏稠度，当血浆中的纤维蛋白原增多时，可使红细胞发生聚集，影响全血黏度；③温度：一般血浆黏度和温度呈负相关，但对全血黏度而言，温度达到 40℃ 后，红细胞聚集性增强，变形性减弱，全血黏度增加；④切应力、切变时间、血液 pH、渗透压、白细胞及血小板的数量和功能、凝血系统、抗凝及纤溶系统对血液黏度均可产生不同程度的影响。

993. 为什么血浆黏度受多种因素影响

答：血浆中的纤维蛋白原是构成血浆黏度的主要因素。它能在血浆中形成网状结构，使血浆流度变低。这种由高分子链状化合物构成的血浆黏度称为"结构黏度"。但是，在血浆中还同时存在着以下几种物质影响着血浆黏度：①血脂：当甘油三酯含量超过参考值 3 倍以上，约达 6mmol/L 时，血浆呈轻重不一的牛奶样混浊，被称为"乳糜血"，从而增加了血浆黏度；胆固醇则主要通过其表面正电荷中和红细胞表面负电荷而使低切黏度增高；②蛋白质：大分子蛋白的含量愈高，血浆黏度愈高；③血糖：从理论上说，糖是大分子有机化合物，血糖的增加会提高血浆黏度，但也有资料表明将血糖水平人工提高到 28mmol/L 后仍未见血浆黏度有所提高。

994. 为什么不同型号的血液黏度检测仪适用范围各不相同

答：目前血液黏度的测定一般采用毛细管黏度计和旋转式黏度计。毛细管黏度计结构简单，价格低廉，测定的重复性较好，但因其切速率高不太适用于测定非牛顿流体的全血，而较适合于测定血浆和血清黏度。而且其测定时需要用水作为参照物。因此，其结果其实并不是血液的实际黏度，而是与水比较的"比黏度"。旋转式黏度计的切变率可以在很大的范围内进行调整，故适用于检测非牛顿流体的全血黏度检测，而且测定的结果是实际黏度（绝对黏度）；但其标本用量较大，重复性较差，测血浆黏度的准确性不如毛细管黏度计。

995. 为什么红细胞比容是影响血液黏度的重要因素

答：血液之所以属于非牛顿流体，是因为血液中存在大量的红细胞。随着红细胞比容（HCT）的增高，血黏度也相应增高。但当 HCT>0.45 时，黏度会"陡然"上升。因此，我们通常将 HCT=0.45 定为"临界比容值"，即 HCT>0.45 时血黏度可异常增高，导致血黏病。当 HCT 达到 0.8 时，血液便失去流动性。HCT 增高常导致全血黏度增加，呈现血液高黏滞综合征。临床研究表明，高 HCT 与血栓形成密切相关。有研究表明，HCT 增高是 DVT 形成的生理危险因素之一。此外，HCT 在血栓前状态的诊断中也有显著意义。

996. 什么是还原黏度

答：全血黏度随红细胞比容（HCT）增高而增加，两者呈对数上升。还原黏度指 HCT 为 1 时的全血黏度值，也称为单位压积黏度。它属于计算值，消除了 HCT 对黏度的影响，便于比较不同血样的黏度。其意义如下：①黏度和还原黏度都高，则血液黏度大，而且与红细胞自身的流变性质变化有关；②全血黏度增高，还原黏度正常，则属于 HCT 高而引起血液黏度增大，但红细胞自身流变性质并无异常；③全血黏度正常，还原黏度高，HCT 降低，代表红细胞自身的流变性质异常；④全血黏度和还原黏度都正常，则血液黏度正常。

997. 什么是全血相对黏度

答：全血相对黏度是全血黏度与血浆黏度的比值。由于全血黏度分高、中、低切黏度，故相对黏度也分高、中、低切相对黏度。相对黏度是两种黏度的比值，有人也称之为比黏度。红细胞在血液中有其独立的生活方式，但又受到血浆的严格控制，红细胞的很多流变特性直接受到血浆成分的影响和牵制。比如血浆中球蛋白/白蛋白浓度高低、血浆中纤维蛋白原浓度高低、血浆中凝血因子含量与活性高低、血浆 pH 高低以及血浆渗透压高低等，均能左右红细胞的流变性。观察全血相对黏度就是要看血浆黏度对全血黏度及/或全血中的红细胞流变性到底产生多大影响。

998. 为什么血沉可作为红细胞聚集和分散的客观指标

答：将抗凝血放入血沉管中垂直静置，红细胞由于密度较大而下沉。通常以红细胞在第一小时末下沉的距离表示红细胞的沉降速度，称为红细胞沉降率，即血沉。血沉速度的快慢与血浆黏度，尤其与红细胞间的聚集力有关系。红细胞间的聚集力大，血沉就快，反之就慢。因此，可以将血沉作为红细胞聚集和分散的客观指标，但它属于非特异性试验，不能单独用以诊断任何疾病。

999. 为什么要计算血沉方程 K 值

答：血沉除反映血液的成分改变外，又在很大程度上依赖于红细胞比容（HCT），后者是影响血沉的主要因素。高比容标本可引起血沉减慢；反之，则加快。因此，通过血沉方程 K 值的换算可较客观地反映红细胞的聚集性，其关系式为：$K = h/R$。公式中：$R = [-(1-H+InH)]$，h 为血沉，H 为 HCT，K 为血沉方程 K 值。血沉方程 K 值排除了血细胞比容对血沉的影响，无论血沉是否增快，K 值增高均反映红细胞的聚集性增加。

1000. 为什么红细胞电泳可反映红细胞表面电荷大小

答：将红细胞悬浮于生理盐水或悬浮于自身血浆中，在电场的作用下，借助显微镜可观察红细胞的电泳速度。由于红细胞表面带负电荷，因此红细胞向正极移动，电泳速度与其表面负电荷的密度大小成正比。红细胞表面电荷的减少或丧失，导致细胞间的静电斥力减少，聚集性增加，使血细胞互成串状、堆积状及血黏度增高而导致血流缓慢。在缺血性疾病，如冠心病、心肌梗死、血栓性疾病、血栓闭塞性脉管炎及视网膜中央动脉或静脉血栓等，红细胞电泳减慢，提示患者红细胞表面电荷下降，易于聚集而导致血栓形成。

1001. 为什么某些血液病可表现为血液流变学异常

答：以下多种血液系统疾病可表现为血液流变学异常：①镰状细胞贫血：患者部分红细胞内含有血红蛋白 S（HbS），在脱氧状态下 HbS 发生交联聚合，使细胞内黏度升高，细胞镰状化、红细胞变形性降低，尽管患者处于贫血状态，在微循环水平上血流仍处于高黏滞状态；②遗传性球形红细胞增多症：患者红细胞由于膜骨架蛋白质组成或相互间的结合有异常，使细胞膜的稳定性降低，易破碎，细胞球形化，红细胞变形性降低，寿命缩短，患者呈溶血性贫血，但在微循环水平上血流仍处于高黏滞状态；③珠蛋白生成障碍性贫血：在珠蛋白肽链合成量异常引起的溶血性贫血中，当 α 链合成减少，相对多余的 β 链即聚合成 β4，使细胞内黏度升高、变形性降低，即 HbH 病；若 β 链合成减少，相对多余的 α 链则聚合形成细胞内包涵体，使红细胞变形性降低，红细胞寿命缩短，在脾脏等单核-巨噬细胞系统内被破坏而溶血，即 β 珠蛋白生成障碍性贫血；④血红蛋白 C 病和不稳定血红蛋白病：血红蛋白 C 的溶解度较低，易在细胞内形成结晶，使细胞内黏度升高，细胞变形性降低；不稳定血红蛋白是由于血红蛋白肽链上正常氨基酸被取代或缺失，变异后的血红蛋白不稳定易发生变性沉淀形成不溶解的包涵体，使红细胞变形性降低，进而通过微细管道能力降低。

1002. 为什么白细胞的黏附和变形性与血液流变学指标相关

答：白细胞黏附于微血管壁对血流量有很大的影响。白细胞在体内与血管之间的相互作用主要取决于白细胞与微血管内皮细胞之间的黏附力，与微血管壁接触的概率和时间、血管内壁切应力等因素之间的平衡。血栓性疾病和血栓前状态往往有白细胞黏附分子表达增加，同时有白细胞黏附功能增强。白细胞变形性是指白细胞通过比其体积小的微孔时的变形能力。在血栓性疾病和血栓前状态，由于血液黏度的异常、纤维蛋白原增高、微血管的病变、白细胞表面黏附分子表达的改变，白细胞变形能力会明显降低，致使白细胞黏附堆积于微血管内形成小血栓，阻塞微血管并释放多种活性物质，加重微循环障碍，导致肌肉组织缺血、缺氧加重，或缺血范围扩大，甚至坏死。不稳定型心绞痛、心肌梗死患者及肝移植患者白细胞变形能力明显较正常人降低。

1003. 为什么血小板激活可增加血液黏度

答：在心脑血管疾病、高血压病、高脂血症、脏器功能不全患者中，由于血小板被过度激活，血小板黏附性可显著增高。在急性心肌梗死、急性肾功能不全等血栓性疾病时，常见血小板黏附性明显高于正常人。在高剪切应力作用下，血管性血友病因子（VWF）与血小板膜糖蛋白（GP）Ⅰb 结合引起细胞外 Ca^{2+} 流通过细胞膜上钙通道流入血小板内，使血小板胞质 Ca^{2+} 浓度增高，进一步促使 GPⅡb-Ⅲa 活化，使血小板聚集。在血栓性疾病时，由于血管内皮细胞的损伤、血液成分的改变，使高剪切应力增高，血小板可进一步活化致使聚集增强，血液黏度增加。

（梁 茜 丁秋兰）

第七节 血栓病的检验与疾病

1004. 为什么体内会形成血栓

答：出血与血栓形成是机体正常的凝血、抗凝血及纤溶功能动态平衡失调所致的一种病理生理过程。其主要影响因素包括血管壁、血小板、凝血因子、抗凝血物质、纤溶成分和血流状态，任何单一因素或复合因素异常都可能引起出血性或血栓性疾病。因此，血栓的形成是许多因素共同作用的结果，其中血管内皮细胞的损伤和血小板的激活在动脉血栓形成中起主要作用，而血流缓慢和凝血因子活性增强则是静脉血栓形成的先决条件。1856年，Virchow 提出静脉血栓形成的三大要素，即血管壁损伤、血流缓慢和血液成分改变。现在认识到，这三个要素是由遗传性和获得性两方面因素综合作用所决定的。遗传性因素最常见的为先天性抗凝系统因子缺陷；获得性因素包括一些容易引发血栓的疾病，如自身免疫性疾病、抗磷脂综合征（antiphospholipid syndrome，APS）和恶性肿瘤等，还有一些则是易引发血栓的危险因素：如手术、制动、妊娠、服用避孕药等。

1005. 为什么将血栓分为不同类型

答：由于栓塞血管部位不同、血流环境等差异，可将血栓分为不同类型。①白色血栓（pale thrombus）：发生于血流较快的部位（如动脉、心室），通常与血管壁创伤有关，这种血栓主要由血小板构成，其表面有许多中性粒细胞黏附，肉眼观呈灰白色，表面粗糙、卷曲有波纹、质硬，与血管壁紧连；②混合血栓（mix thrombus）：可发生在动脉、静脉或心脏腔内，由头、体、尾三部分组成，头部为白色血栓，尾部为红色血栓，中间是两者混合，头部往往黏附于血管壁上，形成附壁血栓；③红色血栓（red thrombus）：发生在血流极度缓慢甚或停止之后，其形成过程与血管外凝血过程相同，又称凝固性血栓或静脉血栓，肉眼呈暗红色，新鲜的红色血栓湿润，有一定的弹性，陈旧的红色血栓由于水分被吸收，变得干燥，易碎，失去弹性，并易于脱落造成栓塞；④透明血栓（hyaline thrombus）：这种血栓发生于微循环小血管内，只能在显微镜下见到，故又称微血栓（microthrombus），主要由纤维蛋白构成，见于弥散性血管内凝血；⑤血小板血栓（platelet thrombus）：多见于微血管内，主要由大量的血小板聚集成团块，中间有少量的纤维蛋白网，在聚集体周围的血小板易发生释放反应及颗粒丢失现象。

1006. 为什么血栓形成和血管栓塞的概念不同

答：血栓形成是指人体血管受损与血管内形成凝血块的过程。血栓形成可以发生在心脏和血管的任何部位，但主要的部位是体循环的动脉、静脉和毛细血管等。而血管栓塞是指血管局部形成的血凝块脱落顺血流嵌顿到其他部位的血管内，导致相应组织、器官缺血、坏死或伴严重生理功能紊乱的过程。栓塞可发生在体循环的动脉，也可发生在肺循环的动脉（静脉样血栓），但一般不发生于静脉系统。形成的血栓可以是短暂的状态，凝块很小或很快解聚，也可以持续存在并逐渐增大，形成血凝块脱落堵塞血管，导致栓塞。

1007. 为什么栓塞和梗死的概念不同

答：栓塞（embolism）是指当血栓形成后，不完全阻塞血管腔，并建立了有效的侧支循环。发生在动脉可引起局部器官缺血而萎缩，发生在静脉则引起局部淤血、水肿。梗死（infarct）是指栓塞进一步发展，完全阻塞血管腔，而又缺乏有效的侧支循环，引起局部器官和组织的缺血性坏死，如脑动脉阻塞引起的脑梗死、冠状动脉阻塞引起的心肌梗死、肺动脉阻塞引起的肺梗死、肠系膜静脉阻塞引起的肠梗死等。因此，栓塞和梗死是两个不同的概念，不可混淆。

1008. 为什么血栓会导致血栓栓塞性疾病

答：血液在受损的血管部位凝固并不断沉积和扩大的过程，称为血栓形成（thrombosis），凝固的沉积物称为血栓（thrombus）或栓子（embolus）。血栓栓塞性疾病是血栓由形成部位脱落，在随血液流动的过程中部分或全部堵塞血管，引起相应组织和（或）器官缺血、缺氧、坏死（动脉血栓）以及淤血、水肿（静脉血栓）的病理过程。血栓形成过程本身会造成血管部分或完全堵塞，引起相应部位血供障碍，脱落的血栓在新的部位堵塞血管后血栓亦会进一步扩大、发展，所以统称为血栓性疾病。按血管种类不同可分为动脉性血栓、静脉性血栓和毛细血管性血栓。需明确，任何血管受损的过程，必然会形成血栓，但血栓只有发展到一定的程度并堵塞在重要的血管部位才会引起血栓栓塞性疾病，即血栓形成是血栓栓塞性疾病的病理基础，但并非所有血栓都会造成血栓栓塞性疾病。

1009. 为什么血栓栓塞症的危险因素多样

答：除年龄和性别外，血栓栓塞症常见的危险因素有：①动脉粥样硬化（AS）：在AS和斑块破裂的基础上可形成动脉血栓；由于介入过程的缺血-再灌注损伤或停用抗血小板药物，可导致药物洗脱支架和金属裸支架发生支架内血栓；②创伤/手术：可引起静脉血栓栓塞（VTE），如深静脉血栓/肺栓塞；若伴有卧床制动/感染更易发生VTE，如髋骨骨折、髋（膝）关节置换术、颅脑/脊柱手术和恶性肿瘤手术等；③恶性肿瘤：越来越倾向于恶性肿瘤患者也处于血栓易患状态，尤其伴广泛转移、广泛手术、合伴放（化）疗、卧床制动/感染等，更易促发深静脉血栓/肺栓塞，多见于腺体类肿瘤（胰腺、甲状腺、卵巢、前列腺等）和血液系统肿瘤（白血病、淋巴瘤和多发性骨髓瘤等）；④病原体及其代谢产物（如毒素）：严重脓毒血症/败血症以及广泛应用的抗感染药物治疗，可以加重血管内皮损伤、促进凝血和纤溶系统的激活，引起弥散性血管内凝血；⑤妊娠/病理产科：多见于羊水栓塞、前置胎盘、胎盘早剥、宫内死胎、产后大出血以及妊娠高血压综合征等；⑥医源性因素：除机械性损伤（硬脑膜穿刺，颅脑手术、脊椎神经修复、骨关节手术和中心静脉压放置等）外，化疗药及抗生素也可损伤血管内皮；避孕药和雌激素类药物可增加凝血因子水平；镇静和缩血管药可致血流减慢；介入治疗和留置导管等同样容易导致血栓形成；⑦遗传性因素：主要是由于基因缺陷所致抗凝因子缺陷症，如抗凝血酶、蛋白C、蛋白S缺陷症、异常纤维蛋白原血症等，常导致VTE；⑧其他：常见非肿瘤性血液病（红细胞/血小板增多症、阵发性睡眠性血红蛋白尿）、心脏病、脑血管病、结缔免疫病、慢性肺病、慢性肝/肾病、卧床/肥胖、吸烟/酗酒以及年龄（>50 岁）等也是血栓栓塞症的危险因素。

1010. 为什么遗传性易栓症的诊断需结合表型及基因型检测

答：遗传性易栓症是一组由于遗传/先天性基因缺陷所致的血栓性疾病。常见的主要有抗凝血酶（AT）、蛋白 C（PC）、蛋白 S（PS）缺陷症、F V Leiden 突变和高同型半胱氨酸血症（hyperhomocysteinaemia，HHcy）等，多表现为静脉栓塞（DVT/PE），少数可有动脉血栓。临床上 50 岁以下无原因的血栓患者、有家族史和反复发作血栓者、少见部位（脑静脉、上肢静脉、腹腔静脉等）血栓者、妊娠/产褥期血栓者、口服避孕药/雌激素治疗者、用抗凝药治疗过程中出现血栓者以及新生儿/婴幼儿暴发性紫癜/皮肤坏死者，应高度警惕遗传性易栓症，应做深入检测。对上述临床警示血栓患者，应结合表型诊断和基因诊断明确病因。实验室检测包括 AT 活性/AT 抗原、PC 活性/PC 抗原、PS 活性/PS 抗原、活化蛋白 C 抵抗试验及同型半胱氨酸测定等。若发现其中一种的血浆水平减低（同型半胱氨酸水平升高），在排除获得性易栓症外，可初步疑诊为该抗凝因子缺陷症。然后再进行相应抗凝因子的基因检测，可明确诊断。

1011. 为什么早期深静脉血栓形成难以发现

答：深静脉血栓形成（DVT），顾名思义，血栓形成与发展部位在深部静脉，因此表现相对隐匿，如果血栓堵塞血管面积不大或为远端小静脉，患者不一定有相应的典型临床表现。这种隐匿性的血栓危害同样很大，因为静脉血栓容易脱落，一旦脱落很容易引起肺栓塞（PE），导致患者猝死。从统计数据看，许多 DVT 患者缺乏典型的临床表现和客观证据，约 64% 初发患者没有临床症状，而有症状的患者中仅 1/4 超声检查或静脉造影阳性。因此有学者称这种没明显临床症状的 DVT 为"沉寂的杀手"。所以 DVT 的早期诊断并非易事，需遵循病史-体检-辅助检查的程序。病史包括问诊中详细的高危因素的排查；体检包括全身仔细的体格检查；重要的辅助检查包括血管超声检查和静脉造影；实验室辅助检查不是 DVT 检查的"金标准"，临床上常用的 D-二聚体测定，在多数情况下仅作为阴性筛查指标，即在低危和中危血栓形成风险的患者中，若其 D-二聚体阴性，则意味着 DVT 的排除。

1012. 为什么深静脉血栓形成是静脉血栓栓塞性疾病防治的重点

答：静脉血栓栓塞（VTE）是危害人类健康的一种重要疾病。美国 VTE 的发病率仅次于心脑血管疾病位居第三，我国下肢深静脉血栓形成（DVT）的发病率在逐渐升高，成为血管外科的常见疾病。DVT 是 VTE 中最常见的发病形式，这一疾病的主要并发症是肺栓塞（PE）和血栓形成后综合征，前者是 DVT 患者的主要死亡原因；后者则使患肢处于功能受限状态，严重影响患者的工作及生活质量。DVT 容易引起致死性肺栓塞的原因是由于静脉血栓附壁稳定性差，容易脱落，血栓栓子随静脉回流至右心后，再由右心室至肺动脉。由于肺动脉在肺部逐级变细，血栓堵塞，从而引起致命的肺栓塞。因此，防范血栓栓塞性疾病的重点就在于对 DVT 的早期诊断和有效的治疗。

1013. 为什么要预防静脉血栓栓塞的复发

答：静脉血栓栓塞的复发是指第一次静脉血栓栓塞（VTE）事件经足够治疗后再次发生VTE，其发生率于1年内约为10%，10年内约为40%。由于静脉血栓栓塞的复发带来严重的并发症，必须采取各种积极的预防措施。静脉血栓栓塞复发的诊断有以下几点需要注意：①复发临床预测值：深静脉血栓形成（DVT）的危险度积分分为低度（0分）、中度（1~2分）、高度（>2分）以及不可能（0~1分）、可能（>1分）；肺栓塞（PE）的危险度积分分为低度（<2分）、中度（2~6分）、高度（>6分）以及不可能（0~2分）、可能（>2分）；②D-二聚体（DD）检测：静脉血栓栓塞复发时，采用高灵敏度的酶联免疫荧光法/乳胶颗粒免疫法检测DD的增高率为16%~46%。在中、低危患者中若检测值为阴性，可以排除静脉血栓栓塞复发，DD检测是防止静脉血栓栓塞复发的有效监测方法；③影像学检查：近端DVT首选加压超声显像（CUS）/CT；PE首选CT肺动脉显像（CTPA）/肺扫描（V/Q）。若确诊为静脉血栓栓塞复发，应按DVT/PE的治疗原则进行治疗。

1014. 为什么D-二聚体检测只对深静脉血栓栓塞的诊断起辅助作用

答：深静脉血栓形成（DVT）的诊断重点在于高度警惕高危患者和伴高血压/糖尿病、恶性肿瘤、创伤/手术、卧床制动/肥胖、分娩/病理产科等高危因素的患者。其诊断标准包括以下几方面：

（1）临床表现：单侧/双侧下肢肿瘤、水肿、浅静脉曲张、皮温升高/皮色加深、活动受限，特别注意伴有肺栓塞的存在。

（2）实验室检测：除血、尿等常规检测外，应特别重视D-二聚体（DD）检测（推荐用ELISA法/乳胶颗粒免疫法）。在中、低危患者中若检测值为阴性可以排除DVT；但DD结果阳性不能诊断DVT。

（3）影像学检查：多普勒超声和加压超声检查是DVT最常用的影像检查，它们的敏感性和特异性分别为80%~98%、97%~100%和88%~100%、92%~100%。必要时也可用CT和MRI作诊断，它们的敏感性和特异性分别为97%、100%和95%、100%。

（4）体静脉造影：它虽是诊断DVT的"金标准"，因是创伤性诊断方法，有一定危险性，目前已少用。

（5）DVT诊断路径：对于临床怀疑DVT患者，务必进行临床可能性评估，常用Wills法：①低度（评分为0分）的患者：推荐进行DD检测和上、下肢静脉超声检查；②中度（评分为1~2分）的患者：推荐进行DD检测和近端加压超声检查（CUS）/上、下肢超声检查；③高度（评分≥6分）的患者：可以不检测DD而直接做CUS/上、下肢超声或CT/MRI检查。

因此，诊断初发DVT较好的诊断策略是联合应用临床可能性评估、DD和超声检查，必要时做CT/MRI检查，DD检测只对深静脉血栓栓塞的诊断起辅助作用。

1015. 什么是血栓前状态

答：血栓前状态也称血栓前期，是指血液某些成分的生物化学和血液流变学特性发生变化导致的一种病理状态，在这种状态下个体发生血栓或血栓栓塞性疾病的可能性明显增加。血栓前状态主要反映：①血管内皮细胞受损或受刺激；②血小板和白细胞被激活或功能亢进；③凝血因子含量增高或被活化；④抗凝蛋白减少或结构异常；⑤纤溶成分含量减低或活性减弱；⑥血液黏度增高和血流减慢等。在这一病理状态下，血液有可能发生血栓形成或血栓栓塞。但必须指出，一般所指的高凝状态仅限于体内各种原因导致凝血因子的血浆水平升高和（或）凝血因子被激活，而引起血液凝固性增强的一种病理过程，高凝状态实际上也包括在血栓前状态之内。血栓前状态仅仅是一种血栓与止血的病理状态，可以长时期存在，临床上常无特异的症状和体征。

1016. 为什么分子标志物检测只可作为判断血栓前状态的参考指标

答：一般的止凝血检测对血栓前状态的诊断缺乏敏感性和特异性，不能满足临床和研究的需要。目前，国内外均采用检测血栓与止血的分子标志物对血栓前状态进行判别。然而，血栓前状态不是一种单独疾病，不能简单地通过一种或几种实验检测来诊断。分子标志物检测也只能反映在某些条件下，血管内皮细胞、血小板、凝血因子、血液凝固调节蛋白和纤溶成分发生的变化，但无法说明这些改变是血栓前状态的直接原因或一定能够导致血栓形成。所以，分子标志物实验室检测只能作为判断血栓前状态的参考指标。

1017. 为什么血栓前状态有不同的分子标志物

答：血栓前状态的分子标志物检测涉及血管内皮细胞、血小板、凝血因子、血液凝固调节蛋白和纤溶等成分，由于此时机体的血栓尚未形成，而这些与血栓形成相关的要素却已经被激活，其在活化或代谢的过程中可以表现为相关物质血浆含量的增高。通常，检测这些分子标志物的血浆水平，可以揭示体内有血栓形成的倾向，积极的临床干预，往往可以起到良好的效果。这些分子标志物主要有：①血管损伤标志物：血管性血友病因子（VWF）、内皮素-1（ET-1）、血栓调节蛋白（TM）、6-酮-前列腺素 F1α（6-keto-PGF1α）；②血小板活化标志物：β-血小板球蛋白（β-TG）、血小板因子 4（PF4）、5-羟色胺、血栓烷 B2（TXB2）、P-选择素（P-selectin）；③凝血因子活化标志物：组织因子（TF）、凝血酶原片段 1+2（F1+2）、纤维蛋白肽 A（FPA）；④抗凝蛋白活化标志物：组织因子途径抑制物（TFPI）、凝血酶-抗凝血酶复合物（TAT）、蛋白 C 肽；⑤纤溶活化标志物：组织型纤溶酶原激活剂（t-PA）、纤溶酶原活化剂抑制物-1（PAI-1）、纤溶酶-抗纤溶酶复合物（PAP）、B β 链 15-42 肽（Bβ 15-42）、FDP、D-二聚体等。

1018. 为什么要检测凝血酶-抗凝血酶复合物

答：凝血酶-抗凝血酶复合物（TAT）是凝血酶与抗凝血酶（AT）以 1∶1 结合生成酰基共价键的不可逆复合物，由此维持凝血-抗凝血之间的生理平衡。目前认为 TAT 的形成是凝血酶生成的直接证据，也是凝血酶早期形成的分子标志物之一。血浆 TAT 的增高，见于血栓形成前期和血栓性疾病，如弥散性血管内凝血、静脉血栓栓塞、急性心肌梗死、白血病、肝病等。1991 年 Gulba 报道，在溶栓治疗开始的 120 分钟内，血浆 TAT 小于 6μg/L 时，在鉴别溶栓治疗后血管持续开通和未通的敏感性和特异性分别为 62.5% 和 93.8%，故 TAT 也可以作为观察溶栓治疗疗效的指标。

1019. 为什么遗传性异常纤维蛋白原血症与血栓相关

答：遗传性异常纤维蛋白原血症是指纤维蛋白原的结构异常导致其功能改变，主要表现在三个环节：①纤维蛋白肽 A 和（或）纤维蛋白肽 B 释放异常；②纤维蛋白单体多聚化异常；③纤维蛋白单体交联缺陷。约40%的遗传性异常纤维蛋白原血症患者是无症状的，45%～50%的病例表现为出血倾向，而剩余的10%～15%的患者表现为血栓性疾病（静脉或动脉），或者同时具有出血和血栓形成的倾向。一般说来，出血倾向较常见于纤维蛋白肽释放异常以及纤维蛋白单体交联异常。血栓形成较常见于多聚化异常，异常的纤维蛋白不易被纤溶酶溶解，导致血栓的发生。

1020. 为什么纤溶酶原缺乏是形成血栓的病因之一

答：纤溶酶原（PLG）是一种单链糖蛋白，属于优球蛋白成分。PLG可由组织型纤溶酶原激活剂（t-PA）、尿激酶（UK）或凝血接触阶段多种酶激活，外源性活化剂如链激酶（SK）也可起激活作用，经激活后PLG变为纤溶酶，纤溶酶降解纤维蛋白和纤维蛋白原，保持血管和分腺管通畅。PLG缺乏会削弱凝血亢进时机体的反应能力，导致血栓形成倾向。PLG缺乏原因包括：先天性PLG缺乏症、肝脏合成减少、消耗增加（如弥散性血管内凝血、脓毒症或溶栓治疗）等。更常见PLG活性反应性增强的情况：如外科手术（胸腔手术、肾切除术、前列腺手术、脾切除术）后及白血病、肿瘤、前置胎盘、胎盘早期剥离、羊水栓塞等。

1021. 为什么肝素辅因子-Ⅱ缺陷是遗传性易栓症的病因之一

答：肝素辅因子-Ⅱ（HC-Ⅱ）是由肝细胞合成的一种单链多肽糖蛋白。分子量为65 600，由480个氨基酸组成。HC-Ⅱ为丝氨酸蛋白酶抑制物家族中的成员，在肝素或硫酸皮肤素催化时抑制凝血酶活性。正常情况下，70%凝血酶灭活主要由抗凝血酶（AT）进行，剩余的依赖于HC-Ⅱ。因此，理论上若HC-Ⅱ缺陷，则其不能发挥抑制凝血酶的功能，从而易于形成静脉血栓。但是临床上偶有发现的先天性HC-Ⅱ纯合子突变病例与血栓存在关联，大多数检测出的杂合子突变并没有明显的血栓形成倾向，且多数深静脉血栓形成患者HC-Ⅱ活性检测水平正常。因此，对HC-Ⅱ缺陷在血栓形成中作用有所争议，需要更进一步的研究分析。对其他疾病研究发现，妊高征、肝硬化和肾衰血透者血浆HC-Ⅱ活性水平下降，尤其是妊高征患者血浆HC-Ⅱ活性水平下降与病情严重程度相关，可作为判断病情严重程度的指标。

1022. 为什么高同型半胱氨酸血症是静脉血栓的危险因素之一

答：同型半胱氨酸（homocysteine，Hcy）属于含硫氨基酸，其代谢酶或酶的辅助因子缺乏或功能下降，均会使Hcy在血中升高，造成高同型半胱氨酸血症（HHcy）。HHcy可能通过破坏血管内皮，激活血小板，激活凝血系统，抑制蛋白C（PC）等抗凝物质的活性等机制导致血栓形成，是静脉血栓栓塞的一个独立危险因素。当血浆同型半胱氨酸浓度超过18.5μmol/L时，发生静脉血栓的危险性增加2.5倍，超过20μmol/L时增加4倍。Hcy血浆水平受遗传和环境因素的共同作用。亚甲基四氢叶酸还原酶（Methylene tetrahydrofolate reductase，MTHFR）蛋白编码基因，主要作用是在叶酸代谢通路中将5,10-亚甲基四氢叶酸转化为具有生物学功能的5-甲基四氢叶酸。5-甲基四氢叶酸可以进一步进入甲基传递通路，通过同型半胱氨酸的重新甲基化过程间接为DNA甲基化和蛋白质甲基化提供甲基并且使血液中的同型半胱氨酸水平保持在一个较低的水平。在高加索人群中，MTHFR C677T变异型很常见，纯合子携带者占总人群的10%左右，*MTHFR C677T*基因携带者可使MTHFR活性下降从而导致 Hcy 水平升高。环境因素指代谢辅助因子如叶酸、维生素 B_6、B_{12} 缺乏，这些因子在同型半胱氨酸代谢反应中为必需因子，如缺少均可导致 HHcy 的发生。

1023. 为什么高富含组氨酸糖蛋白血症是遗传性易栓症的病因之一

答：富含组氨酸糖蛋白（HRG）含有大量组氨酸残基，其氨基端与抗凝血酶（AT）同源。HRG 可与肝素、纤溶酶（原）、凝血酶敏感蛋白（TM）、纤维蛋白（原）、二价金属离子、血红素结合，还可与血小板、单核细胞、巨噬细胞、T 淋巴细胞以及补体相互作用。HRG 可结合纤溶酶原，使游离纤溶酶原减少，降低纤溶活性。此外，它还与纤溶酶原、凝血酶敏感蛋白形成复合物，对血小板与血管壁的相互作用以及血小板表面的凝血与纤溶具有调节作用。血浆中 HRG 过高会削弱肝素的抗凝作用，从而易于发生血栓。因此，HRG 血症是遗传性易栓症的病因之一，其导致的动脉血栓多于静脉血栓。

1024. 为什么凝血因子Ⅻ缺乏可能是遗传性易栓症的病因之一

答：FⅫ是由肝脏合成的单链糖蛋白，含有 596 个氨基酸。具有促凝及促纤溶的功能。FⅫ能激活 FⅪ，启动内源凝血途径；FⅫ还能直接激活纤溶酶原。先天性 FⅫ缺乏症的患者临床上无出血表现但 APTT 延长，并存在血栓形成危险。文献报道，在 103 例复发性动/静脉血栓伴心梗患者中，15 例存在 FⅫ缺乏，其中 8% 的静脉血栓、20% 的动脉血栓 FⅫ缺乏，明显高于正常对照。研究发现，血浆 FⅫ水平与 *F12* 基因 46C→T 多态性相关，携带 T/T 基因者 FⅫ血浆水平明显降低，T/T 基因型可能是血栓形成的遗传性危险因素，可能与静脉和动脉血栓有关。FⅫ缺乏导致血栓的机制尚不清楚，可能与激活纤溶酶原等活性受限有关。

1025. 为什么组织型纤溶酶原激活剂缺乏是遗传性易栓症的病因之一

答：组织型纤溶酶原激活剂（t-PA）是一种单链糖蛋白，属于丝氨酸蛋白酶，主要由血管内皮细胞合成和释放，其主要功能是将纤溶酶原精氨酸 561-缬氨酸 562 处的肽链裂解，使其激活为具有活性的纤溶酶。单链和双链的 t-PA 都具有此活性。单链型 t-PA 与纤维蛋白的亲和力比双链型高，而双链型 t-PA 对纤溶酶原的激活能力比单链型强。游离状态的 t-PA 与纤溶酶原的亲和力低，只有在 t-PA、纤溶酶原和纤维蛋白三者形成复合体后，才能有效地激活纤溶酶原转变成纤溶酶，从而使纤维蛋白凝块溶解。如果患者体内缺乏 t-PA，就不能激活纤溶酶原，也就不能溶解纤维蛋白，纤维蛋白堆积增多，易形成血栓。t-PA缺乏一般导致血栓性疾病，但较少见。冠状动脉粥样硬化、吸烟可使冠状动脉内皮细胞释放 t-PA 减少，是导致血栓形成的重要原因之一。

1026. 为什么狼疮抗凝物阳性的患者容易发生血栓性疾病

答：狼疮抗凝物（LA）在体外试验中表现出抗磷脂的作用，使得磷脂依赖的凝血时间延长，然而后来发现 LA 在体内往往通过调高组织因子（TF）表达、激活血小板及补体、抑制蛋白 C 途径等而发挥促凝的功能，是血栓的危险因素之一。LA 的持续存在被认为是不明原因习惯性流产、死胎、胎儿发育迟滞、动静脉栓塞以及某些自身免疫性疾病的危险信号。病毒感染、应用某些药物等可导致 LA 的一过阳性，此种情况与血栓风险相关性不高，12 周以上持续阳性的 LA 与血栓风险更相关。目前还没有充分的数据证实 LA 标准化比值越高血栓风险也越高，但若 LA 与其他抗磷脂抗体（如抗 β2 糖蛋白 1 抗体、抗心磷脂抗体等）同时阳性，则血栓风险高于单项阳性者。

1027. 为什么检测血浆狼疮抗凝物要用筛查和确认两种试验

答：稀释蝰蛇毒试验（dilute russell viper venom time，DRVVT）基于 APTT 的原理，试剂中加入富含磷脂的物质后，可抵消狼疮抗凝物（LA）的影响，使 APTT 得以纠正，纠正幅度与 LA 含量成比例关系。其中狼疮筛查试剂含低浓度磷脂，确认试剂含高浓度磷脂，试验最终报告以标准化的筛查确认比值表示：比值>2.0，提示 LA 强阳性；比值1.5～2.0，中度 LA 阳性；比值1.2～1.5，提示 LA 存在可能；标准化狼疮比值<1.2，基本不存在 LA。但如果筛查和确认试验的时间均延长，需进一步检测凝血因子Ⅱ、Ⅴ、Ⅹ活性或明确其抗体存在。LA 检测除了筛查、确认试验外，还可以做混合试验。混合试验即将患者血浆与正常人混合血浆1∶1混合后检测凝血时间，主要可排除凝血因子缺乏的影响。ISTH 指南推荐的检测顺序是：筛查、混合、确认试验；而 CLSI 指南推荐的检测顺序是：筛查、确认、混合试验。很多生产商的检测建议倾向于后者，即当筛查、确认都异常时才做混合试验，这样既可减少做混合试验的工作量，也有助于提高 LA 的检出率。

1028. 为什么检测血浆狼疮抗凝物时必须要做正常对照

答：不同生厂商的试剂在这一点上要求不一，测试协议不尽相同。因为狼疮抗凝物（LA）筛查试剂与确认试剂只有磷脂浓度的区别，对于不含 LA 的正常标本，结果应完全一致，那么直接将筛查试验时间与确认试验时间相比，获得标准化比值即可。实际上有的商品化试剂的正常人筛查与确认时间存在较大差别，不能直接相比，必须先分别与正常人均值相比。因此是否与正常值相比，需结合厂商建议及建立方法时的验证情况。此外，与 APTT 试剂类似，更换试剂批号时，需要再次验证正常人 LA 筛查试验时间与确认试验时间。

1029. 为什么血浆狼疮抗凝物阳性时活化部分凝血活酶时间会延长

答：活化部分凝血活酶时间（APTT）是内源凝血系统较敏感和最为常用的筛查试验，试剂中最主要的成分为激活剂和磷脂，各个试剂品牌间的差异在于激活剂和磷脂含量的不同，即便是同一品牌，不同批次试剂中的成分和比例也有区别。狼疮抗凝物（LA）是一类抗磷脂抗体（antiphospholipid antibody，APA），可以抵抗磷脂的作用使 APTT 延长，延长的程度与 APTT 试剂中的磷脂浓度有关，磷脂含量越高延长越不明显，磷脂含量越低APTT 延长越明显。

1030. 为什么临床疑为抗磷脂综合征需检测抗磷脂抗体

答：这是由疾病的诊断标准所决定的。抗磷脂综合征（antiphospholipid syndrome，APS）是指由抗磷脂抗体（APA）引起的一组临床征象的总称。APA 是一组能与多种含有磷脂结构的抗原物质发生免疫反应的抗体，主要包括狼疮抗凝物（LA）、抗心磷脂抗体（anticardiolipin antibody，ACA）、抗 β2 糖蛋白 1 抗体等。APS 的诊断标准为：有动脉或静脉血栓形成、反复性流产的相应临床症状；实验室检查 IgG 型或 IgM 型 ACA、LA、β2 糖蛋白 1 抗体阳性。具有临床症状和实验室检查中各一项以上异常者可以确诊。临床上一般根据 APTT 延长、血栓形成，排除抗凝因子缺陷后进一步做 LA 的筛查或确认试验。由于

ACA 是 APS 重要的诊断指标之一，ACA 抗体滴度越高，临床意义越大。若 ACA 抗体和 LA 同时阳性，则诊断 APS 的价值更大。值得注意的是，病毒感染、应用某些药物等亦可导致 LA 一过阳性，LA 阳性的患者应在 12 周后再次复查以明确诊断。

1031. 为什么抗磷脂综合征容易引起血栓

答：抗磷脂抗体（APA）是一组异质性的、针对各种负电荷磷脂-蛋白复合物的自身抗体，主要有狼疮抗凝物（LA）、抗心磷脂抗体（ACA）、抗 β2 糖蛋白 1 抗体等。其引起的一组临床征象的总称为抗磷脂综合征（APS）。由于抗体的存在，容易导致血管壁内膜炎症与损伤，从而形成血栓。与 APA 抗体有关的临床表现，主要为血栓形成、习惯性流产、血小板减少和神经精神症状等。血栓是 APS 最主要的临床表现，体内任何部位的血管均可出现血栓形成，常受累的有外周血管、脑血管及心、肺、肾等脏器的血管，血栓一般为单发。血栓的发生与血清 APA 滴度的变化无明显关系，但有时大血栓的形成常伴有抗体滴度的下降。

1032. 为什么抗磷脂抗体会导致反复性流产

答：早期研究报告显示，抗磷脂抗体（APA）阳性的流产患者胎盘广泛梗死，随后证实胎盘存在血栓与其他异常，如有血管合胞体膜减少、绒毛膜纤维化、血管绒毛减少等。但是血栓发生的范围和频率不足以解释抗磷脂综合征（APS）患者流产发生率高的原因，一些非凝血因素引起的胎盘功能不全，如人绒毛膜促性腺素分泌异常应引起注意。APA 阳性的流产动物模型对非抗凝治疗无反应，提示血栓可能是胎盘功能不全所导致。膜联蛋白 V 是近年新发现的 APA 靶抗原，又称胎盘抗凝蛋白-I，为具有很强抗凝活性的磷脂结合蛋白，可在暴露的磷脂表面聚集，形成保护屏障。APA 通过与磷脂蛋白或磷脂高亲和力的作用，干扰了膜联蛋白 V 在磷脂表面的聚集，使其无法发挥抗凝作用。由于膜联蛋白 V 主要存在于人体胎盘内，因此引起胎盘微小血栓，造成胎盘梗死、功能不全，可能是反复流产的主要原因。

1033. 为什么有些人会发生抗心磷脂抗体阳性

答：抗心磷脂抗体（ACA）是一种以血小板和内皮细胞膜上带负电荷的心磷脂作为靶抗原的自身抗体。该抗体与血栓形成、血小板减少、自然流产或宫内死胎关系密切。ACA 是抗磷脂抗体（APA）的成分之一。研究证实，许多因素与 ACA 产生密切相关，常见的原因有：①自身免疫性疾病：如系统性红斑狼疮、类风湿关节炎及硬皮病等；②病毒感染：如腺病毒、风疹病毒、水痘病毒、腮腺炎病毒等感染；③其他疾病：如支原体感染等；④口服某些药物：如氯丙嗪、吩噻嗪等；⑤少数无明显器质性疾病的正常人，特别是老年人。

1034. 为什么要检测抗心磷脂抗体

答：抗心磷脂抗体（ACA）是一种以血小板和内皮细胞膜上带负电荷的心磷脂作为靶抗原的自身抗体，常见于系统性红斑狼疮及其他自身免疫性疾病。循环 ACA 阳性或水平增高是机体免疫识别过度、自身免疫反应紊乱的表现。ACA 异常与血栓形成、血小板减少、反复自然流产、不明原因死胎关系密切，可能在妊高征、胎儿宫内生长迟缓的发生和发展中起到了作用。临床上常使用酶联免疫吸附试验对患者体内的 ACA 进行检测，该方法具有高度敏感性，不仅可定量，还可检测抗体类型及亚类，易于标准化。ACA 的免疫学分型有 IgG 和 IgA 和 IgM 三类，ACA 的发生率男女无明显差异。ACA 抗体在临床的检出率依次为：IgM 型>IgG 型>IgA 型。其中 IgM 型与血栓相关性最好，其次是中/高度水平的 IgG 型，而 IgA 型与血栓关系尚不明确。因此，明确抗体亚类有助于血栓风险的判断。

1035. 为什么老年人容易发生血栓性疾病

答：血栓的形成是许多因素共同作用的结果，其中血管内皮细胞损伤和血小板的激活在动脉血栓形成中起主要作用，而血流缓慢和凝血因子活性增强则是静脉血栓形成的先决条件。老年人由于动脉血管逐渐发生退行性变，病变部位的血管壁有粥样板块形成，使血管壁不光滑，容易继发血栓形成；其二，老年人常伴有高血压、高血脂、糖尿病等慢性病，这些都是动脉硬化的重要危险因素，危险因素越多，老年人得动脉血栓的概率越大；第三，老年人因为活动减少或长期卧床导致血流缓慢，而血流缓慢在 Virchow 关于血栓形成的三大因素居首位；第四，随着年龄增长，老年人静脉内膜增厚和静脉瓣萎缩，容易在瓣膜下方的静脉窦内发生血小板黏附，为血栓形成提供了条件；最后，随着年龄增长，体内凝血因子活性增高，也是引起静脉血栓原因之一。所以，老年人容易发生血栓性疾病。

1036. 为什么恶性肿瘤容易并发血栓性疾病

答：1865 年 Trousseau 首次报道胃癌患者容易形成静脉血栓，揭示了恶性肿瘤和血栓之间的关系，之后将癌症患者并发游走性静脉炎称为 Trousseau 综合征。Trousseau 综合征的临床表现除游走性静脉炎外还包括心肌梗死、脑血管事件、周围动脉闭塞等，其中静脉血栓栓塞（VTE）最常见，目前已成为仅次于恶性肿瘤本身引起患者死亡的第二位原因。恶性肿瘤患者 VTE 的发生率高达 3% ~18%，与普通人群相比，肿瘤患者发生 VTE 的危险性增加 4~6 倍。对不同类别肿瘤血栓栓塞的大规模回顾性研究发现，恶性肿瘤中，男性 VTE 多发生于胰腺癌、肺癌和脑恶性肿瘤；而女性 VTE 则多见于卵巢癌、胰腺癌和结肠癌。有些患者可在肿瘤确诊前数年反复发生 VTE 或血栓性静脉炎。因此，特发性血栓栓塞疾病可能预示着机体存在隐匿性的恶性肿瘤。恶性肿瘤发生 VTE 的机制比较复杂，不同肿瘤患者之间亦有差别，即便是同一患者在恶性肿瘤进程的不同阶段亦有明显差别，可能与血液高凝状态、血管壁损伤及血液淤滞有关。此外，肿瘤释放组织凝血活酶样物质、肿瘤机械性阻塞静脉、患病后活动减少、手术、放化疗等也是可能的机制。

1037. 为什么手术或创伤容易并发血栓性疾病

答：在国内手术和创伤导致的深静脉血栓形成（DVT）近年来逐渐为人们所重视。有研究表明如不采取预防血栓的措施，手术相关的静脉血栓发生率可达 50%。由于大多血栓形成无症状或症状轻微，易被忽视。不同类型的手术，血栓性疾病的发生率有很大差异。髋关节和膝关节矫形术等骨科大手术并发血栓率最高。一项亚洲 7 个国家 19 个骨科中心 407 例人工全髋、全膝关节置换及髋关节周围骨折手术后 DVT 发生率调查研究表明，经静脉造影证实 DVT 发生率为 43.2%，外科腹部手术、妇科和泌尿科手术也有较高的静脉血栓危险性。严重创伤，尤其是头部创伤、脊髓损伤、骨盆和下肢骨折，静脉血栓形成的危险性高达50%～60%。手术和创伤导致血栓形成的主要诱因是创伤面组织因子的大量释放、血管内皮损伤、外源性凝血途径激活、无菌性炎症以及机体的应激状态导致血液凝血功能反应性增强，术后制动导致血流缓慢、回流不畅等，血小板与内皮的黏附和聚集增加，血小板活性增强。因此术后应及早活动，必要时适当抗凝，降低血栓的发生率。

1038. 为什么血型和静脉血栓栓塞的发生有关

答：20世纪60年代有研究发现ABO血型与静脉血栓栓塞（VTE）有关，非O型血人群比O型血人群的VTE发生率高2～4倍，即非O型血是VTE的危险因素或者O型血是VTE的保护因素。非O型血人群血浆中高浓度的FⅧ、VWF水平可能与其VTE的易感性高有关。Leiden易栓症研究组（LETS）发现，以OO表型为参照，几乎所有非OO表型（包括A1A1，A1A2，A1O1/A1O2，BB/BO1/BO2，A1B/A2B）的危险性均呈2倍升高。非OO表型者若同时为F V Leiden携带者，血栓危险性比单纯非OO表型者高23倍（95% CI 9.1～59.3）。当然并非所有文献都支持血型与VTE相关的结论。因此，在一般VTE危险因素的综合分析中还没有提及ABO血型，但是由于ABO血型鉴定检测相对简单，对于血栓易感性评估还是有一定的临床价值。

1039. 为什么口服避孕药会引发血栓形成

答：复方口服避孕药问世于1959年，但1961年即有数例服用避孕药的妇女发生血栓栓塞的病例报告，使口服避孕药与血栓栓塞的关系成为众所关注的课题。研究证明，口服避孕药引起静脉血栓形成的危险性增加4.4～9倍。大多数避孕药是雌、孕激素的混合制剂，尚具有调节月经周期，降低卵巢癌与子宫内膜癌发病率，预防乳腺癌和乳房小叶增生的一系列作用，因而得以普及。研究表明，当避孕药中雌激素的剂量减少后血栓的危险性降低不明显，孕激素成分也有增加血栓形成的危险。此外第三代孕激素制剂引起静脉血栓危险性更大，获得性活化蛋白C抵抗（APCR）的比例明显增高，但动脉血栓的发生率要少于二代避孕药。避孕药造成易栓倾向的原因可能是聚集在肝脏中的雌、孕激素制剂影响体内的凝血/纤溶平衡。雌激素可使纤维蛋白原、FⅦ、FⅣ、F X、FⅫ水平升高，抗凝血酶（AT）水平下降，这可能是口服避孕药引起血栓形成的重要原因。

1040. 为什么妊娠和产褥期容易发生血栓性疾病

答：妊娠期及产褥期血栓性疾病是非孕期的2～4倍，产后特别是剖宫产后发病率更高。临床表现多样，死亡率高，诊断治疗困难，易造成漏诊误诊。深静脉血栓形成（DVT）是最常见的妊娠期血栓性疾病，急性PE是近年来孕产妇主要的死亡原因之一。DVT形成约55%发生于分娩或手术后3周内，一般发病在产后7～10天，最早在第2天，迟在6周之内，都存在一定的危险性。本病多发生在下肢和盆腔，下肢左侧多于右侧，原因是左髂总静脉在髂总动脉之下，因局部受压，来自左侧下肢及盆腔静脉的血流阻力大于右侧所致。产褥期由于卧床少动的原因，发生DVT比妊娠期更高。妊娠和产褥期容易发生DVT的原因可能有，下肢静脉回流障碍，纤维蛋白原增加近2倍，血小板数在妊娠期比非孕期增多，F V、FⅦ、FⅧ、F IX、F X、FⅫ浓度亦均增加等。如果孕妇少动，血流缓慢，更易发生血栓和栓塞。

1041. 为什么血栓性血小板减少性紫癜的临床表现呈多样性

答：血栓性血小板减少性紫癜（TTP）是一种血栓性微血管病（thrombotic microangiopathy，TMA）。女性多于男性，60% 的病例为女性；任何年龄都可发病，大多数在 15 ~ 50 岁（中位年龄为 26 ~ 46 岁）。本病起病往往急骤，少数起病缓慢，根据病因可分为遗传性 TTP 和获得性 TTP，后者又可根据病因是否明确分为特发性 TTP 和继发性 TTP。遗传性 TTP 的基本原因为 *ADAMTSl3* 突变，在获得性 TTP 中，分为特发性以及继发性，如可继发于感染、药物、自身免疫性疾病、肿瘤、骨髓移植和妊娠等多种疾病和病理生理过程，因此，其临床表现呈现为多样性。典型病例有下列表现（五联征）：

（1）血小板减少引起出血：以皮肤黏膜为主，表现为瘀点、瘀斑或紫癜、鼻出血、视网膜出血、生殖泌尿道和胃肠出血，严重者颅内出血。主要是由于微血管内血栓形成过程中消耗了大量血小板。

（2）微血管病性溶血性贫血：主要是由于血流经过病变血管时（特别是小动脉），红细胞受到机械性损伤而破碎，引起不同程度的贫血。正常红细胞用 51Cr 标记后在 TTP 患者循环内半寿期仅 3 天。约有 1/2 的病例出现黄疸、间接胆红质增高，20% 有肝脾肿大，少数情况下有 Raynaud 现象。

（3）神经精神症状：其严重程度常决定本病的预后。患者可有不同程度的意识紊乱，30% 有头痛和（或）失语、说话不清、眩晕、惊厥、痉挛、感觉异常、视力障碍、知觉障碍、定向障碍、精神错乱、谵妄、嗜睡、昏迷、脑神经麻痹。45% 有轻瘫，有时有偏瘫，可于数小时内恢复。

（4）肾脏损害：表现为蛋白尿、镜下血尿和管型尿，但肉眼血尿不常见。40% ~ 80% 有轻度氮质血症、肌酐清除率下降，这与肾血管广泛受累有关。重者最终发生急性肾衰竭。

（5）发热：不同病期均可发热，常达 38.0 ~ 40.5℃，其原因不明，可能与下列因素有关：①继发感染，但血培养结果常为阴性；②下丘脑体温调节功能紊乱；③组织坏死；④溶血产物的释放；⑤抗原抗体反应使巨噬细胞及粒细胞受损，并释放出内源性致热原。

1042. 为什么诊断血栓性血小板减少性紫癜要检测血管性血友病因子裂解酶

答：血管性血友病因子（VWF）是一种大分子多聚体糖蛋白，在止血和血栓中起着重要作用。在体内，VWF 一方面对 FⅧ起着分子伴侣的作用，另一方面可快速介导血小板黏附于受损的血管内皮下，大分子量 VWF 有较强的生物学活性。VWF 多聚体的结构组成主要受血管性血友病因子裂解酶（von Willebrand factor cleaving protease，VWFCP），即 ADAMTS13 的调节。血浆中的超大分子量 VWF 多聚体（ultra-large VWF，UL-VWF）与 ADAMTS13 的活性相关。当体内 ADAMTS13 的基因发生突变或者存在抗该酶的自身抗体时，ADAMTS13 的活性下降，UL-VWF 在微血管中诱发血小板聚集形成微血栓，导致血栓性血小板减少性紫癜（TTP）的发生。目前对于 TTP 的诊断主要依靠临床表现，缺乏客观性和可靠性。因此，检测 ADAMTS13 对 TTP 的诊断和预后判断具有重要价值。

1043. 什么是溶血尿毒症综合征的三联征表现

答：溶血尿毒症综合征（hemolytic uremic syndrome，HUS）是一类原因不明的急性血管内溶血性贫血伴肾衰竭的综合征。本病累及多系统，以微血管病性溶血、急性肾衰竭和血小板减少为主要特征，临床上称为三联征表现，是小儿急性肾衰竭常见的病因之一。

临床表现典型者常有前驱症状，以胃肠道表现为主，多有腹痛、腹泻和呕吐，可有发热、嗜睡、乏力、食欲缺乏等非特异性表现。腹痛严重者伴腹肌紧张，酷似急腹症。腹泻可为水样便，多见血便和黏液便。此期多持续数天至 1 周偶有达 2 个月者。前驱期后经数天无症状期进入急性期，出现溶血性贫血、急性肾衰竭和血小板减少。患儿明显苍白，临床所见黄疸不显著或仅面部呈柠檬黄色。初期可屡有溶血危象发生，于数小时内血色素下降 30~50g/L；急性肾功能减退临床表现轻重不一，轻者仅短暂尿量减少，肾功能轻度减退，但多数患儿呈少尿性急性肾衰竭，少尿可持续达 2 周甚至 2 周以上，同时有氮质血症代谢性酸中毒高血钾等其他急性肾衰竭的表现，并可由于贫血、高血容量和电解质紊乱等引发充血性心力衰竭。血小板减少致出血倾向以消化道出血为主，可见皮肤瘀斑，偶见硬脑膜下或视网膜出血。

1044. 为什么诊断溶血尿毒症综合征要检测大肠埃希菌

答：溶血尿毒症综合征（HUS）的病因至今不明，细菌、病毒和立克体感染后均可发生。分泌 Shiga 毒素的大肠埃希杆菌感染导致 Shiga 毒素相关性 HUS 占 HUS 的 75%，是最常见的类型。因此诊断 HUS 时要检测大肠埃希菌，以辅助尽快明确诊断。此外，该检测还可用于与血栓性血小板减少性紫癜（TTP）的鉴别诊断，TTP 患者大肠埃希菌培养为阴性。

1045. 为什么临床上血栓性血小板减少性紫癜和溶血尿毒症综合征要作鉴别

答：由于血栓性血小板减少性紫癜（TTP）和溶血尿毒症综合征（HUS）临床上均有血小板减少、微血管病性溶血（Coombs 试验阴性）和肾功能不全，但病因、治疗方法和预后均不相同，故需鉴别，其鉴别要点见表4-4。

表4-4 血栓性血小板减少性紫癜和溶血尿毒症综合征的鉴别要点

鉴别要点	TTP	HUS
年龄	任何（多 10~40 岁）	儿童（多<5 岁）
突出症状	多变性神经系统症状	自限性肾功能不全
次发症状	血小板降低伴轻度出血 肾功能不全（较轻） 微血管病性溶血（Coombs 试验阴性） 发热	出血（便血/血性腹泻）伴腹痛 微血管病性溶血（Coombs 试验阴性）
确诊试验	ADAMTS13≤5% 抗 ADAMTS13 抗体阳性	大便培养：大肠埃希菌 O_{157}：H_7 基因检测
首选治疗	血浆置换	血液透析

注：TTP，血栓性血小板减少性紫癜；HUS，溶血尿毒症综合征；ADAMTS13，血管性血友病因子裂解酶

（顾 怡 沈 薇 周景艺）

参考文献

1. 杨仁池，王鸿利. 血友病 ［M］. 第 2 版. 上海：上海科学技术出版社，2017.

2. 中国抗癌协会血液肿瘤专业委员会. 流式细胞学在非霍奇金淋巴瘤诊断中的应用专家共识 ［J］. 中华病理学杂志，2017，46（4）.

3. 卢兴国. 贫血诊断学 ［M］. 北京：人民卫生出版社，2016.

4. 王学锋，许小平，蒋慧. 临床血液疾病经典问答 1000 问 ［M］. 北京：人民卫生出版社，2016.

5. 叶向军，卢兴国. 血液病分子诊断学 ［M］. 北京：人民卫生出版社，2015.

6. 夏薇，陈婷梅. 临床血液学检验技术 ［M］. 北京：人民卫生出版社，2015.

7. 尚红. 实验诊断学 ［M］. 第 3 版. 北京：人民卫生出版社，2015.

8. 陈朴，潘柏申. 血清叶酸和红细胞叶酸检测的临床应用. 医学检验 ［J］. 2016，31（3）：232-236.

9. 屠湧涛，刘清琳，徐敏敏，等. 邻-甲联苯胺法测定血浆游离血红蛋白的基质效应及消除方法. 检验医学 ［J］. 2016，31（4）：282-285.

10. 李建刚，赵家宁，徐华等. 直接抗人球蛋白试验阳性患者交叉配血方法探讨. 现代检验医学杂志 ［J］. 2015，30（4）：130-132.

11. 李英梅，孙慧. 自身免疫性溶血性贫血的诊断和治疗现状. 临床荟萃 ［J］. 2015，30（10）：1087-1091.

12. 徐世荣，郭晓楠，张静楠 Evans 综合症的研究现状. 诊断学理论与实践 ［J］，2015，9（3）：218-222.

13. 吴海英，任莉，陶叠红，等. Ph+急性单核细胞白血病伴复杂核型病例并文献复习. 全科医学临床与教育 ［J］. 2015，13：348-350.

14. 孙舒雯. 儿童急性淋巴细胞白血病的免疫分型特点及其临床意义. 国际输血及血液学杂志 ［J］. 2015，38：423-428.

15. 江倩，孙嫣然，许丽婷，等. 儿童急性淋巴细胞白血病诊治进展—第 56 届美国血液会议（ASH）儿科继续教育介绍. 中国小儿血液与肿瘤志 ［J］. 2015，20（4）：218-221.

16. 周玉姣，于坤. 体外循环红细胞损伤的原因、表现及危害. 中国体外循环杂志 ［J］. 2015，13（1）：61-64.

17. 李建刚，赵家宁，徐华，等. 直接抗人球蛋白试验阳性患者交叉配血方法探讨. 现代检验医学杂志 ［J］. 2015，30（4）：130-132.

18. 李英梅，孙慧. 自身免疫性溶血性贫血的诊断和治疗现状. 临床荟萃 ［J］. 2015，30（10）：1087-1091.

19. 徐世荣，郭晓楠，张静楠. Evans 综合征的研究现状. 诊断学理论与实践 ［J］. 2015，9（3）：218-222.

20. 潘祥林，王鸿利. 实用诊断学 ［M］. 北京：人民卫生出版社，2014.

21. 李家增，贺石林，王鸿利. 临床血栓病学 ［M］. 上海：上海交通大学出版社，2014.

22. 李建厂，田春梅，唐慎华等. 106 例 6 个月～6 岁儿童缺铁性贫血临床表现及实验室检查分析. 中国小儿血液与肿瘤杂志 ［J］. 2014，19（1）：40-42.

23. 何清. 遗传性球形红细胞增多症诊断的研究进展. 国际输血及血液学杂志 ［J］. 2014，37（5）：

474-478.

24. 廖林，林发全. 遗传性红细胞膜病及其实验室检查. 广东医学 [J]. 2014（11）：1782-1784.

25. 中华血液学分会. 中国 B 细胞慢性淋巴增殖性疾病诊断专家共识（2014 年版）. 中华血液学杂志 [J]. 2014，35（4）：367-370.

26. 李建厂，田春梅，唐慎华，等. 106 例 6 个月～6 岁儿童缺铁性贫血临床表现及实验室检查分析. 中国小儿血液与肿瘤杂志 [J]. 2014. 19（1）：40-42.

27. 何清. 遗传性球形红细胞增多症诊断的研究进展. 国际输血及血液学杂志 [J]. 2014，37（5）：474-478.

28. 卢兴国. 白血病诊断学 [M]. 北京：人民卫生出版社，2013.

29. 王鸿利，丛玉隆，王建祥. 临床血液实验学 [M]. 上海：上海科学技术出版社，2013.

30. 林果为，欧阳仁荣，陈姗姗，等. 现代临床血液病学 [M]. 上海：复旦大学出版社，2013.

31. 丛玉隆. 实用检验医学（上下册）[M]. 第 2 版. 北京：人民卫生出版社，2013.

32. 葛均波，徐永健. 内科学 [M]. 第 8 版. 北京：人民卫生出版社，2013.

33. 王建中. 临床检验诊断学图谱 [M]. 北京：人民卫生出版社，2012.

34. 许文荣. 临床血液学检验 [M]. 第 5 版. 北京：人民卫生出版社，2012.

35. 考杉斯基；陈竺等译. 威廉姆斯血液学 [M]. 北京：人民卫生出版社，2011.

36. 沈志祥，朱雄增. 恶性淋巴瘤 [M]. 第 2 版. 北京：人民卫生出版社，2011.

37. 张之南，郝玉书. 血液病学 [M]. 第 3 版. 北京：人民卫生出版社，2011.

38. Celkan T. Plasminogen deficiency. J Thromb Thrombolysis [J] 2017, 43：132-138.

39. Hostenbach S, D'Haeseleer M, Kooijman R, et al. The pathophysiological role of astrocytic endothelin-1. Prog Neurobiol [J] 2016, 144：88-102.

40. James AH, Eikenboom J, Federici AB. State of the art：von Willebrand disease. Haemophilia [J] 2016, 22（5）：54-59.

41. Daniel AA, Attilio O, Robert H, et al. The 2016 revision to the World Health Organization classification of myeloid neoplasms and acute leukemia. Blood [J]. 2016, 127：2391-2405.

42. Maroney SA, Mast AE. New insights into the biology of tissue factor pathway inhibitor. J Thromb Haemost [J] 2015, 13（1）：S200-207.

43. Woo KM, Goertz JK. Diagnosis And Management Of Deep Venous Thrombosis In The Emergency Department. Emerg Med Pract [J] 2015, 17：1-24；quiz 5.

44. Levy JH, Szlam F, Wolberg AS, et al. Clinical use of the activated partial thromboplastin time and prothrombin time for screening：a review of the literature and current guidelines for testing. Clin Lab Med [J] 2014, 34：453-477.

45. Wenzel J, Assmann JC, Schwaninger M. Thrombomodulin--a new target for treating stroke at the crossroad of coagulation and inflammation. Curr Med Chem [J] 2014, 21：2025-2034.

46. Pavlova A, Delev D, Pezeshkpoor B, et al. Haemophilia A mutations in patients with non-severe phenotype associated with a discrepancy between one-stage and chromogenic factor VIII activity assays. Thromb Haemost [J] 2014, 111：851-861.

47. Trossaert M, Lienhart A, Nougier C, et al. Diagnosis and management challenges in patients with mild haemophilia A and discrepant FVIII measurements. Haemophilia [J] 2014, 20：550-558.

48. Bottomley SS, Fleming MD. Sideroblastic anemia：diagnosis and management. Hematol, Oncol Clin North Am [J]. 2014, 28（4）：653-670.

49. AC Silva, ZA Sheppard, SL Surgenor, et al. Clinical risk factors for underlying gastrointestinal malignancy in iron deficiency anaemia：the IDIOM study. Frontline Gastroenterology [J], 2014, 5（4）：237-242.

缩略词

2，3-DPG	2，3-diphosphoglycerate	2，3-二磷酸甘油酸
α-NAE	α-naphthol acetate esterse	α-醋酸萘酚酯酶
$α_2$-AP	$α_2$-antiplasmin	$α_2$-抗纤溶酶
$α_2$-MG	$α_2$-macroglobulin	$α_2$-巨球蛋白
β-TG	β-thromboglobulin	β-血小板球蛋白
3P	plasma protamine paracoagulation test	血浆鱼精蛋白副凝试验
AA	aplastic anemia	再生障碍性贫血
AAA	acute aplastic anemia	急性再生障碍性贫血
AAH	acute arrest of hemopoiesis	急性造血停滞
ABC	activated B-cell-like	激活外周血 B 细胞样型
ABL	Abelson Leukemia Virus oncogene homolog	非受体型酪氨酸蛋白结合酶基因
ABL	acute basophilic leukemia	急性嗜碱性粒细胞白血病
ACA	anticardiolipin antibody	抗心磷脂抗体
ACD	anemia of chronic disease	慢性病贫血
ACD	acid-citrate dextrose	枸橼酸葡萄糖
ACP	acid phosphatase	酸性磷酸酶
AdoCb1	adenosylcobalamin	腺苷钴胺素
ADP	adenosine-diphosphate	二磷酸腺苷
AGLT	acidified glycerin hemolysis test	酸化甘油溶血试验
AIDS	acquired immunodeficiency syndrome	获得性免疫缺陷综合征
AIHA	autoimmune hemolytic anemia	自身免疫性溶血性贫血
ALA	δ-aminolevulinic acid	δ-氨基-γ-酮戊酸
AL	acute leukemia	急性白血病
ALIP	abnormal localization of immature precursors	不成熟前体细胞异常定位
ALL	acute lymphoblastic leukemia	急性淋巴细胞白血病
allo-HSCT	allogeneic hematopoietic stem xenotransplantation	异基因造血干细胞移植
ALP	alkaline phosphatase	碱性磷酸酶
AML	acute myeloid leukemia	急性髓细胞白血病
AML-MRC	AML with myelodysplasiarelated changes	AML 伴骨髓增生异常相关改变
AML-NOS	AML non otherwise specified	急性髓系白血病非特指型
ANA	antinuclear antibodies	抗核抗体
APA	antiphospholipid antibody	抗磷脂抗体

APC	activated protein C	活化蛋白 C
APCI	activated protein C inhibitor	活化蛋白 C 抑制物
APCR	activated protein C resistance	活化蛋白 C 抵抗
APL	acute promyelocytic leukemia	急性早幼粒细胞白血病
APS	antiphospholipid syndrome	抗磷脂综合征
APTT	activated partial thromboplastin time	活化部分凝血活酶时间
ARMS	amplification refractory mutation sytem	突变特异性扩增系统
AS	atherosclerosis	动脉粥样硬化
ASH	The American Society of Hematology	美国血液学年会
AT	antithrombin	抗凝血酶
ATL	adult T-cell leukemia/lymphoma	成人 T 细胞白血病/淋巴瘤
ATP	adenosine triphosphate	腺苷三磷酸/腺嘌呤核苷三磷酸
B1Ab	blocking antibody	阻断性抗体
B-ALL/LBL	precursor B lymphoblastic lymphoma/leukemia	前驱型淋巴细胞肿瘤
BCR	brak point cluster region	裂点簇区
BFU-E	burst forming unit-erythroid	爆式红系集落形成单位
BFU-E	erythrocytic burst-forming unit	红细胞早期（爆式）集落形成单位
BMB	bone marrow biopsy	骨髓活体组织检查
BMT	bone marrow transplantation	骨髓移植
BP	blastic phase	急变期
B-PLL	B-cell prolymphocytic leukemia	B 幼淋巴细胞白血病
BT	bleeding time	出血时间
CAA	chronic aplastic anemia	慢性再生障碍性贫血
CAA	congenital aplastic anemia	先天性再生障碍性贫血
CAD	cold agglutinin disease	冷凝集素病
CALR	calreticulin	钙网蛋白
CAP	circulating activated platelets	循环活化血小板
CAS	cold agglutinin syndrome	冷凝集素综合征
CAT	cold agglutinin test	冷凝集素试验
CBSCT	cord blood stem cell transplantation	脐血干细胞移植
CCND1	cyclin-D1	细胞周期蛋白 D1
CDA	congenital dyserythropoietic anemia	先天性红细胞生成异常性贫血
CD	cluster of differentiation	白细胞分化抗原
cDNA	complementary deoxyribonucleic acid	互补脱氧核糖核酸
CEBPA	CCAAT/enhancer-binding protein alpha	CCAAT 增强结合因子 α
CE	capillary electrophoresis	毛细管电泳
CEL	chronic eosinophilic leukemia	慢性嗜酸性粒细胞白血病
CFT	capillary fragility test	毛细血管脆性试验
CFU	colony forming unit	集落形成单位
CFU-E	colony forming unit-erythroid	红系集落形成单位
CFU-GM	colony forming unit-granulocyte macrophage	粒细胞巨噬细胞系集落形成单位

CFU-M	colony forming unit-megakaryocyte	巨核细胞系集落形成单位
CGH	comparative genomic hybridization	比较基因组杂交
CISS	chromosomal in situ suppression	染色体原位抑制
CLIA	chemilumineseent immunoassay	化学发光免疫分析法
CLL	chronic lymphoblastic leukaemia	慢性淋巴细胞白血病
CML	chronic myelogenous leukemia	慢性粒细胞白血病
CMPD	chronic myeloproliferative diseases	慢性骨髓增殖性疾病
CNKL/CLPD-NK	chronic natural killer cell lymphocytosis, CNKL; chronic lymphoproliferative disorders of NK cell	慢性 NK 淋巴增殖性疾病
CNSL	central nervous system leukemia	中枢神经系统白血病
CR	complete response	完全缓解率
CRM-	cross reaction material negative	交叉反应物质阴性
CRM+	cross reaction material positive	交叉反应物质阳性
CRT	cross recalcification test	复钙交叉试验
CSF	colony stimulating factor	集落刺激因子
CTL	cytotoxic T lymphocytes	细胞毒性 T 淋巴细胞
CV	coefficient of variation	变异系数
DAF	decay accelerating factor	衰变加速因子
DAPI	destination access point identifier	苯基吲哚
DAT/DAGT	direct antiglobulin test	直接抗球蛋白试验
DCDF	doublecolour doublefuse	双色双融合探针
DD	D-dimer	D-二聚体
del	deletion	丢失
DFS	disease free survival	无病生存期
DHPLC	denaturing high performance liquid chromatography	变性高效液相色谱
DHS	dehydrated hereditary stomatocytosis	脱水遗传性口形红细胞增多症
DIC	disseminated intravascular coagulation	弥散性血管内凝血
DIHA	drug induced immune hemolytic anemia	药物诱发免疫性溶血性贫血
DLBCL	diffuse large B cell lymphoma	弥漫大 B 细胞淋巴瘤
DNA	deoxyribonucleic acid	脱氧核糖核酸
DNMT3A	DNA methyltransferases 3A	DNA 甲基转移酶 3A
DRVVT	dilute russell viper venom time	稀释蝰蛇毒试验
dsDNA	anti double stranded DNA antibody	抗双链 DNA 抗体
dTT	dilute thrombin time	稀释的凝血酶时间
DVT	deep venous thrombosis	深静脉血栓形成
EB	ethidium bromide	溴化乙锭
ECT	ecarin clotting time	蝰蛇毒凝血时间
EDTA	ethylenediaminetetraacetic acid	乙二胺四乙酸
EDTA-K$_2$	Ethylene diamine tetraacetic acid	乙二胺四乙酸二钾
EFS	event free survival	无事件生存期

EGIL	European group for the immunological characterization of leukemia	欧洲白血病免疫学分型协作组
ELT	euglobulin clot lysis time	优球蛋白溶解时间
EMA	eosin-5-maleimide	伊红-5-马来酰亚胺
EPCR	endothelial protein C receptor	内皮细胞蛋白 C 受体
EPO	erythropoietin	促红细胞生成素
ESCs	embryonic stem cell	胚胎干细胞
ES	extrasignal	额外信号探针
ESR	erythrocyte sedimentation rate	红细胞沉降率
ET-1	endothelin-1	内皮素-1
ET	essential thrombocytosis	原发性血小板增多症
F1+2	prothrombin fragment 1+2	凝血酶原片段 1+2
FA	Fanconi anemia	范科尼贫血
FCM	flow cytometry	流式细胞术
F X	coagulation factor X	凝血因子 X
F XI	coagulation factor XI	凝血因子 XI
F IX	coagulation factor IX	凝血因子 IX
F VII	coagulation factor VII	凝血因子 VII
F VIII	coagulation factor VIII	凝血因子 VIII
F XII	coagulation factor XII	凝血因子 XII
F XIII	coagulation factor XIII	凝血因子 XIII
F V	coagulation factor V	凝血因子 V
FDP	fibrin/fibrinogen degradation products	纤维蛋白原/纤维蛋白降解产物
FEP	free erythrocyte protoporphyrin	红细胞内游离原卟啉
FgDP	fibrinogen degredation product	纤维蛋白原的降解产物
Fg	fibrinogen	纤维蛋白原
FHb	free hemoglobi	血浆游离血红蛋白
FISH	fluorescence in situ hybridization	荧光原位杂交
FITC	fluorescein isothiocyanate	异硫氰酸荧光素
FlAER	fluorescein-labeled aerolysin	荧光素标记的嗜水气单胞菌溶素
FL	follicular lymphoma	滤泡性淋巴瘤
FLSCT	fetal liver hematopoietic stem cell transplantation	胎肝造血干细胞移植
FLT3	fms-like tyrosine kinase	FMS 样的酪氨酸激酶 3
FM	fibrin monomer	纤维蛋白单体
FPA	fibrinopeptide A	纤维蛋白肽 A
FPB	fibrinopeptide B	纤维蛋白肽 B
F II	prothrombin	凝血酶原
FPS	free PS	游离型 PS
FSC	forward scatter	前向散射光
G6PD	glucose-6-phosphate dehydrogenase	葡萄糖-6-磷酸脱氢酶
GCB	germinal centre B-cell-like	生发中心 B 细胞样

G-CSF	granulocyte colony stimulating factor	粒细胞集落刺激因子
GD	Gaucher disease	戈谢病
GM-CSF	granulocyte macrophage colony stimulation factor	粒细胞巨噬细胞集落刺激因子
GP	glutathione peroxidase	谷胱甘肽氧化酶
GP	glycoprotein	糖蛋白
GP	platelet membrane glycoprotein	血小板膜糖蛋白
GPI	glucose-6-phosphate isomerase	葡萄糖 6 磷酸酶异构酶
GPI	glycosylphophatidylionositol	糖基磷脂酰肌醇
GPO	granulopoietin	粒细胞生成素
GR	glutathione reductase	谷胱甘肽还原酶
GSH	reduced glutathione	还原型谷胱甘肽
GVHD	graft versus host disease	移植物抗宿主病
HAAA	hepatitis associated aplastic anemia	肝炎相关性再生障碍性贫血
HA	haemophilia A	血友病 A
HA	hemolyticanemia	溶血性贫血
HbA$_2$	hemoglobin A$_2$	血红蛋白 A$_2$
HbA	hemoglobin A	血红蛋白 A
HbF	hemoglobin F	血红蛋白 F
HB	haemophilia B	血友病 B
Hb/HGB	hemoglobin	血红蛋白定量
HCD	heavy chain disease	重链病
HC-Ⅱ	heparin cofactor-Ⅱ	肝素辅因子-Ⅱ
HCL	hairy cell leukemia	多毛细胞白血病
HCT	hematocrit	血细胞比容
HCV	hepatitis C virus	丙型肝炎病毒
Hcy	homocysteine	同型半胱氨酸
HFR	high fluorescence reticulocytes	高荧光强度网织红细胞
HGP	human genome project	人类基因组计划
HHcy	hyperhomocysteinaemia	高同型半胱氨酸血症
HHT	hereditary hemorrhagic telangiectasia	遗传性出血性毛细血管扩张症
HIT	heparin-induced thrombocytopenia	肝素诱导的血小板减少
HIV	human immunodeficiency virus	人类免疫缺陷病毒
HLA-B27	human leucocyte antigen B27	人类白细胞抗原 B27
HLA	human leukocyte antigen	人类白细胞抗原
HLH	hemophagocytic lymphohistocytosis	噬血细胞性淋巴组织细胞增生症
HL	hodgkin lymphoma	霍奇金淋巴瘤
HLR#	high light scatter reticulocyteabsolute value	强光散射网织红细胞绝对值
HLR%	high light scatter reticulocyte percentage	强光散射网织红细胞百分比
HMW	high molecular weight	高相对分子质量
HNSHA	hereditary non-spherocytic hemolytic anemia	遗传性非球形红细胞性溶血性贫血
HPA	human platelet antigen	人类血小板抗原

HPCs	hematopoietic progenitor cells	造血祖细胞
Hp	haptoglobin	血清结合珠蛋白
HP	helicobacterpylori	幽门螺旋杆菌
HPLC	high performance liquid chromatography	高效液相色谱法
HPP	hereditary pyropoikilocytosis	遗传性热异形红细胞增多症
HPS	hemophagocytic syndrome	噬血细胞综合征
HPV B19	human parvovirus B19	微小病毒 B19
HRG	histidine rich glycoprotein	富含组氨酸糖蛋白
HSCs	hematopoietic system cells	造血干细胞
HSCT	hematopoietic stem cell transplantation	造血干细胞移植
HS	hereditary spherocytosis	遗传性球形红细胞增多症
HSPCT	hematopoietic stem progenitor cell transplantation	造血干祖细胞移植
HSPG	heparin sulfate proteoglycan	硫酸乙酰肝素蛋白多糖
HST	hereditary stomatocytosis	传性口形红细胞增多症
HTLV-Ⅰ	human T-cell leukemia virus Ⅰ	人类 T 细胞白血病病毒-Ⅰ
HUMARA	human androgen receptor assay	人类雄激素受体基因
HUS	haemolytic-uraemic syndrome	溶血尿毒症综合征
Hx	hemopexin	血红素结合蛋白
Hypo-MDS	hypoplasia myelo dysplastic syndrome	低增生性骨髓增生异常综合征
i	isochromosome	等臂
IAHS	infection-associated hemophagocytic syndrome	感染相关性 HLH
IAT/IAGT	indirect antiglobulin test	间接抗球蛋白试验
ICU	intensive care unit	重症监护病房
ICUS	idiopathic cytopenia of uncertain significance	意义未明的特发性血细胞减少症
IDA	iron deficiency anemia	缺铁性贫血
IDH	isocitrate dehydrogenase	异柠檬酸脱氢酶
ITD	internal tandem duplication	内部串联重复
IEF	isoelectric focusing electrophoresis	等电聚焦电泳
IFA	anti-intrinsic factor antibody	抗内因子
IFBA	intrinsic factor blocking antibody	内因子阻断抗体
IF	intrinsic factor	内因子
IgE	immunoglobulin E	免疫球蛋白 E
IgH	immunoglobulin H	免疫球蛋白 H
Ig	immunoglobulin	免疫球蛋白
IHC	immuno histochemistry	免疫组织化学
INF-α	interferon-α	干扰素-α
INR	international normalized ratio	国际标准化比值
inv	inversion	倒位
IOFT	incubated osmotic fragility test	孵育渗透脆性试验
IPC	immune platelet count counting	免疫血小板计数
IPH	idiopathic pulmonary hemosiderosis	特发性肺含铁血黄素沉着症

IPSID	immunoproliferative small intestinal disease	免疫增殖性小肠疾病
IPSS	International Prognostic Scoring System	国际预后积分系统
IRF	immature reticulocytesfraction	未成熟网织红细胞指数
ISCN	International System for Human Cytogenetic Nomenclature	国际人类细胞遗传学命名系统
ISHAGE	International Society for Hematotherapy and Graft Engineering	国际血液病治疗及移植工程学会
ISI	international sensitivity index	国际敏感指数
ITP	idiopathic thrombocytopenia purpura	特发性血小板减少性紫癜
JAK2	Janus kinase 2	Janus 激酶 2
LA	lupus anticoagulant	狼疮抗凝物
LBL	lymphoblastic lymphoma	淋巴母细胞淋巴瘤
LDH	lactate dehydrogenase	乳酸脱氢酶
LFR	low fluorescence reticulocytes	低荧光强度网织红细胞
LGLL	large granular lymphocytic leukemia	大颗粒淋巴细胞白血病
LMWH	low molecular weight heparin	低分子量肝素
LPL	lymphoplasmacytic lymphoma	淋巴浆细胞淋巴瘤
LP	long pass	长通
MAHS	malignancy-associated hemophagocytic syndrome	肿瘤相关性 HLH
MAIPA	monoclonal antibody capture platelet antigen technique	单抗俘获血小板抗原技术
MA	megaloblastic anemia	巨幼细胞贫血
mar	marker choromosome	标记染色体
M-BCR	major breakpoint cluster region	主要断裂点集簇区
m-BCR	minor breakpoint cluster region	次要断裂点集簇区
MCF	mean channel fluorescence	平均通道荧光强度
MCHC	mean corpuscular hemoglobin concentration	红细胞平均血红蛋白浓度
MCH	mean corpuscular hemoglobin	红细胞平均血红蛋白量
MCL	mantle cell lymphoma	套细胞淋巴瘤
MCL	mast cell leukemia	肥大细胞白血病
M-CSF	macrophage colony stimulating factor	巨噬细胞集落刺激因子
MCV	mean corpuscular volume	红细胞平均体积
MD-MPD	myelodysplastic/myeloproliferative diseases	骨髓增生异常-骨髓增殖性疾病
MDR-1	multidrug resistance gene 1	原始细胞的多药耐药基因 1
MDS	myelodysplastic syndromes	骨髓增生异常综合征
MeCb1	methylcobalamin	甲基钴胺素
MetHb	methaemoglobinaemia	高铁血红蛋白血症
MFI-R	median fluorescence intensity	平均荧光强度值
M-FISH	multiplex fluorescence in situ hybridization	多色荧光原位杂交
MF	mycosis fungoides	蕈样霉菌病
MF	myelofibrosis	骨髓纤维化

MFR	middle fluorescence reticulocytes	中荧光强度网织红细胞
MGUS	monoclonal gammopathy of undetermined significance	意义未明的单克隆免疫球蛋白血症
MHb	methemoglobin	高铁血红蛋白
MLL	mixed lineage leukemia	混合谱系白血病
ML	malignant lymphoma	恶性淋巴瘤
MM	multiple myeloma	多发性骨髓瘤
MPL	myeloproliferative leukemia virus oncogene	骨髓增殖性白血病病毒癌基因同源物
MPN	myeloproliferative neoplasm	骨髓增殖性肿瘤
MPO	myeloperoxidase	髓过氧化物酶
MPV	mean platelet volume	血小板平均体积
MRD	minima residual disease	微小残留病灶
MRL	minimal residual leukemia	微量残留白血病
mRNA	messenger ribonucleic acid	信使核糖核酸
MRV	mean reticulocytes volume	平均网织红细胞体积
MSCV	mean spherical red cell volume	平均球形红细胞体积
MS	median survival time	中位生存期
MTHFR	Methylene tetrahydrofolate reductase	亚甲基四氢叶酸还原酶
MYD88	myeloid differentiation factor88	髓样分化因子
M 蛋白	monoclonal immunoglobulin	单克隆完整免疫球蛋白
NADPH	reduced nicotinamide adenine dinucleotide phosphate	还原型烟酰胺腺嘌呤二核苷酸磷酸
NADP	nicotinamide adenine dinucleotide phosphate	烟酰胺腺嘌呤二核苷酸磷酸
NAP	neutrophilalkalinephosphatase	中性粒细胞碱性磷酸酶
NAS-DCE	naphthol AS-D chloroacetate esterase	氯乙酸 AS-D 萘酚酯酶
NBT	nitroblue tetrazolium	硝基四氮唑兰
NGS	next generation sequencing	二代测序技术
NHL	non-Hodgkin's lymphoma	非霍奇金淋巴瘤
NK	natural killer cell	自然杀伤细胞
NMZL	nodal marginal zone lymphoma	淋巴结边缘区淋巴瘤
NPD	Niwmann-Pick disease	尼曼-匹克病
NPM	nucleophosmin	核仁磷酸蛋白
NRBC	nucleated red blood cell	有核红细胞
NSAA	non-severe aplastic anemia	非重型再障
NSB	nonspecific binding	非特异性结合
NuMA	nuclear mitotic apparatus protein	核有丝分裂蛋白
OAF	osteoclast activating factor	破骨细胞活化因子
OCT	optimum cutting temperature	最适切割温度
OFT	osmotic fragility test	渗透脆性试验
OHS	overhydrated hereditary stomatocytosis	过度水化的遗传性口形红细胞增多症
OS	overall survival	总体生存率

P5'N	pyrimidine 5'-nucleotide	红细胞嘧啶 5'-核苷酸酶
PAGE	polyacrylamide gelelectrophoresis	聚丙烯酰胺凝胶电泳
PAIg	platelet associated immunoglobulin	血小板相关免疫球蛋白
PAI	plasminogen activator inhibitor	纤溶酶原活化剂抑制物
PAP	plasmin-α_2-antiplasmin complexes	纤溶酶-抗纤溶酶复合物
PAS	periodic acid-schiff	过碘酸-席夫
PBG	porphobilinogen	尿胆色素原
PCC	prothrombin complex concentrate	凝血酶原复合物
PCH	paroxysmal cold hemoglobinuria	阵发性冷性血红蛋白尿症
PCL	plasma cell leukemia	浆细胞白血病
PC	protein C	蛋白 C
PCR	polymerase chain reaction	聚合酶链式反应
PDCD5	programmed cell death 5	程序性细胞凋亡因子 5
PDGFR-β	platelet-derived growth factor receptors-β	血小板衍生生长因子受体-β
PDGFR-α	platelet-derived growth factor receptors-α	血小板衍生生长因子受体-α
PEP	phosphoenolpyruvate	磷酸烯醇式丙酮酸
PE	pulmonary embolism	肺栓塞
PF4	platelet factor 4	血小板因子 4
Ph	Philadelphia	Ph 染色体
PIGA	phosphatidylinositol glycan class A	磷脂酰肌醇聚糖 A 类
PI	propidium	碘化丙啶
PK	pyruvate kinase	丙酮酸激酶
PLG	plasminogen	纤溶酶原
PLL	prolymphocytic leukemia	幼淋巴细胞白血病
PL	plasmin	纤溶酶
PLT	platelet	血小板
PLZF	promyelocytic leukemia zinc finger	早幼粒细胞性白血病锌指
PMF	primary myelofibrosis	骨髓纤维化
PML	promyelocytic leukemia	早幼粒细胞白血病基因
PM	primary macroglobulinemia	原发性巨球蛋白血症
PMT	photomultiplier tube	光电倍增管
PNH	paroxysmal nocturnal hemoglobinuria	阵发性睡眠性血红蛋白尿症
POX	peroxidase	过氧化物酶
pPCL	primary plasma cell leukemia	原发性浆细胞白血病
PS	protein S	蛋白 S
PST	platelet survival time	血小板生存时间
PTCL	peripheral T-cell lymphoma	外周 T 细胞淋巴瘤
PTH	parathyroid hormone	甲状旁腺激素
PT	prothrombin time	凝血酶原时间
PTPs	phosphotyrosine phosphatase	磷酸酪氨酸磷酸酶
PV	polycythemia vera	真性红细胞增多症

QT-PCR	quantitative PCR	荧光定量 PCR 技术
r	ring chromosome	环形染色体
RAEB	refractory anemia with excess blasts	难治性贫血伴原始细胞增多
RAEBT	refractory anemia with excess blasts in transformation	难治性贫血伴原始细胞增多转变型
RARα	retinoic acid receptorα	维甲酸受体基因
RBC	red blood cell count	红细胞计数
RCMD	refractory cytopenia with multilineage dysplasia	难治性血细胞减少伴有多系发育异常
RDW	red blood cell distribution width	红细胞分布宽度
Ret	reticulocyte	网织红细胞
RF	aheumatoidfactors	类风湿因子
RFS	recurrence free survival	无复发生存期
RIPA	ristocetin-induced platelet aggregation	瑞斯托霉素诱导的血小板凝集
RMI	reticulocyte maturity index	网织红细胞成熟指数
RNA	ribonucleic acid	核糖核酸
R-S	Reed-Steinberg	里-斯
RT	reptilase time	爬虫酶时间
RUNX	Runt-related transcription factor 2	Runt 相关转录因子2
SAA	severe aplastic anemia	重型再生障碍性贫血
SAO	Southeast Asian ovalocytosis	东南亚卵圆形红细胞增多症
SA	sideroblastic anemia	铁粒幼细胞贫血
SCF	stem cell factor	干细胞因子
sct-PA	single chain tissue plasminogen activator	单链组织型纤溶酶原活化剂
scu-PA	single chain urokinase type plasminogen activator	单链尿激酶型纤溶酶原活化剂
SDS-PAGE	sodium dodecyl sulfate polyacrylamide gel electrophoresis	十二烷基硫酸钠聚丙烯酰胺凝胶电泳
sFLC	serum free light chain	单克隆游离轻链
SF	serum ferritin	血清铁蛋白
SIRS	systemic inflammatory response syndrome	全身炎症反应综合征
SI	serum iron	血清铁
SK	streptokinase	链激酶
SKY	spectral karyotyping	光谱核型
SLE	systemic lupus erythematosus	系统性红斑狼疮
SLL	small lymphocytic lymphoma	小淋巴细胞淋巴瘤
SMM	smoldering multiple myeloma	冒烟型多发性骨髓瘤
SM	systemic mastocytosis	肥大细胞增生症
SMZL	splenic B-cell marginal zone lymphoma	脾 B 细胞边缘区淋巴瘤
sPCL	secondary plasma cell leukemia	继发性浆细胞白血病
SP	short pass	短通
SSC	side scatter	侧向散射光
ss-DNA	anti-single-stranded DNA antibody	抗单链 DNA 抗体

STATSb	signal transducers and activator of transcription b	信号传导和转录激活因子 b
sTfR	soluble transferring receptor	可溶性转铁蛋白受体
STR	short tandem repeat	短串联重复序列多态性
t	translocation	易位
TAFI	thrombin activatable fibrinolysis inhibitor	凝血酶激活纤溶抑制物
T-ALL/LBL	precursor T lymphoblastic lymphoma/leukemia	前驱型 T 淋巴细胞肿瘤
TAM	transient abnormal myelopoiesis	短暂性异常骨髓增殖
TAT	thrombin-antithrombin complex	凝血酶-抗凝血酶复合物
TBI	total booly irradiation	全身照射
TCR	T cell receptor	T 细胞抗原受体
tct-PA	two chains tissue plasminogen activator	双链组织型纤溶酶原活化剂
TC II	transcobalamin II	转钴胺蛋白 II
tcu-PA	two chains urokinase type plasminogen activator	双链尿激酶型纤溶酶原活化剂
TdT	terminal deoxynucleotidyl transferase	末端转移酶
TEG	thrombelastography	血栓弹力图
TET2	Ten-Eleven Translocation-2	Ten-Eleven 转运基因 2
TFPI	tissue factor pathway inhibitor	组织因子途径抑制物
TF	tissue factor	组织因子
TIBC	total iron binding capacity	总铁结合力
TKD	tyrosine kinase domain	酪氨酸激酶结构域
TKI	tyrosine kinase inhibitor	酪氨酸激酶抑制剂
T-LGLL	T-cell large granular lymphocytic leukemia	T 大颗粒淋巴细胞白血病
TMA	thrombotic microangiopathy	血栓性微血管病
TM	thrombomodulin	血栓调节蛋白,或凝血酶调节蛋白
TNF-α	tumor necrosis factor-α	肿瘤坏死因子-α
TNF	tumor necrosis factor	肿瘤坏死因子
TO	thiazoleorange	噻唑橙
TP53	tumor protein p53	肿瘤抑制蛋白 p53 基因
t-PA	tissue plasminogen activator	组织型纤溶酶原活化剂
TPE	total plasma exchange	全血浆置换
T-PLL	T-cell prolymphocytic leukemia	T 幼淋巴细胞白血病
TPO	thrombopoietin	血小板生成素
TPS	total protein S	总蛋白 S
TRL	therapy-related leukemia	治疗相关性白血病
tRNA	transfer RNA	转运 RNA
TS	transferrin saturation	转铁蛋白饱和度
TTP	thrombotic thrombocytopenic purpura	血栓性血小板减少性紫癜
TT	thrombin time	凝血酶时间
TXA2	thromboxane A2	血栓烷 A2
TXB2	thromboxane B2	血栓烷 B2
UFH	unfractionated heparin	普通肝素

UHb	unstable hemoglobin	不稳定血红蛋白
UHD	unstable hemoglobin disease	不稳定血红蛋白病
UK	urokinase	尿激酶
UL-VWF	ultra-large VWF	超大分子量 VWF 多聚体
u-PAR	urokinase-type plasminogen activator receptor	尿激酶型纤溶酶原活化剂受体
u-PA	urokinase plasminogen activator	尿激酶型纤溶酶原活化剂
VAHS	virus-associated hemophagocytic syndrome	病毒相关性 HLH
VSAA	very severe aplastic anemia	极重型再障
VTE	venous thromboembolism	静脉血栓栓塞
VWD	von Willebrand disease	血管性血友病
VWFCP	von Willebrand factor cleaving protease	血管性血友病因子裂解酶
VWF	von Willebrand factor	血管性血友病因子
WAIHA	warm autoimmunehemolyticanemia	温抗体型自身免疫性溶血性贫血
WBC	white blood cell	白细胞
WCP	whole chromosome painting	整条染色体涂染探针
WHO	World Health Organization	世界卫生组织
ZPP	zinc protoporphyrin	锌原卟啉
前 T-ALL/ 　前 T-LBL	precursor T lymphoblastic leukemia/ 　　lymphoblastic lymphoma	前 T 淋巴母细胞白血病/淋巴瘤